АНГЛО-РУССКИЙ
И РУССКО-
АНГЛИЙСКИЙ
МЕДИЦИНСКИЙ
СЛОВАРЬ

ENGLISH-RUSSIAN
AND RUSSIAN-
ENGLISH
MEDICAL
DICTIONARY

A. Yu. BOLOTINA
E. O. YAKUSHEVA

ENGLISH-RUSSIAN AND RUSSIAN-ENGLISH MEDICAL DICTIONARY

About 24 000 terms

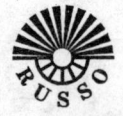

«RUSSO»
MOSCOW
1999

А. Ю. БОЛОТИНА
Е. О. ЯКУШЕВА

АНГЛО-РУССКИЙ И РУССКО-АНГЛИЙСКИЙ МЕДИЦИНСКИЙ СЛОВАРЬ

Около 24 000 терминов

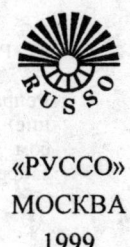

«РУССО»
МОСКВА
1999

УДК 61(038)-00-20-82-20
ББК 5
Б79

А. Ю. Болотина, Е. О. Якушева

Б79 Англо-русский и русско-английский медицинский словарь: Ок. 24 000 терминов — М.: РУССО, 1999. — 544 с.

ISBN 5-88721-081-8

Словарь содержит около 13000 терминов в англо-русской части и около 10500 терминов в русско-английской части, которые охватывают терминологию традиционной медицинской науки, а также новых направлений медицины: иммуногенетики, генной инженерии, радиоизотопной диагностики, применения лазерной техники.

Словарь предназначен в первую очередь для студентов медицинских институтов, аспирантов и научных работников, практических врачей и переводчиков медицинской литературы.

ISBN 5-88721-081-8

УДК 61(038)-00-20-82-20
ББК 5 + 81.2 Англ.-4

© «РУССО», 1998

Репродуцирование (воспроизведение) данного издания любым способом без договора с издательством запрещается.

ПРЕДИСЛОВИЕ

Настоящий "Англо-русский и русско-английский медицинский словарь" издаётся впервые. Англо-русская часть этого словаря содержит около 13000 терминов, русско-английская часть словаря содержит около 10500 терминов, относящихся к традиционной медицинской науке, а также к новым направлениям медицины: иммунологии, иммуногенетике, генной инженерии, радиоизотопной диагностике, применению лазеров.

В словарь включены как наиболее употребительные медицинские термины, так и внедряющиеся в медицинскую лексику новые термины, в том числе из смежных дисциплин.

При подготовке словаря была использована, помимо энциклопедических и справочных изданий (русских и английских), обширная текущая медицинская литература США и Великобритании.

В словаре принято американское написание слов.

Словарь предназначен в первую очередь для студентов медицинских институтов, аспирантов и научных работников, практических врачей, а также для переводчиков медицинской литературы.

Все замечания и отзывы по содержанию словаря просьба направлять по адресу: 117071 Москва, Ленинский проспект, 15, к. 325, издательство «РУССО».

Авторы

PREFACE

The present "English-Russian and Russian-English Medical Dictionary" is published for the first time.

The English-Russian part of this Dictionary contains about 13000 terms, while the Russian-English one contains about 10500 terms concerning the traditional medical science, as well as new branches of medicine: immunology, immunogenetics, genetic engineering, radioisotope diagnosis, laser application, etc.

The Dictionary comprises the most usable basic medical terms, as well as new terms connected with biology, genetics, medical equipment and facilities and other related fields.

While compiling the Dictionary, the Authors used periodical medical magazines of the USA, Great Britain, as well as monographs, encyclopedias and reference books both in Russian and English.

The spelling is American throughout the book.

The Dictionary has been compiled to meet the needs of students of medical institutes, post-graduates and scientists. The Dictionary also will be of great use to all those who read special medical literature in English.

All remarks and suggestions concerning the contents of the Dictionary may be sent to "RUSSO" Publishing House, office 325, Leninski avenue, 15, Moscow 117071.

The Authors

О ПОЛЬЗОВАНИИ СЛОВАРЕМ

В словаре принята алфавитно-гнездовая система, при этом термины, состоящие из слов, пишущихся через дефис, следует рассматривать как слитно написанные слова.

Составные термины, состоящие из определяемого слова и определяющих компонентов, следует искать по определяемому слову. Например, термин calculous cholecystitis следует искать в гнезде cholecystitis или термин неврогённая тахикардия — в гнезде тахикардия.

Ведущее слово при последующем упоминании в словарной статье заменяется тильдой (~). Например, в гнезде hormone: термин chorionic gonadotropic ~ читается chorionic gonadotropic hormone.

В случае препозитивного или постпозитивного определения тильда ставится после или перед определением. Например, в гнезде lack: ~ of blood малокровие. В тех случаях, когда при последующем употреблении в тексте словарной статьи заглавное слово выступает не в исходной форме, в нем косой чертой (/) отделяется неизменяемая часть слова и вместо нее в тексте ставится тильда (~) с измененным окончанием. Например:
лигату́р/а ж.◇ накла́дывать ~у to ligate.

Синонимичные варианты переводов или синонимичные эквиваленты даются через запятую. Например:
те́льце с. corpuscle, body.

Устойчивые терминологические сочетания даются в подбор к ведущему термину и отделяются знаком ромба (◇). Например:
health ◇ to be in good ~ быть здоровым.

В русском переводе различные части речи с одинаковым семантическим содержанием разделены параллельками (∥). Например:
код ∥ коди́ровать; хромати́да ∥ хромати́дный.

В случае, если при одном составном термине имеется несколько определений, то они даются в квадратных скобках ([]). Например: previllous [primitive] chorion следует читать: previllous chorion, primitive chorion. Или стери́льные [безмикро́бные] усло́вия следует читать: стери́льные усло́вия, безмикро́бные усло́вия.

Факультативная часть термина дается в круглых скобках и читается следующим образом:
hypoplastic (bone) marrow следует читать: hypoplastic marrow, hypoplastic bone marrow.

В отдельных случаях, когда существуют различия в произношении одного и того же английского термина в разных грамматических значениях, дается транскрипция. Например:
affect 1. аффе́кт, эмоциона́льная реа́кция 2. поража́ть; влия́ть, возде́йствовать {NB: *произношение сущ.* ['æfekt], *гл.* [ə'fekt]}

Пояснения и пометы к термину даются курсивом

Близкие по значению варианты перевода даются через запятую, далекие значения — через точку с запятой, различные значения — через цифры.

HOW TO USE THIS DICTIONARY

Single-word terms are arranged in alphabetical order, hyphenated terms are arranged in the same order as if they were written in one.

Terms consisting of a generic word and a modifier are alphabetized according to the generic word (head-word) as an entry and according to the modifiers within the entry, e.g. **calculous cholecystitis** should be found under the term **cholecystitis** or the term **chorionic gonadotropic hormone** should be found under the term **hormone**; the term **неврогённая тахикардия**, under the term **тахикардия**.

When the head-word is repeated in the entry, it is represented by a tilde (~) following or preceding the modifier, e.g. **lack: ~ of blood малокро́вие**.

If the head-word is repeated in the body of the entry in its inflected form, its ending is separated from the stem by a slant, and the stem is represented by a tilde (~), e.g.:

лигату́р/а *ж.* ◇ накла́дывать ~у to ligate.

Synonymous translations or synonymous equivalents are separated by commas, e.g.:

те́льце *с.* corpuscle, body

The phraseologic expressions are separated from the head-word by the sign of rhomb (◇), e.g.:

health ◇ **to be in good ~ быть здоровым**.

In the Russian translation different parts of speech *(nouns, verbs, adjectives)* closely related in semantic meaning are separated by the parallels (‖), e.g.:

код ‖ коди́ровать; хромати́да ‖ хромати́дный.

Variant modifiers of a translated term are given in square brackets, e.g. **previllous [primitive] chorion**. This should be read as any one of the following: **previllous chorion, primitive chorion**. Or **стери́льные [безмикро́бные] усло́вия** should be read: стери́льные усло́вия, безмикро́бные усло́вия.

The optional part of a term is given in brackets and should be read as follows: **hypoplastic (bone) marrow: hypoplastic marrow, hypoplastic bone marrow**

In some cases when there are different versions of pronunciation of the same term having different grammar meanings, the respective transcription is given, e.g.:

affect 1. аффе́кт, эмоциона́льная реа́кция **2.** поража́ть; влия́ть, воздействовать {NB: *произношение сущ.* ['æfekt], *гл.* [ə'fekt]}

The explanations and remarks for the term are given in italics.

Commas separate translations closely related in meaning, semicolons separate translations remotely related in meaning; numerals separate translations unrelated in meaning.

АНГЛО-РУССКИЙ МЕДИЦИНСКИЙ СЛОВАРЬ

Около 13 000 терминов

ENGLISH-RUSSIAN MEDICAL DICTIONARY

About 13 000 terms

СПИСОК ПОМЕТ

акуш. акушерство
амер. американский термин
анат. анатомия
англ. английский термин
бакт. бактериология
биол. биология
биохим. биохимия
гельм. гельминтология
гемат. гематология
ген. генетика
гист. гистология
дерм. дерматология
иммун. иммунология
кард. кардиология
мед. тех. медицинская техника
микр. микробиология
невр. неврология
опт. оптика
офт. офтальмология
паразитол. паразитология
псих. психиатрия
разг. разговорное выражение
рентг. рентгенология
см. смотри
см. тж смотри также
стат. статистика
стом. стоматология
фарм. фармакология
физиол. физиология
хим. химия
хир. хирургия
эмбр. эмбриология
f женский род
m мужской род
n средний род
sing единственное число
pl множественное число

АНГЛИЙСКИЙ АЛФАВИТ

Aa	Hh	Oo	Vv
Bb	Ii	Pp	Ww
Cc	Jj	Qq	Xx
Dd	Kk	Rr	Yy
Ee	Ll	Ss	Zz
Ff	Mm	Tt	
Gg	Nn	Uu	

A

abacterial безмикро́бный, стери́льный, асепти́ческий
abarticular 1. внесуставно́й 2. вы́вихнутый
abasement опуще́ние, выпаде́ние *(органа)*
abasia абази́я
abasia-astasia абази́я-астази́я, астази́я-абази́я *(расстро́йство движе́ний, проявля́ющееся невозмо́жностью стоя́ть или ходи́ть без подде́ржки)*
abatement уменьше́ние, ослабле́ние *(напр. бо́ли)*
abdomen брюшна́я по́лость; живо́т
  acute ~ «о́стрый» живо́т
  boat-shaped ~ *см.* scaphoid abdomen
  distended ~ взду́тый живо́т
  pendulous ~ отви́слый живо́т
  scaphoid ~ втя́нутый [ладьеви́дный] живо́т
  soft ~ мя́гкий живо́т
  surgical ~ «о́стрый» живо́т
  tense ~ напряжённый живо́т
abdominal абдомина́льный
abdominocentesis лапароценте́з, пу́нкция живота́, абдомина́льная пу́нкция
abdominoscopy лапароскопи́я, перитонеоскопи́я, абдоминоскопи́я
abducens отводя́щий нерв
abduction отведе́ние, абду́кция
aberration аберра́ция, отклоне́ние от но́рмы
  chromosomal ~ хромосо́мная аберра́ция
ability спосо́бность, уме́ние
  colonizing ~ колонизи́рующая спосо́бность
ablate ампути́ровать, отсека́ть, иссека́ть, удаля́ть
ablation ампута́ция, отсече́ние, удале́ние
able спосо́бный, уме́лый ◇ to be ~ быть в состоя́нии, мочь
abnormal 1. анома́льный; атипи́чный; ненорма́льный 2. патологи́ческий
abnormality наруше́ние; отклоне́ние от но́рмы; анома́лия; расстро́йство
abort 1. або́рт, вы́кидыш ‖ де́лать або́рт 2. обрыва́ть боле́знь на нача́льной ста́дии 3. не удава́ться; потерпе́ть неуда́чу
abortion 1. преждевре́менное прекраще́ние бере́менности; або́рт, вы́кидыш 2. недоразви́тие *(органа)*; оста-

новка развития (органа или процесса)
abortive 1. преждевременный (о родах) 2. вызывающий аборт
abortus абортированный плод, абортус, выкидыш
abrasion 1. ссадина, царапина, эрозия 2. выскабливание 3. очистка (напр. раны)
abruption отделение, отслойка, отторжение, отрыв
abscess абсцесс, гнойник, нарыв
  appendicular ~ аппендикулярный абсцесс
  bicameral ~ двухкамерный абсцесс
  cold ~ холодный [туберкулёзный] абсцесс
  encysted ~ осумкованный абсцесс
  peritoneal ~ абсцесс брюшной полости
  pulmonary ~ абсцесс лёгких
  retroperitoneal ~ ретроперитонеальный абсцесс
  retropharyngeal ~ заглоточный [ретрофарингеальный] абсцесс
  tuberculous ~ холодный [туберкулёзный] абсцесс
abscess-forming абсцедирующий
abscission ампутация, отсечение, отнятие
absence 1. отсутствие 2. абсанс, кратковременная потеря сознания (симптом эпилепсии) 3. недостаток (чего-л.)
absorb абсорбировать, всасывать, поглощать, впитывать
absorbable абсорбируемый, поглощаемый, рассасываемый
absorbent абсорбент, поглотитель ‖ абсорбирующий, всасывающий, поглощающий, гигроскопический
absorptiometer абсорбциометр
absorption 1. абсорбция, поглощение, впитывание, всасывание 2. резорбция, рассасывание 3. истощение (иммунной сыворотки)
absorptive абсорбирующий, поглощающий, всасывающий, гигроскопический, впитывающий
abstinence абстиненция; воздержание; умеренность ◇ ~ **from food** голодание; воздержание от пищи
abulia абулия, дисбулия (патологическое отсутствие желаний и побуждений к деятельности)
abundant обильный
abuse 1. неправильное или ошибочное употребление (напр. лекарственного средства) 2. злоупотребление ‖ злоупотреблять {NB: произношение сущ. [ə'bju:s], гл. [ə'bju:z]}
  drug ~ 1. злоупотребление лекарственными средствами 2. злоупотребление наркотиками
acantholysis акантолиз (дегенеративное изменение шиповатого слоя эпидермиса)

ACID

acanthosis акантóз (*утолщение эпидермиса и эпителия слизистых оболочек с удлинением межсосочковых отростков*)
accelerate ускоря́ть(ся); уча́щáть(ся)
acceleration ускорéние; учащéние
accelerator 1. ускори́тель 2. *хим.* катализáтор
accept 1. принимáть 2. приживля́ть(ся) (*о трансплантате*)
acceptability 1. переноси́мость (*напр. вакцин*) 2. приживля́емость (*трансплантата*)
acceptance 1. приня́тие; приём 2. приживлéние
graft ~ приживля́емость трансплантáта
access 1. дóступ (*оперативный*) 2. припáдок, при́ступ (*болезни*)
accessory 1. добáвочный, дополни́тельный, вспомогáтельный 2. побóчный, второстепéнный
accident 1. слу́чай 2. несчáстный слу́чай; катастрóфа; авáрия 3. осложнéние
 anaphylactic ~ анафилакти́ческий шок
 cerebral ~ инсу́льт
 fatal ~ несчáстный слу́чай со смертéльным исхóдом
 home ~ бытовáя трáвма
 serum ~ анафилакти́ческий шок
accommodate 1. размещáть; устрáивать 2. помогáть 3. примиря́ться ◇ to ~ the **wounded** размести́ть рáненых
accommodation 1. аккомодáция 2. мéсто (*в поезде, на пароходе и т.п.*) 3. удóбство ◇ **amount of hospital** ~ пропускнáя спосóбность больни́цы
 hospital ~ коли́чество больни́чных кóек
accompany сопровождáть; сопу́тствовать
accomplish 1. выполня́ть; закáнчивать; завершáть 2. совершéнствовать
accomplished 1. закóнченный, завершённый, вы́полненный 2. иску́сный, óпытный, квалифици́рованный
accumulate накáпливать, скопля́ться
accumulation 1. накоплéние, аккумуля́ция, скоплéние 2. кумуля́ция
accuracy 1. тóчность; прáвильность 2. достовéрность; тщáтельность
acellular бесклéточный
acetic у́ксусный
ache боль (*особенно продолжительная, тупая*) ‖ болéть ◇ **to give an** ~ причиня́ть боль; **to have an** ~ испы́тывать боль
acheless безболéзненный
achieve достигáть; добивáться
achromic ахромати́ческий; неокрáшенный; неокрáшивающийся; бесцвéтный
acid кислотá ‖ ки́слый; кислóтный
 acetic ~ у́ксусная кислотá
 acetylsalicylic ~ ацетилсали́циловая кислотá

ACID

arachidonic ~ арахидо́новая кислота́
ascorbic ~ аскорби́новая кислота́, витами́н С
bile ~ жёлчная кислота́
carbonic ~ у́гольная кислота́
citric ~ лимо́нная кислота́
deoxyribonucleic ~ дезоксирибонуклеи́новая кислота́, ДНК
double-stranded deoxyribonucleic ~ двухспира́льная ДНК
ethacrynic ~ этакри́новая кислота́
hydrochloric ~ соля́ная кислота́
lactic ~ моло́чная кислота́
lipoteichoic ~s липотейхо́евые кисло́ты
malic ~ я́блочная [оксиянта́рная] кислота́
nuclei(ni)c ~ нуклеи́новая кислота́
oncogenic ribonucleic ~ онкоге́нная РНК
phen(yl)ic ~ карбо́ловая кислота́, фено́л
phosphoric ~ фо́сфорная кислота́
ribonucleic ~ рибонуклеи́новая кислота́, РНК
salicylic ~ салици́ловая кислота́
transfer ribonucleic ~ тра́нспортная РНК
trifluoromethane sulfonic ~ трифторметансульфо́новая кислота́
uric ~ мочева́я кислота́
acid-base кисло́тно-щелочно́й
acidemia ацидеми́я

acid-fast кислотоупо́рный, кислотоусто́йчивый
acidification 1. подкисле́ние 2. окисле́ние
acidify подкисля́ть; окисля́ть(ся)
acidity кисло́тность
gastric juice ~ кисло́тность желу́дочного со́ка
total ~ о́бщая кисло́тность
acidophilic ацидофи́льный
acidosis ацидо́з
compensated ~ компенси́рованный ацидо́з
diabetic ~ диабети́ческий ацидо́з
metabolic ~ метаболи́ческий ацидо́з
respiratory ~ дыха́тельный [га́зовый] ацидо́з
uremic ~ уреми́ческий ацидо́з
acid-proof, acid-resistant, acid-seal кислотоупо́рный, кислотоусто́йчивый
acid-treated обрабо́танный кислото́й
acinar 1. гроздеви́дный (о железах) 2. ацино́зный
acinus а́цинус; до́лька (напр. печени, лёгкого)
acne угри́, а́кне ◇ ~ conglobata шарови́дные угри́, фоллику́лярный дермати́т; ~ erythematosa ро́зовые [кра́сные] угри́; ~ neonatorum угри́ новорождённых; ~ pustulosa пустулёзные угри́; ~ syphilitica сифилити́ческие угри́; ~ urticata экскори́рованные угри́; ~ vulgaris обыкнове́нные [ю́ношеские] угри́
bromide ~ бро́мистые угри́

ACTIVITY

chlorine ~ хло́ристые угри́
contagious ~ контагио́зные угри́
cystic ~ кисто́зные угри́
iodide ~ ио́дистые угри́
keloid ~ кело́идный фолликули́т
premenstrual ~ предменструа́льные угри́
acoustic акусти́ческий
acquired приобретённый
acrocentric акроцентри́ческий
acrocyanosis акроциано́з
acrodermatitis акродермати́т
Hallopeau's ~ персисти́рующий акродермати́т, пустулёзный сто́йкий акродермати́т Аллопо́
papular ~ папулёзный акродермати́т, синдро́м Кро́сти — Джано́тти
acromegalia акромегали́я
acromial акромиа́льный
acrosin акрози́н (*акросомальный антиген*)
acrylamide акрилами́д
act 1. акт; де́йствие; проце́сс ‖ де́йствовать; ока́зывать де́йствие 2. де́ло; посту́пок ‖ поступа́ть; влия́ть
~ of delivery родово́й акт, ро́ды
ACTH *см.* adrenocorticotropic hormone
actin акти́н
acting де́йствующий
long ~ пролонги́рованного де́йствия (*о препарате*)
actinomycosis актиномико́з
action 1. (воз)де́йствие; влия́ние; эффе́кт 2. рабо́та
control ~ регуля́ция, осуществле́ние контро́ля
emergency ~s э́кстренные [авари́йные] де́йствия; оказа́ние неотло́жной по́мощи
activate 1. активи́ровать, повыша́ть реакти́вную спосо́бность 2. де́лать радиоакти́вным
activation актива́ция, возбужде́ние, стимуля́ция
antibody-mediated ~ антителозави́симая актива́ция (*лимфоцитов*)
bypass ~ актива́ция по альтернати́вному пути́
cardiac ~ стимуля́ция се́рдца
cognate ~ актива́ция аутоиммуных механи́змов
complement ~ актива́ция комплеме́нта
gene ~ актива́ция ге́нов
reciprocal ~ взаимоактива́ция
synaptic ~ синапти́ческое возбужде́ние
activator возбуди́тель, актива́тор, активи́рующий фа́ктор
alternative pathway ~ актива́тор альтернати́вного пути́ (*активации комплемента*)
leukoagglutinating ~ лейкоагглютини́н
lymphocyte ~ актива́тор лимфоци́тов
metabolic ~ метаболи́ческий актива́тор
plasminogen ~ актива́тор плазминоге́на
activin активи́н (*Т-клеточный фактор роста*)
activity 1. акти́вность; рабо́-

ACTIVITY

та; деятельность 2. радиоактивность
agglutinating ~ агглютинирующая активность
anti-idiotype ~ антиидиотипическая активность
antimicrobial ~ антимикробная [антибактериальная] активность
antineoplastic ~ противоопухолевая активность
bactericidal ~ бактерицидная активность
burst-feeder ~ бурстфидерная активность *(в клеточной культуре)*
colony-promoting ~ колониестимулирующая активность
cytolytic ~ цитолитическая активность
cytostatic ~ цитостатическая активность
electrobiological ~ биоэлектрическая активность
enzymatic ~ ферментативная активность
fibrinolytic ~ фибринолитическая активность
helper ~ хелперная активность, активность лимфоцитов-хелперов
killer ~ киллерная активность, активность (клеток-)киллеров
life ~ жизнедеятельность
physical ~ физическая активность, физическая нагрузка
promoting ~ усиливающая активность
sperm-agglutinating ~ спермагглютинирующая активность
suppressor ~ супрессорная активность
surface ~ поверхностная активность
uterine ~ сократительная деятельность матки
actomyosin актомиозин
actual подлинный, истинный
acuity 1. острота *(напр. слуха, зрения)* 2. острый характер *(болезни)* 3. ясность, чёткость
acupressure 1. акупрессура *(метод рефлексотерапии)* 2. остановка кровотечения путём прошивания кровоточащего сосуда
acupuncture иглоукалывание, иглотерапия, акупунктура
acute 1. острый *(о заболевании)* 2. острый; проницательный *(об уме)* 3. острый, тонкий *(о слухе)* 4. сильный, резкий *(о боли)*
acuteness острота *(напр. зрения, слуха)*
acyesis женское бесплодие
adamantine относящийся к зубной эмали
adamantoblast адамантобласт
adaptation адаптация; приспособление
socio-environmental ~ социальная адаптация
adapter 1. адаптер, переходник 2. держатель *(пробирок)*
add прибавлять, присоединять
addict наркоман; алкоголик
drug ~ наркоман

addicted склонный ◇ to be ~ to иметь пристрастие к; to be ~ to drink иметь пристрастие к выпивке
addiction 1. склонность (к чему-л.), пагубная привычка 2. наркомания
  alcohol ~ хронический алкоголизм
  drug ~ привыкание к чрезмерному употреблению лекарственных средств; наркомания
additional дополнительный, добавочный
additive 1. добавка, примесь 2. консервант
adduction аддукция (приведение мышцы конечности к средней линии тела)
adductor аддуктор, приводящая мышца
adenine аденин
adenitis аденит (воспаление железы или лимфатического узла)
  mesenteric ~ мезаденит
adenocarcinoma аденокарцинома, железистый рак
  acinar ~ ацинозная аденокарцинома
  alveolar ~ альвеолярная аденокарцинома
  clear-cell ~ светлоклеточная аденокарцинома
  follicular ~ фолликулярная аденокарцинома
  mucinous ~ слизистая аденокарцинома
  papillar ~ папиллярная аденокарцинома
adenocele киста железы
adenoculture лимфобактериальная культура
adenocystoma цистаденома, аденокистома
adenocyte аденоцит (клетка передней доли гипофиза)
adenodynia боль в железе
adenofibroma фиброаденома, аденофиброма
adenofibrosis фиброзные изменения железы
adenogenous происходящий из железистой ткани
adenohypophysis аденогипофиз, передняя доля гипофиза
adenoid аденоидный
adenoiditis аденоидит
adenoids *pl* аденоиды
adenolymphitis лимфаденит
adenolymphoma лимфаденома, аденолимфома
adenoma аденома
  Hürthle cell ~ оксифильная аденома щитовидной железы, аденома из клеток Гюртле
  islet ~ инсулома, аденома островковой ткани
  malignant ~ аденокарцинома
  oxyphilic ~ оксифильная аденома
adenomatous аденоматозный
adenomectomy аденомэктомия, простатэктомия
  perineal ~ промежностная аденомэктомия
  transurethral ~ трансуретральная аденомэктомия
adenomyosis аденомиоз
adenomyxoma аденомиксома
adenopathy аденопатия
adenosis аденоз, поражение желёз
adenovirus аденовирус

adequacy 1. адекватность, соответствие 2. достаточность 3. компетентность
immunochemical ~ иммунохимическая идентичность
adherence 1. прилипание; склеивание 2. адгезия; сращение
   glass ~ адгезия на стекле, адгезия к стеклу
adherent 1. сращённый, сросшийся, приросший, прикреплённый 2. клейкий, вязкий
adhesion 1. адгезия; соединение; слипание; прилипание 2. спайка, сращение 3. заживление (*раны*)
adviser консультант
   medical ~ врач-консультант
adynamia адинамия; слабость, бессилие
adynamic слабый, бессильный
aeration аэрация, аэрирование
aeriferous воздухоносный
aeroallergen аэроаллерген, аллерген воздуха
aerobe аэроб
aerobian, aerobic аэробный
aerocele воздушная киста; воздушная полость
aerodontalgia аэродонталгия (*боль в зубах, вызванная резким перепадом атмосферного давления*)
aerophagy аэрофагия, глотание воздуха
aerosol аэрозоль
aetiology *см.* etiology
afebrile безлихорадочный
affect 1. аффект, эмоциональная реакция 2. поражать; влиять, воздействовать {NB: *произношение сущ.* ['æfekt], *гл.* [ə'fekt]}
affected поражённый (*болезнью*), страдающий (*каким-л. недугом*)
affection заболевание; поражение (*какого-л. органа*)
affective аффективный, эмоциональный
affectivity возбудимость, эмоциональность
afferent афферентный, приносящий, центростремительный
affinity 1. сродство; аффинитет; аффинность 2. сходство; близость
   chemical ~ химическое сродство
afflict поражать (*болезнью*)
affliction 1. болезнь; физический недостаток 2. печаль
afflux приток, прилив (*крови*)
afterbirth послед, плацента, плодные оболочки
after-care 1. уход (*за выздоравливающим*); долечивание 2. уход и наблюдение за женщиной после родов
after-cataract вторичная катаракта
aftereffect последействие
after-image *офт.* последовательный образ
after-pain 1. *pl* болезненные послеродовые схватки 2. боль, испытываемая после (*чего-л.*)
afterpotential следовой потенциал (*напр. на электрокардиограмме*)

AGENT

afterstain *гист.* дополнительная окраска; контрастная окраска

aftertreatment 1. долечивание 2. реабилитация

afunctional нефункционирующий, недействующий

agammaglobulinemia агаммаглобулинемия

agar агар
  bile salt ~ жёлчный агар
  blood ~ кровяной агар
  glucose ~ глюкозный агар
  glycerin ~ агар с глицерином
  plain ~ простой агар; мясопептонный агар
  semisolid ~ полужидкий агар
  soft ~ мягкий агар

agarose агароза

agar-tube пробирка с агаром

age 1. возраст; продолжительность жизни 2. совершеннолетие 3. старость
  ~ of human life продолжительность жизни человека
  anatomical ~ морфологический [соматический] возраст
  bone ~ *рентг.* костный возраст
  childbearing ~ репродуктивный [детородный] возраст
  chronological ~ календарный возраст
  culture ~ возраст культуры (*напр. клеток*)
  gestational ~ гестационный возраст
  middle ~ средний возраст
  physiological ~ физиологический возраст
  retirement ~ пенсионный возраст
  school ~ школьный возраст
  walking ~ возраст, в котором ребёнок начал ходить

age-dependent возрастной

agenesia, agenesis агенезия, врождённое отсутствие органа

agent агент; фактор; возбудитель; средство
  activating ~ активирующий фактор
  aggregating ~ фактор, вызывающий агрегацию (*напр. тромбоцитов*)
  alkylating ~ алкилирующий агент
  antimicrobial ~ антимикробное средство
  antiviral ~ противовирусное средство
  bacterial ~ бактериальный возбудитель
  carrying ~ переносчик (*инфекции*)
  causative ~ возбудитель болезни, этиологический фактор
  environmental ~ фактор внешней среды
  fusing ~ фактор, вызывающий слияние клеток
  germicidal ~ бактерицидное средство
  immunosuppressive ~ иммунодепрессант, иммуносупрессор, иммунодепрессивное средство
  infectious ~ возбудитель инфекции, инфекционный агент
  priming ~ сенсибилизирующий фактор

topical ~ местнодействующее средство *(напр. мазь)*
triggering ~ 1. фактор, запускающий реакцию 2. хелперный фактор
agglomeration агломерация
agglutinability способность к агглютинации
agglutination 1. агглютинация; склеивание 2. слипание *(краёв раны)*
cold ~ криоагглютинация
partial ~ неполная агглютинация
spontaneous ~ самопроизвольная агглютинация
agglutinin агглютинин, агглютинирующее вещество
cold ~ холодовый агглютинин
aggravate ухудшаться, обостряться *(о болезни)*
aggravation 1. ухудшение *(состояния здоровья)*, обострение *(болезни)* 2. агравация *(преувеличение больным симптомов болезни)*
aggregability способность к агрегации *(напр. тромбоцитов)*
aggregation агрегация
monolayer ~ агрегация *(клеток)* в монослое
aggression 1. агрессивность 2. вмешательство *(оперативное)* 3. клеточная цитотоксическая реакция
aging 1. старение 2. определение возраста 3. созревание *(напр. клеток популяции)*
agitation 1. волнение; возбуждение; беспокойство 2. взбалтывание; перемешивание, встряхивание
nervous ~ нервное возбуждение
agitator мешалка
aglossia 1. аглоссия, врождённое отсутствие языка 2. немота
aglutition дисфагия, расстройство глотания
agonal агональный; предсмертный
agonist 1. агонист *(мышца)* 2. вещество, обладающее сродством к рецептору
agony 1. агония 2. мучение, страдание, сильнейшая боль
agranulocyte агранулоцит, незернистый лейкоцит
agranulocytosis агранулоцитоз *(отсутствие или резкое уменьшение количества гранулоцитов в крови)*
Schultz's ~ аллергический агранулоцитоз, агранулоцитоз Шульца
aid 1. помощь; содействие; поддержка ‖ помогать, оказывать помощь 2. помощник 3. вспомогательное средство 4. протез
blind ~ тифлотехнический прибор *(для чтения слепых)*
domiciliary ~ помощь на дому
first ~ первая помощь
hearing ~ слуховой аппарат
nursing ~ санитарка; няня
obstetric ~ родовспоможение
aid-man санитар

AIDS *см.* acquired immunodeficiency syndrome
aid-woman санитарка
ail 1. болеть, заболевать, чувствовать недомогание 2. беспокоить; причинять боль; мучить
ailing болезненный
ailment недомогание, нездоровье, болезнь
ainhum аньюм, айнгум (*тропическая болезнь*)
air 1. воздух; атмосфера 2. проветривать, вентилировать 3. сушить на воздухе
  ambient ~ атмосферный воздух
  expired ~ выдыхаемый воздух
  inspired ~ вдыхаемый воздух
  residual ~ остаточный объём лёгких
  respiratory ~ дыхательный объём воздуха
airborne 1. воздушно-капельный, переносимый по воздуху 2. присутствующий в воздухе
air-dried высушенный на воздухе
airplane самолёт
  ambulance ~ санитарный самолёт
airproof воздухонепроницаемый, герметичный
airway 1. дыхательные пути 2. воздуховод
akinesia акинезия, двигательный паралич
alarm 1. тревога; сигнал тревоги ‖ тревожить, вызывать тревогу 2. страх, смятение

albication побеление, обесцвечивание, приобретение белой окраски
albinism альбинизм (*врождённое отсутствие пигментации*)
albuginea белочная оболочка
albumin альбумин
  egg ~ овальбумин, яичный альбумин
albuminoid белковоподобный
albuminous альбуминовый
albuminuria протеинурия; альбуминурия
alcohol алкоголь, спирт; этиловый спирт, этанол
  absolute [dehydrated] ~ абсолютный спирт
  ethyl ~ этанол, этиловый спирт
alcoholic алкогольный, спиртовой
alcoholism алкоголизм; пьянство
alcoholize 1. обрабатывать спиртом 2. превращать в спирт
alcoholometer спиртометр
aldehyde альдегид
  formic ~ формальдегид
aldosterone альдостерон
aleukemia алейкемия, алейкемический лейкоз
alexia алексия (*вербальная слепота*)
algesia повышенная чувствительность к боли
algetic болевой, болезненный
algomenorrhea альгоменорея, болезненная менструация
alienation психоз; психическое заболевание
alienist психиатр

ALIGNMENT

alignment 1. выпрямле́ние, выра́внивание 2. зубно́й ряд
aliment пи́ща, пита́ние
alimentary 1. пищево́й 2. пищевари́тельный 3. пита́тельный
alimentation кормле́ние, пита́ние
  artificial ~ иску́сственное пита́ние
  forced ~ принуди́тельное кормле́ние
  oral ~ перора́льное кормле́ние
  rectal ~ ректа́льное пита́ние
alimentotherapy диетотерапи́я, лече́бное пита́ние
alive 1. живо́й 2. существу́ющий, де́йствующий, остаю́щийся в си́ле
alkalemia алкало́з
alkali щёлочь
  caustic ~ е́дкая щёлочь
alkalify подщела́чивать, ощела́чивать
alkaline щелочно́й
  weakly ~ слабощелочно́й
alkalinization подщела́чивание, ощела́чивание
alkalinize подщела́чивать
alkalosis алкало́з
  altitude ~ высо́тный алкало́з
  metabolic ~ метаболи́ческий алкало́з
  respiratory ~ дыха́тельный [респирато́рный] алкало́з
  uncompensated ~ декомпенси́рованный алкало́з
alkaluria щелочна́я реа́кция мочи́
allele алле́ль, алле́льный ген

  compatibility ~s алле́ли совмести́мости
  dominant ~s домина́нтные алле́ли
  recessive ~s рецесси́вные алле́ли
allelic алле́льный
allelism алле́льность
allelotype аллелоти́п
allergen аллерге́н
  inhalant ~ аэроаллерге́н, аллерге́н во́здуха
allergen-challenged аллергизи́рованный, сенсибилизи́рованный аллерге́ном
allergenicity аллерге́нность
  cross ~ перекрёстная аллерге́нность
allergic аллерги́ческий
allergid аллерги́д *(сыпь аллергической природы)*
allergist врач-аллерго́лог
allergization аллергиза́ция, сенсибилиза́ция аллерге́ном
allergologist врач-аллерго́лог
allergology аллерголо́гия
allergy аллерги́я, повы́шенная чувстви́тельность
  atopic ~ атопи́я, атопи́ческая аллерги́я
  bacterial ~ бактериа́льная аллерги́я
  cold ~ холодо́вая аллерги́я
  contact ~ конта́ктная аллерги́я
  delayed ~ аллерги́ческая реа́кция замедленного ти́па
  dermal ~ ко́жная аллерги́я
  dietary ~ пищева́я аллерги́я
  drug ~ лека́рственная аллерги́я
  food ~ пищева́я аллерги́я

grass pollen ~ поллино́з, сенна́я лихора́дка
house dust ~ аллерги́я к дома́шней пы́ли
workplace ~ профессиона́льная аллерги́я
allergy-prone предрасполо́женный к аллерги́и
alleviate облегча́ть, смягча́ть *(боль)*
alleviation облегче́ние, смягче́ние *(боли)*
alloantigen аллоантиге́н
allocation размеще́ние; распределе́ние; локализа́ция
alloepitope аллоантиге́нная детермина́нта, аллодетермина́нта, аллоэпито́п
allogene рецесси́вный ген
allogenic аллоге́нный *(относя́щийся к друго́й осо́би того́ же биологи́ческого ви́да)*
allograft аллотранспланта́т
allografting аллотрансплантáция *(переса́дка о́ргана или тка́ни от друго́й осо́би того́ же ви́да)*
alloimmunization аллоиммуниза́ция
alopecia алопе́ция, облысе́ние, плеши́вость
  areata ~ гнёздная [очаго́вая] алопе́ция
  cicatrical ~ рубцо́вая алопе́ция
  marginal ~ краево́е облысе́ние
  roentgen ~ рентге́новская алопе́ция
  senile ~ ста́рческая [сени́льная] алопе́ция
alter (из)меня́ть
alteration измене́ние; альтера́ция; перестро́йка *(организма)*
alternating альтерни́рующий, череду́ющийся, перемежа́ющийся, сменя́ющийся
alternation альтерна́ция, чередова́ние, сме́на, переме́на
alveolar альвеоля́рный; яче́истый
alveole альвео́ла; яче́йка; лу́ночка
alveolitis альвеоли́т
amaurosis амавро́з, слепота́
  diabetic ~ слепота́ при диабе́те
  hysteric ~ психоге́нная слепота́
  uremic ~ уреми́ческая слепота́
ambiguous нея́сный, сомни́тельный *(напр. о диа́гнозе)*
ambiopia диплопи́я, двое́ние *(в глаза́х)*
amblyopia амблиопи́я
ambulance 1. полево́й го́спиталь 2. санита́рно-тра́нспортное сре́дство, автомоби́ль ско́рой по́мощи 3. враче́бный пункт ◇ **to call in an** ~ вы́звать автомоби́ль ско́рой по́мощи
  army ~ полево́й го́спиталь
  medical ~ санита́рный тра́нспорт
ambulant 1. перемежа́ющийся *(о боле́знях)* 2. амбулато́рный
ambulatory амбулато́рный, ходя́чий *(о больно́м)*
ambustion ожо́г
amebiasis амёбиа́з, амёбная дизентери́я

AMEBIASIS

hepatic ~ амёбиа́з пе́чени
intestinal ~ амёбная дизентери́я
amebocyte блужда́ющая кле́тка, амёбоци́т
ameboid амёбообра́зный, амёбови́дный
amelioration улучше́ние (*напр. состояния здоровья*)
ameloblast амелобла́ст, адамантобла́ст
amelogenesis амелогене́з (*развитие зубной эмали*)
amenorrhea аменоре́я (*отсутствие менструаций*)
emotional ~ психоге́нная аменоре́я
hypothalamic ~ гипоталами́ческая аменоре́я
lactation ~ лактацио́нная аменоре́я
physiologic ~ физиологи́ческая аменоре́я
amicrobic безмикро́бный, стери́льный
amitosis амито́з (*прямое деление ядра клетки*)
ammonia аммиа́к
liquid ~ *разг.* нашаты́рный спирт
amnesia амнези́я, утра́та па́мяти
anterograde ~ антерогра́дная амнези́я
episodic ~ периоди́ческая [эпизоди́ческая] амнези́я
amniocentesis амниоценте́з (*пункция плодного пузыря*)
genetic ~ амниоценте́з по генети́ческим показа́ниям
transabdominal ~ чрезбрюши́нный амниоценте́з

vaginal ~ влага́лищный амниоценте́з
amniochorial относя́щийся к амнио́ну и хорио́ну
amnion амнио́н, амниоти́ческая оболо́чка
amnionitis амниони́т (*воспаление амниона*)
amniorrhea излитие [отхожде́ние] околопло́дных вод
amorphous амо́рфный; бесструкту́рный
ampelotherapy виноградолече́ние, ампелотерапи́я
amphoteric амфоте́рный (*обладающий свойствами кислоты и основания*)
amplitude 1. амплиту́да 2. полнота́ (*пульса*); оби́лие (*кровоснабжения*)
ampoule, ampule *фарм.* а́мпула
vacuum-sealed ~ запа́янная а́мпула
ampulla *анат.* а́мпула
~ of the uterine tube а́мпула ма́точной трубы́
amputate ампути́ровать; удаля́ть
amputating ампутацио́нный
amputation ампута́ция; удале́ние
Alanson's ~ кругова́я ампута́ция по Алансо́ну
Bier's ~ ампута́ция (го́лени) по Би́ру
Bunge's ~ безнадко́стничная ампута́ция, ампута́ция по Бу́нге
Callander's ~ ампута́ция (бедра́) по Калле́ндеру
Carden's ~ ампута́ция (бедра́) по Ка́рдену

Chopart's ~ ампутация по Шопару
Farabeuf's ~ ампутация по Фарабёфу
Forbes ~ ампутация (стопы) по Фо́рбсу
Jaboulay's ~ ампутация (бедра с частью таза) по Жабуле́
Kirk's ~ ампутация (бедра) по Ки́рку
Larrey's ~ ампутация (верхней конечности у плечевого сустава) по Ларре́ю
Lisfranc's ~ ампутация по Лисфра́нку
Pirogoff's ~ ампутация (стопы) по Пирого́ву
amyelination демиелиниза́ция, разруше́ние миели́новой оболо́чки (*нервных волокон*)
amyelinic безмиели́новый
amyelotrophy спинна́я сухо́тка, *tabes dorsalis*
amygdala 1. минда́лина 2. миндалеви́дное те́ло
amygdalectomy тонзиллэктоми́я
amygdalitis тонзилли́т
amylaceous содержа́щий крахма́л, крахма́листый
amylase амила́за
amylasuria амилазури́я (*увели́ченное выделение амилазы с мочой*)
amylogenesis образова́ние крахма́ла
amyloid амило́ид ‖ амило́идный
amyloidosis амилоидо́з, амило́идная дистрофи́я
amylum крахма́л
anabiosis анабио́з

anabolic анаболи́ческий, ассимиляцио́нный
anabolism ассимиля́ция, анаболи́зм
anabolite анаболи́т
anaerobe анаэро́б
  facultative ~ факультати́вный анаэро́б
  obligate ~ облига́тный анаэро́б
anaerobic анаэро́бный
anaerobiosis *микр.* анаэробио́з
anal ана́льный, заднепроходной
analeptic анале́птик, укрепля́ющее [стимули́рующее] сре́дство ‖ аналепти́ческий, укрепля́ющий
analgesia аналгези́я (*1. обезбо́ливание 2. отсутствие болевой чувствительности*)
analgesic, analgetic анальгези́рующее [болеутоля́ющее] сре́дство, анальге́тик ‖ анальгези́рующий, обезбо́ливающий, болеутоля́ющий
analysis (*pl* **analyses**) ана́лиз; про́ба; иссле́дование
  activation ~ активацио́нный ана́лиз
  antigenic ~ антиге́нный ана́лиз
  basal ~ иссле́дование основно́го обме́на
  check ~ контро́льный ана́лиз
  cluster ~ кла́стерный ана́лиз
  colorimetric ~ колориметри́ческий ана́лиз
  electron microprobe ~ ана́-

ANALYSIS

лиз методом электронного микрозонда
enzyme ~ ферментный анализ
flow cytometric ~ проточный цитометрический анализ
gel-blotting ~ *иммун.* гель-блоттинг, анализ методом блоттинга в геле
idiotypic ~ идиотипический анализ
immunogenotypic ~ иммуногенетический анализ
immunometric ~ количественный иммуноанализ
linear regression ~ линейно-регрессионный анализ
sequential ~ последовательный анализ
spectroscopic ~ спектроскопический анализ
tracer ~ исследование при помощи меченых атомов
X-ray ~ рентгенографический анализ
X-ray diffraction ~ рентгеноструктурный анализ
analyze делать анализ; подвергать анализу; анализировать; исследовать
anamnesis анамнез
immunologic ~ иммунологическая память
anamnestic анамнестический
anaphase анафаза
anaphylactic анафилактический
anaphylaxis анафилаксия, анафилактическая реакция
acute ~ анафилактический шок
anaplasia анаплазия
anasarca анасарка (*распространённый отёк подкожной клетчатки*)
anastomosis анастомоз, соустье
arteriovenous ~ артериовенозный анастомоз
Braun's ~ анастомоз по Брауну
end-to-end ~ анастомоз «конец в конец»
end-to-side ~ анастомоз «конец в бок»
Galen's ~ анастомоз по Галену
intestinal ~ кишечный анастомоз
side-to-end ~ анастомоз «бок в конец»
side-to-side ~ анастомоз «бок в бок»
anatomic(al) анатомический; морфологический; структурный
anatomist 1. анатом 2. прозектор; препаратор
anatomy 1. анатомия 2. препарирование, анатомирование, вскрытие
applied ~ прикладная анатомия
comparative ~ сравнительная анатомия
descriptive ~ описательная [системная] анатомия
pathological ~ патологическая анатомия
regional ~ топографическая анатомия
anavaccine анавакцина, убитая вакцина
ancillary вспомогательный, дополнительный
androgen андроген (*мужской половой гормон*)

android мужеподо́бный
andrology андроло́гия
anemia анеми́я
  Addison-Biermer ~ перницио́зная анеми́я, боле́знь Аддисо́на — Би́рмера
  aplastic ~ апласти́ческая анеми́я
  bleeding ~ постгеморраги́ческая анеми́я
  bothriocephalus ~ ботриоцефа́льная анеми́я
  congenital ~ of newborn гемолити́ческая боле́знь новорождённых
  Cooley's ~ анеми́я Ку́ли, больша́я талассеми́я
  deficiency ~ алимента́рная [нутрити́вная] анеми́я
  Fanconi's ~ анеми́я [синдро́м] Фанко́ни *(наследственная гипоплазия костного мозга)*
  hemolytic ~ гемолити́ческая анеми́я
  hemolytic autoimmune ~ гемолити́ческая аутоимму́нная анеми́я
  hemorrhagic ~ геморраги́ческая анеми́я
  hypochromic ~ гипохро́мная анеми́я
  hypoferric [iron deficiency] ~ железодефици́тная анеми́я
  microcytic ~ микроцита́рная анеми́я
  normocytic ~ нормоцита́рная анеми́я
  posthemorrhagic ~ постгеморраги́ческая анеми́я
  sickle cell ~ серпови́дноклеточная [дрепаноцита́рная] анеми́я
  sideropenic ~ железодефици́тная анеми́я
  splenic ~ спленоге́нная [спленомегали́ческая] анеми́я
anemic анеми́чный, малокро́вный
anergy анерги́я
anesthesia анестези́я, обезбо́ливание
  Bier's local ~ ме́стная внутривенная анестези́я по Би́ру
  block ~ проводнико́вая анестези́я
  caudal ~ кауда́льная анестези́я
  conduction ~ проводнико́вая анестези́я
  endobronchial ~ эндобронхиа́льный нарко́з
  endotracheal ~ эндотрахеа́льный [интратрахеа́льный] нарко́з
  epidural ~ эпидура́льная [перидура́льная] анестези́я
  general ~ нарко́з, о́бщая анестези́я, о́бщее обезбо́ливание
  infiltration ~ инфильтрацио́нная анестези́я
aneurysm аневри́зма
  aortic ~ аневри́зма ао́рты
  arteriovenous ~ артериове́нозная аневри́зма
  cardiac ~ аневри́зма се́рдца
  dissecting ~ рассла́ивающая аневри́зма *(аорты)*
  fusiform ~ веретенообра́зная аневри́зма
  primary ~ и́стинная аневри́зма
  Rasmussen's ~ аневри́зма Ра́смуссена

ANEURYSM

spurious ~ ло́жная аневри́зма

aneurysmatic аневризмати́ческий

aneurysmectomy аневризмэктоми́я *(иссечение аневризмы)*

angiectasia, angiectasis ангиэктази́я *(расширение сосуда)*

angiitis васкули́т, ангии́т *(воспаление стенок сосуда)*

allergic cutaneous ~ аллерги́ческий ко́жный ангии́т

necrotizing ~ некротизи́рующий ангии́т

visceral ~ висцера́льный ангии́т

angina 1. анги́на 2. стенокарди́я, грудна́я жа́ба ◇ ~ **decubitus** стенокарди́я поко́я; ~ **follicularis** фолликуля́рная анги́на; ~ **pectoris** стенокарди́я, грудна́я жа́ба ~ **of effort** стенокарди́я напряже́ния

agranulocytic ~ агранулоцита́рная анги́на

Ludwig's ~ анги́на Лю́двига

lymphatic ~ инфекцио́нный мононуклео́з

anginal 1. ангино́зный 2. стенокарди́ческий

angioblast ангиобла́ст

angioblastoma ангиобласто́ма

angiocardiography ангиокардиографи́я

angiocholitis холанги́т, ангиохоли́т *(воспаление жёлчных протоков)*

angioclast кровоостана́вливающий зажи́м

angioedema ангионевроти́ческий отёк, отёк [болезнь] Кви́нке

angiogenesis разви́тие кровено́сных сосу́дов

angiography ангиографи́я, вазографи́я

cerebral ~ церебра́льная ангиографи́я

angiology ангиоло́гия

angioma ангио́ма, сосу́дистая о́пухоль

angiomatosis ангиомато́з

angioneurosis ангионевро́з, вазоневро́з

angioparesis ангиопаре́з

angiopathy ангиопати́я, вазопати́я *(нарушение тонуса кровеносных сосудов)*

angiopoiesis ангиопоэ́з *(процесс образования сосудов)*

angiorrhexis ангиоре́ксис *(разрыв кровеносного сосуда)*

angioscope капилляроско́п

angiotaxis 1. кровоточи́вость, геморраги́ческий диате́з 2. гемофили́я

angiotelectasia, angiotelectasis телеангиэктази́я *(локальное чрезмерное расширение мелких сосудов)*

angiotensin ангиотензи́н

angiotribe ангиотри́б *(вид кровоостанавливающего зажима)*

angiotrophoneurosis ангиотрофоневро́з

angle у́гол

angular углово́й

angulation образова́ние угла́; переги́б *(петли кишечника, мочеточника)*

anhidrosis ангидро́з, отсу́тствие потоотделе́ния

anhydrous безво́дный
anicteric безжелту́шный
animal живо́тное
  germfree ~ безмикро́бное [стери́льное] живо́тное
  test ~ подо́пытное живо́тное
animal-borne передаю́щийся [переноси́мый] живо́тными *(об инфекции)*
anisocytosis анизоцито́з
anisometropia анизометропи́я *(различная рефракция правого и левого глаза)*
anisotropic анизотро́пный; име́ющий ра́зные физи́ческие характери́стики
ankle 1. голеносто́пный суста́в 2. лоды́жка
ankylosis анкило́з *(неподвижность сустава)*
  artificial ~ артроде́з
  bony ~ ко́стный анкило́з
annihilation уничтоже́ние, истребле́ние
annoying раздража́ющий; навя́зчивый; беспоко́ящий
annular 1. кольцеви́дный, перстневи́дный 2. кольцеобра́зный
annuloplasty аннулопла́стика *(напр. митрального клапана)*
anoia слабоу́мие, деме́нция
anointment сма́зывание *(напр. раны)*
anomalous анома́льный; непра́вильный
anomaly анома́лия, непра́вильность, ненорма́льность
  cardiac ~ поро́к се́рдца
  congenital ~ врождённая анома́лия, поро́к разви́тия
anorectal аноректа́льный *(относящийся к заднему проходу и прямой кишке)*
anorectic относя́щийся к анорекси́и; снижа́ющий аппети́т
anorexia анорекси́я *(отсутствие аппетита)*
anorexigenic анорексиге́нный
anosigmoidoscopy ректороманоскопи́я, ректосигмоидоскопи́я
anosmia аносми́я *(отсутствие обоняния)*
anovulation ановуля́ция *(отсутствие овуляции)*
anoxemia гипоксеми́я *(сниженное содержание кислорода в крови)*
anoxia гипокси́я, кислоро́дное голода́ние, кислоро́дная недоста́точность
ansa петля́, петлеобра́зная структу́ра
antacid *см.* antiacid
antagonism антагони́зм
antalgic анальгези́рующий, обезбо́ливающий, болеутоля́ющий
antecedent предше́ствующий *(заболеванию)*
antehypophysis аденогипо́физ, пере́дняя до́ля гипо́физа
ante mortem до наступле́ния сме́рти, пе́ред сме́ртью
antenatal антената́льный, внутриутро́бный; дородово́й, предродово́й
ante partum дородово́й, предродово́й
anteposition смеще́ние кпе́реди *(об органе)*
anterior пере́дний
anteversion смеще́ние кпе́ре-

ди; поворо́т кпе́реди *(об о́ргане)*
anthelix противозавито́к *(ушно́й ракови́ны)*
anthelmintic глистого́нное сре́дство ‖ противогли́стный, антигельми́нтный
anthracosis антрако́з *(отложе́ние каменноуго́льной пыли в о́рганах и тка́нях)*
anthrax 1. сиби́рская я́зва 2. карбу́нкул
anthropogenesis антропогене́з
antiacid антаци́дное сре́дство *(нейтрализу́ющее кисло́тность)* ‖ антаци́дный *(нейтрализу́ющий кисло́тность)*
antiallergic противоаллерги́ческий, антиаллерги́ческий
antibacterial антибактериа́льный
antibiotic антибио́тик
   broad-spectrum ~ антибио́тик широ́кого спе́ктра де́йствия
antibody антите́ло
   aggregated ~s агреги́рованные антитела́
   complement-fixing ~ комплементсвя́зывающее антите́ло
   labeled ~ ме́ченое антите́ло
   sensitizing ~ сенсибилизи́рующее антите́ло
   sperm-agglutinating ~ спермагглютини́рующее антите́ло
antibody-dependent антителозави́симый
antibody-producing антителообразу́ющий
anticoagulant антикоагуля́нт
anticomplementarity антикомплемента́рность *(напр. молекуля́рной структу́ры)*
antidiuretic антидиурети́ческое сре́дство ‖ антидиурети́ческий
antidote антидо́т, противоя́дие
antiemetic противорво́тное лека́рственное сре́дство
antifebrile жаропонижа́ющее сре́дство ‖ жаропонижа́ющий
antifertility 1. вызыва́ющий вы́кидыш 2. противозача́точный
antigen антиге́н
   Australia ~ австрали́йский антиге́н, антиге́н гепати́та B
   bacterial ~ бактериа́льный антиге́н
   hepatitis B surface ~ пове́рхностный антиге́н гепати́та B
   histocompatibility ~ антиге́н тка́невой совмести́мости, антиге́н гистосовмести́мости
   oncofetal ~ карциноэмбриона́льный [онкоэмбриона́льный] антиге́н
antigenicity антиге́нность
antihelix см. anthelix
antihistaminic антигистами́нный, противогистами́нный
antihypertensive гипотензи́вное сре́дство ‖ гипотензи́вный, снижа́ющий артериа́льное давле́ние
anti-immune антииммунный
anti-inflammatory противовоспали́тельный
antimicrobial антимикро́бный, противомикро́бный

antimycotic противогрибко́вый

antineoplastic противоо́пухолевое сре́дство || противоо́пухолевый

antioxidant антиоксида́нт, ингиби́тор окисле́ния

antipyretic жаропонижа́ющее сре́дство || жаропонижа́ющий, противолихора́дочный

antirabic антираби́ческое сре́дство, сре́дство про́тив бе́шенства || антираби́ческий

antirheumatic противоревмати́ческое [антиревмати́ческое] сре́дство || противоревмати́ческий, антиревмати́ческий

antiseptic антисе́птик, антисепти́ческое сре́дство || антисепти́ческий, обеззара́живающий

antiserum имму́нная сы́воротка, антисы́воротка

antispasmodic 1. спазмолити́ческое сре́дство || спазмолити́ческий 2. противосу́дорожное сре́дство || противосу́дорожный

antitoxin антитокси́н; противоя́дие

antitragus противокозело́к *(ушной раковины)*

antitrypsin антитрипси́н, ингиби́тор трипси́на

antiviral антиви́русный, противови́русный

antral *анат.* полостно́й, антра́льный, относя́щийся к по́лости *или* па́зухе

antrum *анат.* по́лость, па́зуха, пеще́ра

 maxillary ~ верхнечелюстна́я [га́йморова] па́зуха

anulus кольцо́, кольцеви́дная структу́ра

anuria анури́я *(отсутствие мочи)*

anus за́дний прохо́д, ана́льное отве́рстие

 preternatural ~ иску́сственный [противоесте́ственный] за́дний прохо́д

anxiety трево́га; страх; боя́знь; беспоко́йство

anxious озабо́ченный, беспоко́ящийся

aorta ао́рта

 abdominal ~ брюшна́я ао́рта

 thoracic ~ грудна́я ао́рта

aortography аортографи́я

apex (*pl* **apices**) 1. верши́на, верху́шка 2. ко́рень зу́ба 3. верху́шка лёгкого

 ~ **of the heart** верху́шка се́рдца

apex-area о́бласть верхушечного толчка́

aphakia афаки́я *(отсутствие хрусталика)*

aphasia афази́я *(нарушение речи)*

aphthae (*sing* **aphtha**) а́фты *(язвочки на слизистой оболочке)* ◇ ~ **epizooticae** я́щур

apical апика́льный, верху́шечный

apitherapy апитерапи́я *(лечебное применение пчелиного яда и его препаратов)*

apitoxin пчели́ный яд

aplasia аплази́я

apnea апно́э, остано́вка дыха́ния

apocrine апокри́нный, апокри́новый
aponeurosis апоневро́з
apoplexy апоплекси́я; апоплекси́ческий уда́р; кровоизлия́ние *(напр. в мозг)*
  functional ~ динами́ческое наруше́ние мозгово́го кровообраще́ния
  heat ~ теплово́й уда́р
  thrombotic ~ тромботи́ческий инсу́льт
apparatus 1. прибо́р; аппара́т; устро́йство; аппарату́ра 2. *анат.* аппара́т
  digestive ~ пищевари́тельные о́рганы
  genitourinary ~ мочеполова́я систе́ма
  Golgi ~ *цитол.* пласти́нчатый ко́мплекс, аппара́т Го́льджи
  locomotor ~ опо́рно-дви́гательный аппара́т
  respiratory ~ дыха́тельные о́рганы
  vestibular ~ вестибуля́рный аппара́т
  vocal ~ голосово́й аппара́т
appearance 1. вне́шний вид 2. проявле́ние; при́знак
  gross ~ макроскопи́ческая карти́на
appendage отро́сток, прида́ток
appendectomy аппендэктоми́я
appendic(e)al аппендикуля́рный
appendicitis аппендици́т
appendix 1. червеобра́зный отро́сток, аппе́ндикс 2. прида́ток, отро́сток
  vermicular ~ червеобра́зный отро́сток, аппе́ндикс
  xiphoid ~ мечеви́дный отро́сток
appetite аппети́т
  excessive ~ булими́я, патологи́чески повы́шенное чу́вство го́лода
  perverted ~ извращённый аппети́т, парорекси́я
application 1. испо́льзование, употребле́ние, примене́ние 2. наложе́ние, нанесе́ние 3. компре́сс, примо́чка
  ~ **of forceps** наложе́ние щипцо́в *(при родах)*
applicant абитурие́нт
apply 1. испо́льзовать, употребля́ть, применя́ть 2. прикла́дывать; накла́дывать 3. обраща́ться *(за помощью)* ◇ **to** ~ **cups** ста́вить ба́нки; **to** ~ **to a hospital** обраща́ться в больни́цу; **to** ~ **to a medical institute** подава́ть заявле́ние в медици́нский институ́т
appoint назнача́ть
appointment 1. приём *(у врача́)* 2. назначе́ние ◇ ~ **for analysis** направле́ние на ана́лиз
apposition 1. репози́ция, сопоставле́ние *(отло́мков)*, подго́нка 2. наложе́ние; присоедине́ние
  periosteal ~ утолще́ние надко́стницы; периоста́льные наложе́ния
appreciate 1. оце́нивать; анализи́ровать 2. принима́ть во внима́ние
approach 1. подхо́д, спо́соб, ме́тод 2. до́ступ 3. приближа́ться

aggressive ~ инвазивный метод
appropriate 1. адекватный, подходящий, соответствующий 2. свойственный, присущий
approximate приблизительный
approximately приблизительно
apraxia апраксия (нарушение целенаправленных движений)
  akinetic ~ акинетическая [психомоторная] апраксия
  amnestic ~ амнестическая апраксия
  classic ~ классическая [идеокинетическая] апраксия
  constructional ~ конструктивная апраксия
  cortical ~ кортикальная апраксия
  ideokinetic ~ идеокинетическая [классическая] апраксия
  innervation ~ иннервационная апраксия
aptitude 1. склонность; предрасположенность 2. соответствие 3. способность; одарённость
apyretic безлихорадочный, апиретический
apyrexia апирексия; безлихорадочный период (напр. малярии)
aqueduct анат. канал; водопровод
  Sylvian ~ водопровод среднего мозга, сильвиев водопровод
arachnoid паутинная оболочка (головного или спинного мозга)
arachnoidal арахноидальный, относящийся к паутинной оболочке
arachnoiditis арахноидит, воспаление паутинной оболочки
  adhesive ~ адгезивный [слипчивый] арахноидит
arbitrary произвольный, случайный
arborization древовидное разветвление
arc дуга; изгиб; арка
  reflex ~ рефлекторная дуга
arcade аркада (напр. кровеносных сосудов)
arch 1. анат. свод; дуга; дугоподобная структура 2. сгибать
  ~ of foot свод стопы
  ~ of pelvis тазовый пояс
  aortic ~ дуга аорты
  costal ~ рёберная дуга
  dental ~ зубная дуга
  pectoral ~ плечевой пояс
  pelvic ~ тазовый пояс
  vertebral ~ дуга позвонка
architectonics невр. архитектоника; построение; структура
arcual дугообразный
arcuate дугообразный, выпуклый, согнутый в виде дуги, арки или свода
arcus см. arc
area площадь; пространство; область; зона; поле (коры головного мозга)
  ~ of dullness область притупления (перкуторного тона)
areola 1.ареола, околососко-

вый кружо́к 2. пигменти́рованный *или* гиперемированный уча́сток вокру́г очага́ воспале́ния *или* о́пухоли
areolitis ареоли́т *(воспаление молочной железы в околососковой области)*
areometer арео́метр *(прибор для определения плотности жидкости)*
argentaffin аргентаффи́нный
argentic содержа́щий серебро́
argyria, argyriasis, argyrism, argyrosis аргири́я *(пигментация тканей вследствие отложения в них серебра)*
arise возника́ть, появля́ться
arm 1. рука́ *(от кисти до плечевого сустава)* 2. плечо́ *(хромосомы)* 3. ветвь, отро́сток
aromatic аромати́ческий
arouse активизи́ровать; возбужда́ть
arrangement 1. приведе́ние в поря́док, расположе́ние, классифика́ция, расстано́вка, систематиза́ция 2. ме́ры; мероприя́тия, приготовле́ния
arrest остано́вка; заде́ржка; угнете́ние || остана́вливать; заде́рживать; угнета́ть
~ **of development** заде́ржка разви́тия
~ **of hemorrhage** остано́вка кровотече́ния
cardiac ~ остано́вка се́рдца
respiratory ~ остано́вка дыха́ния
arrhythmia аритми́я, расстро́йство ри́тма серде́чных сокраще́ний

respiratory ~ дыха́тельная аритми́я
sinus ~ си́нусовая аритми́я
ventricular ~ желу́дочковая экстрасистоли́я
arsenic мышья́к, As
art уме́ние; иску́сство; мастерство́
~ **of healing** иску́сство врачева́ния
arterial артериа́льный
arterialization 1. артериализа́ция *(превращение венозной крови в артериальную)* 2. васкуляризация
arteriectomy артериэктоми́я
arteriography артериографи́я
selective ~ селекти́вная артериогра́фия
arteriola, arteriole артерио́ла
arteriolith известко́вые отложе́ния в сте́нке арте́рии
arteriolitis артериоли́т *(воспаление артериол)*
arteriolonecrosis артериолонекро́з
arteriopathy артериопати́я *(поражение артерии)*
arterioplasty артериопла́стика
arteriorrhexis разры́в арте́рии
arteriosclerosis артериосклеро́з
arteriospasm спазм арте́рии
arteriostenosis суже́ние арте́рии
arteriostrepsis гемоста́з скру́чиванием арте́рии
arteriotomy артериотоми́я *(вскрытие просвета артерии)*
arterious артериа́льный
arteritis артерии́т *(воспаление стенки артерии)* ◇ ~

nodosa узелковый (пери)артериит
giant-cell [Horton's] ~ гигантоклеточный [височный] артериит, синдром Хортона
rheumatic ~ ревматический артериит
syphilitic ~ сифилитический артериит
Takayasu's ~ болезнь отсутствия пульса, болезнь Такаясу

artery артерия
axillary ~ подкрыльцовая артерия
brachial ~ плечевая артерия
common carotid ~ общая сонная артерия
common hepatic ~ общая печёночная артерия
femoral ~ бедренная артерия
fibular ~ малоберцовая артерия
popliteal ~ подколённая артерия
radial ~ лучевая артерия
renal ~ почечная артерия
subclavian ~ подключичная артерия
ulnar ~ локтевая артерия
uterine ~ маточная артерия
vertebral ~ позвоночная артерия

arthral суставной
arthralgia артралгия *(боль в суставе)*
arthrectomy артрэктомия *(удаление сустава)*
arthrempyesis гнойный артрит
arthritic относящийся к суставу; артритический

arthritis артрит *(воспаление сустава)* ◇ ~ fungosa грибковый артрит; ~ mutilans мутилирующий артрит
acute ~ острый артрит
acute rheumatic ~ острый суставной ревматизм
adjuvant-induced ~ адъювантный артрит
blennorrhagic ~ гонорейный артрит
degenerative ~ «дегенеративный артрит», остеоартрит, остеоартроз
dysenteric ~ дизентерийный артрит
exudative ~ экссудативный артрит
gonococcal ~ гонококковый артрит
gouty ~ подагрический артрит
hemophilic ~ гемофилический артрит
infectional ~ инфекционный артрит
juvenile rheumatoid ~ ювенильный ревматоидный артрит
psoriatic ~ псориатический артрит
reactive ~ реактивный артрит
rheumatoid ~ ревматоидный артрит
syphilitic ~ сифилитический артрит
tuberculous ~ туберкулёзный артрит
uratic ~ подагрический артрит

arthritism артритизм *(предрасположение к заболева-*

нию подагрой, артритами)
arthrocele припухлость сустава
arthrocentesis пункция сустава
arthrodesis артродез *(хирургическая операция фиксации сустава)*
arthrodynia см. **arthralgia**
arthrography артрография
arthrolith суставная мышь, суставной камень
arthrolithiasis подагра
arthrology артрология *(раздел медицины, изучающий болезни суставов)*
arthrolysis артролиз *(иссечение спаек в анкилозированном суставе)*
arthropathy артропатия, заболевание суставов
 neurogenic ~ нейрогенная артропатия
 psoriatic ~ псориатический артрит
arthroplasty артропластика
arthroscope артроскоп
arthroscopy артроскопия
arthrosis артроз ◇ ~ **deformans** деформирующий артроз
arthrotome артротом
arthrotomy артротомия *(операция вскрытия полости сустава)*
articular суставной
articulation 1. сочленение; соединение; сустав 2. артикуляция
 acromioclavicular ~ акромиально-ключичный сустав
 humeral ~ плечевой сустав

pubic ~ лонное сочленение
radiocarpal ~ лучезапястный сустав
sacroiliac ~ крестцово-подвздошное сочленение
temporo-mandibular ~ височно-нижнечелюстной сустав
artificial искусственный
arytenoideus черпаловидная мышца
asbestosis асбестоз, асбестовый пневмокониоз
ascariasis аскаридоз *(глистное заболевание, вызываемое аскаридами)*
ascarides аскариды
ascend подниматься
ascending восходящий
ascites асцит *(водянка брюшной полости)*
asepsis асептика
aseptic асептический
asparagine аспарагин
aspartase аспартаза
aspect 1. аспект; точка зрения 2. часть поверхности; сторона 3. внешний вид, выражение *(лица)*
 clinical ~s клинические аспекты
 radiologic ~s рентгенологические данные
aspergilloma аспергиллома, аспергиллёзная мицетома
aspergillosis аспергиллёз
aspermia аспермия
asphyxia асфиксия; удушье; отсутствие дыхания ◇ ~ **cyanotica** синяя асфиксия; ~ **neonatorum** асфиксия новорождённого
blue ~ синяя асфиксия

fetal ~ внутриутробная асфиксия
local ~ ишемия
traumatic ~ травматическая асфиксия
white ~ белая асфиксия
asphyxial асфиктический
aspirate аспират, материал, полученный путём аспирации ‖ аспирировать, отсасывать *(жидкость, газ)* {NB: *произношение сущ.* [ˈæspərət], *гл.* [ˈæspəreit]}
bone marrow ~s пунктат костного мозга
fine needle ~ тонкоигольный аспират
node ~ лимфопунктат
percutaneous hepatic ~ чрескожная биопсия печени
aspiration 1. аспирация 2. дыхание; вдох
meconium ~ мекониевая аспирация
asplenia аспления *(отсутствие селезёнки)*
assay 1. анализ; тест, проба ‖ производить (количественный) анализ 2. образец *(для анализа)*
adhesion ~ адгезионный анализ
aggregation ~ агрегационный анализ
biological ~ биологический анализ *(количественное определение биологической активности)*
complement-consumption ~ реакция связывания комплемента
cytotoxicity ~ реакция цитотоксичности
double-antibody ~ метод двойных антител
idiotype ~ идиотипирование
immunoblotting ~ анализ методом иммуноблоттинга
immunofluorescence ~ иммунофлуоресцентный анализ
immunoradiometric ~ радиоиммунный анализ
immunosorbent ~ иммуносорбентный анализ
microcytotoxicity ~ микроцитотоксический тест
plaque ~ метод розеток
radioimmunosorbent ~ радиоиммуносорбентный анализ
assess оценивать
assessment 1. определение; установление 2. оценка
assimilation ассимиляция; усвоение
assist помогать
assistance помощь; содействие
assistant помощник, ассистент
doctor-laboratory ~ врач-лаборант
doctor's ~ фельдшер
laboratory ~ лаборант
associate связывать; соединять; ассоциировать
associated связанный; соединённый; ассоциированный; сопровождающий; сопутствующий
association связь; соединение; ассоциация
assume 1. допускать, предполагать 2. принимать, приобретать *(определённый характер, напр. о болезни)*

asthenia астения, астенический синдром

asthma астма; удушье
  bronchial ~ бронхиальная астма

astigmatism астигматизм

astragalus таранная кость

astringent вяжущее средство

astroglia астроглия *(звездчатые клетки, образующие нейроглию)*

asymmetry асимметрия, асимметричность

asymptomatic бессимптомный

asynclitism асинклитизм *(вставление головки плода в верхнюю апертуру малого таза)*

ataxia атаксия *(нарушение координации движений)*
  ocular ~ нистагм *(непроизвольные движения глазных яблок)*

atelectasis ателектаз

atherogenesis атерогенез, развитие атеросклероза

atherogenic атерогенный *(способствующий развитию атеросклероза)*

atherosclerosis атеросклероз

athetosis атетоз, атетоидный гиперкинез *(непроизвольные мелкие движения пальцев рук и ног)*

atlantal относящийся к атланту, относящийся к первому шейному позвонку

atlantoaxial относящийся к первому и второму шейным позвонкам

atlantooccipital атлантозатылочный

atlas атлант, первый шейный позвонок

atmosphere атмосфера; воздух; газообразная среда

atocia женское бесплодие

atonic атонический; вялый; слабый

atony атония; отсутствие тонуса; вялость; слабость

atopy атопия *(наследственная предрасположенность к аллергическим заболеваниям; аллергия)*

atresia атрезия

atresic, atretic атретический

atrial предсердный

atrioventricular предсердно-желудочковый, атриовентрикулярный

atrium (*pl* **atria**) 1. предсердие 2. преддверие 3. полость
  infection ~ ворота инфекции

atrophy атрофия *(органа, ткани)*; истощение
  ~ **of disuse** атрофия от бездействия
  acute yellow ~ острая жёлтая атрофия *(печени)*
  brown ~ бурая атрофия *(напр. миокарда)*

attach прикреплять, присоединять; связывать

attachment 1. прикрепление, присоединение, фиксация 2. приспособление; устройство

atmospheric атмосферный; воздушный

attack 1. приступ, припадок *(болезни)* 2. поражать; разрушать; разъедать
  febrile ~ приступ лихорадки

AUTOLOGOUS

attend 1. заботиться, ухаживать *(за больным)*, оказывать помощь 2. посещать *(больного)*

attendance 1. забота, уход; обслуживание 2. посещение *(больного)*
medical ~ медицинское обслуживание

attendant сиделка; сопровождающее лицо; обслуживающее лицо ‖ сопровождающий, сопутствующий
medical ~ фельдшер

attention уход *(за больным)*, помощь *(больному)*

attenuate 1. растворять; разбавлять 2. истощать, изнурять 3. ослаблять, смягчать *(боль)*

attenuation 1. растворение 2. ослабление, смягчение *(боли)* 3. ослабление вирулентности микроорганизмов

attitude 1. положение, поза; осанка 2. расположение *(плода в матке)* 3. позиция, отношение

attract привлекать; притягивать

attraction притяжение; тяготение; влечение

attribute свойство, характерный признак, отличительная черта; качество

atypical атипический, атипичный

audible слышимый, внятный, различимый

augment увеличение; нарастание ‖ увеличиваться {NB: *произношение сущ.* ['ɔ:gmənt], *гл.* [ɔ:g'ment]}

augmentation увеличение; нарастание *(температуры)*; прирост; добавление

aura *(pl* **aurae)** аура, предвестник (эпилептического) припадка

auricle 1. ушная раковина 2. ушко предсердия

auricular 1. ушной, слуховой 2. имеющий форму ушной раковины 3. относящийся к ушку предсердия

auscultate аускультировать, выслушивать *(больного)*

auscultation аускультация, выслушивание *(больного)*

auscultoscope стетоскоп; фонендоскоп

autoallergy аутоаллергия *(повышенная чувствительность к компонентам собственных тканей)*

autoantibody аутоантитело, аутоиммунное антитело
precipitating ~ преципитирующее аутоантитело

autoantigen аутоантиген

autoclave автоклав ‖ стерилизовать в автоклаве, автоклавировать

autoclaving автоклавирование *(стерилизация давлением)*

autocytotoxicity аутоцитотоксичность

autograft аутотрансплантат, трансплантат из собственной ткани

autografting аутотрансплантация, аутопластика, аутогенная трансплантация

autohemotransfusion аутогемотрансфузия

autoimmunity аутоиммунитет

autologous аутогенный,

39

AUTOLYSIS

аутологи́ческий, со́бственный *(об органах, о крови)*
autolysis 1. ауто́лиз, самоперева́ривание 2. аутоцито́лиз
autolytic аутолити́ческий
autophagy аутофаги́я
autopsy аутопси́я, вскры́тие тру́па ‖ производи́ть вскры́тие тру́па
autoradiography авторадиографи́я, радиоавтографи́я
autoregulation саморегуля́ция
autoresponse аутоимму́нный отве́т
autosensitization аутоаллергиза́ция, аутосенсибилиза́ция
autoserum аутосы́воротка
autosomal аутосо́мный
autosome аутосо́ма, неполова́я хромосо́ма, эухромосо́ма
autotransfusion аутотрансфу́зия, перелива́ние аутологи́чной кро́ви
autotransplantation аутотрансплантация, аутопла́стика, аутоге́нная транспланта́ция
auxiliary 1. помо́щник; вспомога́тельный персона́л 2. вспомога́тельное сре́дство *или* устро́йство ‖ вспомога́тельный
availability 1. досту́пность 2. усвоя́емость 3. го́дность, приго́дность 4. нали́чие
average сре́днее число́ ‖ сре́дний ‖ составля́ть в сре́днем
avirulent авируле́нтный, лишённый вируле́нтности

axial 1. аксиа́льный, осево́й 2. относя́щийся ко второ́му ше́йному позвонку́
axilla подмы́шечная впа́дина
axillary подмы́шечный, подкрыльцо́вый
axion головно́й и спинно́й мозг, центра́льная не́рвная систе́ма
axis 1. ось 2. позвоно́чник, позвоно́чный столб 3. второ́й ше́йный позвоно́к, эпистрофе́й
 brain ~ ствол мо́зга
 electric(al) ~ электри́ческая ось *(сердца)*
 optical ~ зри́тельная [опти́ческая] ось
axolemma аксоле́мма *(клеточная оболочка аксона)*
axon(e) аксо́н, отро́сток осево́го цили́ндра *(нервной клетки)*
azoospermia азооспермия *(отсутствие сперматозоидов в сперме)*
azurophilic азурофи́льный
azygous непа́рный *(об органе)*

B

baby ребёнок, младе́нец, дитя́
 full-term ~ ребёнок, роди́вшийся в срок
 nursing ~ грудно́й ребёнок
 premature ~ недоно́шенный ребёнок
 small-for-gestational-age ~

BACTERIA

гипотрофи́чный новорождённый

test-tube ~ «проби́рочный» ребёнок *(ребёнок, роди́вшийся в результа́те иску́сственного оплодотворе́ния in vitro)*

babyhood младе́нчество, ра́ннее де́тство

babyish младе́нческий, де́тский

bacillary бактериа́льный, палочкови́дный, палочкообра́зный

bacillemia *см.* bacteremia

bacilli-carrier бациллоноси́тель

bacillicidal бактерици́дный

bacillosis бактериа́льная инфе́кция

bacilluria бактериури́я, бациллури́я *(нали́чие бакте́рий в моче́)*

bacillus *(pl* bacilli*)* баци́лла, па́лочка

  acid-fast ~ кислотоусто́йчивая па́лочка

  anthrax ~ сибирея́звенная баци́лла

  blue pus ~ синегно́йная па́лочка

  colon ~ кише́чная па́лочка

  diphtheria ~ дифтери́йная коринебакте́рия, па́лочка (Кле́бса —) Лёффлера

  dysentery ~ дизентери́йная бакте́рия, дизентери́йная па́лочка, дизентери́йная шиге́лла

  Hansen's ~ па́лочка ле́пры, па́лочка Га́нсена

  hay ~ сенна́я па́лочка

  Klebs-Loeffler ~ *см.* diphtheria bacillus

  Koch's ~ микобакте́рия туберкулёза, туберкулёзная па́лочка, бакте́рия Ко́ха

  leprosy ~ *см.* Hansen's bacillus

  Loeffler's ~ *см.* diphtheria bacillus

  plague ~ па́лочка чумы́

  tubercle ~ *см.* Koch's bacillus

  typhoid ~ па́лочка брюшно́го ти́фа

back 1. спина́ **2.** за́дняя [ты́льная] часть; спи́нка

  ~ of the throat за́дняя сте́нка гло́тки

backache боль в поясни́це; боль в спине́

backbone позвоно́чник; позвоно́чный столб; спинно́й хребе́т

backflow обра́тный ток; рефлю́кс

background фон; предпосы́лка

  genetic ~ генети́ческий фон

bacteremia бактериеми́я *(нали́чие бакте́рий в крови́)*

bacteria *(sing* bacterium*)* бакте́рии

  acid-fast ~ кислотоусто́йчивые бакте́рии

  acidophilic ~ ацидофи́льные бакте́рии

  aerobic ~ аэро́бные бакте́рии

  anaerobic ~ анаэро́бные бакте́рии

  coliform ~ колиподо́бные бакте́рии

  coryneform ~ дифтериеподо́бные бакте́рии

  gram-negative ~ грамотрица́тельные бакте́рии

BACTERIA

gram-positive ~ грамположи́тельные бакте́рии
bacteria-contaminated загрязнённый бакте́риями
bacterial бактериа́льный, микро́бный
bactericidal бактерици́дный
bactericide бактерици́дное вещество́
bacteriemia *см.* bacteremia
bacterinia поствакцина́льная реа́кция
bacteriodiagnosis бактериологи́ческая диагно́стика
bacteriogenic вы́званный микро́бами
bacteriologic(al) микробиологи́ческий, бактериологи́ческий
bacteriologist микробио́лог, бактерио́лог
bacteriology микробиоло́гия, бактериоло́гия
bacteriolysin бактериолизи́н
bacteriolysis бактерио́лиз, ли́зис бакте́рий
bacteriolytic бактериолити́ческий
bacteriophage бактериофа́г
 dysenteric ~ дизентери́йный бактериофа́г
bacteriophagia бактериофаги́я
bacteriophagic бактериофаги́ческий
bacterioscopy бактериоскопи́я
bacteriostatic бактериостати́ческий
bacterium (*pl* bacteria) бакте́рия
 bifid ~ бифидобакте́рия
 pathogenic ~ патоге́нная бакте́рия
 rodlike ~ палочкови́дная бакте́рия
bacteriuria *см.* bacilluria
bag мешо́к; су́мка, паке́т ◇ ~s under one's eyes мешки́ под глаза́ми
 ~ of waters пло́дный пузы́рь
 hot-water ~ гре́лка
 medicine ~ санита́рная су́мка
 obstetrical ~ 1. акуше́рская су́мка 2. метрейри́нтер (*приспособле́ние для возбужде́ния родово́й де́ятельности*)
 oxygen ~ кислоро́дная поду́шка
 rubber ~ рези́новый балло́н, рези́новая гру́ша
 surgical ~ санита́рная су́мка; хирурги́ческая су́мка
balance 1. бала́нс; равнове́сие; состоя́ние равнове́сия ∥ сохраня́ть равнове́сие; приводи́ть в равнове́сие 2. весы́ ∥ взве́шивать
 baby ~ весы́ для грудны́х дете́й
 fluid-and-electrolyte ~ во́дно-солево́й бала́нс
 heat ~ теплово́й бала́нс
 negative ~ отрица́тельный бала́нс
 nitrogen ~ азо́тистый бала́нс
 positive ~ положи́тельный бала́нс
 water ~ во́дный бала́нс
balanced 1. уравнове́шенный 2. пропорциона́льный
balanitis балани́т (*воспале́ние голо́вки полово́го чле́на*)
 ulcerative ~ я́звенный балани́т

balanoplasty баланопла́стика
balanoposthitis баланопости́т
balanorrhagia баланорраги́я
baldness алопеци́я, облысе́ние, плеши́вость
ball шар; клубо́к
~ of the eye глазно́е я́блоко
~ of the knee коле́нная ча́шка, надколе́нник
~ of thumb тена́р, возвыше́ние большо́го па́льца руки́
balloon 1. балло́н 2. балло́нный катете́р
ballottement баллоти́рование (*напр. плода в матке*)
balm бальза́м
balmy 1. успока́ивающий; цели́тельный 2. бальзами́ческий
balneal бальнеологи́ческий
balneary 1. водолече́бница, бальнеологи́ческое отделе́ние 2. лече́бный минера́льный исто́чник 3. ба́ня
balneation бальнеотерапи́я
balneologic бальнеологи́ческий
balneology бальнеоло́гия
balneotherapeutics, balneotherapy бальнеотерапи́я
balsam бальза́м
   Canada ~ кана́дский бальза́м
balsamic 1. бальзами́ческий 2. цели́тельный, успокои́тельный
balsamum (*pl* balsami) бальза́м
band 1. полоса́; поло́ска; кайма́ 2. перевя́зка; банда́ж 3. тяж; свя́зка; пучо́к || свя́зывать, соединя́ть

absorption ~ полоса́ поглоще́ния
amniotic ~s амниоти́ческие перетя́жки
atrioventricular ~ пучо́к Ги́са, атриовентрикуля́рный пучо́к
vocal ~ голосова́я свя́зка
bandage 1. бинт; перевя́зочный материа́л; повя́зка || бинтова́ть; перевя́зывать 2. банда́ж ◇ **to apply** [**to put on**] **a** ~ накла́дывать повя́зку; **to roll a** ~ ска́тывать бинт; **to take off a** ~ снима́ть повя́зку
adhesive ~ лейкопла́стырная повя́зка, накле́йка
belly ~ банда́ж
circular ~ кругова́я повя́зка
compressing ~ да́вящая повя́зка
cravat ~ косы́ночная повя́зка
cross ~ крестообра́зная повя́зка
elastic ~ эласти́чный бинт
fenestrated ~ око́нчатая (*гипсовая*) повя́зка
four-tailed ~ пращеви́дная повя́зка
gauze ~ ма́рлевая повя́зка
immovable ~ иммобилизу́ющая повя́зка
plaster ~ ги́псовая повя́зка
pressure ~ да́вящая повя́зка
tight ~ туга́я повя́зка
traction ~ повя́зка для вытяже́ния
triangular ~ косы́ночная повя́зка
bank банк (*органов и тканей*)

blood ~ 1. донорский пункт 2. станция переливания крови 3. банк крови
gene ~ банк генов
memory ~ банк данных
semen ~ банк спермы
stem cell ~ фонд стволовых клеток
banking 1. консервация органов и тканей 2. заготовка крови
baresthesia барестезия
baroreceptor барорецептор
barosinusitis баросинусит
barotaxis баротаксис
barotherapy баротерапия
barotitis баротит
barotrauma баротравма
  decompression ~ декомпрессионная баротравма
barotropism баротропизм
barrier 1. барьер, преграда, препятствие 2. перегородка
  blood-brain ~ гематоэнцефалический барьер
  placental ~ плацентарный барьер
  protective ~ защитный барьер, защитный экран
bartholinitis бартолинит (воспаление большой железы преддверия влагалища)
basal 1. лежащий в основе; главный 2. основной; базальный
base 1. основа, базис; основание; база ‖ основной, главный; базисный 2. *хим.* основание ‖ основный
  ~ of the heart основание сердца
  ~ of the lung основание лёгкого
  ~ of the skull основание черепа
  cellular ~ основание клетки
basic 1. основной, главный; базисный 2. *хим.* основный
basilar базилярный, относящийся к основанию головного мозга
basis основа, основание; базис ◇ ~ cranii основание черепа
basophil 1. базофил, базофильная клетка 2. базофильный лейкоцит
basophilia базофилия
basophilic базофильный, окрашивающийся основными красителями
batch 1. серия опытов, экспериментальная серия 2. проба *(для анализа)*
bath 1. купание; ванна 2. ванна; ванная комната 3. баня; купальня; водолечебница ◇ to take a ~ принимать ванну
  air ~ воздушная ванна
  alternating ~ контрастная ванна
  bog ~ грязевая ванна
  bubble ~ жемчужная ванна
  carbon dioxide ~ углекислая ванна
  contrast ~ контрастная ванна
  halt ~ сидячая ванна
  hot ~ горячая ванна
  hygienic ~ гигиеническая ванна
  light ~ световая ванна
  mineral ~ минеральная ванна
  mud ~ грязевая ванна
  mustard ~ горчичная ванна

oxygen ~ кислоро́дная ва́нна
pearl ~ жемчу́жная ва́нна
pine needles ~ хво́йная ва́нна
radon ~ радо́новая ва́нна
sea-water ~s морски́е ва́нны
sedative ~ успока́ивающая ва́нна
sheet ~ вла́жное обёртывание
sitting ~ сидя́чая ва́нна
sulfurated hydrogen ~ сероводоро́дная ва́нна
sun ~ со́лнечная ва́нна
swimming ~ пла́вательный бассе́йн
bathe мыть, обмыва́ть *(те́ло)*; промыва́ть *(глаза́, ра́ну)*; купа́ть; купа́ться
bead грану́ла; ша́рик
  glass ~s стекля́нные бу́сы, стекля́нные ша́рики
  latex ~s ла́тексные грану́лы
beaded чёткообра́зный *(напр. о ро́сте микрооргани́змов)*
beam луч; пучо́к луче́й ‖ испуска́ть лучи́; излуча́ть
  laser ~ ла́зерный луч
  X-ray ~ пучо́к рентге́новских луче́й
beaming 1. излуче́ние 2. облуче́ние
bean-shaped бобови́дный
bear рожда́ть, производи́ть на свет ◇ to ~ children рожа́ть дете́й
bearing 1. рожде́ние, произведе́ние на свет 2. поведе́ние 3. оса́нка, вы́правка
bearing-down поту́ги *(при рода́х)*

beat уда́р; толчо́к; и́мпульс; пульс, пульса́ция ‖ бить; ударя́ть; би́ться *(о се́рдце)*
  apex [apical] ~ серде́чный (верху́шечный) толчо́к
  premature ~ экстрасисто́ла
bed 1. ко́йка; куше́тка; крова́ть; посте́ль 2. ло́же, ру́сло ◇ to keep one's ~ соблюда́ть посте́льный режи́м; to take one's ~ слечь, заболе́ть
  ~ of nail ногтево́е ло́же
  arterial ~ артериа́льное ру́сло
  capillary ~ капилля́рное ру́сло
  hospital ~ больни́чная ко́йка
  labor ~ крова́ть для роже́ниц
  sick ~ ко́йка в стациона́ре
  nail ~ ногтево́е ло́же
  vascular ~ сосу́дистое ру́сло
  venous ~ вено́зное ру́сло
bedfast прико́ванный к посте́ли
bedpan подкладно́е су́дно
bedsore про́лежень
bedwetting энуре́з, ночно́е недержа́ние мочи́
beestings *pl* моло́зиво
behavior поведе́ние, реа́кция
  smoking ~ привы́чка к куре́нию
belch отры́жка‖ отры́гивать
belcher страда́ющий отры́жкой
belching отры́жка
belladonna краса́вка, белладо́нна обыкнове́нная, *Atropa belladonna*
belly 1. живо́т 2. брюшко́ *(мы́шцы)* 3. надува́ться; вспу́чиваться

belly-pinched резко исхудавший; тощий
belt ремень, пояс; бандаж, корсет
bench рабочий стол *(в лаборатории)*
  laboratory ~ лабораторный стол
bend сгиб, изгиб, кривизна ‖ сгибать(ся), гнуть(ся)
bending 1. сгибание 2. изгиб; кривизна
beneficial благотворный, полезный; целебный; целительный
benefit 1. польза, благо ‖ приносить пользу, оказывать благотворное воздействие 2. пенсия, пособие *(по болезни)*
benign 1. доброкачественный *(об опухоли)* 2. благотворный, мягкий *(о климате)*
benzene бензол
bias 1. стандартная ошибка *(прибора, метода)* 2. *стат.* смещение
biceps двуглавая мышца, бицепс
bicipital 1. двуглавый 2. относящийся к двуглавой мышце
bicornuate двурогий *(напр. о матке)*
bicuspid 1. двустворчатый, двузубчатый 2. двустворчатый клапан
bifid расщеплённый *или* разделённый на две части; двураздельный; раздвоенный
bifurcation бифуркация; разветвление; раздвоение

bigeminal сдвоенный, двойной, парный
bigeminy бигеминия
bilateral билатеральный, дву(х)сторонний
bilayer 1. двойной слой, бислой 2. *иммун.* сэндвич
bile 1. жёлчь 2. раздражительность; жёлчность
  A ~ жёлчь A, дуоденальная жёлчь
  B ~ жёлчь B, пузырная жёлчь
  C ~ жёлчь C, печёночная жёлчь
  cystic ~ жёлчь B, пузырная жёлчь
  hepatic ~ жёлчь C, печёночная жёлчь
  white ~ белая жёлчь
biliary билиарный, жёлчный, относящийся к жёлчи
biliation, biligenesis желчеобразование, желчеотделение
bilirubin билирубин
  conjugated ~ прямой [связанный] билирубин
  indirect ~ непрямой [свободный] билирубин
  total ~ общий билирубин
  unconjugated ~ непрямой [свободный] билирубин
bilirubinemia билирубинемия
bilirubinuria билирубинурия
biliverdin биливердин
bilobate двухдольный; двухлопастный
bilobular двухдольковый
bilocular двухкамерный; двухгнёздный
bimanual бимануальный, двуручный
bind связывать ◇ **to ~ up** перевязывать *(рану)*

BIORHYTHM

binder 1. бандаж 2. связывающее вещество *(для приготовления таблеток)*
binding 1. связывание; связь 2. бандаж
binocular бинокулярный *(о зрении)*
binovular двуяйцовый
binuclear двухъядерный
bioassay биологическая проба
bioavailability 1. биологическая доступность *(лекарственного вещества)* 2. биологическая ценность *(пищи)*
biocatalysis биокатализ
biocenosis биоценоз
biochemical биохимический
biochemistry биохимия
  clinical ~ клиническая биохимия
  molecular ~ молекулярная биохимия
biocompatibility биологическая совместимость
biocycle биоцикл, жизненный цикл
biodegradation биологический распад, биологическое разложение
bioecology биоэкология
bioelectric биоэлектрический
bioelement биоэлемент
biofeedback биологическая обратная связь
bioflavonoids *pl* биофлавоноиды
biologic(al) биологический
biology биология
  cell ~ цитология
  experimental ~ экспериментальная биология
  human ~ биология человека
  molecular ~ молекулярная биология
  radiation ~ радиационная биология
  space ~ космическая биология
biomass биомасса
biomechanics биомеханика
biomechanism биомеханизм
biometric биометрический
biometry биометрия
biomicroscopy биомикроскопия
bionecrosis некробиоз
biooxidant биоокислитель, биооксидант
biophysical биофизический
biopotential биопотенциал, биоэлектрический потенциал
biopsy биопсия
  aspiration ~ аспирационная биопсия
  brush ~ щёточная биопсия
  cone ~ конизация *(шейки матки)*
  endoscopic ~ эндоскопическая биопсия
  guided ~ направленная биопсия, биопсия под контролем
  needle ~ пункционная биопсия
  open ~ операционная биопсия
  punch ~ пункционная биопсия
  suction ~ аспирационая биопсия
  target ~ прицельная биопсия
biorhythm биоритм, биологический ритм

BIOSPECTROSCOPY

biospectroscopy биоспектроскопия
biosynthesis биосинтез
biotic жизненный, относящийся к жизни
biotin биотин, витамин H
biotransformation биотрансформация
biotype биотип
biparental относящийся к обоим родителям; унаследованный от обоих родителей
biparietal межтеменной, бипариетальный
bipartite двураздельный
bipolarity биполярность
birefringence двойное лучепреломление *(при микроскопии)*
birth 1. роды; рождение 2. происхождение ◇ ~ in time срочные роды
  cross ~ роды при поперечном положении плода
  dead ~ мертворождение
  head ~ роды при головном предлежании плода
  illegitimate ~ внебрачное деторождение
  live ~ рождение живого ребёнка
  multiple ~ роды при многоплодной беременности
  postmature [post-term] ~ запоздалые роды
  premature ~ преждевременные роды
  retarded ~ запоздалые роды
  single ~ роды при одноплодной беременности
  still ~ мертворождение
  term ~ срочные роды
  triplet ~ роды тройней
  twin ~ роды двойней
birth-canal родовые пути
birth-certificate свидетельство о рождении
birthmark родимое пятно, родинка
bisexual 1. бисексуальный 2. гермафродитный, двуполый
bismuth висмут, Bi
bistoury хирургический нож
bite 1. укус 2. прикус
  snake ~ укус змеи
bitter горький
bitters 1. горькая настойка 2. горькое лекарство
bladder 1. пузырь 2. мочевой пузырь 3. полость, камера
  atonic ~ атоничный мочевой пузырь
  gall ~ жёлчный пузырь
  urinary ~ мочевой пузырь
bladdery 1. пузырчатый, пузыристый 2. пустой, полый
blade 1. лезвие ножа; бритвенное лезвие 2. пластинка; лопатка; ложка акушерских щипцов
blank бланк
  prescription ~ рецептурный бланк
blast бластная клетка
blastocyst бластоциста *(зародышевый пузырёк)*
blastocyte бластоцит, недифференцированная эмбриональная клетка
blastocytoma бластоцитома
blastoderm бластодерма, зародышевая оболочка
blastodermal, blastodermic бластодермальный
blastodisk бластодиск
blastogene бластоген

blastogenesis бластогенез
blastogenic зародышевый, бластогенный
blastoma опухоль, бластома, неоплазма, новообразование
blastomatous бластоматозный
blastomogenesis бластомогенез
blastomogenic бластомогенный
blastomycosis бластомикоз
  Brazilian ~ бразильский [южноамериканский] бластомикоз, паракокцидиоидоз
  cutaneous ~ кожный бластомикоз
  deep ~ глубокий бластомикоз
  European ~ европейский бластомикоз
  keloidal ~ келоидный бластомикоз, болезнь Лобо
  North American ~ североамериканский бластомикоз, болезнь Гилкриста
  pulmonary ~ лёгочный бластомикоз
  South American ~ бразильский [южноамериканский] бластомикоз, паракокцидиоидоз
  superficial ~ поверхностный бластомикоз
  systemic ~ системный бластомикоз
  tropical ~ тропический бластомикоз
blastopore бластопор
blastotomy бластотомия
blastula *эмбр.* бластула
blastulation образование бластулы

bleb 1. волдырь; пузырёк; пузырь 2. *pl* пузырчатка, пемфигус
blebby буллёзный, пузырчатый
bleed 1. кровоточить, истекать кровью 2. пускать кровь ◇ to ~ to death истечь кровью
bleeding 1. кровотечение ‖ кровоточащий 2. кровопускание ◇ ~ at the nose носовое кровотечение
  arterial ~ артериальное кровотечение
  delayed ~ позднее кровотечение
  occult ~ скрытое кровотечение
  profuse ~ профузное [обильное] кровотечение
  troublesome ~ опасное кровотечение
  vaginal ~ влагалищное кровотечение
  varical ~ кровотечение из варикозно расширенных вен
blender 1. смеситель 2. измельчитель тканей
blending 1. смешивание 2. измельчение
blennorrhagia, blennorrhea 1. патологические слизистые выделения 2. гонорея
blepharitis блефарит *(воспаление век)*
blepharospasm спазм век
blind 1. слепой; незрячий ‖ ослеплять, лишать зрения 2. невидимый, скрытый 3. *опт.* диафрагма, блёнда ◇ to go ~ ослепнуть
blindness слепота

BLINDNESS

color ~ цветова́я слепота́
night ~ кури́ная слепота́
psychogenic ~ психоге́нная слепота́, истери́ческий амавро́з
blister 1. волды́рь; (водяно́й) пузы́рь ‖ покрыва́ться волдыря́ми *или* пузыря́ми; вызыва́ть волдыри́ *(на коже)* 2. вытяжно́й пла́стырь ‖ прикла́дывать пла́стырь
blistered пузы́рчатый; покры́тый пузыря́ми
blistering образова́ние пузыре́й ‖ вызыва́ющий образова́ние пузыре́й
block 1. блок; заку́порка; блокиро́вка ‖ блокирова́ть, препя́тствовать 2. блока́да *(напр. сердца)* 3. *гист.* блок
  intraventricular ~ внутрижелу́дочковая блока́да
  sinoauricular ~ синоаурикуля́рная блока́да
  snap-frozen ~ криоста́тный блок
  surgery ~ операцио́нный блок
blockade 1. блока́да, прекраще́ние проводи́мости 2. наруше́ние проходи́мости; заку́порка
blocker блока́тор
  calcium entry ~ блока́тор ка́льциевого кана́ла
  ion-channel ~ блока́тор ио́нных кана́лов
blocking 1. блоки́рование; заку́порка; непроходи́мость 2. блока́да 3. *псих.* внеза́пная остано́вка ре́чи 4. *псих.* обры́в мы́слей, переры́в ассоциа́ций

blood 1. кровь 2. происхожде́ние; род 3. родство́ 4. темпера́мент, хара́ктер
  ampuled ~ консерви́рованная кровь
  artificial ~ кровезамени́тель
  autologous ~ аутологи́чная кровь
  banked ~ консерви́рованная кровь
  blue ~ вено́зная кровь
  cadaveric ~ тру́пная кровь
  citrated ~ цитра́тная кровь
  clotted ~ сверну́вшаяся кровь
  compatible ~ совмести́мая кровь
  conserved ~ консерви́рованная кровь
  cord ~ пупови́нная кровь
  defibrinated ~ дефибрини́рованная кровь
  donated ~ до́норская кровь
  fresh ~ свежезагото́вленная кровь
  heparinized ~ гепаринизи́рованная кровь
  incompatible ~ несовмести́мая кровь
  laky ~ гемолизи́рованная кровь
  occult ~ скры́тая кровь
  oxygenated ~ кровь, насы́щенная кислоро́дом
  pooled ~ сме́шанная кровь *(от нескольких доноров)*
  preserve ~ консерви́рованная кровь
  Rh-negative ~ ре́зус-отрица́тельная кровь
  Rh-positive ~ ре́зус-положи́тельная кровь
  stored ~ консерви́рованная кровь

BODY

venous ~ венозная кровь
whole ~ цельная кровь
blooded окровавленный
bloodless бескровный; бледный; анемичный; вялый
bloodstain кровяное пятно
bloodstained запачканный кровью; окрашенный кровью
bloodstasis застой крови, стаз
bloodstream 1. кровяное русло 2. кровоток; ток крови; кровообращение
bloodstroke кровоизлияние (*в мозг*); апоплексия
blotting *иммун.* блоттинг
  electrophoretic ~ электроблоттинг
  press ~ пресс-блоттинг
  Western ~ вестерн-блоттинг
blown запыхавшийся, еле переводящий дыхание
blue синяя краска; голубая краска || синий; голубой
  alcian ~ альциановый синий
  Berlin ~ берлинская лазурь
  bromphenol ~ бромфеноловый синий
  Evans ~ голубой Эванса
  methylene ~ метиленовый синий
  Prussian ~ берлинская лазурь
  toluidine ~ толуидиновый синий
  trypan ~ трипановый синий
bluish синеватый, синюшный, цианотичный
bluishness синюшность, синеватая окраска (*напр. кожи, лица, конечностей*), цианоз
blunt тупой || притуплять
blunt-edged с неровными краями (*напр. о ране*)
blunt-pointed тупоконечный (*об инструменте*)
blur 1. затуманивание || затуманивать 2. расплывчатость; нечёткость, неясность || расплываться
blurring 1. затуманивание, затемнение (*напр. сознания*) 2. расплывчатость; нечёткость, неясность
  ~ of vision неясность зрения
blushing прилив крови к лицу
board совет; правление
  ~ of doctors консилиум
  ~ of health отдел здравоохранения
  medical ~ медицинская комиссия
bodily телесный, физический
body 1. тело, туловище 2. организм 3. тельце 4. труп 5. корпус (*аппарата*)
  ~ of cell тело клетки
  ~ of nail ногтевая пластинка
  ~ of womb тело матки
  Aschoff's ~ гранулёма Ашоффа — Талалаева (*при ревматизме*)
  Barr ~ тельце Барра, половой хроматин
  basal ~ базальная гранула, кинетосома
  carotid ~ каротидное тельце
  central ~ центросома
  foreign ~ инородное тело
  inclusion ~ внутриклеточное включение

BODY

Jolly's ~ тельце Жолли (*включение в эритроцитах при окраске по Романовскому — Гимзе*)
Malpighian ~s мальпигиев клубочек (*почки*)
Meissner's ~ тельце Мейсснера, осязательное тельце
Pacinian ~ тельце Пачини, пластинчатое тельце
Russell's ~ русселевское [фуксинофильное] тельце
striate ~. полосатое тело
vertebral ~ тело позвонка
vitreous ~ стекловидное тело
yellow ~ жёлтое тело
boil 1. фурункул 2. кипение ‖ кипятить
boiling 1. кипячение 2. кипение ‖ кипящий
bolus 1. пищевой комок 2. большая пилюля; шарик, болюс
bond связь; соединение; связка ‖ скреплять, связывать
covalent ~ ковалентная связь
peptide ~ пептидная связь
bone 1. кость 2. *pl* скелет; костяк
ankle ~ таранная кость
breast ~ грудина
bregma ~ теменная кость
calf ~ малоберцовая кость
cancellous ~ губчатое вещество кости
carpal ~ кость запястья
compact ~ компактный слой кости
cortical ~ кортикальный слой кости
cylindrical ~ трубчатая кость
ear ~ слуховая косточка
flank ~ подвздошная кость
heel ~ пяточная кость
hip ~ тазовая кость
iliac ~ подвздошная кость
ischial ~ седалищная кость
long ~ длинная [трубчатая] кость
malar ~ скуловая кость
mandibular ~ нижняя челюсть
navicular ~ ладьевидная кость
occipital ~ затылочная кость
parietal ~ теменная кость
pubic ~ лобковая кость
radial [spoke] ~ лучевая кость
temporal ~ височная кость
trabecular ~ губчатая кость
turbinate ~ носовая раковина
ulnar ~ локтевая кость
zygomatic ~ скуловая кость
book книга; журнал ‖ записывать; заносить в книгу; регистрировать
~ of reference справочник
order ~ журнал назначений (*врача*)
sick ~ журнал регистрации больных
border 1. граница; грань 2. кайма, каёмка, край
brush ~ щёточная каёмка (*эпителиальной ткани*)
bordered окаймлённый; оторо́ченный
boring сверление; бурение ‖ сверлящий
born рождённый
Borrelia *pl* боррелии (*род спирохет*)

bottle бутылка, бутыль, флакон ‖ разливать по бутылкам
dropping ~ капельница
feeding ~ бутылочка для кормления (*грудного ребёнка*)
flat-sided ~ культуральный флакон с плоской стенкой
hot-water ~ грелка
measuring ~ мерная колба
bottle-fed искусственно вскармливаемый (*о грудном ребёнке*)
botulism ботулизм, аллантиазис
bougie буж; расширитель; зонд
olive-tipped ~ зонд с расширением на конце
bougi(e)nage бужирование
bound 1. граница, предел ‖ ограничивать 2. скачок (*температуры*)
boundary 1. предел; порог; граница 2. тень (*на рентгенограмме*); контур
bout приступ (*болезни*); припадок
drinking ~ запой
repeated ~ рецидив
bowel кишка; *pl* кишечник
infarcted ~s инфаркт кишечника
large ~ толстая кишка
small ~ тонкая кишка
box 1. ящик; коробка 2. бокс, боксированная палата
ambulance ~ сумка первой помощи; походная аптечка
dressing ~ 1. ящик с перевязочным материалом 2. бикс, стерилизационная коробка

dry ~ вытяжной шкаф
humidified ~ влажная камера
Rh-typing ~ камера для определения резус-принадлежности крови
boyhood отрочество
brace 1. бандаж; корсет; фиксирующее устройство 2. скоба ‖ скреплять; связывать
brachial плечевой
brachialgia брахиалгия (*боль в плече*)
brachiocephalic плечеголовной
brachiocubital плечелоктевой
brachium плечо (*верхняя часть руки до локтевого сустава*)
bradycardia брадикардия (*пониженная частота сердечных сокращений*)
sinus ~ синусовая брадикардия
bradykinin брадикинин
brain 1. головной мозг 2. рассудок, разум 3. *pl* умственные способности, интеллект; ум
brainstem ствол головного мозга
braking торможение
branch 1. ветвь; ответвление ‖ разветвляться, разделяться 2. отделение, филиал 3. отрасль
branchial бранхиогенный, жаберный
brash изжога; кислая отрыжка
break разрыв; отверстие; щель ‖ разрывать; проры-

BREAK

вать(ся), вскрываться (*напр. о нарыве*); лопаться ◇ to ~ out высыпать (*о сыпи*)

chromatid ~ хроматидный разрыв

chromosome ~ хромосомный разрыв

breakage разрыв

breakdown 1. ухудшение (*здоровья*) 2. распад; разложение; расщепление
~ of hemoglobin распад гемоглобина
celular ~ разрушение клеток
protein ~ расщепление белка

breaking 1. разрыв 2. разрушение; распад 3. дробление, фрагментация
~ of waters разрыв плодных оболочек

breaking-out высыпание, появление сыпи; сыпь

breakpoint точечный разрыв

breast 1. молочная железа; грудь 2. грудная клетка ◇ to give the ~ to a child кормить ребёнка грудью

breastbone грудина

breast-fed вскормленный грудью

breast-feeding вскармливание (*ребёнка*) грудью, грудное вскармливание

breath 1. дыхание; вдох 2. вдыхаемый и выдыхаемый воздух
assisted ~ управляемое дыхание
panting ~ затруднённое дыхание

breathe дышать ◇ to ~ in вдыхать; to ~ out выдыхать

breathing дыхание ‖ дыхательный
abdominal ~ брюшное [диафрагмальное] дыхание
agonal ~ агональное дыхание
automatic ~ управляемое дыхание
bronchial ~ бронхиальное дыхание
controlled ~ управляемое дыхание
goose ~ свистящее дыхание
hard ~ затруднённое дыхание
harsh ~ жёсткое дыхание
hurried ~ учащённое дыхание
irregular ~ неравномерное дыхание
periodic ~ дыхание Чейна — Стокса, периодическое дыхание
rough ~ затруднённое дыхание
shallow ~ поверхностное дыхание
slow ~ замедленное дыхание
smooth ~ ровное дыхание
stridulous ~ свистящее дыхание
ventral ~ брюшное [диафрагмальное] дыхание

breathlessness одышка, диспноэ

breech ягодицы

breeding 1. селекция, отбор; скрещивание 2. размножение

bridge 1. мост; мостик; перемычка 2. переносица 3. мостовидный зубной протез

~ of the nose переносица
antigen ~ антигенный мостик
cell ~ межклеточный мостик
intercellular ~ десмосома
bridging образование мостика
bridle 1. уздечка *(напр. языка)* 2. фиброзный тяж
bright 1. яркий; светлый 2. блестящий 3. способный 4. благоприятный *(о прогнозе)*
brim 1. верхний край 2. граница входа в таз
pelvic ~ верхний край входа в таз
brine 1. рапа; соляной раствор 2. морская вода
brisket грудина
brittle ломкий, хрупкий
broad широкий; свободный; обширный
broken 1. сломанный, разбитый 2. ослабленный *(о здоровье)* 3. нарушенный; фрагментарный
bromidrosis бромидроз, зловонный пот
bromine бром, Br
bromism бромизм *(хроническое отравление бромом)*
bronchial бронхиальный
bronchiectasis бронхоэктаз *(расширение участка бронха)*
bronchiole бронхиола
bronchiolitis бронхиолит
 obliterating ~ облитерирующий бронхиолит
bronchitis бронхит ◇ ~ obliterans облитерирующий бронхит

asthmatoid ~ астматический бронхит
capillary ~ капиллярный бронхит
catarrhal ~ катаральный бронхит
croupous ~ крупозный бронхит
exudative ~ экссудативный бронхит
fibrinous ~ фибринозный бронхит
hemorrhagic ~ геморрагический бронхит
mechanic ~ механический бронхит
plastic ~ пластический бронхит
productive ~ продуктивный бронхит
pseudomembranous ~ псевдомембранозный бронхит
putrid ~ гнилостный бронхит
bronchoadenitis бронхоаденит
bronchoalveolar бронхоальвеолярный
bronchoalveolitis бронхопневмония, очаговая пневмония
bronchogenic бронхогенный
bronchogram бронхограмма
bronchography бронхография
bronchlith бронхолит, бронхиальный конкремент
bronchlithiasis бронхолитиаз
bronchology бронхология
bronchomycosis бронхомикоз
bronchopathy бронхопатия *(поражение бронхов)*

bronchophony бронхофония
bronchoplasty пластика бронха
bronchopleural бронхоплевральный
bronchopneumonia бронхопневмония, очаговая пневмония
bronchoradiography бронхография
bronchorrhagia кровотечение из сосудов бронхов
bronchorrhea бронхорея
bronchoscope бронхоскоп
  fiberoptic ~ фибробронхоскоп, бронхоскоп с волоконной оптикой
bronchoscopic бронхоскопический
bronchoscopy бронхоскопия
bronchospasm бронхоспазм
bronchospirography бронхоспирография
bronchostaxis кровотечение из сосудов бронхов
bronchostenosis стеноз [сужение] бронха
bronchostomy бронхостомия
bronchotomy бронхотомия (*вскрытие просвета бронха*)
bronchus (*pl* **bronchi**) бронх
broth бульон (*жидкая питательная среда*)
  beef-extract ~ мясопептонный бульон
  glycerol ~ бульон с глицерином
  nutrient ~ питательный бульон
  peptone ~ пептонный бульон
  serum ~ сывороточный бульон
  trypsin ~ трипсинизированный бульон
brow 1. бровь 2. лоб
brow-ache 1. мигрень 2. невралгия ветви тройничного нерва
brucellar бруцеллёзный
brucellosis бруцеллёз
bruise 1. синяк, гематома, кровоподтёк 2. ушиб ‖ ушибать
  external ~ наружная гематома, кровоизлияние
bruising размозжение, раздавливание; ушиб
bruissement «кошачье мурлыканье» (*аускультативный феномен*)
bruit шум; звук (*при аускультации*) ◇ ~ de frottement шум трения; ~ de galope ритм галопа
  aneurysmal ~ аневризматический шум
  carotid ~ шум над сонной артерией
  crackling ~ крепитация
  placental ~ плацентарный шум
  vascular ~ сосудистый шум
brush щётка
  hand ~ щётка для мытья рук
  test-tube ~ ёршик (*для мытья лабораторной посуды*)
brushing 1. соскабливание 2. щёточная биопсия
bubble пузырь, пузырёк ‖ покрываться пузырями; кипеть
  gastric air ~ газовый пузырь желудка
bubo(n) бубон

bubonic бубо́нный
buccal щёчный; трансбукка́льный
buccinator щёчная мы́шца
buccogingival щёчно-десн́евой
buccolabial щёчно-губно́й
bud *эмбр.* по́чка; зача́ток
   tooth ~ зубно́й зача́ток
buffer бу́фер, бу́ферный раство́р
buffered бу́ферный
bug клоп
build 1. телосложе́ние 2. укрепля́ть *(здоровье)*
built-in встро́енный; вживлённый, имплант́ированный
bulb 1. *анат.* лу́ковица 2. луковицеобра́зное расшире́ние 3. ша́рик *(термо́метра)* 4. продолгова́тый мозг
   ~ of aorta лу́ковица ао́рты
   ~ of eye глазно́е я́блоко
   ~ of hair волосяна́я лу́ковица
   duodenal ~ лу́ковица двенадцатипе́рстной кишки́
   hair ~ волосяна́я лу́ковица
   Krause's end ~ ко́лба Кра́узе, чувстви́тельное не́рвное оконча́ние
   olfactory ~ обоня́тельная лу́ковица
   taste ~ вкусова́я лу́ковица
bulbar 1. *анат.* относя́щийся к лу́ковице 2. бульба́рный, относя́щийся к продолгова́тому мо́згу
bulge 1. вы́пуклость; выпя́чивание ‖ выпя́чиваться; выдава́ться 2. варико́зное расшире́ние *(сосуда)*

bulging 1. вспу́чивание; выпя́чивание; взду́тие 2. разбу́хший; вы́пуклый; вы́пяченный
bulimia булими́я, патологи́чески повы́шенное чу́вство го́лода
bulk 1. объём; ма́сса; основна́я ма́сса 2. содержи́мое то́лстого кише́чника
bulla пузы́рь; волды́рь
bullous буллёзный
bundle пучо́к; тяж; свя́зка
   ~ of His предсе́рдно-желу́дочковый [атриовентрикуля́рный] пучо́к, пучо́к Ги́са
   atrioventricular [His'] ~ *см.* bundle of His
bur 1. бор *(стоматологи́ческий)* 2. трепанацио́нное сверло́
buret(te) бюре́тка
   volume ~ градуи́рованная бюре́тка
burn 1. ожо́г *(за исключе́нием ожо́га кипятко́м)* ‖ обжига́ть, получа́ть ожо́г 2. прижига́ть
   alkali ~ ожо́г щёлочью
   chemical ~ хими́ческий ожо́г
   flame ~ ожо́г пла́менем
   heat ~ терми́ческий ожо́г
   lightning ~ пораже́ние мо́лнией
   radiation ~ лучево́й ожо́г
   solar ~ со́лнечный ожо́г
   thermal ~ терми́ческий ожо́г
burned обожжённый
burner горе́лка
   gas ~ га́зовая горе́лка
burning 1. горе́ние; жже́ние 2. прижига́ние

bursa *анат.* сумка, мешок; синовиальная сумка
bursal относящийся к синовиальной сумке
bursectomy бурсэктомия (*иссечение синовиальной сумки*)
bursitis бурсит (*воспаление синовиальной сумки*)
  Achilles ~ ахиллобурсит, бурсит пяточного сухожилия
butter масло
  mineral [petroleum] ~ вазелин
buttocks *pl* ягодицы
bypass 1. обход; обвод 2. обходной анастомоз, шунт 3. шунтирование ‖ обходить; шунтировать
  cardiopulmonary ~ 1. искусственное [экстракорпоральное] кровообращение 2. аппарат искусственного кровообращения, АИК
  esophageal ~ обходной эзофагогастроанастомоз; шунтирование пищевода
  heart-lung ~ искусственное [экстракорпоральное] кровообращение
  vein ~ обходное венозное шунтирование

C

cabinet:
  deep-freeze ~ камера глубокого замораживания
  disinfection ~ дезинфекционная камера
  drug ~ *см.* medicine cabinet
  drying ~ сушильный шкаф
  first-aid ~ аптечка первой помощи
  instrument ~ инструментальный шкаф
  oxygen ~ кислородная камера
  medicine ~ аптечка
cachectic кахектический
cachectin кахектин, фактор некроза опухолей
cachexia кахексия, общая атрофия; упадок сил ◇ ~ strumipriva струмипривная кахексия; ~ suprarenalis надпочечниковая кахексия
  cancerous ~ раковая кахексия
  hypophyseal ~ гипофизарная кахексия
  malarial ~ малярийная кахексия
  mercurial ~ меркуриализм (*хроническое отравление ртутью*)
  saturnine ~ свинцовая кахексия
  uremic ~ уремическая кахексия
cadaver труп
cadaveric трупный
caducous отпадающий, временный
caecum (*pl* caeca) слепая кишка
caffeine кофеин
cage клетка; камера
  restraining ~ клетка для иммобилизации (*лабораторных животных*)
calcaneodynia кальканоди-

ния *(боль в пяточной кости)*
calcaneum, calcaneus пяточная кость
calcar пяточная шпора; остеофит
calcareous 1. кальцифицированный, обызвествлённый 2. известковый
calcification 1. кальциноз, кальцификация, обызвествление 2. окостенение
calcify подвергаться кальцинозу, обызвествляться
calcinosis кальциноз, кальцификация, обызвествление
calcipexy отложение кальция
calcium кальций, Ca
calciuria кальциурия, наличие кальция в моче
calculary, calculous калькулёзный
calculus *(pl calculi)* конкремент, камень
  aural ~ серная пробка
  biliary ~ жёлчный конкремент
  blood ~ флеболит; тромб
  bronchial ~ бронхолит
  dental ~ зубной камень
  intestinal ~ кишечный конкремент, энтеролит
  lacrimal ~ лакриолит, конкремент слёзного мешочка
  pancreatic ~ панкреатический конкремент
  urinary ~ мочевой конкремент
calf икра *(ноги)*
calix *(pl calices)* см. calyx
call 1. вызов; телефонный вызов *(врача)* 2. нанести визит *(больному)* ◇ to be on ~ ходить по вызовам; to ~ in a doctor вызвать [пригласить] врача
  emergency ~ вызов скорой медицинской помощи
  sick ~ 1. вызов к больному; посещение *(врачом)* больного 2. врачебный приём больных
callosity 1. омозолелость 2. келоид
callus 1. мозоль 2. костная мозоль
calmodulin кальмодулин
calorie калория
calorimeter калориметр
calorstat термостат
calvaria свод черепа
calyx *(pl calyces)* 1. чашевидная структура 2. почечная чашка
camera 1. камера 2. полость ◇ ~ anterior bulbi передняя камера глазного яблока; ~ cordis полость перикарда; ~ posterior bulbi задняя камера глазного яблока
  gamma ~ гамма-камера
  scintillation ~ сцинтилляционная камера
  thermovision ~ тепловизор
camisole смирительная рубашка
camphene скипидар
camphor камфора
canal 1. проход; канал 2. *(выводной)* проток, трубка
  abdominal ~ паховый канал
  alimentary ~ пищеварительный тракт
  anal ~ заднепроходный [анальный] канал

arterial ~ артериа́льный [бота́ллов] прото́к
cervical ~ of the uterus цервика́льный кана́л, кана́л ше́йки ма́тки
deferent ~ семявынося́щий прото́к
ear ~ нару́жный слухово́й прохо́д
femoral ~ бе́дренный кана́л
Haversian ~ га́версов кана́л, кана́л остео́на
inguinal ~ па́ховый кана́л
spinal ~ позвоно́чный кана́л
canaliculus (*pl* **canaliculi**) кана́лец ◇ ~ **cochleae** водопрово́д ули́тки
cancellated решётчатый, се́тчатый
cancer 1. рак, карцино́ма 2. злока́чественная о́пухоль, злока́чественное новообразова́ние (*см. тж* **carcinoma**)
nondifferentiated ~ недифференци́рованный рак
occult ~ бессимпто́мный рак
scirrhous ~ скирро́зный рак, скирр
soft ~ медулля́рный рак
cancericidal разруша́ющий ра́ковые кле́тки
cancerigenic канцероге́нный
cancerous злока́чественный; ра́ковый
cancriform, cancroid напомина́ющий злока́чественную о́пухоль
candidiasis кандидо́з, кандидамико́з
candidin кандиди́н (*антиген из клеток Candida, используемый в кожных аллергических пробах*)
cankering изъязвле́ние, разъеда́ние
cankerous изъязвля́ющий
cannabism каннаби́зм, гаши́шная наркома́ния
cannula *мед. тех.* каню́ля; тру́бочка; по́лая игла́
artery ~ артериа́льный кате́тер
cannulation 1. катетериза́ция 2. введе́ние каню́ли, канюли́рование
thoracic duct ~ канюли́рование грудно́го прото́ка
cap 1. колпа́к, колпачо́к ‖ надева́ть колпачо́к 2. противозача́точный колпачо́к 3. медици́нская ша́почка 4. наконе́чник
cervical ~ колпачо́к на ше́йку ма́тки
capacity 1. ёмкость, объём, вмести́мость 2. мо́щность, производи́тельность 3. функциона́льная акти́вность
allergenic ~ аллергизи́рующий потенциа́л
antigen-binding ~ антигенсвя́зывающая спосо́бность (*антисыворотки*); антигенсвя́зывающая ёмкость (*иммуносорбента*)
basic ~ осно́вность (*концентрация водоро́дных ионов*)
exercise ~ спосо́бность переноси́ть физи́ческую нагру́зку
lung ~ жи́зненная ёмкость лёгких
mental ~ у́мственные спосо́бности

patient ~ число́ ко́ек (в больни́це)
phagocytic ~ фагоцита́рная акти́вность
proliferative ~ пролифера́тивный потенциа́л
secretory ~ секрето́рная акти́вность
transforming ~ трансформи́рующая акти́вность
vital ~ жи́зненная ёмкость лёгких
working ~ работоспосо́бность

capillary капилля́р; капилля́рная тру́бка ‖ капилля́рный
capitatum голо́вчатая кость
capitulum *анат.* голо́вка
capsule 1. *анат.* оболо́чка; ка́псула 2. *фарм.* желати́новая ка́псула
gelatinous ~ желати́новая ка́псула
joint ~ суставна́я ка́псула
kidney [renal] ~ по́чечная ка́псула
splenic ~ ка́псула селезёнки
car:
ambulance ~ санита́рная маши́на; маши́на ско́рой по́мощи
hospital ~ санита́рный ваго́н
hospital ward ~ ваго́н для ра́неных
medical ~ санита́рный ваго́н
carbohydrates *pl* углево́ды
carbon 1. углеро́д, С 2. у́голь
absorbent [activated] ~ активи́рованный у́голь

carbonaceous 1. углеро́дистый, углеро́дный 2. содержа́щий у́голь
carboxylation карбоксили́рование
carboxypeptidase карбоксипептида́за
carbuncle карбу́нкул; карбу́нкул сибирея́звенный
carcinoembryonic карциноэмбриона́льный
carcinogen канцероге́н, канцероге́нное вещество́
carcinogenesis канцерогене́з, онкогене́з
carcinogenic канцероге́нный, вызыва́ющий заболева́ние ра́ком
carcinogenity онкоге́нность, канцероге́нность
carcinoid карцино́ид
carcinoma рак, карцино́ма (*см. тж* cancer)
acinar ~ аденокарцино́ма
advanced ~ запу́щенный рак
alveolar cell ~ альвеоля́рно-кле́точный рак
basal cell ~ базалио́ма, база́льно-кле́точный рак
bronchogenic ~ бронхоге́нный рак
clear-cell ~ светлокле́точный рак, рак по́чки
epidermoid ~ плоскокле́точный [эпермо́идный] рак
mucinous ~ коллоидный [слизеобразу́ющий] рак
papillary ~ папилля́рный [со́сочковый] рак
small-cell ~ мелкокле́точный рак
solid ~ со́лидный рак
spindle cell ~ веретенокле́точный рак

squamous cell ~ плоскоклеточный [эпидермóидный] рак
carcinosarcoma карциносаркóма
card кáрта; кáрточка; бланк
  examination ~ экзаменациóнный билет
  immunization record ~ кáрта вакцинáции; календáрь вакцинáции
  medical ~ 1. температýрный лист 2. медицúнская кáрта
  patient ~ амбулатóрная кáрта больнóго
  record ~ регистрациóнная кáрточка
  school health ~ санитáрная кáрта шкóльника
cardia кардúя, кардиáльное отвéрстие
cardiac 1. больнóй с заболевáнием сéрдца 2. срéдство, возбуждáющее сердéчную дéятельность ‖ сердéчный, кардиáльный
cardialgia кардиалгúя, боль в сéрдце
cardiocentesis пýнкция сéрдца
cardiodynia кардиалгúя, боль в сéрдце
cardiogenic кардиогéнный, обуслóвленный дéятельностью сéрдца
cardiogram 1. кардиогрáмма 2. электрокардиогрáмма, ЭКГ
  exercise ~ кардиогрáмма при нагрýзке
  ultrasonic ~ эхокардиогрáмма

cardiograph кардиóграф; электрокардиóграф
cardiographic кардиографúческий; электрокардиографúческий
cardiography кардиогрáфия; электрокардиогрáфия
cardiolipin кардиолипúн
cardiologist кардиóлог
cardiology кардиолóгия
cardiomegaly кардиомегалúя
cardiomyopathy кардиомиопатúя
  congestive ~ застóйная [конгестúвная] кардиомиопатúя
  restrictive ~ рестриктúвная кардиомиопатúя, фибрóзный эндокардúт
cardionecrosis очагóвый некрóз миокáрда
cardiorrhexis разрýв сéрдца
cardiospasm кардиоспáзм
cardiostimulator кардиостимулятор; электрокардиостимулятор
cardiotocography электрокардиогрáфия плодá
cardiotomy 1. кардиотомúя, вскрытие сéрдца 2. резéкция кáрдии *(желудка)*
cardiovascular сердéчно-сосýдистый
care 1. забóта, попечéние, ухóд *(за больным)* ‖ забóтиться, ухáживать *(за больным)* 2. наблюдéние *(врача)* 3. обслýживание *(больного)* ◇ to take ~ ухáживать *(за больным)*; under the ~ of a physician под наблюдéнием врачá
  ~ of public health общéственное здравоохранéние

bed ~ постéльный режи́м
day ~ дневнóй ухóд
dental ~ стоматологи́ческая пóмощь
domiciliary ~ медици́нская пóмощь на домý
follow-up ~ 1. наблюдéние во внебольни́чных услóвиях 2. реабилита́ция
free ~ беспла́тная медици́нская пóмощь
home ~ 1. медици́нская пóмощь на домý 2. дома́шний ухóд
hospital ~ стациона́рное лечéние
immediate ~ неотлóжная медици́нская пóмощь
inpatient ~ больни́чная пóмощь; стациона́рное лечéние
intensive ~ интенси́вная терапи́я
maternity ~ охра́на матери́нства
medical ~ медици́нское обслýживание; медици́нская пóмощь
obstetric ~ акушéрская пóмощь
outpatient ~ амбулатóрное лечéние; амбулатóрная пóмощь
pediatric ~ педиатри́ческая пóмощь
primary health ~ перви́чная медици́нская пóмощь
secondary ~ специализи́рованная медици́нская пóмощь
tertiary ~ высокоспециализи́рованная медици́нская пóмощь

caries 1. ка́риес 2. патологи́ческое разрушéние кóсти
carious карióзный
carotic кароти́дный
carotid 1. сóнная артéрия 2. кароти́дный
carpal кость запя́стья ‖ запя́стный
carriage 1. транспортирóвка 2. носи́тельство *(бакте́рий)*
carrier 1. носи́тель, перенóсчик *(возбуди́теля болéзни)*; бактерионоси́тель, бациллоноси́тель 2. *ген.* носи́тель рецесси́вного аллéля
  asymptomatic ~ бессимптóмный носи́тель
  germ ~ носи́тель инфéкции
  healthy ~ бессимптóмный носи́тель
  immune ~ иммýнный носи́тель
  related ~ близкорóдственный носи́тель
  solid-phase ~ твердофа́зный носи́тель
  symptom-free ~ бессимптóмный носи́тель
  unconjugated ~ свобóдный [неконъюги́рованный] носи́тель
carry нести́, носи́ть, переноси́ть ◇ to ~ on вести́; to ~ out выполня́ть
cartilage хрящ
  articular ~ суставнóй хрящ
  intervertebral ~ межпозвонóчный диск
  shield-like ~ щитови́дный хрящ *(гортани)*
cartilaginous хрящевóй
cascade:

classical complement ~ класси́ческий путь актива́ции комплеме́нта

case 1. слу́чай *(заболева́ния)* 2. больно́й, пацие́нт; ра́неный 3. набо́р *(медици́нских инструме́нтов)* 4. коро́бка, я́щик

~ of emergency 1. слу́чай заболева́ния, тре́бующий неотло́жной по́мощи 2. больно́й, тре́бующий неотло́жной по́мощи

advanced ~ запу́щенный слу́чай

borderline ~ грани́чное состоя́ние

fatal ~ лета́льный исхо́д, смерте́льный слу́чай

hospital ~ больни́чный слу́чай *(заболева́ния)*; стациона́рный больно́й

lying-down ~ посте́льный [лежа́чий] больно́й

medical ~ клини́ческий слу́чай

missed ~ нераспо́знанное заболева́ние

neglected ~ запу́щенный слу́чай

walking ~ ходя́чий больно́й

caseation 1. творо́жистый некро́з, казео́з 2. осажде́ние казеи́на, створа́живание

casebook журна́л для регистра́ции больны́х

casein казеи́н

caseous творо́жистый; казео́зный

casework патрона́ж, патрона́жная рабо́та

cast 1. ги́псовая повя́зка; ши́на 2. сле́пок *(гипсо́вый)* 3. *pl* цили́ндры *(мочевы́е)*

bacterial ~s бактериа́льные цили́ндры

blood ~s кровяны́е цили́ндры

coma ~s комато́зные цили́ндры *(при диабе́те)*

dental ~ зубно́й сле́пок; ги́псовый сле́пок зубно́го ря́да

epithelial ~s эпителиа́льные цили́ндры

false ~s ло́жные цили́ндры

fatty ~s жировы́е цили́ндры

fibrinous ~s фибрино́зные цили́ндры

granular ~s зерни́стые цили́ндры

hair ~ трихобезоа́р, волося́ная о́пухоль *(иноро́дное те́ло в желу́дке из клубка́ прогло́ченных воло́с)*

hyaline ~s гиали́новые цили́ндры

leukocyte ~s гиали́новые цили́ндры с включе́нием лейкоци́тов

mucous ~s ло́жные цили́ндры

red cell ~s эритроцита́рные цили́ндры

renal ~s по́чечные цили́ндры

spiral ~s мочевы́е цили́ндры спира́льной фо́рмы

tube [urinary] ~ мочевы́е цили́ндры

waxy ~s восковидные цили́ндры

castrate кастра́т ‖ кастри́ровать

castration кастра́ция

functional ~ гормона́льная кастра́ция

X-rays ~ рентгенологи́ческая кастра́ция
casualt/y 1. несча́стный слу́чай; катастро́фа; ава́рия; поврежде́ние 2. смерть от ране́ния *или* несча́стного слу́чая 3. ра́неный; поражённый; уби́тый 4. *pl* санита́рные поте́ри ◇ in case of ~ в слу́чае скоропости́жной сме́рти; to hold ~ies уха́живать за ра́неными
catabolic катаболи́ческий
catabolism катаболи́зм, дисимиля́ция
catabolite катаболи́т, проду́кт катаболи́зма
catacrotic катакроти́ческий
catacrotism катакро́та
catagen катаге́н (*фаза в цикле развития волоса*)
catagenesis катагене́з; инволю́ция
catalase катала́за
catalepsy каталепси́я; оцепене́ние
cataleptic каталепти́ческий
catalysis ката́лиз
catalyst катализа́тор
catalytic каталити́ческий
catalyzator катализа́тор
catalyze катализи́ровать
catalyzer катализа́тор
catamenia менструа́ция
catamenial менструа́льный
catamenogenic вызыва́ющий менструа́цию
catamnesis ката́мнез
catamnestic катамнести́ческий
cataphasia *псих.* катафази́я
cataphora летарги́я с пери́одами непо́лного пробужде́ния
cataplasia катаплази́я, анаплази́я
cataplexy катаплекси́я (*эмоциональная астения*)
cataract катара́кта (*помутнение хрусталика*)
 adherent ~ катара́кта с сине́хиями
 adolescent ~ подростко́вая катара́кта
 axial ~ центра́льная катара́кта
 black ~ чёрная [бу́рая] катара́кта
 blue ~ голуба́я катара́кта
 brown ~ чёрная [бу́рая] катара́кта
 capsular ~ капсуля́рная катара́кта
 central ~ центра́льная катара́кта
 cerulean ~ голуба́я катара́кта
 complete ~ по́лная катара́кта
 complicated ~ осложнённая катара́кта
 congenital ~ врождённая катара́кта
 contusion ~ контузио́нная катара́кта
 coralliform ~ коралловидная катара́кта
 coronary ~ вене́чная [корона́рная] катара́кта
 cortical ~ кортика́льная катара́кта
 cupuliform ~ чашеви́дная катара́кта
 diabetic ~ диабети́ческая катара́кта
 electric ~ электри́ческая катара́кта

embryonal ~ врождённая катаракта
floriform ~ розёточная катаракта
fluid ~ молочная катаракта
fusiform ~ веретенообразная катаракта
general ~ помутнение всех слоёв хрусталика
glaucomatous ~ глаукоматозная катаракта
gray ~ старческая кортикальная катаракта
green ~ глаукома
heterochromic ~ гетерохромная катаракта
hypermature ~ перезрелая катаракта
immature ~ незрелая катаракта
incipient ~ начинающаяся катаракта
intumescent ~ набухающая катаракта
irradiation ~ лучевая катаракта
lacteal ~ молочная катаракта
lamellar ~ слоистая [зонулярная] катаракта
lenticular ~ лентикулярная катаракта
mature ~ зрелая катаракта
milky ~ молочная катаракта
Morgagnian ~ морганиева катаракта
naphthalinic ~ нафталиновая катаракта
nuclear ~ ядерная катаракта
overripe ~ перезрелая катаракта
perinuclear ~ перинуклеарная катаракта
peripheral ~ периферическая катаракта
polar ~ полярная катаракта
primary ~ первичная катаракта
progressive ~ прогрессирующая катаракта
punctate ~ точечная катаракта
pyramidal ~ пирамидальная катаракта
ripe ~ зрелая катаракта
secondary ~ вторичная катаракта
senile ~ старческая катаракта
siliculose ~ катаракта с сухой капсулой
soft ~ мягкая катаракта
spindle ~ веретенообразная катаракта
stellate ~ звёздчатая катаракта
subcapsular ~ субкапсулярная катаракта
total ~ полная катаракта
toxic ~ токсическая катаракта
traumatic ~ травматическая катаракта
zonular ~ зонулярная [слоистая] катаракта
cataractous катарактный
catarrh 1. катар, воспаление слизистой оболочки 2. катар верхних дыхательных путей
atrophic ~ атрофический ринит
autumn [hay] ~ поллиноз, сенная лихорадка
catarrhal катаральный
catatonia кататонический синдром, кататония

catatonic кататонический
catatony *см.* catatonia
catch 1. захват ‖ хватать, захватывать 2. задержка, приостановка *(дыхания)* 3. тормоз ◇ to ~ a chill [to ~ a cold] простудиться; to ~ a disease заболеть
catecholamine катехоламин
catgut кетгут
catharsis 1. очищение кишечника слабительными 2. *псих.* катарсис
cathepsin катепсин
catheter катетер
  cardiac ~ сердечный зонд
  embolization ~ катетер для эмболизации
  flexible ~ гибкий катетер
  Foley ~ катетер-баллон Фолея
  heart ~ сердечный зонд
  intravascular ~ сосудистый катетер
  Nélaton's ~ (эластичный) катетер Нелатона
  permanent ~ постоянный катетер
  Pezzer ~ катетер Пеццера *(с расширением на конце)*
  suction ~ аспирационный катетер
  ureteral ~ мочеточниковый катетер
catheterization катетеризация
  cardiac ~ катетеризация сердца
  selective ~ селективная [избирательная] катетеризация
caudal каудальный; хвостовой
caul 1. водная оболочка плода 2. оболочка, перепонка 3. большой сальник
causal причинный, каузальный
causation этиология; причины заболевания
causative являющийся причиной *(болезни),* вызывающий *(болезнь),* причинный
cause причина, основание ‖ быть причиной; вызывать
  ~ of death причина смерти
  immediate ~ непосредственная причина
  internal ~ эндогенный фактор
  predisposing ~ предрасполагающий фактор
  ultimate ~ первопричина
  unspecified ~ неустановленная причина
cause-and-effect причинно-следственный
caustic каустик, каустическая сода; едкое вещество ‖ каустический, едкий; разрушающий; разъедающий
cauterization каутеризация; прижигание
cauterodyne электронож
cautery 1. каутеризация; прижигание 2. термокаутер, гальванокаутер
  cold ~ криотерапия
cava полая вена
caval кавальный *(относящийся к полой вене)*
caveola ямка *(на поверхности клетки)*
cavern 1. каверна 2. полость, впадина
  osteal ~ костная каверна

cavernoma кавернóзная гемангиóма, кавернóма
cavernous кавернóзный; пещéристый; полостнóй
cavitation образовáние пóлости; образовáние кавéрны
cavity 1. пóлость; впáдина 2. карióзная пóлость, дуплó (зýба) 3. лýнка (предмéтного стеклá)
  abdominal ~ брюшнáя пóлость
  abscess ~ пóлость абсцéсса
  articular ~ суставнáя пóлость
  nasal ~ пóлость нóса
  oral ~ пóлость ртá
  pelvic ~ пóлость тáза
  peritoneal ~ брюшúнная пóлость
  pleural ~ плеврáльная пóлость
  thoracic ~ груднáя пóлость
  visceral ~ пóлость тéла
cecal относящийся к слепóй кишкé
cecity слепотá
cecum 1. слепáя кишкá 2. гельм. кишéчный ствол (у сосáльщиков)
celiac брюшнóй, чрéвный
celialgia, celiodynia боль в животé
celiorrhaphy ушивáние брюшнóй стéнки
celioscope лапароскóп
celioscopy лапароскопúя
celiotomy лапаротомúя
  exploratory ~ диагностúческая лапаротомúя
cell 1. клéтка 2. кáмера; сéкция; ячéйка; отсéк
  acidophilic ~ ацидофúльная [оксифúльная, эозинофúльная] клéтка (передней доли гипофиза)
  acinar ~ ацинáрная клéтка
  adipose ~ липоцúт, жировáя клéтка
  adventitional ~ перицúт, адвентициáльная [периваскулярная] клéтка, клéтка Ружé
  alveolar ~ эпителиáльная клéтка лёгочной альвеóлы
  ameboid ~ амебоцúт, блуждáющая клéтка
  argentaffin ~ кишéчный аргентаффиноцúт, аргентофúльная клéтка
  argyrophilic ~ аргирофúльная клéтка
  basophilic ~ базофúл, базофúльный лейкоцúт
  blast ~ блáстная клéтка (незрелая клетка-предшественник)
  blood ~ клéтка крóви
  caliciform ~ бокаловúдная (эпителиáльная) клéтка
  chief ~ 1. глáвная клéтка (слизистой оболочки желудка) 2. хромофóбный аденоцúт 3. глáвная клéтка околощитовúдной железы́
  Clara ~ клéтка Клáра, секретóрная клéтка бронхиóлы
  columnar ~ цилиндрúческая клéтка
  cone ~ кóлбочка сетчáтки
  connective tissue ~s клéтки соединúтельной ткáни
  cuboid(al) ~ кубúческий эпителиоцúт
  cultured ~ культивúруемая клéтка
  decidual ~ децидуáльная клéтка

CELL

dendritic ~s дендри́тные кле́тки
dentinal ~ одонтобла́ст
dividing ~ деля́щаяся кле́тка
dust ~ кониофа́г, пылева́я кле́тка
egg ~ яйцекле́тка
endocrine ~ эндокри́нная кле́тка
epidermal ~ эпидерма́льная кле́тка, эпидермоци́т
epithelial ~ эпителиоци́т, эпителиа́льная кле́тка
erythroid ~ эритро́идная кле́тка
fat ~ липоци́т, жирова́я кле́тка
foam ~ пе́нистая кле́тка
germ ~ полова́я кле́тка (*яйцеклетка или сперматозоид*)
giant ~ гига́нтская кле́тка
glia ~ глиоци́т
goblet ~ бокалови́дная (эпителиа́льная) кле́тка
granulocytic ~ гранулоци́т
granulosa ~ зерни́стая кле́тка (*яичника*)
gustatory ~ вкусова́я кле́тка
heart disease ~s кле́тки серде́чных поро́ков
helper ~ кле́тка-хе́лпер, кле́тка-помо́щник
hemopoietic ~ кроветво́рная [гемопоэти́ческая] кле́тка
hepatic ~ гепатоци́т, печёночная кле́тка
Hürthle ~ кле́тка Гюртле
immunocompetent ~ иммунокомпете́нтная кле́тка
inflammatory ~s кле́тки воспали́тельного инфильтра́та
intact ~ инта́ктная кле́тка
islet ~ инсулоци́т, островко́вая кле́тка
killer ~ кле́тка-ки́ллер, кле́тка-уби́йца
Kupffer's ~ звёздчатый ретикулоэндотелиоци́т, кле́тка Ку́пфера
labeled ~ ме́ченая кле́тка
Langerhans ~s кле́тки Лангерга́нса, макрофа́ги де́рмы
LE ~s кле́тки кра́сной волча́нки, LE-кле́тки, кле́тки Ха́ргрейвса
lining ~ выстила́ющая кле́тка
lymphoid ~ лимфо́идная кле́тка
malignant ~ ра́ковая [о́пухолевая] кле́тка; кле́тка злока́чественного новообразова́ния
marrow ~ кле́тка ко́стного мо́зга
memory ~ кле́тка па́мяти
mesangial ~ мезангиа́льная кле́тка (*фагоцит почки*)
migratory ~ блужда́ющая кле́тка, амебоци́т
mobile ~ подви́жная кле́тка
mononuclear ~ однояде́рная [мононуклеа́рная] кле́тка, мононуклеа́р
motor ~ дви́гательная кле́тка (*1. эфферентный нейрон 2. клетка переднего рога спинного мозга*)
mucous ~ муко́идная [сли́зистая] кле́тка
multinucleated ~ многояде́рная кле́тка
mutant ~ мута́нтная кле́тка
natural cytotoxic ~ есте́ст-

венная цитотоксическая клетка, NC-клетка
natural killer ~ естественная клетка-киллер, NK-клетка
natural suppressor ~ естественная клетка-супрессор, NS-клетка
NC ~ *см.* natural cytotoxic cell
neoplastic ~ опухолевая клетка
nerve ~ нейрон, нервная клетка
neurosecretory ~ нейросекреторная клетка
NK ~ *см.* natural killer cell
nontreated ~ интактная клетка
NS ~ *см.* natural suppressor cell
nucleated ~ клетка с ядром, ядросодержащая клетка
null ~ «нулевой» лимфоцит, «нулевая» клетка
osteogenic ~ остеобласт
oxyntic обкладочная [париетальная] клетка *(желудка)*
packed red ~s эритроцитарная масса
parietal ~ *см.* oxyntic cell
phagocytic ~ фагоцит
pheochrome ~ хромаффиноцит, феохромоцит
pilar ~ столбовая клетка
plasma ~ плазматическая клетка, плазмоцит
pluripotential ~ плюрипотентная клетка
precursor ~ клетка-предшественник
preserved ~s консервированные клетки

prickle ~ шиповатый эпидермоцит
primordial germ ~ гоноцит, первичная половая клетка
progenitor ~ клетка-предшественник
promotor ~ промоторная клетка
red blood ~ эритроцит
rod ~ палочка сетчатки
rod nuclear ~ палочкоядерный лейкоцит
rosette-forming ~s розеткообразующие клетки
scavenger ~ макрофагоцит
Schwann ~ шванновская клетка *(макрофаг глии)*
secretory ~ секреторная клетка
sensitized ~ сенсибилизированная клетка
sex ~ половая клетка *(яйцеклетка или сперматозоид)*
sickle ~ серповидная клетка
smooth muscle ~ гладкомышечная клетка
somatic ~ соматическая клетка
sperm ~ сперматозоид
spindle ~ веретенообразная клетка
spine ~ шиповатый эпидермоцит
stem ~ 1. столбовая клетка 2. клетка эмбриобласта
stromal ~ стромальная клетка
suppressor ~ клетка-супрессор, супрессорная клетка
T ~ Т-лимфоцит
tactile ~ осязательная клетка

CENTESIS

target ~ клетка-мишень
target binding ~ клетка, связывающая мишень
taste ~ вкусовая клетка
T helper ~ Т-клетка-хелпер, Т-клетка-помощник
triggered ~ стимулированная клетка
T suppressor cytotoxic ~ цитотоксическая Т-клетка-супрессор
tumor ~ опухолевая клетка
unprimed ~ непримированная клетка (*не имевшая контакта с антигеном*)
vacuolated ~ вакуолизированная клетка
wandering ~ блуждающая клетка, амебоцит
white blood ~ лейкоцит
yeast ~ дрожжевая клетка
cell-free бесклеточный
cellular клеточный, ячеистый
cellularity насыщенность клетками
cellule 1. клетка 2. ячейка
cellulitis целлюлит (*воспаление подкожной клетчатки или рыхлой соединительной ткани*)
crepitant ~ анаэробная инфекция, газовый [крепитирующий] целлюлит
pelvic ~ параметрит
cellulose клетчатка; целлюлоза
cellulotoxic цитотоксический
celom *эмбр.* целом, вторичная полость
celoscope эндоскоп
celoscopy эндоскопия
celotomy грыжесечение
cement 1. цемент (*пломбировочный*) 2. цементное вещество зуба
center 1. центр 2. средняя точка тела 3. группа нервных клеток, выполняющая определённую функцию
~ of lens оптический центр линзы *или* хрусталика
~ of ossification центр окостенения
blood donor ~ донорский пункт
cell ~ центросома, центросфера
child health ~ детская поликлиника
community blood ~ центр переливания крови
dialysis ~ центр гемодиализа
first-aid ~ пункт первой медицинской помощи
germinal ~ зародышевый центр
health ~ центр здоровья
maternity welfare ~ женская консультация
medical ~ медицинский центр; медицинский пункт
newborn ~ отделение новорождённых, неонатологический центр
primary care ~ пункт первичной медико-санитарной помощи
senior ~ дом престарелых; гериатрический центр
transfusion ~ центр переливания крови, (гемо)трансфузионный центр
traumatology ~ травматологический пункт
centesis пункция, прокол; перфорация

centrifugal 1. эфферéнтный; выносящий 2. относящийся к центрифýге
centrifugation центрифугирование
  density gradient ~ центрифугирование в градиéнте плóтности
  differential ~ дифференциáльное центрифугирование
  high-speed ~ (высоко)скоростнóе центрифугирование
  low-speed ~ низкоскоростнóе центрифугирование
centrifuge центрифýга ‖ центрифугировать
  superspeed ~ ультрацентрифýга
centriole центриóль
centripetal афферéнтный, приносящий, центростремительный
centroblast центробláст
centrocyte центроцит
centromere *ген.* центромéра, кинетохóр
centrosome *цитол.* центросóма, центросфéра, центрáльное тéльце
cephalalgia цефалгия, головнáя боль
cephalic головнóй; краниáльный
cephalitis энцефалит
cephalocele чéрепно-мозговáя грыжа
cephalocentesis пýнкция чéрепа
cephalodynia цефалгия, головнáя боль
cephalopelvimetry цефалопельвиметрия, измерéние головки плодá и тáза рожéницы
cephalotome *мед. тех.* краниотóм
cephalotomy *акуш.* краниотомия, цефалотомия
cephalotractor акушéрские щипцы
cerclage серкляж (*1. наложение кругового шва вокруг отверстия матки при истмико-цервикальной недостаточности 2. метод скрепления костных отломков*)
cerebellar мозжечкóвый
cerebellitis воспалéние мозжечкá
cerebellum мозжечóк
cerebral церебрáльный; чéрепно-мозговóй; относящийся к головнóму мóзгу
cerebralgia цефалгия, головнáя боль
cerebrifugal эфферéнтный, центробéжный; идýщий от мóзга к перифери́и
cerebripetal афферéнтный, центростремительный; идýщий к мóзгу
cerebromeningitis менингоэнцефалит
cerebropathy церебропатия; заболевáние головнóго мóзга
cerebrosclerosis склерóз головнóго мóзга, церебросклерóз
cerebrospinal цереброспинáльный, спинномозговóй
cerebrovascular цереброваскулярный
cerebrum головнóй мозг
certain определённый

certifiable подлежа́щий обяза́тельной регистра́ции
certificate спра́вка, свиде́тельство; сертифика́т ◇ **to extend a ~** продли́ть больни́чный лист
~ of birth свиде́тельство о рожде́нии
~ of health враче́бное свиде́тельство, спра́вка о состоя́нии здоро́вья
~ of incapacity of work больни́чный лист, листо́к нетрудоспосо́бности
~ of vaccination спра́вка о вакцина́ции
birth ~ свиде́тельство о рожде́нии
death ~ свиде́тельство о сме́рти
medical [sickness] ~ больни́чный лист, листо́к нетрудоспосо́бности
certified апроби́рованный, прове́ренный
ceruloplasmin церулоплазми́н
cervical(is) 1. ше́йный 2. цервика́льный, относя́щийся к ше́йке ма́тки
cervicectomy ампута́ция ше́йки ма́тки, трахелэктоми́я
cervicitis цервици́т (воспале́ние ше́йки ма́тки)
cervicodynia бо́ли в о́бласти ше́и
cervicofacial ше́йно-лицево́й
cervico-occipital ше́йно-заты́лочный
cervicovaginal ше́ечно-влага́лищный
cervicovesical относя́щийся к ше́йке ма́тки и мочево́му пузырю́
cervix (*pl* **cervices**) 1. ше́я 2. ше́йка (*какого-л. о́ргана*) ◇ **~ uteri** ше́йка ма́тки
cesarean ке́сарево сече́ние
abdominal ~ абдомина́льное ке́сарево сече́ние
low-section ~ ни́зкое ке́сарево сече́ние, ке́сарево сече́ние в ни́жнем ма́точном сегме́нте
chain цепь; цепо́чка
heavy ~ тяжёлая цепь (*иммуноглобули́на*)
idiotype-bearing ~ (полипепти́дная) цепь, содержа́щая идиотипи́ческую детермина́нту
light ~ лёгкая цепь (*иммуноглобули́на*)
chair:
bath ~ кре́сло-ката́лка, инвали́дная коля́ска
dental ~ зубоврачебное кре́сло
chalk мел
French ~ тальк
challenge 1. при́знак; симптома́тика 2. контро́льное зараже́ние (*лаборато́рных живо́тных*) 3. (антиге́нный) сти́мул; провокацио́нная про́ба
allergen ~ аллергиза́ция, стимуля́ция аллерге́ном; провока́ция
glucose ~ са́харная нагру́зка
chalon кейло́н (*ингиби́тор кле́точного деле́ния*)
chamber 1. ка́мера; отсе́к; резервуа́р 2. пала́та (*в*

больнице) **3.** полость (*напр. сердца*)
  altitude ~ барокамера
  blood-counting ~ гемоцитометр
  counting ~ счётная камера
  diffusion ~ диффузионная камера
  drip ~ капельница
  drying ~ сушильная камера, сушильный шкаф
  hemocytometer ~ гемоцитометр
  hybridization ~ *иммун.* камера для гибридизации, блот-ячейка
  immunoassay ~ камера для иммуноанализа
  ionization ~ ионизационная камера
  pocket ~ карманный дозиметр
  pressure ~ барокамера
  pulp ~ полость коронки (зуба)
  sterilization ~ стерилизационная камера
chancre шанкр
  hard [hunterian] ~ твёрдый [гунтеровский] шанкр
  mixed ~ смешанный шанкр
  soft ~ мягкий шанкр
  sporotrichotic ~ споротрихозный шанкр
  trypanosome ~ трипаносомный шанкр
chancriform напоминающий твёрдый шанкр
chancroid мягкий шанкр
chancrous относящийся к твёрдому шанкру
change изменение; альтерация ‖ изменять(ся), менять(ся)
  ~ of the voice изменение голоса; мутация голоса
  fatty ~ жировое перерождение
  malignant ~ малигнизация, злокачественное перерождение
  postmortem ~ посмертное изменение
changeability изменчивость; неустойчивость; непостоянство
channel канал, путь
character **1.** характерная черта, признак; свойство **2.** характер
  acquired ~ приобретённый признак
  diagnostic ~ диагностический признак
  distinguishing ~ отличительный признак
  dominant ~ доминантный признак
  recessive ~ рецессивный признак
  sex-limited ~ признак, ограниченный полом
  sex-linked ~ признак, сцепленный с полом
characteristic **1.** характеристика **2.** характерная черта, признак; особенность; свойство ‖ типичный, характерный
characterize характеризовать
charcoal древесный уголь
  activated ~ активированный уголь
charge плата ‖ взимать плату
chart таблица; график; диаграмма; схема; карта
  clinical ~ история болезни

hospital ~ ка́рта стациона́рного больно́го; исто́рия боле́зни
patient's ~ ка́рточка больно́го
temperature ~ температу́рный лист
check 1. прове́рка; контро́ль ‖ проверя́ть; контроли́ровать **2.** препя́тствие ‖ препя́тствовать
viability ~ тест на жизнеспосо́бность
cheek щека́
cheilitis хейли́т *(воспале́ние губы́)* ◇ ~ exfoliativa эксфолиати́вный хейли́т
actinic ~ актини́ческий хейли́т
angular ~ ангуля́рный стомати́т, заеда
apostematous ~ апостемато́зный хейли́т
impetiginous ~ гно́йный хейли́т
solar ~ актини́ческий хейли́т
cheiloplasty хейлопла́стика, пласти́ческая опера́ция на губе́
cheilorrhaphy сшива́ние губы́
cheilosis хейло́з
cheilotomy хейлотоми́я
chelator хела́тор, хелати́рующий аге́нт
chemical 1. хими́ческое вещество́, химика́т **2.** *pl* химика́лии
chemicophysical фи́зико-хими́ческий
chemiluminescence хемилюминесце́нция
chemotherapy химиотерапи́я

CHEMOTHERAPY

chemist 1. хи́мик **2.** фармаце́вт, апте́карь ◇ ~'s (shop) апте́ка
chemistry хи́мия
clinical ~ клини́ческая биохи́мия
forensic ~ суде́бная [токсикологи́ческая] хи́мия
histological ~ гистохи́мия
medical ~ клини́ческая биохи́мия
chemoattractant хемоаттракта́нт
chemoattraction хемоаттра́кция *(адге́зия кле́ток к пове́рхности хемоаттракта́нтов)*
chemoceptor хемоце́птор
chemoimmunity иммунохи́мия
chemoimmunotherapy химиоиммунотерапи́я *(комбини́рованное лече́ние химиопрепара́тами и иммунокорре́кторами)*
chemokinesis хемокине́з
chemokinetic хемокинети́ческий, относя́щийся к хемокине́зу
chemoluminescence хемолюминесце́нция
chemotaxin хемотакси́н, хемотакси́ческий фа́ктор
chemotaxis хемота́ксис
leukocyte ~ хемота́ксис лейкоци́тов
chemotherapeutic химиотерапевти́ческий
chemotherapy химиотерапи́я
adjuvant ~ вспомога́тельная химиотерапи́я
maintenance ~ подде́рживающая химиотерапи́я
selective ~ селекти́вная

[избирáтельная] химиотерапи́я
chest грудна́я кле́тка
  alar ~ пло́ская грудна́я кле́тка
  asthenic ~ астени́ческая грудна́я кле́тка
  barrel [emphysematous] ~ бочкообра́зная [эмфиземато́зная] грудна́я кле́тка
  flat ~ пло́ская грудна́я кле́тка
  funnel ~ воронкообра́зная грудна́я кле́тка
  keeled ~ килеви́дная грудна́я кле́тка, «кури́ная грудь»
  kyphotic ~ кифоти́ческая грудна́я кле́тка
  lordotic ~ лордоти́ческая грудна́я кле́тка
  rachitic ~ рахити́ческая грудна́я кле́тка
  scoliotic ~ сколиоти́ческая грудна́я кле́тка
  weak ~ «сла́бые» лёгкие (*предрасположенные к болезням*)
chiasm 1. перекрёст (*напр. нервных волокон*) 2. *ген.* хиа́зма
  optic ~ перекрёст зри́тельных не́рвов, зри́тельный перекрёст
chief гла́вный
child ребёнок
  retarded ~ у́мственно отста́лый ребёнок
childbearing ро́ды, родово́й акт; деторожде́ние
childbed послеродово́й пери́од
childbirth ро́ды, родово́й акт
childhood де́тство
childlessness безде́тность
children (*pl от* child) де́ти
  ◇ ~ **at risk** де́ти с повы́шенным ри́ском (*заболевания*)
chill просту́да; озно́б; лихора́дка; охлажде́ние ‖ чу́вствовать озно́б ◇ **to catch a** ~ простуди́ться
  febrile ~ лихора́дочный озно́б
  shaking ~ потряса́ющий озно́б
chilliness, chilling позна́бливание
chimera химе́ра, химе́рный органи́зм (*организм, состоящий из генетически различных тканей или клеток*)
chimerism *ген.* химери́зм
chin подборо́док
chiropractice хиропра́ктика
chlamydia (*pl* chlamydiae) хлами́дия
chlamydosis хламидио́з
chloasma хлоа́зма (*гиперпигментация кожи в виде желтовато-коричневых пятен*) ◇ ~ **gravidarum** хлоа́зма бере́менных; ~ **hepaticum** хлоа́зма при заболева́ниях пе́чени; ~ **periorale virginium** околоротова́я де́вичья хлоа́зма; ~ **uterinum** хлоа́зма бере́менных
chloracne хлора́кне (*угревидная сыпь вследствие контакта с хлористыми соединениями*)
chloralism хлорали́зм (*токсикомания, вызванная злоупотреблением хлоралгидратом*)

chloramine хлорамин
chlorhydric солянокислый
chloride 1. хлористоводородный 2. хлористый
chloridimetry количественное определение хлоридов
chlorinate хлорировать
chlorination хлорирование
chlorine хлор, Cl
chloroform хлороформ
chloroma хлорома (*1. лейкозный инфильтрат при хлорлейкозе 2. хлорлейкоз*)
chloropenia гипохлоремия
choana *анат.* 1. хоана 2. углубление, воронка
choke вызывать асфиксию
choking 1. удушье, удушение 2. закупорка, затыкание, засорение
choky 1. задыхающийся 2. удушливый, душный
cholagogic желчегонный
cholagogue желчегонное средство ‖ желчегонный
cholangeitis *см.* cholangitis
cholangiectasis холангиэктазия (*расширение жёлчного протока*)
cholangiocarcinoma холангиокарцинома (*рак жёлчного протока*)
cholangiogram холангиограмма
cholangiography холангиография
   percutaneous transhepatic ~ чрескожная чреспечёночная холангиография
cholangioma холангиома, аденома жёлчных путей
cholangiopancreatography холангиопанкреатография
   endoscopic retrograde ~ эндоскопическая ретроградная холангиопанкреатография
cholangitis холангит, ангиохолит (*воспаление жёлчных протоков*)
cholecyst жёлчный пузырь
cholecystectomy холецистэктомия (*удаление жёлчного пузыря*)
cholecystic относящийся к жёлчному пузырю
cholecystis жёлчный пузырь
cholecystitis холецистит (*воспаление жёлчного пузыря*)
   acalculous ~ бескаменный холецистит
   calculous ~ калькулёзный холецистит
   emphysematous ~ эмфизематозный [газовый] холецистит
   gangrenous ~ гангренозный холецистит
   gaseous ~ *см.* emphysematous cholecystitis
   noncalculous ~ *см.* acalculous cholecystitis
   phlegmonous ~ флегмонозный холецистит
cholecystogram холецистограмма
cholecystography холецистография
cholecystokinin холецистокинин
cholecystolithiasis желчнокаменная болезнь
cholecystolithotripsy холецистолитотрипсия (*дробление конкрементов в жёлчном пузыре*)

cholecystopathy заболевание жёлчного пузыря
cholecystopexy холецистопексия
cholecystoptosis холецистоптоз
cholecystorrhaphy холецистография *(наложение швов на жёлчный пузырь)*
cholecystostomy холецистостомия
cholecystotomy холецистотомия
choledochocele холедохоцеле
choledochogram холедохограмма *(рентгенограмма жёлчных путей)*
choledochography холедохография
choledocholith холедохолит, конкремент в общем жёлчном протоке
choledocholithiasis наличие конкрементов в общем жёлчном протоке
choledocholithotomy холедохолитотомия *(удаление конкрементов из общего жёлчного протока)*
choledocholithotripsy холедохолитотрипсия *(дробление конкрементов в общем жёлчном протоке)*
choledochoplasty холедохопластика *(реконструктивная операция на общем жёлчном протоке)*
choledochotomy холедохотомия *(рассечение общего жёлчного протока)*
cholelith жёлчный конкремент, жёлчный камень
cholelithiasis желчнокаменная болезнь, холелитиаз
cholelithic желчнокаменный
cholelithotripsy холелитотрипсия *(дробление жёлчных конкрементов)*
cholemesis рвота жёлчью
choleperitonitis жёлчный [билиарный] перитонит
cholera холера
 El Tor ~ холера Эль-Тор
choleragen холероген, холерный экзотоксин
choleraic холерный
choleric холерический *(о темпераменте)*; раздражительный, жёлчный
cholerigenic вызывающий холеру
choleroid напоминающий холеру
cholestasia, cholestasis холестаз, застой жёлчи
cholestatic холестатический
cholesteremia (гипер)холестеринемия
cholesterin холестерин
cholesterinemia (гипер)холестеринемия
cholesterinuria холестеринурия
cholesterogenesis синтез холестерина
cholesterol холестерин
 total ~ общее содержание холестерина
cholesterolemia (гипер)холестеринемия
cholesteroluria холестеринурия
cholic жёлчный
choline холин
cholinergic холинергический
cholinesterase холинэстераза
cholinolytic холинолитический

cholinomimetic холиномиметический
chologenic желчеобразующий
chololith *см.* cholelith
chololithiasis *см.* cholelithiasis
cholorrhea избыточная секреция жёлчи
choluria выделение жёлчных солей с мочой
chondral хрящевой
chondrification образование хряща; трансформация в хрящевую ткань
chondriosome *цитол.* митохондрия
chondritis воспаление хряща
chondroblast хондробласт
chondroblastoma хондробластома
chondrocalcinosis хондрокальциноз, псевдоподагра
chondrocarcinoma хондрокарцинома
chondroclast хондрокласт
chondrocyte хондроцит, хрящевая клетка
chondrodysplasia хондродисплазия
  hereditary deforming ~ наследственная деформирующая хондродисплазия
chondrodystrophia хондродистрофия
  hyperplastic ~ гиперпластическая хондродистрофия
  hypoplastic ~ гипопластическая хондродистрофия
chondrodystrophy *см.* chondrodystrophia
chondrogenesis хондрогенез (*процесс образования хрящевой ткани*)
chondrogenic хондрогенный, хрящеобразующий
chondroid хондроидный, хрящевидный
chondrolysis хондролиз, разрушение хряща
chondroma хондрома
chondromalacia хондромаляция
chondromatosis хондроматоз
chondrometaplasia хондрометаплазия
chondromucoid хондромукоид
chondromucoprotein хондромукопротеин
chondromyxoma хондромиксома
chondronecrosis хондронекроз
chondro-osteodystrophy хондроостеодистрофия
chondropathia хондропатия
chondrophyte хондрофит
chondroplasia хондроплазия
chondrosamine хондрозамин
chondrosarcoma хондросаркома
chondrosarcomatosis хондросаркоматоз
chondrotomy рассечение хряща
chorda (*pl* chordae) 1. хорда, спинная струна 2. связка, тяж 3. сухожилие
chordal 1. хордальный 2. связочный
chorea *невр.* хорея ◇ ~ **major** большая хорея; ~ **minor** *см.* rheumatic chorea
  chronic progressive [**degenerative**] ~ *см.* hereditary chorea
  Dubini [**electric**] ~ электри-

CHOREA

ческая [молниено́сная] хоре́я Дуби́ни
fibrillary ~ хоре́я Морва́на
habit ~ тик
hereditary [Huntington's] ~ насле́дственная [хрони́ческая прогресси́рующая] хоре́я, хоре́я Ге́нтингтона
hysterical ~ истери́ческая хоре́я
juvenile ~ *см.* rheumatic chorea
laryngeal ~ спазмати́ческий тик мышц горта́ни
Morvan's ~ хоре́я Морва́на
paralytic ~ паралити́ческая хоре́я
rheumatic [Sydenham's] ~ ма́лая [ревмати́ческая] хоре́я, хоре́я Си́денгама
choreal, choreic хорей́ческий
choreiform хореподо́бный, напомина́ющий хоре́ю
choreoathetosis хореоатето́з
choreoid хореподо́бный
chorial хориони́ческий; хориа́льный; свя́занный с хорио́ном
chorioadenoma хориоадено́ма
choriocarcinoma хориокарцино́ма, хорионэпителио́ма
gestational ~ хориокарцино́ма ма́тки
choriomeningitis хориоменинги́т
chorion *эмбр.* хо́рион
previllous [primitive] ~ перви́чный хорио́н
shaggy ~ ворси́нчатый хорио́н
smooth ~ гла́дкий хорио́н
chorionic хориони́ческий
chorioretinitis хориоретини́т

choroid 1. со́бственно сосу́дистая оболо́чка гла́за 2. сосу́дистая оболо́чка
choroidal хориоида́льный, относя́щийся к со́бственно сосу́дистой оболо́чке гла́за
choroiditis хориоиди́т (*воспаление собственно сосудистой оболочки глаза*)
chromaffin хромаффи́нный
chromaffinoma феохромоцито́ма, феохромобласто́ма
chromatid *ген.* хромати́да ‖ хромати́дный
sister ~s се́стринские хромати́ды
chromatin хромати́н
sex ~ половой хромати́н
chromatinic хромати́новый
chromatoblast хроматобла́ст
chromatography хроматогра́фия, хроматографи́ческий ана́лиз
adsorption ~ адсорбцио́нная хроматогра́фия
affinity ~ аффи́нная хроматогра́фия
column ~ колоно́чная хроматогра́фия
gas ~ га́зовая хроматогра́фия
gas-liquid ~ газожи́дкостная хроматогра́фия
gas-solid ~ газоадсорбцио́нная хроматогра́фия
gel ~ гель-хроматогра́фия
high-performance liquid ~ жи́дкостная хроматогра́фия высо́кого разреше́ния
ion-exchange ~ ионообме́нная хроматогра́фия
liquid ~ жи́дкостная хроматогра́фия

stream ~ хроматография в потоке

thin-layer ~ тонкослойная хроматография

chromatolysis хроматолиз

chromatophore хроматофор

chromatosis 1. дисхромия кожи 2. пигментация

chromium хром, Cr

chromoblast хромобласт *(эмбриональная клетка, развивающаяся в пигментную клетку)*

chromocyte хромоцит, пигментная клетка

chromophilic хром(ат)офильный

chromophobe хром(ат)офоб ‖ хром(ат)офобный

chromosome хромосома

accessory ~ добавочная хромосома

acentric ~ ацентрическая хромосома

metacentric ~ метацентрическая хромосома

neocentric ~ неоцентрическая хромосома

Philadelphia ~ филадельфийская хромосома, Ph-хромосома

sex ~ половая хромосома

telocentric ~ телоцентрическая хромосома

chronic человек, страдающий хронической болезнью ‖ хронический, затяжной *(о болезни)*

chronicity хронический характер *(болезни)*

chrysotherapy кризотерапия *(лечение солями золота)*

chyle лимфа

chylopoiesis образование млечного сока

chylous хилёзный, млечный

chyluria хилурия, выделение млечного сока с мочой

chylus хилус, млечный сок

chymotrypsin химотрипсин

chymotrypsinogen химотрипсиноген

cicatricial рубцовый

cicatrix рубец, шрам

hypertrophic ~ гипертрофический рубец

cicatrization рубцевание

cicatrize вызывать рубцевание

ciliary, ciliate(d) реснитчатый, ресничный

cilium (*pl* cilia) 1. ресница 2. *цитол.* ресничка

cineangiocardiography ангиокинематография, кардиовазокинематография

cinefluorography, cineradiography рентгенокинематография

cinerea серое вещество головного *или* спинного мозга

circadian циркадный *(о биологическом ритме)*

circinate кольцеобразный, кольцевидный

circle 1. круг, окружность 2. круговорот, цикл, период 3. группа 4. сфера, область

~ of Willis виллизиев круг, артериальный круг большого мозга

circuit 1. кругооборот 2. окружность, круг 3. область, сфера 4. цикл 5. сеть, система

CIRCUIT

pulmonary ~ малый круг кровообращения
systemic ~ большой круг кровообращения

circular 1. круглый 2. кольцевой, круговой, циркулярный

circulate циркулировать

circulation 1. циркуляция, круговое движение; круговорот 2. кровообращение
  artificial ~ искусственное кровообращение
  assisted ~ вспомогательное кровообращение
  blood ~ кровообращение, кровоток
  capillary ~ капиллярное кровообращение
  cerebral ~ мозговое кровообращение
  collateral ~ коллатеральное кровообращение
  controlled ~ контролируемое кровообращение
  coronary ~ коронарное кровообращение
  extracorporeal ~ экстракорпоральное кровообращение
  greater ~ большой круг кровообращения
  lesser ~ малый круг кровообращения
  pulmonary ~ малый круг кровообращения
  systemic ~ большой круг кровообращения

circulatory 1. циркуляторный, относящийся к кровообращению 2. кровеносный

circumcision циркумцизия, иссечение крайней плоти

circumflex огибающий

circumscribed ограниченный, очерченный, контурированный

cirrhosis цирроз
  ~ of liver цирроз печени
  ~ of lung цирроз лёгкого
  alcoholic liver ~ алкогольный цирроз печени
  atrophic liver ~ атрофический цирроз печени
  biliary liver ~ билиарный цирроз печени
  cardiac liver ~ сердечный цирроз печени
  congestive liver ~ застойный цирроз печени
  Hanot's liver ~ цирроз печени Гано
  Laënnec's liver ~ см. portal cirrhosis
  pigment liver ~ пигментный цирроз
  portal liver ~ портальный цирроз печени, цирроз печени Лаэннека
  posthepatitic liver ~ постгепатитный цирроз печени
  postnecrotic liver ~ постнекротический цирроз печени
  primary biliary liver ~ первичный билиарный цирроз печени
  toxic liver ~ токсический цирроз печени

cirrhotic цирротический

cirsoid варикозный

cistern 1. полость; цистерна (*в мягкой оболочке мозга*) 2. резервуар
  ~ of cytoplasmic reticulum цистерна эндоплазматического ретикулума, цистер-

на эндоплазматической сети
citrate цитрат, соль лимонной кислоты
citrated цитратный
clamp зажим, скобка ‖ скреплять, зажимать
  Mikulicz' ~ зажим Микулича
  Payr's ~ зажим Пайра
clarification 1. просветление, осветление 2. очищение, очистка
clarify 1. осветлять 2. очищать
clasmatocyte клазматоцит
clasmatosis клазматоз
clasmocytoma ретикулосаркома
class класс; разряд; группа; категория ‖ классифицировать
  year ~ возрастная группа
classification классификация
claudication хромота
  intermittent ~ перемежающаяся хромота
clavicle ключица
clavicotomy рассечение ключицы
clavicula ключица
clavicular ключичный
clavisternomastoid грудино-ключично-сосцевидный
clavus мозоль; омозолелость; натоптыш
cleaning очистка ‖ очищающий
cleanse очищать; дезинфицировать
clear 1. чистый; прозрачный; ясный; светлый 2. очищать, устранять, выводить
clearance 1. клиренс 2. очищение, коэффициент очищения
  creatinine ~ клиренс креатинина
  immune ~ иммунный клиренс *(почечная фильтрация комплексов антиген — антитело)*
  renal ~ почечный клиренс
  tissue ~ тканевый клиренс
  urea ~ клиренс мочевины
clearing просветление *(гистологического препарата)*
cleavage деление; дробление; расщепление, сегментация
  enzymic ~ ферментативный гидролиз
  peptic ~ пептический гидролиз
  proteolytic ~ протеолиз, протеолитическое расщепление
  total ~ полное дробление *(яйцеклетки)*
  tryptic ~ трипсинолиз, гидролиз трипсином
cleaving расщепление
  freeze ~ *гист.* замораживание — скалывание
cleft щель, расщелина ‖ расщеплённый
clerk:
  inpatients ~ больничный регистратор; работник справочной службы больницы
  medical record ~ медицинский статистик
  outpatients ~ регистратор амбулаторных больных
click 1. щелчок *(аускультативный феномен)* 2. добавочный сердечный тон 3.

CLICK

щёлканье, потрескивание (*в суставе*)
systolic ~ систолический щелчок
climacteric климакс, климактерический период ‖ климактерический
climacterium климакс, климактерический период
climate климат
climatic климатический
climatology климатология
clinic 1. клиника, лечебница 2. поликлиника 3. практические занятия студентов-медиков в клинике ◇ ~ **for women** 1. гинекологическая клиника 2. женская консультация
day and night ~ круглосуточный стационар
mental health ~ психиатрическая клиника
prenatal ~ женская консультация
primary care ~ амбулатория первичной медицинской помощи
clinical клинический, относящийся к течению болезни
clinician клиницист; практикующий врач; врач-консультант
clinicopathologic клинико-патологический
clip зажим; скоба ‖ зажимать, скреплять
clipping наложение зажимов *или* скобок
clitoris клитор
clone клон
aberrant ~ мутантный клон

antigen-producing ~ антиген-продуцирующий клон
antigen-reactive ~ антиген-реактивный клон
autoreactive ~ аутореактивный клон
malignant ~ неопластический клон
proliferating ~ пролиферирующий клон
recombinant ~ рекомбинантный клон
self-maintaining ~ аутореактивный клон
clonic клонический (*о судорогах*)
cloning клонирование
clonogenic клоногенный
clonogenicity клоногенность
clonotype клонотип
preimmune ~ преиммунный клонотип
clonus клонус, мышечное сокращение
close близкий; закрытый
closure закрытие (*раны*)
clot комок, сгусток (*напр. крови*) ‖ свёртываться; сгущаться
~ **of blood** сгусток крови, тромб
adherent ~ прилипший тромб
postmortem ~ посмертный сгусток крови
clotting свёртывание (*крови*); образование сгустка
cloud *рентг.* затемнение, тень; пятно
cloudiness хлопьевидное помутнение
cloudy облачный, туманный; непрозрачный, мутный; затуманенный, неясный

clubbed булавовидный, утолщённый на одном конце

clubbing «барабанные палочки», утолщение концевых фаланг пальцев

clubfoot косолапость

clump изолированная группа, скопление *(напр. клеток)*
  blast ~ скопление бластных клеток

clumping агрегация частиц *(напр. бактерий)*; агглютинация

cluneal ягодичный

clunis ягодица

cluster гроздь; пучок; группа; *ген.* кластер; скопление *(напр. клеток)* ‖ образовывать скопления
  gene ~ кластер генов

clustering *ген.* образование кластеров

clysma *(pl* **clysmata)** клизма

clyster клизма; клистир ‖ ставить клизму

clysterize ставить клизму

cnemis 1. голень 2. большеберцовая кость

coacervate *биохим.* коацерват

coacervation *биохим.* коацервация

coadaptation *биол.* коадаптация

coagglutination коагглютинация

coagglutinin коагглютинин

coaggregation коагрегация

coagulable коагулирующийся

coagulant коагулянт

coagulate свёртывать(ся), коагулировать

coagulation свёртывание, коагуляция

coagulogram коагулограмма

coagulopathy коагулопатия

coagulum сгусток, свёрток, коагулят

coalescence слияние; соединение; срастание

coarct сжимать(ся), суживать(ся)

coarctate 1. сжатый 2. сжимать(ся), суживать(ся)

coarctation сужение, стеноз, стриктура, коарктация *(аорты)*

coarse 1. грубый; жёсткий *(напр. о хрипах)* 2. необработанный

coarticulation сочленение

coat оболочка; плева; покров; налёт ‖ покрывать, обволакивать
  adventitial ~ адвентициальная оболочка
  antibody ~ плёнка из антител, иммуноглобулиновая плёнка
  buffy ~ лейкоцитарная плёнка
  mucous ~ слизистая оболочка
  muscular ~ мышечная оболочка
  serous ~ серозная оболочка

coating покрытие
  enteric ~ кишечнорастворимое покрытие таблетки

cocaine кокаин

cocainism кокаинизм

cocarcinogen кокарциноген

cocarcinogenesis кокарциногенез

"cocarde" туберкулиновая папула, папула Манту

coccal кокковый
coccidioidin кокцидиоидин (*диагностический аллерген кокцидий*)
coccidioidomycosis кокцидиоидоз
coccus (*pl* cocci) кокк
coccygeal копчиковый
coccyx копчик
cochlea улитка (*внутреннего уха*)
cochlear улитковый, кохлеарный
cocktail смесь, коктейль
  lytic ~ литическая смесь
  nutritional ~ питательная смесь
coction варка, кипячение
code код (*напр. генетический*) ‖ кодировать
codon *ген.* кодон
  initiation ~ инициирующий кодон
  nonsense ~ бессмысленный кодон, нонсенс-кодон
  start ~ инициирующий кодон
  stop [termination] ~ стоп-кодон, терминирующий кодон
coefficient коэффициент
  absorption ~ коэффициент поглощения
  immunogenicity ~ индекс иммуногенности
  interassay ~ of variation коэффициент вариации для серии анализов
  intra-assay [within-assay] ~ of variation среднестатистическая погрешность метода
coexpression коэкспрессия
cofactor кофактор

cohort когорта (*группа людей*); контингент
coimmunization иммунизация одновременно двумя антигенами
coimmunoprecipitation коиммунопреципитация
coitus коитус, половой акт
cold *разг.* простуда ◇ to catch [to take] a ~ простудиться
  common ~ насморк
  hay ~ аллергический ринит; сенная лихорадка; сенной насморк
colibacillus (*pl* colibacilli) кишечная палочка
colic 1. колика, резкая боль 2. относящийся к толстой кишке
  appendicular ~ аппендикулярная колика
  biliary [gallstone] ~ жёлчная [печёночная] колика
  intestitinal ~ кишечная колика
  lead ~ свинцовая колика
  renal ~ почечная колика
  saturnine ~ свинцовая колика
colitis колит, воспаление толстой кишки
  granulomatous ~ гранулёматозный колит
  ischemic ~ ишемический колит
  pseudomembranous ~ псевдомембранозный колит
  ulcerative ~ язвенный колит
collaboration кооперация; взаимодействие
  cell-to-cell ~ межклеточное взаимодействие

collagen коллаге́н
collagenase коллагена́за
collagenolysis растворе́ние коллаге́на
collagenoses коллагено́зы, коллаге́новые боле́зни
collagenous коллаге́новый
collapse 1. колла́пс 2. шок 3. депре́ссия
  anaphylactic ~ анафилакти́ческий шок
  circulatory ~ сосу́дистая недоста́точность
collapsed спа́вшийся *(об органе)*
collar-bone ключи́ца
collateral коллатера́ль ‖ коллатера́льный
colliquation разжиже́ние; размягче́ние
colliquative вла́жный, колликвацио́нный *(о некрозе)*
collodion колло́дий
coloenteritis энтероколи́т
colon обо́дочная кишка́; то́лстая кишка́
  ascending ~ восходя́щая обо́дочная кишка́
  descending ~ нисходя́щая обо́дочная кишка́
  giant ~ мегако́лон
  irritable ~ синдро́м раздражённой то́лстой кишки́
  left ~ *см.* descending colon
  right ~ *см.* ascending colon
  sigmoid ~ сигмови́дная обо́дочная кишка́
  transverse ~ попере́чная обо́дочная кишка́
colonization образова́ние коло́ний *(напр. микрооргани́змов)*
colonoscope колоноско́п
colonoscopy колоноскопи́я
colony коло́ния *(бакте́рий, клеток)*
  clonal ~ клона́льная коло́ния
  dominant ~ домини́рующая коло́ния
  genuine ~ и́стинная коло́ния
  hemopoietic ~ коло́ния кроветво́рных кле́ток
  neoplastic ~ коло́ния о́пухолевых кле́ток
  pure ~ и́стинная коло́ния
  rough ~ коло́ния R-ти́па
colony-forming колониеобразу́ющий *(о клетках)*
colopexy колопекси́я *(фикса́ция ободочной кишки)*
coloproctitis колопрокти́т
color цвет; тон; отте́нок; пигме́нт; окра́ска ‖ кра́сить, окра́шивать(ся)
coloration окра́ска, раскра́ска, окра́шивание
colorimeter колори́метр
colorimetric колориметри́ческий
colostomy колостоми́я *(наложение свища на ободочную кишку)*
colostrum моло́зиво
colpitis кольпи́т, вагини́т
colpodynia боль во влага́лище
colpopathy патало́гия влага́лища
colpoptosis выпаде́ние влага́лища
colposcope кольпоско́п, влага́лищное зе́ркало
colpotomy кольпотоми́я
column 1. *анат.* столбча́тая структу́ра 2. позвоно́чник,

позвоно́чный столб 3. коло́нка
spinal [vertebral] ~ позвоно́чник, позвоно́чный столб
columnar сто́лбчатый, цилиндри́ческий
coma ко́ма, комато́зное состоя́ние; бессозна́тельное состоя́ние
 alcoholic ~ алкого́льная ко́ма
 diabetic ~ диабети́ческая ко́ма
 hepatic ~ печёночная ко́ма
 uremic ~ уреми́ческая ко́ма
comatose комато́зный
combine соединя́ть(ся); объединя́ть(ся)
combustion 1. ожо́г 2. сгора́ние; окисле́ние *(органи́ческих веще́ств)*
comedo *(pl* **comedones)** комедо́н, чёрный у́горь
comment:
 medical ~ враче́бное заключе́ние
comminute толо́чь; дроби́ть; то́нко измельча́ть
commissure 1. *анат.* спа́йка 2. спа́йка, комиссу́ра, шва́рта, сине́хия
commissurotomy комиссуротоми́я
 mitral ~ митра́льная комиссуротоми́я
common обы́чный; о́бщий; распространённый
communicate сообща́ться
communication 1. *анат.* соедине́ние 2. переда́ча; распростране́ние; связь; сообще́ние

compact пло́тный, сжа́тый, компа́ктный
compatibility совмести́мость, сочета́емость
compatible совмести́мый
compensation компенса́ция; выра́внивание; уравнове́шивание
competence компете́нция; компете́нтность
 immunologic ~ иммунологи́ческая компете́нтность
competition конкуре́нция, сопе́рничество
 antigenic ~ антиге́нная конкуре́нция
complain жа́ловаться
complaint жа́лоба *(больно́го)*
complement 1. *иммун.* комплеме́нт 2. компле́кт, набо́р, дополне́ние
complement-binding *иммун.* свя́зывающий комплеме́нт
complete зако́нченный; по́лный ‖ зака́нчивать, заверша́ть
complex ко́мплекс, совоку́пность ‖ ко́мплексный; сло́жный, комбини́рованный
 AIDS-related ~ СПИД-ассоции́рованный ко́мплекс
 antigen-antibody ~ ко́мплекс антиге́н — антите́ло
 atrial ~ предсе́рдный ко́мплекс *(электрокардиогра́ммы)*
 avidin-biotin ~ авиди́н-биоти́новый ко́мплекс
 cell-bound immune ~ иму́нный ко́мплекс, фикси́рованный на кле́тке
 circulating immune ~ цир-

кули́рующий имму́нный ко́мплекс
Golgi ~ пласти́нчатый ко́мплекс, ко́мплекс [аппара́т] Го́льджи
HLA ~ гла́вный ко́мплекс гистосовмести́мости, HLA-ко́мплекс
immune ~ имму́нный ко́мплекс
major histocompatibility ~ см. HLA complex
PAP ~ пероксида́зо-антипероксида́зный ко́мплекс
primary tuberculous ~ перви́чный туберкулёзный ко́мплекс
QRS [ventricular] ~ желу́дочковый ко́мплекс, QRS-ко́мплекс (*электрокардиогра́ммы*)

compliance пласти́чность, пода́тливость; растяжи́мость, эласти́чность (*тка́ни или о́ргана*)
patient ~ соблюде́ние больны́м режи́ма и схе́мы лече́ния

complicate осложня́ть, усложня́ть

complicated осложнённый

complication осложне́ние

component компоне́нт, составна́я часть

compose составля́ть ◇ to be ~d of состоя́ть из

composite смесь; соедине́ние

composition соста́в; структу́ра; смесь; соедине́ние
amino acid ~ аминокисло́тный соста́в

compound соедине́ние; смесь; соста́в ‖ сме́шивать; составля́ть ‖ составно́й, сло́жный
labeled ~ ме́ченое соедине́ние
ring ~ цикли́ческое соедине́ние
tagged ~ ме́ченое соедине́ние

compress компре́сс; мя́гкая да́вящая повя́зка ‖ сжима́ть, сда́вливать {NB: *произноше́ние сущ.* ['kompres], *гл.* [kəm'pres]}
cold ~ холо́дный компре́сс
dry ~ сухо́й компре́сс
wet ~ вла́жный компре́сс

compression сжа́тие, сдавле́ние; прижа́тие; компре́ссия

conation волево́е уси́лие; акти́вное де́йствие

concanavallin A конканавали́н A

concave во́гнутый; впа́лый

conceive забере́менеть, зача́ть

concentrate концентра́т ‖ концентри́рованный
banked ~ консерви́рованная ма́сса

concentration концентра́ция

conception 1. зача́тие, оплодотворе́ние 2. конце́пция

concha (*pl* conchae) ра́ковина (*напр. ушна́я*)

conclusion вы́вод, заключе́ние ◇ to draw a ~ сде́лать вы́вод

concomitant сопу́тствующий (*напр. о симпто́ме*)

concordance *ген.* схо́дство, конкорда́нтность

concordant схо́дный, конкорда́нтный

concrement конкремéнт, кáмень
concurrent совпадáющий, дéйствующий одновремéнно
concussion сотрясéние, толчóк; контýзия, ушúб
~ of the brain сотрясéние головнóго мóзга
cerebral ~ сотрясéние головнóго мóзга
condition 1. состоя́ние (здорóвья), положéние 2. заболевáние 3. услóвие 4. pl режúм
adverse ~s неблагоприя́тные услóвия
critical ~ критúческое состоя́ние
environmental ~s услóвия окружáющей среды́
pathogen-free ~s стерúльные [безмикрóбные] услóвия
conditioned услóвный; обуслóвленный
condom презерватúв, кондóм
conductibility физиол. проводúмость
conduction физиол. проведéние
conductivity физиол. проводúмость
condylar анат. мы́щелковый
condyle анат. мы́щелок
condyloma кондилóма (бородáвчатое разрастáние в óбласти половы́х óрганов или зáднего прохóда)
flat ~ широ́кая [плóская, сифилитúческая] кондилóма
pointed ~ остроконéчная бородáвка, остроконéчная кондилóма
cone 1. кóнус 2. кóлбочка (сетчáтки)
configuration конфигурáция
confirm подтверждáть
confluence слия́ние
confluent сливнóй; сливáющийся
confusion псих. спýтанность сознáния
congelation 1. гист. заморáживание; застывáние, затвердевáние 2. коагуля́ция, свёртывание
congenerous рóдственный, однорóдный
congenital врождённый
congested застóйный; гиперемúрованный; переполненный крóвью
congestion застóй; гиперемúя; прилúв крóви
active ~ артериáльная [актúвная] гиперемúя
passive ~ венóзная [застóйная, пассúвная] гиперемúя
venous ~ венóзный застóй
congestive застóйный; переполненный крóвью
conglutination иммун. конглютинáция
conglutinin иммун. конглютинúн
conglutinogen иммун. конглютиногéн
coniophage кониофáг, пылевáя клéтка
conization конизáция, клиновúдная биопсúя
conjugate 1. конъюгúровать; соединя́ться; сливáться 2. пáрный, соединённый, свя-

занный 3. конъюга́та *(таза)*
conjugation конъюга́ция, конъюги́рование; соедине́ние; слия́ние
  solid-phase ~ твердофа́зовое конъюги́рование
conjunctiva конъюнкти́ва, соедини́тельная оболо́чка гла́за
conjunctival конъюнктива́льный
conjunctivitis конъюнктиви́т ◇ ~ medicamentosa лека́рственный конъюнктиви́т
  allergic ~ аллерги́ческий конъюнктиви́т
  epidemic ~ эпидеми́ческий конъюнктиви́т
  gonococcal ~ гоноко́кковый конъюнктиви́т
  hay fever ~ конъюнктиви́т при сенно́й лихора́дке
  inclusion ~ конъюнктиви́т с включе́ниями *(в клетке)*
connect соединя́ть(ся), свя́зывать(ся)
connection связь, соедине́ние
  temporary ~ вре́менная связь
consanguinity кро́вное родство́
consciousness созна́ние ◇ to lose ~ теря́ть созна́ние
  clouded ~ затума́ненное созна́ние
conservative консервати́вный *(о методе лечения)*
consider счита́ть, полага́ть, рассма́тривать
considerable значи́тельный
consideration соображе́ние; рассмотре́ние
consistence консисте́нция

consolidation консолида́ция *(сращение кости)*; затвердева́ние
constant конста́нта, постоя́нная величина́ ‖ постоя́нный
  affinity ~ аффи́нная конста́нта
  association ~ *хим.* конста́нта ассоциа́ции
  decay ~ постоя́нная радиоакти́вного распа́да
  dissociation ~ *хим.* конста́нта диссоциа́ции
  equilibrium ~ конста́нта равнове́сия
constipation запо́р
  atonic ~ атони́ческий запо́р
  proctogenous ~ проктоге́нный запо́р
  spastic ~ спасти́ческий запо́р
constituent составна́я часть
constitute образо́вывать; составля́ть
constitution 1. строе́ние, структу́ра; соста́в 2. конститу́ция, телосложе́ние 3. геноти́п
constrict стя́гивать; сжима́ть; пережима́ть, сда́вливать *(напр. кровеносный сосуд)*
constriction суже́ние
constrictor 1. констри́ктор, сжима́ющая мы́шца, сфи́нктер 2. зажи́м, жгут
consult сове́товаться, консульти́роваться ◇ to ~ a doctor обрати́ться к врачу́
consultant врач-консульта́нт
consultation 1. конси́лиум *(врачей)* 2. консульта́ция *(врача-специалиста)*

contact 1. контáкт, соприкосновéние ‖ быть в контáкте, соприкасáться **2.** воздéйствие заráзного начáла **3.** перенóсчик инфéкции, бациллоносительь
contagious контагиóзный, заráзный, инфекциóнный
contain содержáть, вмещáть
contaminant примесь
contaminate 1. загрязнять **2.** инфицировать, заражáть
contamination 1. контаминáция, загрязнéние; заражéние; инфицирование **2.** *псих.* контаминáция
  radioactive ~ радиоактивное загрязнéние
content 1. содержáние **2.** *pl* содержимое
continuity непрерывность, неразрывность
continuous постоянный, непрерывный; длительный
contraception контрацéпция, предупреждéние берéменности
contraceptive противозачáточное срéдство, контрацептив ‖ противозачáточный
  intrauterine ~ внутримáточный контрацептив, внутримáточная спирáль
  oral ~ орáльный контрацептив
contract сокращáться(ся); сжимáть(ся); суживать(ся)
contractility сократимость, сократительная спосóбность *(мышцы)*
contraction 1. сокращéние; сжáтие; сужéние **2.** родовáя схвáтка

tonic ~ тоническое сокращéние
ventricular ~ систола [сокращéние] желудочков
contracture контрактура
  Dupuytren's ~ контрактура ладóнного апоневрóза, контрактура Дюпюитрéна
  extensive ~ разгибáтельная контрактура
  flexion ~ сгибáтельная контрактура
contraindication противопоказáние
contralateral противополóжный, располóженный на противополóжной сторонé
contrary противополóжный; обрáтный
contrast контрáст, контрастирование ‖ контрастировать {NB: *произношéние сущ.* ['kɔntra:st], *гл.* [kən'tra:st]}
contribute содéйствовать, способствовать
control 1. регуляция, управлéние ‖ управлять, контролировать **2.** контрóль, провéрочный ópыт
  ~ of bleeding остановка кровотечéния; контролирование кровотечения
  age-matched ~ контрóль по возрастным группам
  birth [fertility] ~ регулирование рождáемости
  sex-matched ~ контрóль по пóлу
contuse ушибить; контузить
contusion ушиб; контузия
  cerebral ~ ушиб мóзга
conus 1. кóнус **2.** склерáль-

CORD

ный ко́нус *(при близорукости)*
convalesce выздора́вливать, поправля́ться
convalescence выздоровле́ние; пери́од выздоровле́ния
convalescent выздора́вливающий
convergence конверге́нция
conversion 1. измене́ние; превраще́ние 2. *псих.* конве́рсия
 antigen ~ антиге́нная конве́рсия
 gene ~ конве́рсия ге́на
convert превраща́ть
convertase конверта́за
convex вы́пуклый, вы́гнутый
convey передава́ть, проводи́ть *(звук)*
convolute свёрнутый, изви́тый, скру́ченный
convolution 1. изги́б, скру́чивание 2. изви́лина мо́зга
convulse 1. вызыва́ть су́дороги, конву́льсии 2. би́ться в конву́льсиях
convulsion су́дорога, конву́льсия
 central ~ ко́рковая су́дорога
 clonic ~ клони́ческая су́дорога
 epileptiform ~ эпилептифо́рмная су́дорога
 febrile ~s фебри́льные су́дороги *(у новорождённого)*
 posttraumatic ~ посттравмати́ческая су́дорога
 puerperal ~ эклампси́я в послеродо́вом пери́оде
 tetanic [tonic] ~ тони́ческая су́дорога
convulsive су́дорожный, конвульси́вный

cooling охлажде́ние
 local ~ ме́стное охлажде́ние
 surface ~ пове́рхностное охлажде́ние
 water ~ водяно́е охлажде́ние
cooperation взаимоде́йствие; коопера́ция *(напр. кле́ток)*
 cell-to-cell ~ межкле́точное взаимоде́йствие
coordination согласо́ванное де́йствие, координа́ция
copper медь, Cu
coproantibody копроантите́ло, копроге́нное антите́ло
coprogenous копроге́нный, ка́ловый
coprolith ка́ловый конкреме́нт, копроли́т
coprostasia копроста́з, запо́р
copulation 1. ко́итус, полово́й акт 2. копуля́ция
copy *ген.* ко́пия, ре́плика ‖ копи́ровать, реплици́ровать
coracoclavicular клювови́дноключи́чный
coracohumeral клювови́дноплечево́й
coracoid клювови́дный отро́сток *(лопа́тки)* ‖ клювови́дный
cord 1. кана́тик, шнур, тяж, свя́зка 2. пупови́на, пупо́чный кана́тик 3. спинно́й мозг
 enamel ~ эма́левый тяж
 germinal ~s заро́дышевые тяжи́
 spermatic ~ семенно́й кана́тик
 spinal ~ спинно́й мозг
 umbilical ~ пупови́на, пупо́чный кана́тик
 vocal ~s голосовы́е скла́дки

CORDIFORM

cordiform сердцеви́дный
core 1. сердцеви́на; сте́ржень **2.** центра́льная ма́сса некротизи́рованной тка́ни фуру́нкула **3.** штифт *(иску́сственного зуба)* **4.** ги́псовый сле́пок
corium де́рма, со́бственно ко́жа
corn мозо́ль, омозоле́лость
  hard ~ твёрдая мозо́ль
  soft ~ водяна́я мозо́ль
cornea рогови́ца, рогова́я оболо́чка гла́за
corneal рогови́чный, корнеа́льный
corneitis керати́т
corneous рогово́й, рогови́дный
cornification орогове́ние, кератиниза́ция
cornified орогове́вший
cornual рогово́й, рогови́дный
coronaritis коронари́т *(воспаление венечных артерий сердца)*
coronary вене́чный, корона́рный *(о сосудах сердца)*
coronavirus коронави́рус
coronoid клювови́дный
corporal теле́сный, веще́ственный, материа́льный
corpse труп
corpulence ту́чность, ожире́ние
corpus *(pl* **corpora)** те́ло
corpuscle части́ца; те́льце; фо́рменный элеме́нт кро́ви; кле́тка
  amylaceous [amyloid] ~s амило́идные тельца́
  articular ~s капсули́рованные не́рвные оконча́ния в суставно́й су́мке
  Babès-Ernst ~s зёрна Ба́беша — Э́рнста, метахромати́ческие зёрна
  basal ~ база́льное те́льце, блефаропла́ст
  blood ~ кле́тка кро́ви; фо́рменный элеме́нт кро́ви
  bone ~ ко́стная кле́тка, остеоци́т
  bridge ~ *цитол.* десмосо́ма
  chromophil ~ те́льце Ни́ссля
  colloid ~s амило́идные тельца́
  colostrum [Donné's] ~s моло́зивные тельца́, тельца́ Донне́
  Golgi-Mazzoni ~s лукови́цеобра́зные (не́рвные) тельца́, тельца́ Го́льджи — Маццо́ни
  lamellated ~s пласти́нчатые (не́рвные) тельца́, тельца́ Фа́тера — Пачи́ни
  Malpighian ~ мальпи́гиево те́льце *(1. почечное тельце 2. уст. лимфатический фолликул селезёнки)*
  Meissner's ~ осяза́тельное (не́рвное) те́льце, (чувстви́тельное) те́льце Ме́йснера
  Negri ~s тельца́ Не́гри
  red ~ эритроци́т
  Vater-Pacini ~s *см.* **lamellated corpuscles**
  white ~ лейкоци́т
corpuscular относя́щийся к части́цам *или* тельца́м, корпускуля́рный
correct 1. исправля́ть, поправля́ть **2.** пра́вильный, то́чный
correction попра́вка; улуч-

шéние; исправлéние; коррéкция
orthopedic ~ ортопеди́ческая коррéкция
targeted ~ напрáвленная коррéкция
correlation корреля́ция; взаимодéйствие, взаимосвя́зь
invert ~ обрáтная корреля́ция
linear ~ прямолинéйная корреля́ция
multiple ~ мнóжественная корреля́ция
spurious ~ лóжная корреля́ция
corrosion коррóзия, разъедáние
cortex (*pl* **cortices**) 1. кóрковое веществó (*органа*) 2. корá головнóго мóзга
cortical кортикáльный, кóрковый
corticifugal кортикофугáльный (*направленный от коры головного мозга*)
corticipetal, corticoafferent кóртико-афферéнтный, кóртико-петáльный (*направленный к коре головного мозга*)
corticospinal кóртико-спинáльный
corticosteroid кортикостерóид, кортикостерóидный гормóн ‖ кортикостерóидный
corticosterone кортикостерóн
corticothalamic кóртико-таламический
corticotropin кортикотропи́н, адрéно-кортикотрóпный гормóн, АКТГ

corticovisceral кóртико-висцерáльный
cortin корти́н (*экстракт коры надпочечника*)
cortisol кортизóл
cortisone кортизóн
cortisone-resistant кортизóн-резистéнтный
coryza óстрый рини́т, нáсморк
cosmetology косметолóгия
cost стóимость ‖ стóить
costal рéберный
costalgia боль в области ребрá (рёбер)
costectomy резéкция ребрá
costicartilage рéберный хрящ
costochondral рёберно-хрящевóй
costoclavicular рёберно-ключи́чный
costophrenic рёберно-диафрагмáльный
costopleural рёберно-плеврáльный
costosternal рёберно-груди́нный
costotomy резéкция ребрá
costovertebral рёберно-позвонóчный
cotton вáта
  absorbent ~ гигроскопи́ческая вáта
  purified ~ очи́щенная вáта
  raw ~ негигроскопи́ческая вáта
co-twin однояйцóвый близнéц
cotyle вертлýжная впáдина
cotyledon котиледóн (*макроскопическая структурная единица плаценты*)
cough кáшель ‖ кáшлять ◇

COUGH

to ~ out, to ~ up откашливать, отхаркивать; to have a bad ~ сильно кашлять
barking ~ лающий кашель
dry ~ сухой кашель
hacking ~ покашливание
nervous ~ нервный кашель
nonproductive ~ непродуктивный кашель
productive ~ влажный кашель
reflex ~ рефлекторный кашель
troublesome ~ мучительный кашель
unproductive ~ *см.* nonproductive cough
whooping ~ коклюш
count 1. счёт, отсчёт, подсчёт, определение количества ‖ считать 2. количество ⬦ to do [to make] smb's blood ~ провести подсчёт форменных элементов крови
blood ~ гемограмма, подсчёт форменных элементов крови
colony ~ 1. определение количества колоний (*микроорганизмов, клеток*) 2. количество колоний
complete blood ~ клинический анализ крови
differential blood ~ определение лейкоцитарной формулы
high basophil ~ базофилия
high eosinophil ~ эозинофилия
high lymphocyte ~ лимфоцитоз
high monocyte ~ моноцитоз
high neutrophil ~ нейтрофилёз
high platelet ~ тромбоцитоз
high red cell ~ эритроцитоз
leukocyte ~ лейкоцитарная формула
low platelet ~ тромбоцитопения
counter 1. счётчик 2. противоположный, обратный
counterimmunoelectrophoresis противоточный [встречный] иммуноэлектрофорез
counterindication противопоказание
counterstain 1. контрастный краситель 2. контрастное окрашивание
counterstaining контрастное окрашивание
countertraction вытяжение
course ход, течение (*болезни*)
~ of labor течение родов
~ of training курс обучения
postoperative ~ течение послеоперационного периода
couveuse кувез (*инкубатор для недоношенных детей*)
cover покрывать
coverage 1. покрытие 2. охват, зона действия
medical ~ охват медицинским обслуживанием
coverglass, coverslip покровное стекло
coxa (*pl* coxae) тазобедренный сустав
coxal относящийся к тазобедренному суставу
coxalgia коксалгия, коксодиния (*боль в тазобедренном суставе*)

coxarthria, coxarthritis *см.* coxitis
coxarthropathy заболевание тазобедренного сустава
coxarthrosis коксартроз
coxitis коксит, воспаление тазобедренного сустава
coxodynia *см.* coxalgia
coxofemoral тазобедренный
coxopathy заболевание тазобедренного сустава
crackle потрескивание, треск, хруст ‖ потрескивать, трещать, хрустеть
crackles *pl* крепитирующие хрипы
cramp 1. судорога; спазм ‖ вызывать судорогу *или* спазм 2. *pl* колики ◊ ~ in leg судорога икроножной мышцы
  accesory ~ кривошея
  intermittent ~ столбняк
  sural ~ судорога икроножной мышцы
  writer's ~ писчий спазм
cranial черепной, краниальный
craniocele краниоцеле, черепная грыжа
craniocerebral черепно-мозговой
cranioclasis краниоклазия
cranioclast краниокласт, акушерские костные щипцы
craniofacial черепно-лицевой
craniography краниография, рентгенография черепа
craniometer краниометр
craniometry краниометрия
craniopagus краниопаг
cranioplasty краниопластика

CRISIS

craniotabes краниотабес (*размягчение костей черепа*)
craniotomy 1. трепанация черепа 2. *акуш.* краниотомия
craniotrypesis трепанация черепа
cranium череп
  cerebral ~ мозговой череп
  visceral ~ лицевой череп
crawl 1. ползать 2. чувствовать мурашки по телу
creatin креатин
creatinine креатинин
creatinuria выделение креатина с мочой
credit *амер.* зачёт
creeps *pl* мурашки
crenotherapy лечение минеральными водами
crepitation 1. хруст, потрескивание 2. крепитирующие хрипы; крепитация
crescent *гист.* полулуние, полумесяц
crest *анат.* гребень, гребешок, выступ
cretinism кретинизм
cribriform, cribrose решётчатый, ситовидный
cricoid перстневидный хрящ (*гортани*)
cripple 1. калека, инвалид ‖ калечить 2. хромать
crisis 1. кризис 2. криз (*напр. гипертонический*)
  anaphylactoid ~ анафилактоидный шок
  aplastic ~ апластический криз

asthmatic ~ астматический криз
blast(ic) ~ бластный криз
cerebral ~ инсульт
crista (*pl* cristae) *см.* crest
criteria (*sing* criterion) критерии
   diagnostic ~ диагностические критерии
critical 1. опасный, критический 2. относящийся к кризису, переломный
crossbred гибридный, смешанный
crossbreed гибрид
crossing-over кроссинговер (*перекрёст хромосом*)
cross-linking перекрёстное связывание
cross-reaction перекрёстная реакция
cross-reactivity перекрёстная реактивность
cross-section поперечный срез
croup круп
   catarrhal ~ ложный круп, псевдокруп
   diphtheritic ~ истинный дифтерийный круп
   false ~ ложный круп, псевдокруп
   membranous ~ истинный дифтерийный круп
croupous крупозный
crown 1. коронка (*зуба*) ‖ ставить коронку (*на зуб*) 2. темя, макушка
crowning 1. прорезывание головки (*плода*) 2. надевание коронки (*на зуб*)
crude 1. неочищенный 2. сырой, необработанный 3. непереваренный 4. грубый
crushing раздавливание; дробление; размозжение
crust корка; струп ‖ покрываться коркой; покрываться струпьями
crutch костыль ‖ ходить на костылях ◇ to go on ~es ходить на костылях
cry крик; плач ‖ кричать; плакать
cryocrit криокрит (*относительное содержание криоглобулина в цельной сыворотке*)
cryoextraction криоэкстракция
cryofibrinogenemia криофибриногенемия
ccryofiltration криофильтрация
ccryofixation криофиксация
ccryoglobulin криоглобулин
cryoglobulinemia криоглобулинемия
cryoprecipitation криопреципитация, холодовая преципитация
cryoprobe криозонд
cryospasm спазм, вызванный холодом
cryostat криостат
cryosurgery криохирургия
cryotherapy криотерапия
cryotome замораживающий микротом
crypt крипта
cryptococcosis криптококкоз
crystal кристалл
   asthma [Charcot-Leyden] ~s кристаллы Шарко — Лейдена

crystalline кристалли́ческий
crystallization кристаллиза́ция, образова́ние криста́ллов
cubital локтево́й
cuboid кубови́дная кость (*плюсны*)
cudbear ла́кмус
cuff манже́та, манже́тка
  blood pressure ~ манже́та сфигмомано́метра
cul-de-sac *анат.* слепо́й мешо́к, за́мкнутое простра́нство
  ~ **of Douglas** ду́гласово простра́нство
culdocentesis пу́нкция прямокише́чно-ма́точного углубле́ния
culdoscope кульдоско́п
culdoscopy кульдоскопи́я
cultural культу́ральный, относя́щийся к культу́ре (*напр. бактерий*)
culture 1. культу́ра (*напр. бактерий*); посе́в 2. культиви́рование, выра́щивание ‖ культиви́ровать, выра́щивать ◇ **to take a** ~ де́лать посе́в, высева́ть
  aerobic ~ аэро́бная культу́ра
  agar ~ ага́ровая культу́ра
  aging ~ ста́реющая [дегенери́рующая] культу́ра
  anaerobic ~ анаэро́бная культу́ра
  bacterial ~ бактериа́льная культу́ра
  blood ~ гемокульту́ра
  cell ~ культу́ра кле́ток
  cell-depleted ~ бескле́точная культу́ра
  continuous ~ непреры́вная культу́ра
  droplet ~ культу́ра в вися́чей ка́пле, ка́пельная культу́ра
  established ~ стабилизи́рованная культу́ра
  liquid ~ жидкосе́йная суспензио́нная культу́ра
  mixed-cell ~ сме́шанная культу́ра кле́ток
  mixed lymphocyte ~ сме́шанная культу́ра лимфоци́тов
  monolayer ~ моносло́йная культу́ра
  passaged ~ пересева́емая культу́ра
  perfusion ~ перфузио́нная культу́ра
  primary ~ перви́чная культу́ра
  second ~ втори́чная культу́ра
  slide ~ культу́ра на предме́тном стекле́
  stock ~ чи́стая культу́ра
  tissue ~ культу́ра тка́ней, тка́невая культу́ра
cumulation накопле́ние, скопле́ние, кумуля́ция
cuneate, cuneiform клинови́дный, клинообра́зный
cup 1. ча́ша 2. чашеобра́зная структу́ра 3. ста́вить ба́нки
cupping примене́ние ба́нок
curability излечи́мость
curable излечи́мый
curage кюрета́ж, выска́бливание
curative лече́бный, целе́бный, цели́тельный
cure 1. лека́рство, сре́дство

CURE

2. курс лече́ния 3. лече́ние ‖ лечи́ть, выле́чивать, изле́чивать ◇ ~ **for a cough** сре́дство от ка́шля
   air ~ аэротерапи́я
   mud ~ грязелече́ние
   rest ~ лече́ние поко́ем
   shaking ~ вибрацио́нный масса́ж
   starvation ~ лече́бное голода́ние
   work ~ трудотерапи́я
cureless неизлечи́мый
curettage кюрета́ж, выска́бливание
   suction ~ ва́куум-або́рт
curette кюре́тка ‖ выска́бливать кюре́ткой
curettement кюрета́ж, выска́бливание
curietherapy кюритерапи́я
   application ~ аппликацио́нная кюритерапи́я
   intracavitary ~ внутриполостна́я кюритерапи́я
curing 1. лече́ние 2. выздоровле́ние, исцеле́ние
curvature 1. искривле́ние, изги́б; кривизна́ 2. сгиба́ние
curve крива́я; кривизна́; изги́б
   antigen elimination ~ крива́я кли́ренса антиге́на
   binding ~ крива́я свя́зывания (*напр. антигена с антителом*)
   dose-response ~ крива́я до́зовой зави́симости
   precipitation ~ крива́я преципита́ции
   survival ~ крива́я выжива́емости
   temperature ~ температу́рная крива́я
cut поре́з; разре́з; ре́заная ра́на
cutaneous ко́жный
cuticle 1. ко́жица, кути́кула; ве́рхний слой 2. эпиде́рмис
cutis ко́жа
cuvet(te) кюве́та
cyanosis циано́з
cyanotic цианоти́чный, синю́шный
cycle круг; цикл; кругооборо́т
   anovulatory ~ ановулято́рный цикл
   cardiac ~ серде́чный цикл
   cell ~ кле́точный цикл, цикл деле́ния кле́тки
   circadian ~ цирка́дный цикл
   development ~ цикл разви́тия
   life ~ жи́зненный цикл
   menstrual ~ менструа́льный цикл
   ovarian ~ овариа́льный цикл
   replication ~ реплика́ти́вный цикл
cyclic цикли́ческий, периоди́ческий
cyclitis цикли́т
cycloplegia парали́ч аккомода́ции, циклоплеги́я
cylinder 1. по́чечный [мочево́й] цили́ндр 2. цилиндри́ческая ли́нза
   graduated ~ ме́рный цили́ндр
cylindruria цилиндрури́я (*выделение цилиндров с мочой*)

cyst 1. киста 2. циста, защитная оболочка 3. пузырь
adventitious ~ ложная киста
amniotic ~ амниотическая киста
dental ~ зубная киста
dermoid ~ дермоидная киста
follicular ~ фолликулярная киста
hydatid ~ гидатидная киста
mucous ~ слизистая киста
retention ~ ретенционная киста
sebaceous ~ сальная киста
synovial ~ синовиальная киста
cystadenoma цистаденома
cystectomy цистэктомия (1. удаление мочевого пузыря 2. удаление жёлчного пузыря 3. удаление кисты 4. удаление части капсулы хрусталика)
cystic 1. кистозный 2. пузырный
cystiform пузыреобразный
cystine цистин
cystitis цистит (воспаление мочевого пузыря)
cystocele грыжа мочевого пузыря
cystodynia приступы болей в мочевом пузыре
cystography (рентгено)цистография
cystolith конкремент мочевого пузыря
cystolithiasis цистолитиаз (образование конкрементов в мочевом пузыре)
cystolithotripsy цистолитотрипсия
cystoma кистома, цистома, кистозная опухоль
cystorrhagia кровотечение из мочевого пузыря
cystoscope цистоскоп
cystoscopy цистоскопия
cytochemistry цитохимия
cytocidal разрушающий клетки
cytocide цитоцидный агент, агент, разрушающий клетки
cytodiagnosis цитодиагностика
cytodieresis цитокинез, клеточное деление
cytogenetic цитогенетический
cytogenetics цитогенетика
cytogeny цитогенез (происхождение и дифференцировка клеток)
cytogram цитограмма
cytokinesis цитокинез, клеточное деление
cytolemma плазмолемма, плазматическая мембрана
cytologist цитолог
cytology цитология
cytolysosome цитолизосома
cytolytic цитолитический, разрушающий клетки
cytomegaly цитомегалия
cytometry цитометрия (подсчёт и измерение клеток)
cytomorphology цитоморфология
cytopathic цитопатический
cytopathogenic цитопатогенный
cytopathology цитопатология, клеточная патология
cytopenia цитопения

cytophotometry цитофотометрия
cytoplasm цитоплазма, протоплазма
cytoplasmic цитоплазматический
cytopoiesis цитопоэз, образование клеток
cytosis цитоз
cytoskeleton цитоскелет
cytosol цитозоль
cytosome тело клетки
cytostatic цитостатический
cytotoxic(al) цитотоксический
cytotoxicity цитотоксичность
   allo(antigen-)specific ~ аллоантигензависимая цитотоксичность
   antibody-dependent ~ антителозависимая цитотоксичность
   cell-mediated ~ клеточно-опосредованная цитотоксичность

D

dacryoadenitis дакриоаденит (*воспаление слёзной железы*)
dacryocyst слёзный мешок
dacryocystitis дакриоцистит (*воспаление слёзного мешка*)
dacryolith слёзный конкремент, дакриолит
dactyl палец
dactylar пальцевой
dactylic пальцевидный
dactylogryposis дактилогрипоз (*врождённое искривление пальцев*)
dactyloscopy дактилоскопия
daltonism дальтонизм
damage повреждение; дефект; нарушение; поражение ‖ повреждать; поражать
   antibody-mediated ~ антитело-опосредованный лизис
   immune ~ иммунный лизис
   permanent ~ необратимое поражение
   radiation ~ лучевое поражение, радиационное повреждение
damaged повреждённый
damp влажность, сырость ‖ увлажнять, смачивать ‖ влажный, сырой
dandruff перхоть
danger опасность; угроза; риск
dangerous опасный
data *pl* данные; показатели; параметры; характеристики; факты ◇ ~ **for study** материал исследования
   basic ~ исходные данные
   family ~ родословная; семейный
   medical ~ клинические данные
date 1. дата, число 2. срок, период
   ~ **of admission** время поступления (*больного*)
   delivery ~ срок родов
   expiration ~ срок годности (*лекарственного средства*)
day день; сутки ◇ **once a** ~ один раз в день (*напр. о*

приёме лекарства); per ~ в сýтки
~ of entry дáта поступлéния *(больнóго)*
bed ~ кóйко-дéнь
deactivation дезактивáция, дезактивирование
dead 1. мёртвый, умéрший; безжизненный 2. вызывáть онемéние *или* окоченéние ‖ онемéвший; окоченéвший
deadborn мертворождённый
deadmute глухонемóй
deaeration деаэрáция, удалéние вóздуха
deaf глухóй; тугоýхий ◇ to become ~ глóхнуть
deaf-and-dumb глухонемóй
deaf-dumbness глухонемотá
deaf-mute глухонемóй
deaf-mutism глухонемотá
deafness глухотá
deallergization гипосенсибилизáция, десенсибилизáция
deallergize десенсибилизировать
deamidation дезаминирование
dean декáн
death 1. смерть 2. отмирáние, омертвéние, некрóз, гибель 3. смéртный слýчай ◇ ~ by drowning смерть от утоплéния
accidental ~ смерть в результáте несчáстного слýчая
apparent ~ клиническая смерть
cell ~ некрóз клéток
fetal [intrauterine] ~ внутриутрóбная смерть

radiation ~ смерть от облучéния
sudden ~ внезáпная [скоропостижная] смерть
violent ~ насильственная смерть
death-rate смéртность
death-throes агóния *(предсмéртная)*
debilitate ослаблять, расслаблять; изнурять, истощáть
debilitation ослаблéние, слáбость; истощéние
debility 1. дебильность 2. слáбость; истощéние, астения
mental ~ слабоýмие
nervous ~ неврастения
sexual ~ импотéнция, половóе бессилие
débridement хирургическая обрабóтка рáны
debris 1. остáтки органических веществ 2. оскóлки, облóмки 3. зубнóй налёт
calcified ~ зубнóй кáмень
decalcification декальцинáция
decapitate декапитировать, обезглáвливать *(погибший плод)*
decarboxylation декарбоксилирование
decay 1. гниéние, разложéние; распáд ‖ гнить, разлагáться; распадáться 2. ослаблéние, упáдок, расстрóйство *(здорóвья)*
decease смерть, кончина ‖ умерéть, скончáться
deceased умéрший, скончáвшийся
decide решáть(ся)
decidua децидуáльная [отпа-

дающая] оболочка *(матки)*
decision решение
decoction отвар
decolorization, decolorizing обесцвечивание
decompensation декомпенсация
dccomplementation удаление комплемента *(из сыворотки)*
decomposition 1. расщепление 2. разложение, распад; лизис
decompression декомпрессия, снижение давления
decongestant противозастойное *или* противоотёчное (лекарственное) средство ‖ противозастойный, противоотёчный
decontamination дезактивация; специальная обработка; деконтаминация; обезвреживание; очистка; обеззараживание
decrease снижение, уменьшение; понижение, ослабление, спад ‖ снижаться, уменьшаться; понижаться, ослабевать, спадать
decrement 1. уменьшение, снижение, угасание; ухудшение 2. фаза стихания заболевания
decrepit дряхлый, слабый; престарелый
decubation период реконвалесценции *(при инфекционной болезни)*
decubital относящийся к пролежню
decubitus 1. лежачее положение 2. пролежень

decussate перекрещиваться
decussation перекрёст, перекрещивание; пересечение
dedifferentiation дедифференцировка
deep 1. глубоко расположенный, глубокий 2. *псих.* подсознательный
defatigation переутомление, крайняя усталость, перенапряжение
defatted обезжиренный
defatting обезжиривание
default отсутствие; недостаток *(чего-л.)*
defecation 1. очищение, осветление, отстаивание 2. дефекация, опорожнение кишечника
defect 1. дефект, порок *(развития)*; недостаток; отсутствие 2. повреждение, нарушение
atrial septal ~ дефект межпредсердной перегородки
birth ~ врождённый дефект, врождённый порок
color-vision ~ нарушение цветового зрения
developmental ~ порок развития
filling ~ *рентг.* дефект наполнения
immunologic ~ иммунологический дефект
memory ~s расстройства памяти
visual field ~ выпадение поля зрения
defective 1. несовершенный; неполный, недостаточный, дефектный, нарушенный 2. дефективный; умственно отсталый

defense 1. защи́та **2.** имму́нная защи́та; *pl* защи́тные си́лы органи́зма
radiological ~ радиацио́нная защи́та
deferent 1. вынося́щий, отводя́щий *(напр. о сосуде)* **2.** эфферéнтный, центробéжный *(о нервном импульсе)*
defibrillation дефибрилля́ция *(сердца)*
defibrillator дефибрилля́тор
cardiac ~ кардиодефибрилля́тор
defibrination дефибрини́рование; удалéние фибрина
deficiency 1. отсу́тствие *(чего-л.)*; нехва́тка, дефици́т **2.** недоста́ток, порок *(развития)*
cellular immune ~ дефицит клеточного иммунитета
circulatory ~ недоста́точность кровообращéния
complement ~ недоста́точность комплемéнта
immune ~ иммунодефици́т; иммунодефици́тное состоя́ние, иммунологи́ческая недоста́точность
mental ~ у́мственная неполноцéнность; слабоу́мие
platelet ~ тромбоцитопени́я
polyclonal immunoglobulin ~ поликлона́льная иммуноглобули́новая недоста́точность
stem cell ~ дефици́т стволовы́х клéток
vitamin ~ гиповитамино́з
deficient 1. недоста́точный, недостающий **2.** несовершéнный, лишённый *(чего-л.)*

deficit недоста́точность, недоста́ток, дефици́т; отсу́тствие
cognitive ~ нарушéние познава́тельной способности
pulse ~ дефици́т пу́льса
define 1. определя́ть, выявля́ть, распознава́ть *(напр. заболевание)* **2.** очéрчивать, обознача́ть грани́цы *(напр. операционного поля)*
definite определённый; несомнéнный; я́сный *(напр. о диагнозе)*
definition 1. определéние, выявлéние, распознава́ние *(напр. заболевания)* **2.** я́сность, чёткость
definitive 1. оконча́тельный, несомнéнный **2.** развито́й, по́лный **3.** характéрный
deformation 1. деформа́ция, деформи́рование, изменéние фо́рмы **2.** поро́к разви́тия, уро́дство
deforming деформи́рующий *(напр. об артрозе)*
deformity 1. поро́к разви́тия, уро́дство **2.** деформа́ция, недоста́ток, дефéкт
bony ~ ко́стная деформа́ция
hereditary ~ поро́к разви́тия
degenerate дегенери́ровать, вырожда́ться; ухудша́ться; перерожда́ться ‖ дегенерати́вный, вы́родившийся
degeneration дегенера́ция, вырождéние; перерождéние; дистрофи́я, деграда́ция

adipose ~ жирова́я дистрофи́я

amyloid ~ амилоидо́з, амило́идная дегенера́ция

colliquative ~ вла́жный [колликвацио́нный] некро́з

cystic ~ кисто́зное перерожде́ние

fibrinoid ~ фибрино́идный некро́з

granular ~ зерни́стая дистрофи́я

waxy ~ амилоидо́з, амило́идная дегенера́ция

degenerative дегенерати́вный, вырожда́ющийся; перерождённый

deglutition глота́ние, загла́тывание

degradation 1. деграда́ция, разруше́ние; распа́д 2. дегенера́ция, вырожде́ние

hydrolytic ~ гидро́лиз, гидролити́ческое расщепле́ние

degranulation дегрануля́ция, поте́ря зерни́стости

degree 1. ступе́нь, сте́пень, у́ровень 2. сте́пень родства́, коле́но 3. зва́ние, учёная сте́пень 4. гра́дус

reduced ~ of nourishment недоста́точное пита́ние

dehiscence раскрыва́ние, расхожде́ние (*напр. краёв раны*)

dehumidification обезво́живание; высу́шивание

cool ~ лиофилиза́ция, лиофи́льное высу́шивание

dehydrate обезво́живать, дегидрати́ровать; теря́ть во́ду

dehydration обезво́живание, дегидрата́ция

deintoxication дезинтоксика́ция

deionization деиониза́ция

deionizator деиониза́тор

dejection 1. испражне́ния, ка́ловые ма́ссы 2. отхожде́ние ка́ла, дефека́ция 3. меланхо́лия, депре́ссия

delactation 1. отня́тие ребёнка от груди́ 2. прекраще́ние лакта́ции

delay 1. заде́ржка, запа́здывание; замедле́ние ‖ заде́рживать, запа́здывать, ме́длить 2. отсро́чка, откла́дывание ‖ отсро́чивать, откла́дывать

~ of mensis заде́ржка менструа́ции

~ of ovulation заде́ржка овуля́ции

developmental ~ отстава́ние в разви́тии

delayed заде́ржанный, заме́дленный, по́здний

deletion *ген.* деле́ция

antigenic ~ антиге́нная деле́ция

clonal ~ деле́ция кло́на

delicate 1. хру́пкий; сла́бый, боле́зненный 2. то́нкий, о́стрый (*о слухе*) 3. чувстви́тельный, то́чный (*о приборе*)

delimitation разграниче́ние, размежева́ние, определе́ние грани́ц

delirious бредово́й, бессвя́зный (*о речи*); находя́щийся в бреду́

delirium дели́рий, делирио́зный синдро́м; бред, бредо́вое состоя́ние ◇ ~ tremens

бе́лая горя́чка, алкого́льный бред
senile ~ ста́рческий дели́рий
violent ~ бу́йный бред
delitescent скры́тый, лате́нтный
deliver 1. ока́зывать по́мощь при ро́дах, принима́ть ро́ды 2. рожа́ть; рожда́ть 3. доставля́ть, снабжа́ть, отпуска́ть *(напр. лека́рственное средство)* ◇ to ~ a lecture чита́ть ле́кцию
delivery 1. родоразреше́ние; ро́ды 2. доста́вка, пода́ча, о́тпуск *(напр. лека́рственного средства)* ◇ ~ at term сро́чные ро́ды
~ of head проре́зывание голо́вки *(плода)*
~ of shoulders рожде́ние пле́чиков *(плода)*
abdominal ~ родоразреше́ние путём ке́сарева сече́ния
breech ~ ро́ды при ягоди́чном предлежа́нии плода́
cesarean ~ родоразреше́ние путём ке́сарева сече́ния
delayed ~ запозда́лые ро́ды
forceps ~ «щипцо́вые» ро́ды
immature ~ преждевре́менные ро́ды
induced ~ стимули́рованные ро́ды
postmature ~ запозда́лые ро́ды
premature ~ преждевре́менные ро́ды
spontaneous ~ самопроизво́льные [спонта́нные] ро́ды

vaginal ~ влага́лищное родоразреше́ние
vertex ~ ро́ды при теменно́м предлежа́нии плода́
deltoid дельтови́дная мы́шца ǁ дельтови́дный
delusion ма́ния; галлюцина́ция, бред
delusive бредово́й
demand потре́бность, необходи́мость ǁ тре́бовать
demarcation разграниче́ние, демарка́ция
dement слабоу́мный
dementia (приобретённое) слабоу́мие, деме́нция
demineralization деминерализа́ция
demise смерть, кончи́на
demography демогра́фия, стати́стика народонаселе́ния
demyelin(iz)ation демиелиниза́ция
denaturant денатури́рующий аге́нт, денатура́нт
denaturation денатура́ция, денатури́рование
dendrite дендри́т, отро́сток не́рвной кле́тки
dendritic 1. дендри́тный, снабжённый дендри́тами 2. древови́дный; дендрити́ческий; ветвя́щийся
denervate денерви́ровать
denervation денерва́ция
dens *(pl* dentes*)* 1. зуб *(см. тж* tooth*)* 2. зубе́ц 3. зубови́дный отро́сток
dense пло́тный; то́лстый; густо́й; компа́ктный
density пло́тность; густота́; компа́ктность

antigen ~ антиге́нная пло́тность
cellular ~ пло́тность кле́точной популя́ции
dental 1. зубно́й **2.** зубоврачéбный, стоматологи́ческий
dentine денти́н
dentist зубно́й врач, данти́ст
dentistry лече́ние зубо́в; зубоврачева́ние; стоматологи́ческая по́мощь
dentition 1. зубно́й ряд **2.** прорéзывание зубо́в
dentogenous одонтоге́нный
denture 1. зубно́й ряд **2.** зубно́й протéз **3.** зубно́е протези́рование
denucleated лишённый ядра́
denudation обнаже́ние, оголе́ние; денуда́ция
denuded обнажённый, оголённый
denutrition недоеда́ние; истоще́ние
deodorant дезодора́нт
deodorization дезодора́ция
deossification деминерализа́ция ко́стной тка́ни
deoxidation восстановле́ние; раскисле́ние
deoxyribonuclease дезоксирибонуклеа́за, ДНКа́за
Department of Health министе́рство здравоохране́ния
department 1. отделе́ние *(в больни́це)* **2.** отде́л; факульте́т
admission ~ приёмное отделе́ние
emergency ~ отделе́ние неотло́жной по́мощи
inpatient ~ стациона́рное отделе́ние
maternity ~ роди́льное отделе́ние
outpatient ~ поликли́ника, поликлини́ческое отделе́ние, амбулато́рия
record ~ регистрату́ра
depend зави́сеть
dependence зави́симость
drug ~ лека́рственная зави́симость
depigmentation депигмента́ция
depilate удаля́ть во́лосы
depilation депиля́ция, удале́ние воло́с
depilator(y) депиля́торий
depletion 1. сниже́ние; истоще́ние, обедне́ние **2.** очище́ние *или* опорожне́ние кише́чника **3.** кровопуска́ние
classical pathway ~ истоще́ние класси́ческого пути́ *(активации комплемента)*
complement ~ истоще́ние комплеме́нта
plasma ~ плазмафере́з
depolarization деполяриза́ция
depolymerization деполимериза́ция
depopulation уменьше́ние чи́сленности популя́ции
deposit 1. оса́док, отсто́й; отложе́ние; преципита́т ‖ дава́ть оса́док; откла́дываться **2.** налёт *(напр. зубной)* ‖ образо́вывать налёт *(напр. зубной)*
deposition 1. депони́рование, отложе́ние, осажде́ние **2.** оса́док; на́кипь
immune complex ~ отложе́ние имму́нных ко́мплексов

depot 1. склад, хранилище 2. *физиол.* депо
  fat ~ жировое депо
  medical ~ склад медико-санитарного имущества
depress подавлять, угнетать; ослаблять; понижать, снижать
depressant депрессант
  immunologic ~ иммунодепрессант
depression 1. депрессия; упадок, подавление, угнетение 2. ослабление; понижение, снижение 3. отпечаток; вдавление
  ~ of strength упадок сил
  respiratory ~ угнетение дыхания
depressive депрессивный; подавляющий; угнетающий
depressor 1. опускающая мышца, депрессор 2. депрессорный нерв *(снижающий артериальное давление)*
deprivation депривация, лишение, утрата
depth 1. глубина 2. интенсивность; полнота, густота *(цвета)*
depurant очистительное средство
depuration очистка, очищение
depurative очищающий
derangement 1. расстройство, нарушение, дисфункция 2. психическое расстройство
dereism *псих.* фантазия, фантазирование
derm(a) дерма, собственно кожа
dermal, dermatic кожный

dermatitis дерматит, воспаление кожи
  allergic ~ аллергический дерматит
  atopic ~ атопический дерматит
  contact ~ контактный дерматит
  exfoliative ~ эксфолиативный дерматит
  industrial ~ профессиональный дерматит
  mite ~ клещевой дерматит
  radiation ~ лучевой [радиационный] дерматит
  seborrheic ~ себорейная экзема
dermatologist дерматолог
dermatology дерматология
dermatomycosis дерматомикоз
dermatomyositis дерматомиозит
dermatoplasty пересадка кожи
dermatosclerosis дерматосклероз
dermatosis дерматоз
dermic кожный; эпидермальный
dermis дерма, собственно кожа
dermographism дермографизм
dermoid дермоид, дермоидная киста
dermopathy дермопатия, заболевание кожи
desalting обессоливание, опреснение
desamidization дезаминирование
descend спускаться, сходить

DESCENDING

descending нисходящий, направленный вниз
descent 1. понижение; падение, ослабление 2. опущение *(органа)*
describe описывать
description описание
desensitization 1. гипосенсибилизация, десенсибилизация 2. восстановление нормального психического состояния
  nonspecific ~ неспецифическая десенсибилизация
  specific ~ специфическая десенсибилизация
desiccation высыхание; высушивание, сушка; обезвоживание
desiccator 1. эксикатор 2. сушильный шкаф
desmocyte десмоцит, фибробласт
desmoid 1. десмоидная фиброма, десмоид 2. фиброзный
desmone десмон
desmopathy поражение связок
desmotomy рассечение связок
desmurgy десмургия *(учение о повязках)*
desorption десорбция
desoxydation восстановление, раскисление
desquamation десквамация; шелушение, слущивание
desquamative десквамативный; шелушащийся
destaining обесцвечивание
destroy разрушать; уничтожать

destruction деструкция, разрушение, уничтожение
  immune ~ иммунное повреждение; иммунный лизис
  target cell ~ лизис [деструкция] клеток-мишеней
destructive вредный, пагубный; деструктивный; разрушающий
detachment отделение; отслойка; отрыв; отщепление; расщепление
  retinal ~ отслойка сетчатки
detect обнаруживать; определять; диагностировать, выявлять
detectable выявляемый *(напр. о заболевании)*
detection обнаружение, выявление *(напр. заболевания)*
  colorimetric ~ колориметрия; колориметрический анализ
  early ~ ранняя диагностика
detector 1. детектор 2. датчик
  oxygen ~ кислородный анализатор
detergent детергент, моющее средство ‖ моющий, очищающий
  anionic ~ анионный детергент
  nonionic ~ неионный детергент
deterioration 1. ухудшение 2. деградация; повреждение; разрушение
  clinical ~ клиническое ухудшение
determinant 1. определяющий [решающий] фактор

‖ определя́ющий, реша́ющий 2. *ген.* (антиге́нная) детермина́нта, эпито́п 3. *ген.* сайт свя́зывания
  antigenic ~ антиге́нная детермина́нта, эпито́п
  cell-attachment ~ сайт свя́зывания с кле́ткой *(на макромолеку́ле)*
  covert ~ скры́тая антиге́нная детермина́нта
  haptenic ~ гапте́новая детермина́нта
  hidden ~ скры́тая антиге́нная детермина́нта
  "jumping" ~ «мигри́рующая» антиге́нная детермина́нта *(эпитоп, не имеющий строгой локализации)*
  multiclonal ~s поликлона́льные антиге́нные детермина́нты
  neoantigenic ~ 1. (кле́точная) неодетермина́нта 2. опухолеспецифи́ческий антиге́н
  principal ~ иммунодомина́нтный эпито́п, основна́я антиге́нная детермина́нта
  T-cell surface ~ пове́рхностная детермина́нта [антиге́нный реце́птор] Т-кле́ток
determination 1. определе́ние, установле́ние; детермина́ция 2. ана́лиз 3. кри́зис *(в течении болезни)*
determine детермини́ровать, устана́вливать, обусло́вливать
  blood group ~ определе́ние гру́ппы кро́ви
detoxication детоксика́ция, дезинтоксика́ция, обезвре́живание я́да
detrimental вре́дный, па́губный
detritus детри́т; проду́кт распа́да тка́ни; оско́лки, обло́мки
deuteranopia дейтеранопи́я *(отсутствие восприятия зелёного цвета)*
develop 1. развива́ть 2. обнару́живать 3. создава́ть; разраба́тывать
development 1. рост, разви́тие 2. эволю́ция 3. совершенствование, улучше́ние 4. проявле́ние *(напр. рентгеновской плёнки)* 5. разрабо́тка
  arrested ~ заде́ржка разви́тия
  mental ~ у́мственное разви́тие
  postnatal ~ постната́льное разви́тие
  prenatal ~ внутриутро́бное разви́тие
  sexual ~ полово́е разви́тие
developmental развива́ющийся
deviate отклоня́ться *(от нормы)*; отступа́ть
deviation девиа́ция, отклоне́ние *(от нормы)*
  complement ~ фикса́ция [свя́зывание] комплеме́нта; отклоне́ние комплеме́нта
  standard ~ *стат.* станда́ртное отклоне́ние
device 1. устро́йство, приспособле́ние, прибо́р, аппара́т 2. приём, ме́тод, спо́соб, план

dextral располо́женный спра́ва, пра́вый
dextrality праворýкость
dextran декстра́н
  cross-linked ~ сефаде́кс
dextrose декстро́за, Д-глюко́за
diabetes диабе́т; са́харный диабе́т ◊ ~ **insipidus** неса́харный диабе́т; ~ **mellitus** са́харный диабе́т
  alloxan ~ аллокса́новый диабе́т
  early-onset ~ ювени́льный диабе́т
  occult ~ скры́тый диабе́т
diabetic 1. диабети́ческий 2. больно́й диабе́том
diabetid диабети́д (*кожные проявления диабета*)
diabetogenic диабетоге́нный, вызыва́ющий диабе́т
diagnose ста́вить диа́гноз, диагности́ровать; распознава́ть; выявля́ть; устана́вливать
diagnosed диагности́рованный, вы́явленный
  newly ~ впервы́е диагности́рованный
diagnosis (*pl* **diagnoses**) 1. диа́гноз 2. диагно́стика ◊ ~ **by exclusion** диагно́стика ме́тодом исключе́ния; ~ **ex juvantibus** диа́гноз, осно́ванный на оце́нке результа́тов лече́ния; **to make the** ~ поста́вить диа́гноз
  admission ~ диа́гноз при поступле́нии больно́го
  clinical ~ клини́ческий диа́гноз
  computer-assisted ~ компью́терная диагно́стика
  cytologic ~ цитологи́ческая диагно́стика, цитодиагно́стика
  differential ~ дифференциа́льная диагно́стика
  doubtful ~ сомни́тельный диа́гноз
  error ~ 1. оши́бочный диа́гноз 2. оши́бочная диагно́стика
  final ~ оконча́тельный диа́гноз
  indeterminate ~ нея́сный диа́гноз
  missed ~ оши́бочный диа́гноз
  pathologic ~ пато́лого-анатоми́ческий диа́гноз
  predominant ~ основно́й диа́гноз
  presumptive ~ предположи́тельный диа́гноз
  provisional ~ предвари́тельный диа́гноз
  serum ~ серодиагно́стика, серологи́ческая диагно́стика
  surgical ~ операцио́нный диа́гноз
  topical ~ топи́ческая диагно́стика
  ultrasonic ~ ультразвукова́я диагно́стика
diagnostic диагности́ческий; отличи́тельный
diagnostics диагно́стика
dialysis диа́лиз
  peritoneal ~ перитонеа́льный диа́лиз
  renal ~ гемодиа́лиз
diameter диа́метр
  biparietal ~ бипариета́льный разме́р (*головки плода*)
diapedesis диапеде́з

diaper пелёнка || пеленáть
diaphoresis потоотделéние; потéние
diaphragm 1. перегорóдка, перепóнка, мембрáна 2. *анат.* диафрáгма
diaphragmatic диафрагмáльный
diaphyseal диафизáрный, относящийся к диáфизу
diaphysis (*pl* **diaphyses**) диáфиз, тéло длинной трýбчатой кóсти
diarrhea понóс, диарéя
  bloodstained ~ кровáвый понóс
  choleraic ~ холéрный понóс
  fatty ~ стеаторéя, жирный понóс
  watery ~ водянистый стул
diarrheal, diarrheic вызывáющий понóс
diastase диастáза, амилáза
diastole диáстола (*фáза сердéчного цикла*)
diastolic диастолический
diathermy 1. диатермия 2. диатермокоагуляция
diathesis диатéз
  bleeding ~ геморрагический диатéз
  exudative ~ экссудативный диатéз
  hemorrhagic ~ геморрагический диатéз
  uratic ~ мочекислый диатéз
dicrotism дикротический пульс, дикротия
die умирáть, погибáть
diener лаборáнт; препарáтор
diet 1. питáние, стол || питáться 2. диéта, рациóн || соблюдáть диéту ◇ **to be on [to keep] a** ~ соблюдáть диéту; **to prescribe a** ~ прописáть диéту
  balanced ~ сбалансированная диéта
  bland ~ щадящая диéта
  fasting ~ голóдная диéта; разгрýзочная диéта
  high-calorie ~ высококалорийная диéта
  high-protein ~ высокобелкóвая диéта
  light ~ щадящая диéта
  low-calorie ~ малокалорийная [низкокалорийная] диéта
  protective ~ щадящая диéта
  salt-free ~ бессолевáя диéта
  vegetarian ~ вегетариáнская диéта
dietary диéта, рациóн || диетический
dietetics диетолóгия
dietitian врач-диетóлог
dietotherapy диетотерапия, лечéбное питáние
difference 1. рáзница; различие, отличие 2. рáзность 3. отличительный признак
  sex ~ половые различия
different различный, рáзный
differentiate дифференцировать
differentiation 1. дифференцирóвка, дифференциáция 2. просветлéние окрáшенного срéза
  cellular ~ клéточная дифференцирóвка
difficulty трýдность; препятствие; затруднéние; помéха
diffluent растекáющийся, переходящий в жидкое состояние

diffuse диффузный, разлитой
diffusion 1. диффузия; распространение; проникновение 2. диализ
digastric двубрюшная мышца ‖ двубрюшный *(о мышце)*
digest переваривать
digestion 1. усвоение [переваривание] пищи, пищеварение 2. сбраживание, ферментация
digestive средство, стимулирующее пищеварение ‖ пищеварительный; способствующий пищеварению
digit палец
digital 1. пальцевой, относящийся к пальцам 2. пальцевидный
dihescence расхождение краёв раны
dilatation *см.* dilation
dilate расширять(ся), растягивать(ся)
dilation расширение, дилатация
  cervical ~ 1. раскрытие шейки матки *(в родах)* 2. расширение шейки матки *(манипуляция)*
dilator 1. *мед. тех.* расширитель, дилататор 2. мышца-расширитель
diluent разбавитель; растворитель ‖ разбавляющий, растворяющий
dilution 1. разбавление, разведение 2. слабый раствор
  end-point ~ конечное разведение
dimension размеры, величина
diminish уменьшать(ся), убавлять(ся); ослаблять, слабеть
diminution 1. уменьшение, сокращение, сужение *(просвета)* 2. диминуция *(напр. хромосом)*
dimness слабость *(напр. зрения)*; тусклость, неясность
diopter диоптрия
dioxide:
  carbon ~ углекислый газ, двуокись углерода
  hydrogen ~ перекись водорода
diphtheria дифтерия, дифтерит
  faucial ~ дифтерия зева
  laryngeal ~ дифтерийный [истинный] круп
diphtheritic дифтерийный
diplegia диплегия
diplococcus *(pl* **diplococci)** диплококк
diploid диплоид ‖ диплоидный, с двойным набором хромосом
diplopia диплопия, двоение (в глазах), двойное видение
dipping 1. глубокая пальпация 2. метод пальпации печени
dipsomania дипсомания, хронический алкоголизм
direction указание, предписание; направление
disability потеря трудоспособности; нетрудоспособность; инвалидность
  mental ~ умственная неполноценность
  occupational ~ утрата профессиональной трудоспособности

temporary ~ временная нетрудоспособность

disable терять трудоспособность; обусловливать потерю трудоспособности, калечить

disablement инвалидность; нетрудоспособность

disadvantage недостаток

disadvantageous неблагоприятный

disaggregation распад, растворение

disarrangement расстройство, нарушение

disarticulation экзартикуляция, вычленение

discharge 1. выделение; истечение ‖ выделять(ся); истекать 2. выделения; секрет; отделяемое 3. выписывать *(больного)*
  caseous ~ творожистые выделения
  profuse ~ обильные выделения
  purulent ~ гнойные выделения
  salivary ~ слюноотделение, саливация
  vaginal ~ влагалищные выделения
  watery ~ водянистые выделения

discission рассечение, разрез

discitis дисцит

disclosure выявление, обнаружение

discoid дисковидный

discoloration обесцвечивание

discomfort недомогание; дискомфорт; беспокойство ‖ недомогать; чувствовать дискомфорт; беспокоить

discontinue прекращать; прерывать; останавливать

discordant дискордантный; несоответствующий; несовпадающий; противоречивый

discrepancy несоответствие, различие, расхождение, несходство

discrete раздельный; дискретный; прерывистый

discrimination распознавание, различение

disease 1. болезнь, заболевание ‖ вызывать болезнь 2. поражение; расстройство; недомогание
  Acosta's ~ *см.* mountain disease
  acute respiratory ~ острое респираторное заболевание
  Adams-Stokes ~ болезнь [синдром] Адамса — (Морганьи —) Стокса
  Addison-Biermer ~ болезнь Аддисона — Бирмера, пернициозная анемия
  Addison's ~ аддисонова [бронзовая] болезнь, болезнь Аддисона
  advanced ~ запущенное заболевание
  allergic ~ аллергоз, аллергическое заболевание
  Alzheimer's ~ болезнь Альцгеймера, пресенильная деменция
  Aran-Duchenne ~ болезнь Арана — Дюшенна, прогрессирующая мышечная атрофия
  associated ~ сопутствующее заболевание

DISEASE

autoimmune ~ аутоиммунное заболевание
Banti's ~ синдром Банти, гепатолиенальный фиброз
Basedow's ~ базедова болезнь, болезнь Грейвса, диффузный тиреотоксический зоб
Bechterew's ~ болезнь Бехтерева, анкилозирующий спондилоартрит
Behçet's ~ болезнь [синдром] Бехчета, большой афтоз Турена
Besnier-Boeck-Schaumann ~ болезнь Бенье — Бека — Шауманна, саркоидоз
Blocq's ~ болезнь Блока, астазия-абазия
Bouillaud's ~ острый суставной ревматизм; ревматическая лихорадка
Bourneville's ~ болезнь Бурневилля, туберозный склероз
Bright's ~ гломерулонефрит, *уст.* брайтова болезнь
Brill's ~ болезнь Брилла, спорадический сыпной тиф
Brill-Symmers ~ болезнь Брилла — Симмерса, гигантофолликулярная лимфома
Buerger's ~ болезнь Бюргера, облитерирующий тромбангиит
Buschke's ~ 1. склередема взрослых, болезнь Бушке 2. криптококкоз, бластомикоз Буссе — Бушке
Busse-Buschke ~ криптококкоз, бластомикоз Буссе — Бушке
caisson ~ кессонная болезнь
Carrion's ~ болезнь Карриона, бартонеллёз
Castellani's ~ болезнь Кастеллани, бронхоспирохетоз
celiac ~ целиакия
Chagas' ~ болезнь Шагаса, американский трипаносомоз
Charcot's ~ болезнь Шарко, амиотрофический боковой склероз
Christian-Weber ~ *см.* Weber-Christian disease
collagen ~ коллагеноз, системное заболевание соединительной ткани
coronary ~ коронарная болезнь, системная болезнь сердца
Crohn's ~ болезнь Крона, региональный илеит
Cruveilhier's ~ болезнь Крювелье, прогрессирующая мышечная атрофия
Darling's ~ болезнь Дарлинга, гистоплазмоз
Déjerine-Sottas ~ болезнь Дежерина — Сотта, гипертрофический неврит
Dercum's ~ болезнь Деркума, адипозалгия, болезненный липоматоз
Deutschländer's ~ болезнь Дейчлендера, маршевая стопа
Devergie's ~ болезнь Девержи, красный волосяной отрубевидный лишай
Dubini's ~ молниеносная хорея Дубини
Economo's ~ *см.* von Economo's disease

DISEASE

English ~ 1. рахи́т 2. депре́ссия, хандра́
Erb's ~ боле́знь Э́рба, прогресси́рующая мы́шечная дистрофи́я
Fabry's ~ боле́знь Фа́бри, диффу́зная ангиокерато́ма ту́ловища
Filatov-Dukes ~ боле́знь Фила́това — Дью́кса, четвёртая боле́знь, скарлатино́зная красну́ха
Filatov's ~ инфекцио́нный мононуклео́з, боле́знь Пфе́йффера, анги́на Фила́това
Forbes' ~ боле́знь Фо́рбса, гликогено́з III ти́па
Friedländer's ~ боле́знь Фри́длендера, облитери́рующий эндартерии́т
Gamstorp's ~ боле́знь Га́мсторпа, эпизоди́ческая семе́йная адинами́я
Gerhardt's ~ боле́знь Ге́рхардта, эритромелалги́я
Gibert's ~ боле́знь Жибе́ра, ро́зовый лиша́й
Gilchrist's ~ бластомико́з Ги́лкриста, североамерика́нский бластомико́з
Graefe's ~ боле́знь Гре́фе, хрони́ческая прогресси́рующая нару́жная офтальмоплеги́я
Graves' ~ *см.* Basedow's disease
Günther's ~ боле́знь Гю́нтера, мукополисахаридо́з II ти́па
Hansen's ~ боле́знь Га́нсена, ле́пра, *уст.* прока́за
Harley's ~ боле́знь Гарле́я, ночна́я пароксизма́льная гемоглобинури́я
Hashimoto's ~ зоб Хасимо́то, хрони́ческий лимфомато́зный тиреоиди́т
Henoch's ~ *см.* Schönlein's disease
hemorrhagic ~ of newborn геморраги́ческая боле́знь новорождённых
hereditary ~ насле́дственное заболева́ние
Hirschsprung's ~ боле́знь Ги́ршспрунга, идиопати́ческое расшире́ние то́лстого кише́чника
Hodgkin's ~ боле́знь Хо́джкина, лимфогранулемато́з
Horton's ~ мигре́нь [синдро́м] Хо́ртона, гистами́новая цефалги́я
immunodeficient ~ иммунодефици́тное заболева́ние
Jüngling's ~ боле́знь Ю́нглинга, туберкулёзный кисто́зный мно́жественный ости́т
Kahlbaum's ~ боле́знь Кальба́ума, кататони́ческая шизофрени́я
Kahler's ~ боле́знь Ка́лера, миело́мная боле́знь, мно́жественная миело́ма, плазмоцито́ма
Kashin-Bek ~ боле́знь Ка́шина — Бе́ка, у́ровская боле́знь, эндеми́ческий деформи́рующий остеоартро́з
Klemperer's ~ боле́знь Кле́мперера
Korsakoff's ~ ко́рсаковский психо́з, о́стрый алкого́льный психо́з Ко́рсакова
Kussmaul-Meier's ~ боле́знь

DISEASE

Куссма́уля — Ме́йера, узелко́вый периартерии́т
Laënnec's ~ цирро́з пе́чени Лаэнне́ка, порта́льный цирро́з пе́чени
Libman-Sacks ~ эндокарди́т Ли́бмана — Са́кса, волча́ночный эндокарди́т
Little's ~ боле́знь Ли́ттла (*форма детского церебрального паралича*)
Lobo's ~ боле́знь Ло́бо, кело́идный бластомико́з
Marie-Strümpell ~ *см.* **Bechterew's disease**
Mediterranean ~ больша́я талассеми́я, средиземно́морская анеми́я
metabolic ~s боле́зни нару́шения обме́на веще́ств
Mikulicz's ~ боле́знь [синдро́м] Мику́лича (*увеличение слёзных и слюнных желез со снижением их секреторной функции*)
Mitchell's ~ боле́знь Ми́тчелла, эритромелалги́я
Morvan's ~ синдро́м [хоре́я] Морва́на
mountain ~ го́рная боле́знь, боле́знь Ако́сты
occupation ~ профессиона́льное заболева́ние
Osler-Weber-Rendu ~ насле́дственная геморраги́ческая телеангиэктази́я, боле́знь Рандю́ — Ве́бера — О́слера
Paget's ~ боле́знь Пе́джета (*1. деформирующая остеодистрофия 2. рак соска молочной железы*)
pandemic ~ пандеми́я
parasitic ~ паразита́рная боле́знь
Parkinson ~ боле́знь Паркинсо́на, дрожа́тельный парали́ч
parrot ~ пситтако́з; орнито́з
Poncet's ~ туберкулёзный артри́т Понсе́
Quincke's ~ отёк [боле́знь] Кви́нке, ангионевроти́ческий отёк
radiation ~ лучева́я боле́знь
Raynaud's ~ боле́знь Рейно́ (*идиопатический пароксизмальный двусторонний цианоз пальцев*)
Recklinghausen's ~ боле́знь Реклингха́узена (*1. нейрофиброматоз 2. паратиреоидная остеодистрофия*)
Reiter's ~ боле́знь Ре́йтера, уретроокулосиновиа́льный синдро́м
rheumatic ~s ревмати́ческие заболева́ния
Schönlein's ~ боле́знь Шёнлейна — Ге́ноха, геморраги́ческая пу́рпура Ге́ноха
self-limited ~ боле́знь, кото́рая прохо́дит без лече́ния
serum ~ сы́вороточная боле́знь
sickle cell ~ серпови́дноклеточная анеми́я
Sjögren's ~ боле́знь [синдро́м] Шёгрена
Still's ~ боле́знь Сти́лла, форма ювени́льного ревмато́идного артри́та с системными проявлениями
systemic ~ систе́мное заболева́ние
Takayasu's ~ боле́знь

[синдро́м] Такая́су, боле́знь отсу́тствия пу́льса
valvular heart ~ кла́панный поро́к се́рдца
virus ~ ви́русное заболева́ние
von Economo's ~ эпидеми́ческий летарги́ческий энцефали́т Эконо́мо
Weber-Christian ~ боле́знь Ве́бера — Кри́счена, рецидиви́рующий лихора́дящий ненагна́ивающийся панникули́т
Whipple's ~ боле́знь Уи́ппла, интестина́льная [кише́чная] липодистрофи́я, липогранулемато́з брыже́йки
Wilson's ~ боле́знь Ви́льсона, гепатолентикуля́рная дегенера́ция
dish ва́нночка; ча́шка; кюве́та
Petri ~ *микр.* ча́шка Пе́три
disinfectant дезинфици́рующее сре́дство || дезинфекцио́нный
desinfection дезинфе́кция, обеззара́живание
current ~ теку́щая дезинфе́кция
radiation ~ радиацио́нная дезинфе́кция
terminal ~ заключи́тельная дезинфе́кция
disinfestation, disinsection дезинсе́кция, уничтоже́ние насеко́мых
disinsertion 1. отры́в сухожи́лия *(от места прикрепле́ния)* 2. отсло́йка сетча́тки
disintegration 1. дезинтегра́ция, распа́д, расщепле́ние; разложе́ние; раздробле́ние 2. *псих.* дезинтегра́ция, разобще́ние
disinterment эксгума́ция
disjunction разъедине́ние; разобще́ние; отделе́ние; расхожде́ние *(хромосом)*
disjunctive разъединя́ющий; разобща́ющий; расходя́щийся
disk 1. диск 2. сосо́к зри́тельного не́рва 3. ча́шка Пе́три
A [anisotropic] ~ анизотро́пный диск, диск А *(поперечно-полосатого мышечного волокна)*
embryonic [germinal] ~ заро́дышевый диск, бластоди́ск
I ~ изотро́пный диск, диск I *(поперечно-полосатого мышечного волокна)*
intercalated ~ *гист.* вста́вочный диск
M ~ мезофра́гма, ли́ния [поло́ска] М *(поперечно-полосатого мышечного волокна)*
optic ~ диск зри́тельного не́рва
Z ~ телофра́гма, ли́ния [поло́ска] Т, ли́ния [поло́ска] Z *(поперечно-полосатого мышечного волокна)*
dislocate вы́вихнуть; смести́ться; сдви́нуться
dislocation 1. вы́вих; смеще́ние; сдвиг; перемеще́ние 2. *ген.* дислока́ция ◇ **to reduce ~** вправля́ть вы́вих
complicated ~ осложнённый вы́вих

DISLOCATION

compound ~ откры́тый вы́вих

congenital ~ врождённый вы́вих

habitual ~ привы́чный вы́вих

incomplete ~ подвы́вих

dislodge 1. смеща́ть, перемеща́ть 2. удаля́ть (инородное тело, жёлчные камни)

dislodgement 1. смеще́ние, перемеще́ние 2. удале́ние (инородных тел, жёлчных камней)

dismaturity незре́лость (плода)

disorder наруше́ние, расстро́йство

affective ~ *псих.* аффекти́вное расстро́йство

clotting ~ наруше́ние свёртывания кро́ви

cognitive ~ расстро́йство познава́тельной спосо́бности

hearing ~ наруше́ние слу́ха

hyperkinetic ~ гиперкине́з

mental ~ психи́ческое расстро́йство

metabolic ~ наруше́ние обме́на веще́ств

nutritional ~ наруше́ние пита́ния

personality ~ *псих.* измене́ние ли́чности

thromboembolic ~s тромбоэмболи́ческие осложне́ния

disorganization дезорганиза́ция, разруше́ние, деструќция

dispensary 1. амбулато́рия, диспансе́р 2. поликлини́ческое отделе́ние больни́цы

dispensatory *уст.* фармакопе́я

dispeptic диспепти́ческий

dispersity диспе́рсность

displacement 1. смеще́ние; перемеще́ние, сдвиг 2. замеще́ние; вытесне́ние

disposition 1. расположе́ние, размеще́ние 2. предрасположе́ние

disruption 1. разры́в; разруше́ние; расхожде́ние (швов) 2. деструќция, распа́д

dissect 1. рассека́ть; вскрыва́ть; препари́ровать 2. рассла́ивать

dissecting 1. рассека́ющий 2. рассла́ивающий

dissection 1. рассече́ние; вскры́тие; препари́рование, анатоми́рование 2. расслое́ние

aortic ~ расслое́ние ао́рты

disseminate диссемини́ровать, распространя́ть(ся); рассе́ивать(ся)

dissemination диссемина́ция, распростране́ние; рассе́ивание

dissimilation катаболи́зм; диссимиля́ция

dissociation 1. диссоциа́ция, распа́д, разложе́ние 2. диссоциа́ция, наруше́ние взаимосвя́зи, расстро́йство (напр. психических процессов)

dissolubility раствори́мость

dissolution 1. растворе́ние; разжиже́ние 2. разложе́ние 3. смерть

dissolve 1. растворя́ть; разжижа́ть 2. разлага́ться, разруша́ться

dissolvent растворитель ‖ растворяющий

distal периферический, дистальный

distance расстояние; промежуток, отрезок

distant дальний; отдалённый (*напр. о метастазе*)

distensibility растяжимость; расширение

distensible эластичный, растяжимый, растягивающийся

distention 1. растяжение; расширение 2. вздутие (*живота*)

distillation дистилляция, перегонка; очищение; опреснение

distiller дистиллятор; перегонный аппарат *или* куб; опреснитель

distinct 1. различный, разный 2. явный, чёткий

distinction 1. различие, отличие, разница 2. отличительный признак, особенность; характерная черта

distinctive отличительный, характерный; особый

distinguish отличать, различать; выделять

distinguishable различимый, отличимый

distort искажать(ся); искривлять(ся); изменять(ся)

distraction 1. дистракция, вытяжение; растяжение 2. нервно-психическое возбуждение

distress дистресс; сильное недомогание

respiratory ~ респираторный дистресс, расстройство дыхания

distribute распределять

distribution 1. распределение; распространение 2. расположение; локализация

disturb растраивать, нарушать, повреждать

disturbance 1. расстройство; нарушение; повреждение 2. тревога, беспокойство

acid-base ~ нарушение кислотно-основного равновесия

diuresis диурез, выделение мочи

diuretic мочегонное средство, диуретик ‖ мочегонный

diurnal 1. дневной; ежедневный 2. суточный

divergence дивергенция; отклонение; расхождение

diversity 1. разнообразие, многообразие 2. различие, отличие 3. разновидность

diverticulum (*pl* diverticula) дивертикул

divide делить

divided 1. разделённый, дробный (*о дозировке*); раздельный 2. рассечённый

division 1. деление, разделение; распределение 2. отдел; участок; отделение (*больницы*)

dizziness головокружение

DNA *см.* deoxyribonucleic acid

doctor доктор, врач ‖ лечить; заниматься врачебной практикой ◇ ~ on duty дежурный врач; to call in a ~ вызывать врача; to

come to see a ~ обращаться к врачу; to send for the ~ посылать за врачом
attending ~ лечащий врач
auxiliary ~ помощник врача
country ~ сельский врач
district ~ участковый врач
family ~ семейный врач
head ~ главный врач
junior ~ врач-стажёр
ward ~ палатный врач
dolor боль
dolorific вызывающий боль
domiciliary в домашних условиях, на дому *(о лечении)*, по месту жительства
dominance 1. доминирование, преобладание 2. *ген.* доминантность
dominant доминанта; основной признак ‖ основной, преобладающий
donation донорство
blood ~ донорство крови
donee реципиент
donor донор ‖ донорский
blood ~ донор крови
bone marrow ~ донор костного мозга
universal ~ универсальный донор
dorsal 1. дорсальный, задний 2. спинной 3. тыльный
dorsodynia боль в спине, дорсалгия
dorsolumbar поясничный
dorsum *(pl* dorsa) 1. спина 2. тыльная поверхность
~ of fingers тыльная поверхность пальцев
~ of foot тыл стопы
~ of hand тыл кисти
~ of nose спинка носа

dosage 1. дозировка, дозирование 2. доза 3. определение дозы
dose доза; порция ‖ дозировать
absorbed ~ поглощённая доза
accumulated ~ кумулятивная [суммарная] доза
average ~ средняя доза
biological ~ биодоза
calculated ~ расчётная доза
cumulative ~ *см.* accumulated dose
cytopathic ~ цитопатогенная доза
daily ~ суточная доза
divided ~ дробная доза
effective ~ эффективная доза
epilation ~ эпиляционная доза
fatal ~ смертельная [летальная] доза
initial ~ начальная доза
lethal ~ смертельная [летальная] доза
loading ~ ударная доза
maintenance ~ поддерживающая доза
maximal tolerance ~ предельно допустимая доза
single ~ разовая [однократная] доза
sublethal ~ сублетальная доза
therapeutic ~ терапевтическая [лечебная] доза
threshold ~ пороговая доза
total ~ *см.* accumulated dose
dosimeter 1. дозиметр 2. дозатор
dosimetry дозиметрия

dossil тампо́н для очи́стки ра́ны
double-stranded двухспира́льный *(напр. о ДНК)*
douche 1. душ; приня́тие ду́ша 2. спринцо́вка
  alternating ~ контра́стный душ
  Charcot's ~ душ Шарко́
down-lying послеродово́й пери́од
drain дрена́ж, дрени́рование ‖ дрени́ровать
  wick ~ туру́нда
drainage дрена́ж, дрени́рование
  aspiration ~ аспирацио́нное дрени́рование
drape (хирурги́ческая) простыня́ *или* салфе́тка ‖ обкла́дывать простыня́ми *(операционное поле)*
draw 1. вытяже́ние *(конечности)* 2. извлече́ние; приготовле́ние *(настоя)* 3. выдёргивать, удаля́ть *(зуб)*
drawsheet подкладна́я пелёнка *или* клеёнка, подсти́лка
dream сон, сновиде́ние ‖ ви́деть сон
drepanocyte дрепаноци́т, серпови́дный эритроци́т
drepanocytemia серпови́дноклеточная анеми́я
dress перевя́зывать *(рану)*, бинтова́ть ◇ **to ~ in splints** накла́дывать ши́ну *или* ги́псовую повя́зку
dressing 1. перевя́зочный материа́л, повя́зка, перевя́зка 2. перевя́зывание *(раны)* ◇ **to do a ~** де́лать перевя́зку
  absorbent ~ вса́сывающая повя́зка
  antiseptic ~ антисепти́ческая повя́зка
  aseptic ~ асепти́ческая повя́зка
  pressure ~ да́вящая повя́зка
  tight ~ туга́я повя́зка
dried вы́сушенный; обезво́женный
drier суши́льный аппара́т; суши́лка
drill сверло́; бур; дрель; борма́ши́на; дрильбо́р ‖ сверли́ть, высве́рливать
drilling сверле́ние, просве́рливание
drinker алкого́лик; пья́ница
drinking-bout запо́й
drip 1. ка́панье, стека́ние ка́пель ‖ ка́пать, стека́ть по ка́плям 2. ка́пельное внутриве́нное введе́ние
drive побужде́ние, моти́в поведе́ния; влече́ние
  sexual ~ полово́е влече́ние
drop 1. ка́пля ‖ ка́пать, стека́ть по ка́плям; зака́пывать 2. *pl* ка́пли *(лекарственное средство)* 3. пониже́ние, паде́ние, сниже́ние, спад ‖ понижа́ться, па́дать, снижа́ться ◇ **a great ~ in temperature** ре́зкое пониже́ние температу́ры
  cough ~s ка́пли от ка́шля
  ear ~s ушны́е ка́пли
  eye ~s глазны́е ка́пли
  nasal ~s ка́пли в нос
dropper ка́пельница; пипе́тка
dropsy водя́нка, отёк
  ~ of amnion многово́дие
  ~ of brain гидроцефали́я

abdominal ~ асцит
articular ~ гидратрóз, водянка сустáва
peritoneal ~ асцит
drowsiness сонливость; гиперсомния
drug 1. лекáрство, лекáрственное срéдство, медикамéнт, лекáрственный препарáт ‖ прописывать *или* давáть лекáрственное срéдство 2. наркóтик ‖ давáть наркóтик; злоупотреблять наркóтиком
diaphoretic ~ потогóнное срéдство
emetic ~ рвóтное срéдство
narcotic ~ наркотическое лекáрственное срéдство
potent ~ сильнодéйствующее лекáрственное срéдство
vasoactive ~ вазоактивный лекáрственный препарáт
drug-fast лекáрственно-устóйчивый
drug-induced вызванный лекáрственным препарáтом
drum 1. барабáнная перепóнка 2. барабáнная пóлость
drunkard алкогóлик; пьяница
dry сухóй; обезвóженный; пересóхший ‖ сушить
drying сýшка, высýшивание
freeze ~ лиофильная сýшка
sublimation ~ сублимациóнная сýшка
dryness сýхость
duct протóк; канáл; ход; прохóд
bile ~ жёлчный протóк
Botallo's ~ артериáльный [ботáллов] протóк
cochlear ~ канáл улитки (*лабиринта внутреннего уха*)
common bile ~ óбщий жёлчный протóк
common hepatic ~ (óбщий) печёночный протóк
cystic ~ пузырный протóк
excretory ~ выводнóй протóк
thoracic ~ груднóй (лимфатический) протóк
dull тупóй (*о перкутóрном звуке*); приглушённый; тупóй (*о бóли*)
dullness тýпость (*перкутóрного звука*); приглушённость; притуплённость; притуплéние
dumbness немотá
dung кал, фекáлии, экскремéнты
duodenal дуоденáльный, относящийся к двенадцатипéрстной кишкé
duodenography дуоденогрáфия
duodenum двенадцатипéрстная кишкá
duplicate двойнóй, сдвóенный, спáренный
duplication 1. удвоéние, удвáивание 2. *анат.* дупликатýра 3. *ген.* дупликáция
dural дурáльный (*относящийся к твёрдой мозговóй оболóчке*)
dura mater твёрдая мозговáя оболóчка
duration длительность, продолжительность, промежýток врéмени

dust 1. пыль 2. присы́пка ‖ присыпа́ть; обсыпа́ть
   radioactive ~ радиоакти́вная пыль

duty 1. дежу́рство 2. фу́нкция, обя́занность ◇ **on** ~ дежу́рный
   daily ~ су́точное дежу́рство
   sanitary ~ санита́рная слу́жба

dwarfism ка́рликовость, нани́зм, микросоми́я

dye кра́ска, краси́тель ‖ кра́сить, окра́шивать
   X-ray contrast ~ рентгеноконтра́стное вещество́

dying 1. умира́ние 2. умира́ющий

dysenteric дизентери́йный

dysentery дизентери́я
   amebic ~ амебиа́з, амёбная дизентери́я
   bacillary ~ бактериа́льная дизентери́я

dysfunction дисфу́нкция, наруше́ние фу́нкции

dysgenesia дисгенези́я (*наруше́ние эмбриона́льного разви́тия о́рганов или тка́ней*)

dysimmunity наруше́ние иммуните́та

dyskinesia дискинези́я
   ~ **of the gallbladder** дискинези́я жёлчного пузыря́

dysmenorrhea дисменоре́я (*расстро́йство менструа́льного ци́кла*)

dysnutrition наруше́ние пита́ния

dysop(s)ia наруше́ние зре́ния

dysosmia дизосми́я (*наруше́ние обоня́ния*)

dyspepsia диспепси́я (*расстро́йство пищеваре́ния*)

dysphagia дисфаги́я (*наруше́ние глота́ния*)

dysphasia дисфази́я (*наруше́ние ре́чи*)

dysphoria *псих.* дисфори́я

dysplasia дисплази́я (*наруше́ние формирова́ния тка́ни или о́ргана*)
   fibrous ~ фибро́зная дисплази́я

dyspnea оды́шка ◇ ~ **at rest** оды́шка в поко́е
   exertional ~ оды́шка при физи́ческой нагру́зке
   expiratory ~ экспирато́рная оды́шка

dyspneic страда́ющий оды́шкой

dysproteinemia диспротеинеми́я

dysrhythmia аритми́я

dystocia дистоци́я, патологи́ческие ро́ды; тру́дные ро́ды

dystonia дистони́я, наруше́ние то́нуса

dystrophic страда́ющий дистрофи́ей

dystrophy дистрофи́я, дегенера́ция, перерожде́ние
   adiposogenital ~ адипозогенита́льная дистрофи́я, гипофиза́рное ожире́ние
   muscular ~ мы́шечная дистрофи́я
   nutritional ~ алимента́рная дистрофи́я, алимента́рное истоще́ние

dysuria дизури́я (*расстро́йство мочеиспуска́ния*)

dysuric дизури́ческий

E

ear 1. у́хо 2. ушко́, отве́рстие
 acute ~ о́стрый катара́льный сре́дний оти́т
 beach ~ нару́жный оти́т
 external ~ нару́жное у́хо
 inner ~ вну́треннее у́хо
 middle ~ сре́днее у́хо
 outer ~ нару́жное у́хо
earache оталги́я
ear-brush аппара́т для промыва́ния уше́й
eardrum 1. бараба́нная перепо́нка 2. сре́днее у́хо
earflap нару́жное у́хо
earlobe ушна́я мо́чка
early 1. ра́нний, нача́льный 2. преждевре́менный
earpick ушно́й пинце́т
earplug ушно́й тампо́н; противошу́м
earwax ушна́я се́ра
ease облегче́ние, ослабле́ние (боли) ‖ облегча́ть, ослабля́ть (боль)
easement облегче́ние, ослабле́ние (боли)
eccentric эксцентри́ческий
ecchymosis кровоподтёк, экхимо́з, синя́к
eccrine экзокри́нный, внешнесекрето́рный
eccyesis внема́точная бере́менность
echinococcosis эхинококко́з
Echinococcus эхиноко́кк ◊ ~ **alveolaris** многока́мерный эхиноко́кк; ~ **granulosus** однока́мерный эхиноко́кк; ~ **multilocularis** многока́мерный эхиноко́кк

echocardiogram эхокардиогра́мма
echocardiograph эхокардио́граф
echocardiography эхокардиогра́фия
echoencephalogram эхоэнцефалогра́мма
echoencephalography эхоэнцефалогра́фия
echography эхогра́фия
 gray-scale ~ эхогра́фия по се́рой шкале́
 β-scan ~ β-скани́рующая эхогра́фия
echolalia *псих.* эхолали́я, эхофрази́я
echopraxia *псих.* эхопракси́я, эхокинези́я
echoviruses *pl* ECHO-ви́русы
eclabium вы́ворот губы́
eclampsia эклампси́я
 puerperal ~ послеродова́я эклампси́я
eclampsism преэклампси́я
eclamptic эклампти́ческий
ecraseur про́волочная пе́тля *(для удаления тканей)*
ectasia эктази́я, расшире́ние, растяже́ние *(полого органа)*
ectatic эктази́рованный, расши́ренный; спосо́бный к расшире́нию
ecthyma экти́ма
ectoblast эктоде́рма; перви́чная эктоде́рма, эктобла́ст
ectocardia эктопи́я се́рдца
ectoderm эктоде́рма
ectodermal эктодерма́льный
ectopia эктопи́я
ectopic эктопи́ческий, гетеротопи́ческий
ectoplasm эктопла́зма *(на-*

ружный слой цитоплазмы)
ectopy *см.* ectopia
ectropion эктропион, выворот века
eczema экзема
  atopic ~ эндогенная экзема
  housewife's ~ экзема «домашних хозяек»
  infantile ~ детская экзема
  intractable ~ торпидная экзема
  moist ~ мокнущая экзема
  nummular ~ монетовидная экзема
  seborrheic ~ себорейная экзема
  weeping ~ мокнущая экзема
eczematization экзематизация, развитие экземы
eczematoid экземоподобный
eczematous экзематозный
edema 1. отёк; 2. водянка
  angioneurotic ~ *см.* Quincke's edema
  brain ~ отёк мозга
  cachectic ~ кахектический отёк
  eyelid ~ отёк век(а)
  famine ~ алиментарная дистрофия, безбелковый отёк
  inflammatory ~ воспалительный отёк
  lymphatic ~ лимфатический отёк
  malignant ~ газовая гангрена
  migratory ~ *см.* Quincke's edema
  nutritional ~ *см.* famine edema
  periodic ~ *см.* Quincke's edema
  pulmonary ~ отёк лёгких
  Quincke's ~ отёк [болезнь] Квинке, ангионевротический отёк
  subcutaneous ~ отёк подкожной клетчатки
edematous отёчный
edge 1. край, грань 2. остриё, лезвие 3. критическое положение, критический момент
education образование
  health ~ санитарное просвещение
effect 1. эффект, результат, следствие; действие 2. воздействие, влияние
  adverse ~ нежелательное действие
  cumulative ~ кумулятивный эффект
  curative ~ лечебный эффект, лечебное действие
  cytopathic ~ цитопатический эффект
  drug-induced ~ фармакологический эффект
  habituation ~ эффект привыкания
  late ~ отдалённое последствие
  long-term ~ продолжительное действие, длительный эффект
  overt ~ явный эффект
  poisonous ~ токсическое действие
  protective ~ защитный эффект
  side ~ побочное действие
  systemic ~ системный эффект
  threshold ~ пороговый эффект

toxic ~ токси́ческое де́йствие
triggering ~ три́ггерный эффе́кт
effective де́йствующий; эффекти́вный, де́йственный
effectiveness эффекти́вность, де́йственность
effector эффе́ктор; кле́тка-эффе́ктор
  cytotoxic ~ цитотокси́ческая кле́тка-эффе́ктор
efficacy эффекти́вность, де́йственность
  ~ of medicine эффекти́вность лека́рства
efficiency 1. эффекти́вность, де́йственность 2. работоспосо́бность
  performance ~ работоспосо́бность
efflux истече́ние, вытека́ние, отто́к
effuse излия́ние; истече́ние, выделе́ние || излива́ть(ся); истека́ть, выделя́ться {NB: *произноше́ние* сущ. [i'fju:s], *гл.* [i'fju:z]}
effusion 1. вы́пот 2. истече́ние, излия́ние 3. кровотече́ние, поте́ря кро́ви
  pericardial ~ перикардиа́льный вы́пот
  pleural ~ плевра́льный вы́пот
  serous ~ серо́зный вы́пот
egg 1. яйцекле́тка 2. яйцо́; заро́дыш
  ~s of worms я́йца гельми́нтов
  fertilized ~ оплодотворённая яйцекле́тка
ejaculate эякуля́т *(спермы)*
ejaculation эякуля́ция

ejection выбра́сывание; вы́брос
elaboration 1. вы́работка, образова́ние *(напр. клеток крови)* 2. разви́тие
elastase эласта́за
elastic эласти́чный, упру́гий
elasticity эласти́чность, упру́гость
elastin эласти́н
elastosis эласто́з
elation *псих.* эйфори́я; экзальта́ция
elbow ло́коть, локтево́й суста́в; локтева́я о́бласть
  tennis ~ те́ннисный ло́коть; лучеплечево́й бурси́т, травмати́ческий эпикондили́т
elderly пожило́й, прекло́нного во́зраста
elective 1. электи́вный, избира́тельный 2. факультати́вный, необяза́тельный
electroblotting электробло́ттинг
electrocardiogram электрокардиогра́мма, ЭКГ
electrocardiography электрокардиогра́фия
electrocoagulation электрокоагуля́ция
electrode электро́д
electrodialysis электродиа́лиз
electroencephalogram электроэнцефалогра́мма
electroencephalograph электроэнцефало́граф
electroimmunoassay электроиммуноана́лиз
electroimmunodiffusion иммуноэлектрофоре́з, электроиммунодиффу́зия
electroimmunoprecipitation иммуноэлектрофоре́з с по-

следующей иммунопреципитацией
electrolyte электролит
electromassage электромассаж
electromyogram электромиограмма, ЭМГ
electromyograph электромиограф
electromyography электромиография
electrophoresis электрофорез
  affinity ~ аффинный электрофорез
  continuous ~ непрерывный электрофорез
  counter ~ встречный электрофорез
  disk ~ диск-электрофорез
  drug ~ лекарственный электрофорез
  gel ~ гель-электрофорез
  paper ~ электрофорез на бумаге
  starch ~ электрофорез в крахмале
  thin-layer ~ тонкослойный электрофорез
electropuncture электропунктура
electroshock электрошок, электросудорожная терапия
electrosleep электросон
electrostimulation электростимуляция
electrotome электронож
element 1. элемент, составная часть 2. химический элемент
  formed ~s **of blood** форменные элементы крови
  trace ~ микроэлемент
elementary 1. элементарный, простейший 2. первоначальный; первичный
elevation 1. повышение, подъём 2. поднятие, высокое расположение
elevator элеватор (*напр. зубной*)
eliminate очищать; выделять; удалять; элиминировать; ликвидировать (*напр. очаг инфекции*)
elimination очищение; выделение, экскреция; удаление; ликвидация
  immune ~ иммунный клиренс
elongation вытяжение; растяжение (*связки*); удлинение
eluent элюент, растворитель
elution элюция, элюирование
  gradient ~ градиентная элюция
elytroptosis кольптоз, опущение влагалища
emaciation кахексия, истощение; истощённость
emanation 1. истечение; излучение, эманация 2. радиоактивный газ
embarrassment затруднение, препятствие, помеха
embedding заливка (*гистологического препарата*)
embolic эмболический
embolism эмболия
  air ~ воздушная эмболия
  amniotic fluid ~ амниотическая эмболия
  fat ~ жировая эмболия
  pulmonary ~ эмболия лёгочной артерии
embolus (*pl* **emboli**) эмбол

EMBRASURE

embrasure межзу́бный промежу́ток
embryo заро́дыш, эмбрио́н
embryoblast эмбриобла́ст
embryogenesis эмбриогене́з, разви́тие заро́дыша
embryologist эмбрио́лог
embryology эмбриоло́гия
embryonal заро́дышевый, эмбриона́льный, зача́точный
embryopathy эмбриопати́я
embryotocia або́рт, вы́кидыш
embryotome *мед. тех.* эмбриото́м
embryotomy эмбриотоми́я
emerge 1. появля́ться, возника́ть; выступа́ть *(наружу)* 2. пробуждаться, выходи́ть из нарко́за
emergence 1. появле́ние, возникнове́ние 2. пробужде́ние, вы́ход из нарко́за
emergency 1. непредви́денный слу́чай; чрезвыча́йные обстоя́тельства; тяжёлое состоя́ние больно́го 2. неотло́жная по́мощь
emesis рво́та ◇ ~ gravidarum рво́та бере́менных
emetic рво́тное сре́дство ‖ рво́тный
emiction мочеиспуска́ние
emictory мочего́нное (сре́дство)
emigration 1. диапеде́з 2. эмигра́ция *(напр. лейкоци́тов)*
eminence *анат.* возвыше́ние, вы́ступ, бугор, бугоро́к
emission 1. выделе́ние *(секре́та)* 2. поллю́ция 3. эми́ссия, излуче́ние
emitter излуча́тель

emmenia менструа́ция
emmetropia эмметропи́я
emotion эмо́ция, чу́вство; волне́ние, аффе́кт
emphysema эмфизе́ма
  altitude ~ высо́тная эмфизе́ма
  cutaneous ~ подко́жная эмфизе́ма
  mediastinal ~ медиастина́льная эмфизе́ма, эмфизе́ма средосте́ния
  pulmonary ~ эмфизе́ма лёгких
emphysematous эмфизема́тозный
emplastic 1. пла́стырный 2. кле́йкий, ли́пкий
emplastrum пла́стырь
emptysis кровоха́рканье, лёгочное кровотече́ние
empyema эмпие́ма *(скопле́ние гно́я в по́лости)*
  pleural ~ эмпие́ма пле́вры, пиото́ракс
emulgent эмульга́тор
emulsion эму́льсия
enamel(um) эма́ль *(зубна́я)*
enanthem(a) энанте́ма *(сыпь на сли́зистых оболо́чках)*
enanthematous энанте́мный
encapsulated инкапсули́рованный, осумко́ванный
encapsulation инкапсуля́ция
encephalalgia головна́я боль
encephalic мозгово́й, относя́щийся к головно́му мо́згу
encephalitis энцефали́т, воспале́ние головно́го мо́зга
  tick-borne ~ клещево́й энцефали́т
encephalocele энцефалоце́ле *(гры́жа головно́го мо́зга)*

encephalogram энцефалограмма
encephalography энцефалография
encephalomeningitis менингоэнцефалит
encephalomyelitis энцефаломиелит
encephalon головной мозг
encephalopathy энцефалопатия, церебропатия
  hepatic ~ печёночная энцефалопатия, гепатаргия
  lead [saturnine] ~ свинцовая энцефалопатия
enchondral энхондральный
encircle окружать, охватывать
encirclement:
  cord ~ обвитие пуповины
enclitic ущемлённый
enclose заключать, окружать
enclosed закрытый; заключённый, огороженный; замкнутый
encopresis энкопрёз, недержание кала
encyst инкапсулировать(ся)
encysted инкапсулированный, осумкованный; окружённый оболочкой
end 1. конец, окончание 2. предел; граница 3. смерть
endemic эндемический
endemicity эндемичность
endemy эндемия
ending окончание; завершение
  free nerve ~s свободные нервные окончания
  motor nerve ~ двигательное нервное окончание
  nerve ~ нервное окончание
  sensory nerve ~ чувствительное нервное окончание
  tactile nerve ~s осязательные [тактильные] нервные окончания
endobronchial эндобронхиальный
endocardiac, endocardial внутрисердечный, эндокардиальный
endocarditis эндокардит
  bacterial ~ септический [бактериальный] эндокардит
  mural ~ пристеночный [париетальный] эндокардит
  vegetative [verrucous] ~ бородавчатый эндокардит
endocardium эндокард, внутренняя оболочка сердца
endocellular внутриклеточный
endocervical эндоцервикальный, относящийся к каналу шейки матки
endocervicitis эндоцервицит
endocervix слизистая оболочка канала шейки матки
endocrine эндокринный
endocrinologist эндокринолог
endocrinology эндокринология
endocrinopathy эндокринопатия
endocytosis эндоцитоз
endoderm *см.* entoderm
endogenic эндогенный
endolymph эндолимфа
endometrial относящийся к эндометрию, эндометриальный
endometriosis эндометриоз
endometritis эндометрит
endometrium эндометрий

endomysium *гист.* эндомизий
endoneural эндоневральный
endoneurium *гист.* эндоневрий
endopericarditis панкардит
endoplasm *цитол.* эндоплазма
endoreduplication эндоредупликация
endorphines *pl* эндорфины
endosalpingitis эндосальпингит
endosalpinx слизистая оболочка маточной трубы
endoscope эндоскоп
endoscopy эндоскопия
   fiber optic ~ фиброэндоскопия
endosome цитоплазмическое тельце
endosteum эндост, внутренняя оболочка полости костного мозга
endothelial эндотелиальный
endothelin эндотелин
endotheliocyte эндотелиоцит, эндотелиальная клетка
endothelioma эндотелиома
endotheliosis эндотелиоз
endothelium *гист.* эндотелий
endotoxin *бакт.* эндотоксин
endotracheal эндотрахеальный
endovasculitis эндоваскулит
endovenous внутривенный
end-plate *анат.* концевая пластинка, окончание двигательного нерва
end-stage терминальная стадия *(заболевания)*
end-to-end *хир.* конец в конец

enema клизма ◇ **to give an** ~ ставить клизму
   barium ~ бариевая клизма
   cleansing ~ очистительная клизма
   contrast ~ контрастная клизма
   double contrast ~ клизма с двойным контрастированием
   lubricating ~ послабляющая клизма
   medicinal ~ лекарственная клизма
   purgative ~ очистительная клизма
   saline ~ гипертоническая клизма
   siphon ~ сифонная клизма
energy 1. энергия; сила; мощность 2. *pl* усилия; активность; деятельность
engineering:
   biological ~ биотехника
   gene ~ генная инженерия
englobe фагоцитировать
englobement фагоцитоз
engorge наполняться *(жидкостью)*; наливаться кровью *(об органе)*
engorgement 1. застой *(напр. жёлчи)* 2. прилив крови; гиперемия
   breast [mammary] ~ нагрубание молочных желёз
engraftment приживление *(трансплантата)*
enhancement активация, увеличение, усиление, повышение
enlarge увеличивать(ся)
enlargement 1. расширение; увеличение *(напр. органа)*

2. развитие; рост; разрастание, распространение
enophthalmos *офт.* энофтальм
enorganic присущий организму
enter входить, поступать
enteral тонкокишечный
enteric 1. тонкокишечный 2. брюшной
enteric-coated кишечнорастворимый (о таблетке)
enteritis энтерит
  regional ~ региональный энтерит
  ulcerative ~ язвенный энтерит
enterobiasis энтеробиоз, оксиуроз
enterocentesis пункция кишки
enteroclysis высокая клизма
enterococcus энтерококк
enterocolitis энтероколит (воспаление тонкой и толстой кишок)
  necrotizing ~ некротический энтероколит
  pseudomembranous ~ псевдомембранозный энтероколит
enterocolostomy энтероколостомия (наложение соустья между толстой и тонкой кишками)
enterocyst кишечная киста
enterocyte энтероцит, кишечная клетка
enterogenous энтерогенный, кишечного происхождения
enterolith кишечный конкремент, энтеролит
enterology энтерология

enteropathy энтеропатия, поражение кишечника
  gluten ~ глютеновая энтеропатия
  protein-losing ~ энтеропатия с потерей белка
enteroplegia парез или паралич кишечника
enteroplexy кишечный шов
enteroptosis энтероптоз, опущение внутренностей
enterorrhagia кишечное кровотечение
enterorrhexis разрыв кишки
enterospasm спазм кишечника
enterostasis кишечный стаз, кишечная непроходимость
enterostaxis кровоточивость слизистой оболочки кишечника
enterostomy энтеростомия (формирование наружного свища тонкой кишки)
enterotome *мед. тех.* энтеротом
enterotomy энтеротомия
enterotoxin энтеротоксин
  staphylococcal ~ стафилококковый энтеротоксин
enterovirus энтеровирус, кишечный вирус
entire 1. сплошной, непрерывный 2. чистый, беспримесный
entity:
  clinical ~ нозологическая форма, нозологическая единица
entoderm *эмбр.* энтодерма, энтобласт
entrance 1. вход, доступ (оперативный) 2. устье (напр. сосуда) 3. входное

133

ENTRAPMENT

отве́рстие *(раневого кана́ла)*
entrapment ущемле́ние о́ргана
  nerve ~ ущемле́ние не́рва
entropion энтро́пион, заворо́т ве́ка
entry:
  ~ **of infection** входны́е воро́та инфе́кции
  percutaneus ~ чреско́жный до́ступ
enucleate энукле́ировать, вылу́щивать
enucleation энуклеа́ция, вылу́щивание
enuresis энуре́з, недержа́ние мочи́
  nocturnal ~ ночно́е недержа́ние мочи́
envelope оболо́чка; плёнка
  cell ~ кле́точная оболо́чка
  nuclear ~ оболо́чка ядра́ *(клетки)*
  viral ~ оболо́чка ви́руса
envenom поража́ть я́дом; выделя́ть яд
environment окружа́ющая среда́; окружа́ющие усло́вия
  hospital ~ больни́чные усло́вия, больни́чная среда́
  internal ~ вну́тренняя среда́, среда́ органи́зма
  sterile ~ стери́льная [безмикро́бная] среда́
  work ~ усло́вия труда́, произво́дственная среда́
environmental относя́щийся к окружа́ющей среде́
enzymatic ферментати́вный, ферме́нтный, энзимати́ческий
enzyme ферме́нт, энзи́м
  biotin-dependent ~ биотинзави́симый ферме́нт
  cleaving ~ отщепля́ющий ферме́нт
  clotting ~ коагули́рующий ферме́нт
  digestive ~ пищевари́тельный ферме́нт
  extracellular ~ внекле́точный ферме́нт
  hydrolytic ~ гидролити́ческий ферме́нт
  intracellular ~ внутрикле́точный ферме́нт
  lipolytic ~ липолити́ческий ферме́нт
  oxidation-reduction ~s окисли́тельно-восстанови́тельные ферме́нты
  proteolytic ~ протеа́за, протеолити́ческий ферме́нт
  scavenger ~ катала́за
enzymoimmunoassay энзимоиммуноана́лиз
enzymology энзимоло́гия, ферментоло́гия
eosin эози́н *(краситель)*
eosinopenia эозинопени́я
eosinophil(e) эозинофи́л, эозинофи́льный гранулоци́т, эозинофи́льный лейкоци́т
eosinophilia эозинофили́я; эозинофи́льный лейкоцито́з
eosinophilic, eosinophilous эозинофи́льный
eparterial располо́женный над арте́рией
ependyma эпе́ндима
ependymocyte эпендимоци́т
ependymoma эпендимо́ма
ephelis *(pl* **ephelides**) весну́шка

epiarticular надсуставно́й
epibody эпиантите́ло
epicardium эпика́рд (*нару́жная оболо́чка се́рдца*)
epicondyle надмы́щелок
epicrisis эпикри́з
epicyte эпици́т, подоци́т (*эпителиа́льная кле́тка ка́псулы по́чечного клубо́чка*)
epidemic эпиде́мия ‖ эпидеми́ческий
epidemical эпидеми́ческий
epidemiologist эпидемио́лог
epidemiology эпидемиоло́гия
epidemy эпиде́мия
epiderm эпиде́рмис
epidermal эпидерма́льный
epidermis эпиде́рмис
epidermomycosis дерматомико́з
epididymis эпиди́димис, прида́ток яи́чка
epidural эпидура́льный
epigastralgia (эпи)гастралги́я (*боль в надчре́вной о́бласти*)
epigastric надчре́вный, эпигастра́льный
epigastrium эпига́стрий, надчре́вная о́бласть
epigastrocele гры́жа бе́лой ли́нии (*живота́*)
epigenetic эпигенети́ческий
epigenotype эпигеноти́п
epiglottis надгорта́нник
epilation эпиля́ция, удале́ние воло́с
epilayer пове́рхностный слой; надслой
epilepsy эпиле́псия
epileptic эпиле́птик ‖ эпилепти́ческий
epimenorrhea пройоменоре́я (*укороче́ние менструа́льного ци́кла*)
epinephrine адренали́н
epinephros надпо́чечник
epineurium эпине́врий (*нару́жная оболо́чка не́рва*)
epipharyngeal носогло́точный
epipharynx носогло́тка
epiphrenic наддиафрагма́льный
epiphyseal, epiphysial эпифиза́рный
epiphysis 1. эпи́физ (*ко́сти*) 2. шишкови́дное те́ло, эпи́физ
epiploic са́льниковый
epiploon са́льник
episclera эпискле́ра
episcleritis эпископи́т
episiotomy эпизиотоми́я (*рассече́ние промежности*)
episode:
~ **of a disease** при́ступ боле́зни
acute rejection ~ о́стрый криз отторже́ния (*трансплантата*)
rejection ~ криз отторже́ния (*трансплантата*)
epistaxis носово́е кровотече́ние
episternal надгруди́нный
epithelial эпителиа́льный
epithelioid эпителио́идный, подо́бный эпите́лию
epithelioma эпителио́ма
basal cell ~ базалио́ма, база́льно-кле́точная эпителио́ма
epithelium (*pl* **epithelia**) эпите́лий, эпителиа́льная ткань
ciliated ~ мерца́тельный [ресни́тчатый] эпите́лий

columnar ~ цилиндрический эпителий
cubical ~ кубический эпителий
cylindrical ~ цилиндрический эпителий
desquamated ~ слущенный эпителий
germinal ~ зародышевый [герминативный] эпителий
glandular ~ железистый эпителий
multirowed ~ псевдомногослойный [многорядный] эпителий
oral ~ эпителий ротовой полости
pavement ~ плоский эпителий
pigmented ~ пигментный эпителий
pseudostratified ~ *см.* multirowed epithelium
respiratory ~ респираторный эпителий
simple ~ однослойный эпителий
squamous ~ плоский эпителий
stratified ~ многослойный эпителий
transitional ~ переходный эпителий
epitope (антигенная) детерминанта, эпитоп
  antigenic ~ антигенная детерминанта, эпитоп
  autoimmune ~ аутоантигенная детерминанта, аутоэпитоп
  cell-surface ~ антигенная детерминанта клеточной поверхности
  transposable ~ перемещаемая антигенная детерминанта
epityphlon червеобразный отросток, аппендикс
eponychium надногтевая пластинка, эпонихий
equilibration 1. уравновешивание; соотношение 2. равновесие
equilibrium равновесие
  acid-base ~ кислотно-щелочное равновесие
  genetic ~ генетическое равновесие
equinia сап
equipment аппаратура; оборудование; принадлежности
equivalent эквивалент ∥ эквивалентный, равноценный
  dose ~ эвивалент дозы
erection эрекция; выпрямление
erectile эректильный
ergastroplasm эргастоплазма
ergometer эргометр, динамометр
  bicycle ~ велоэргометр
erode 1. прорываться (*напр. об абсцессе*) 2. разъедать, разрушать(ся); подвергаться эрозии
erogenic, erogenous эрогенный, вызывающий половое возбуждение
erosion эрозия, неглубокое изъязвление
erosive эрозивный
error 1. ошибка, погрешность 2. отклонение, расхождение
  diagnostic ~ диагностическая ошибка

instrumental ~ погрéшность прибóра
measuring ~ погрéшность измерéния
random ~ случáйная ошúбка
sampling ~ ошúбка вы́борочного исслéдования
erubescence 1. покраснéние кóжи 2. румя́нец
eruct отры́гивать, сры́гивать
eructation отры́жка
gaseous ~ отры́жка вóздухом
sour ~ кúслая отры́жка
erupt 1. покрывáться сы́пью 2. прорéзываться (о зубах)
eruption 1. сыпь, высыпáние (на коже) 2. прорéзывание зубóв 3. вспы́шка (эпидемии)
acneiform ~ угревúдная сыпь
bullous ~ буллёзная сыпь
drug ~ лекáрственная сыпь
herpetic ~ герпетúческое высыпáние
iodine ~ йóдный дерматúт
papular ~ папулёзная сыпь
scarlatinal ~ скарлатинóзная сыпь
eruptive относя́щийся к сы́пи; сопровождáющийся сы́пью
erysipelas рóжа, рóжистое воспалéние
surgical ~ послеоперациóнная рóжа
erysipelatous рóжистый
erythema эритéма, покраснéние кóжи ◇ ~ necroticans некротизúрующая эритéма
erythematous эритематóзный
erythrasma дерм. эритрáзма

erythremia эритремúя
erythroblast эритроблáст, нормоблáст
erythroblastosis эритробластóз
fetal ~ гемолитúческая болéзнь новорождённых
erythrocyte эритроцúт
antigen-coated [antigen-sensitized] ~ нагрýженный [сенсибилизúрованный] антигéном эритроцúт
sickle ~ дрепаноцúт, серповúдный эритроцúт
erythrocytolysis гемóлиз
erythrocytometer гемоцитóметр
erythrocytopoiesis эритро(цито)поэ́з
erythrocytosis эритроцитóз, полицитемúя
erythrocyturia эритроцитурúя, гематурúя
erythroderma эритродермúя
erythrogenesis эритро(цито)поэ́з
erythrolysin гемолизúн
erythrolysis гемóлиз, лúзис эритроцúтов
erythron эритрóн
erythropenia эритро(цито)пенúя
erythroplasia эритроплазúя
erythropoiesis эритро(цито)поэ́з
erythropoietin эритропоэтúн
erythropyknosis пикнóз эритроцúтов
erythrorexis гемат. эритрорéксис
erythruria эритроцитурúя, гематурúя
escape выделéние; истечéние; просáчивание ‖ выде-

ляться; истекать; просачиваться
~ of blood кровотечение
esophagectasia эзофагэктазия, расширение пищевода
esophagism спазм пищевода
esophagitis эзофагит, воспаление пищевода
  reflux ~ рефлюкс-эзофагит
esophagodynia эзофагодиния *(боли в пищеводе)*
esophagography эзофагография, рентгеноконтрастное исследование пищевода
esophagoscope эзофагоскоп
esophagoscopy эзофагоскопия
esophagostenosis сужение [стеноз] пищевода
esophagostomy эзофагостомия, наложение фистулы пищевода
esophagotomy эзофаготомия, рассечение пищевода
esophagus пищевод
ESR см. erythrocyte sedimentation rate
essential 1. основной, существенный 2. идиопатический
ester сложный эфир
esterase эстераза
  nonspecific ~ неспецифическая эстераза
esterification эстерификация, образование сложного эфира
esthesia 1. чувство, ощущение 2. чувствительность, восприимчивость
estimation оценка; расчёт, подсчёт
estradiol эстрадиол
estriol эстриол
estrogen эстроген
estrone эстрон
ethanol этиловый спирт, этанол
ether простой эфир
etherification этерификация, образование простого эфира
ethics:
  medical ~ врачебная этика
ethmoidectomy резекция решётчатой кости
etiologic(al) этиологический, причинный
etiology этиология *(1. учение о причинах болезней 2. причины болезней)*
etiotropic этиотропный
euchromatin эухроматин
euchromosome эухромосома, аутосома
eupepsia нормальное пищеварение
euploidy *ген.* эуплоидия
euthymic эутимический
euthyroidism эутиреоз *(нормальная функция щитовидной железы)*
eutocia нормальная родовая деятельность; нормальные роды
evacuation 1. опорожнение *(напр. кишечника)* 2. эвакуация, удаление *(напр. гноя)* 3. дефекация, испражнение
evaginate выпячиваться
evagination эвагинация, выпячивание
evaluation 1. оценка 2. анализ *(данных)*
  medical ~ медицинская экспертиза

evaporation 1. испаре́ние 2. выпа́ривание
eventration эвентра́ция
eversion вы́ворот *(напр. века)*
evidence основа́ние; да́нные, фа́кт(ы), при́знак(и); свиде́тельства; доказа́тельство ‖ служи́ть доказа́тельством, подтвержда́ть
  clinical ~ клини́ческие да́нные
  epidemiological ~ эпидемиологи́ческие да́нные
  radiological ~ рентгенологи́ческие да́нные
evoke вызыва́ть, индуци́ровать
evolution эволю́ция; постепе́нное разви́тие; развёртывание
exacerbation обостре́ние, усиле́ние *(болезни)*
examination 1. освиде́тельствование; иссле́дование; обсле́дование; осмо́тр 2. экспертиза; ана́лиз
  bacterial ~ бактериологи́ческий ана́лиз
  bimanual ~ двуру́чное [бимануа́льное] иссле́дование
  blood ~ ана́лиз кро́ви
  cytological ~ цитологи́ческое иссле́дование
  general ~ о́бщее обсле́дование
  medical ~ враче́бный осмо́тр
  microscopic ~ гистологи́ческое иссле́дование
  outpatient ~ амбулато́рное обсле́дование
  post mortem ~ аутопси́я, вскры́тие тру́па
  prophylactic medical ~ профилакти́ческое обсле́дование
  X-ray ~ рентгенологи́ческое иссле́дование
examine обсле́довать, иссле́довать, осма́тривать
exanthem(a) экзанте́ма, ко́жная сыпь
excavation 1. по́лость; углубле́ние; экскава́ция 2. образова́ние по́лости 3. удале́ние
excess 1. избы́ток, изли́шек; превыше́ние 2. невозде́ржанность *(напр. в еде)*
excessive чрезме́рный; избы́точный
exchange *физиол.* обме́н ‖ обме́нивать
  fetal-maternal ~ трансплацента́рный перено́с
  interchromosomal sister chromatid ~ межхромосо́мный обме́н сёстринскими хромати́дами
  plasma ~ плазмафере́з
excision иссече́ние; удале́ние
  ~ of tissue иссече́ние тка́ни
  marginal ~ краева́я резе́кция
  total ~ по́лное иссече́ние
  wide ~ широ́кое иссече́ние
excitability 1. возбуди́мость, раздражи́мость 2. чувстви́тельность
excitant возбужда́ющее сре́дство ‖ возбужда́ющий
excitation возбужде́ние; раздраже́ние
excited возбуждённый, взволно́ванный
exclusion 1. исключе́ние 2. *хир.* выключе́ние *(о́ргана)*

EXCORIATION

excoriation экскориация; царапина; ссадина
excrements экскременты, испражнения; выделения (*организма*)
excretion экскреция; выделение; отделение
  biliary ~ экскреция жёлчи
  sebaceous ~ сальновыделение
  urinary ~ мочевыделение
excretive, excretory экскреторный, выделительный
excursion движение, подвижность, экскурсия
  limited ~ ограниченная подвижность
exercise упражнение, тренировка; физическая зарядка ‖ упражняться, тренироваться
  bicycle ~ велоэргометрия
  breathing ~s дыхательная гимнастика
  therapeutic ~s лечебная физкультура
exeresis иссечение; удаление
exertion напряжение (*физическое*); усилие; нагрузка
exfoliation 1. эксфолиация, шелушение, отслоение 2. выпадение молочных зубов
exhaustion 1. изнурение, истощение; изнеможение 2. экстракция, экстрагирование
  immunological ~ иммунное истощение
exoantigen экзоантиген
exocrine, exocrinous экзокринный, внешнесекреторный
exocytosis *цитол.* экзоцитоз
exoenzyme экзоэнзим, внеклеточный фермент
exogenous экзогенный
exophthalmos экзофтальм, пучеглазие
exophyte экзопаразит
exophytic экзофитный
exoplasm экзоплазма
exoprotease экзопротеаза, внеклеточная протеаза
exostosis экзостоз (*нарост на кости*)
exotoxic экзотоксический
exotoxin экзотоксин
expand 1. увеличиваться в объёме; расширять(ся) 2. развивать(ся), расти; распространяться
expansion 1. увеличение в объёме; расширение 2. рост, развитие; распространение
expectation вероятность
  ~ **of life** вероятная продолжительность жизни
expectorant отхаркивающее (средство)
expectorate отхаркивать, откашливать (*мокроту*)
expectoration 1. отхаркивание 2. (выделенная) мокрота
  bloody ~ кровохарканье
  mucous ~ слизистая мокрота
  rustly ~ ржавая мокрота
experiment эксперимент, опыт ‖ экспериментировать {NB: *произношение сущ.* [ikˈsperimənt], *гл.* [ikˈsperiment]}
  allergic ~ аллергическая проба
  check ~ контрольный опыт
  trial ~ поисковое исследование

experimental эксперимента́льный, иссле́дуемый; подо́пытный

experimentation эксперименти́рование, проведе́ние о́пыта *или* иссле́дования

expert специали́ст; экспе́рт ◇ ~ in resuscitation реанима́тор
  medical ~ медици́нский экспе́рт

expertize эксперти́за ‖ проводи́ть эксперти́зу

expiration 1. вы́дох, выдыха́ние 2. умирание
  forced ~ форси́рованный вы́дох

expiratory выдыха́тельный, экспирато́рный

expire 1. выдыха́ть, де́лать вы́дох 2. сконча́ться

explant экспланта́т *(ткань или орган, культивируемый вне организма)*

explantation эксплантация

exploration 1. иссле́дование, осмо́тр 2. диагности́ческая опера́ция, реви́зия 3. *псих.* эксплора́ция

explore 1. иссле́довать, обсле́довать; осма́тривать *(больного)* 2. изуча́ть; выявля́ть

exposed досту́пный, экспони́рованный

exposure 1. экспози́ция 2. обнаже́ние *(напр. сосуда)*
  ~ of tumor выделе́ние о́пухоли
  single ~ однокра́тное возде́йствие

express специа́льный; сро́чный

expression 1. экспре́ссия *(какого-л. признака)* 2. отжима́ние; выжима́ние
  idiotypic ~ экспре́ссия идиоти́па

expulsion изгна́ние; удале́ние; вы́брос; выта́лкивание

exsanguination 1. кровопуска́ние 2. кровотече́ние, поте́ря кро́ви

exsect иссека́ть, резеци́ровать

exsection иссече́ние, резе́кция

exsiccator 1. эксика́тор 2. суши́льный шкаф

extend увели́чивать(ся), распространя́ть(ся)

extension 1. вытяже́ние, выпрямле́ние 2. распростране́ние *(напр. инфекции)* 3. разгиба́ние

extensive 1. обши́рный *(напр. о резекции)* 2. экстенси́вный *(о показателе)*

extensor мы́шца-разгиба́тель, экстензор

exterior 1. вне́шняя [нару́жная] сторона́ ‖ вне́шний, нару́жный 2. вне́шность, нару́жность

extern экстéрн

external вне́шний, нару́жный

extirpation экстирпа́ция *(полное удаление органа)*; вылуще́ние

extra-articular внесуставно́й

extracellular внекле́точный

extracorpor(e)al экстракорпора́льный *(напр. о кровообращении)*

extract экстра́кт; вы́тяжка
  cell-free ~ бескле́точный экстра́кт

extractable экстрагируемый
extractibility экстрагируемость
extraction экстракция; экстрагирование; извлечение
extractor экстрактор
 pulp ~ пульпэкстрактор
 tissue ~ полая игла для пункционной биопсии
extradural экстрадуральный
extraembryonic внезародышевый
extragenital экстрагенитальный
extraneous инородный, посторонний
extraperitoneal внебрюшинный, забрюшинный
extrasystole экстрасистола
extrauterine внематочный
extravasation экстравазация; выпотевание, выхождение (*жидкости из сосудов в ткани*)
extravascular внесосудистый
extremity 1. край, конец 2. конечность
extrinsic 1. внешний, наружный 2. неприсущий, несвойственный
extrusion 1. выталкивание, изгнание 2. выбухание, смещение
exudate выпот, экссудат
exudation 1. экссудация 2. выпот, экссудат
exudative экссудативный
eye 1. глаз 2. ушко (*иглы*)
eyeball глазное яблоко
eyebrow бровь
eyebulb(e) глазное яблоко
eye-doctor *разг.* глазной врач
eyeglass 1. окуляр, линза (*микроскопа*) 2. *pl* очки 3. глазная ванночка
eyeground глазное дно
eyehole глазница
eyelash ресница
eyelid веко
eyepiece окуляр, линза (*микроскопа*)
eyepit глазница
eyeshot поле зрения
eyesight зрение
eyewater 1. глазная примочка 2. слёзы

F

face 1. лицо 2. выражение лица 3. поверхность
 cachectic ~ кахектическое лицо
 Hippocratic ~ маска Гиппократа
 masklike ~ маскообразное лицо
 moon ~ лунообразное лицо
 tallow ~ одутловатое лицо
 face-lift косметическая операция лица [«подтягивание» морщин]
facet(te) небольшая суставная поверхность
facial лицевой
facies *см.* face
 adenoid ~ аденоидное лицо
 Corvisart's ~ лицо Корвизара (*при сердечной недостаточности*)
 Hutchinson's ~ лицо Гётчинсона (*при двусторон-*

FACTOR

ней наружной офтальмоплегии)
leonine ~ «львиное» лицо *(при лепре)*
facilitate облегчать; помогать; способствовать
facilitation облегчение; помощь
facility 1. устройство; установка 2. учреждение; лаборатория 3. *pl* оборудование, аппаратура 4. *pl* благоприятные условия
  day patient ~ дневной стационар
  hospital ~ больничное оборудование
  inpatient ~ стационар
  mental health ~ психиатрическая больница
facioplasty пластическая операция на лице
facioplegia паралич лицевого нерва
factor 1. фактор; агент 2. коэффициент, показатель
  accessory ~ дополнительный фактор
  age ~ возрастной фактор
  age-correcting ~ поправка на возраст
  anthropogenic ~ антропогенный фактор
  antianemia ~ антианемический фактор
  antihemorrhagic ~ витамин K
  antinuclear ~ антинуклеарный фактор
  antipellagra ~ ниацин; антипеллагрический фактор
  antirachitic ~ витамин D
  antisterility ~ витамин E
  blocking ~ блокирующий фактор
  Castle's ~ фактор Касла
  causative ~ причинный фактор
  cell growth ~ фактор роста клеток
  cell loss ~ фактор потери клеток
  chemotactic ~ хемотаксин
  Christmas ~ кристмас-фактор, фактор IX, тромбопластин плазмы
  climatic ~ климатический фактор
  clotting ~ фактор свёртывающей системы крови
  clumping ~ фактор агглютинации, агглютинин
  coagulation ~ фактор свёртывания крови
  colony-stimulating ~ колониестимулирующий фактор
  conditioning ~ обусловливающий фактор
  control ~ регулирующий фактор
  correction ~ поправочный коэффициент
  cumulative ~ кумулятивный фактор
  cytopathic ~ цитопатический фактор
  cytotoxic ~ цитотоксический фактор, цитотоксин
  determinal ~ определяющий фактор
  diabetogenic ~ диабетогенный фактор
  dialyzable ~ диализуемый фактор
  differentiation ~ фактор дифференцировки

FACTOR

disturbing ~ повреждающий фактор
ecological ~ экологический фактор
environmental ~ фактор внешней среды
epidermal growth ~ эпидермальный фактор роста
external ~ внешний фактор
feedback ~ коэффициент обратной связи
genetic ~ генетический фактор
growth ~ фактор роста
heat-stable ~ термостабильный фактор
helper ~ хелперный фактор
hereditary ~ наследственный фактор
hormonal ~ гормональный фактор
human ~ субъективный фактор
inhibiting ~ ингибирующий фактор, ингибитор
initiation ~ фактор инициации
intrinsic ~ внутренний фактор
lactogenic ~ пролактин, лактогенный гормон
limiting ~ ограничивающий фактор
loss ~ коэффициент потерь
macrophage-activating ~ фактор активации макрофагов
macrophage fusion ~ фактор слияния макрофагов
major ~ ведущий фактор
mendelian ~ менделевский фактор
migration inhibition ~ фактор торможения миграции
minor ~ второстепенный фактор
motivational ~ мотивационный фактор
myelopoietic ~ миелопоэтин, фактор индукции миелопоэза
permeability ~ фактор проницаемости
plasma ~ плазматический фактор
platelet activating ~ фактор активации тромбоцитов
recessive ~ рецессивный ген
relaxing ~ расслабляющий фактор
releasing ~ рилизинг-фактор, рилизинг-гормон
Rhesus ~ резус-фактор
rheumatoid ~ ревматоидный фактор
risk ~ фактор риска
rosette-inhibiting ~ фактор подавления розеткообразования
serum ~ сывороточный фактор
sex-related ~ половой фактор
skin reactive ~ медиатор аллергического воспаления; кожно-сенсибилизирующий фактор
suppressor ~ супрессорный фактор
transfer ~ фактор переноса
trophic ~ трофический фактор
uptake ~ коэффициент поглощения
factorial генный
facultative необязательный;

случа́йный; факультати́вный

faculty факульте́т ◇ ~ **for advanced training** факульте́т повыше́ния квалифика́ции

medical ~ лече́бный факульте́т

nursing ~ факульте́т медсестёр

pharmaceutical ~ фармацевти́ческий факульте́т

sanitation and hygiene ~ санита́рно-гигиени́ческий факульте́т

fading 1. увяда́ние; затуха́ние **2.** выцветание (*окрашенных срезов*)

fail 1. терпе́ть неуда́чу, не удава́ться **2.** оттрога́ть(ся) (*о трансплантате*) **3.** перестава́ть де́йствовать, выходи́ть из стро́я

failing 1. слабе́ющий **2.** недостаю́щий

failure 1. недоста́точность; расстро́йство; декомпенса́ция **2.** повреждение; неиспра́вность **3.** неуда́ча, неблагоприя́тный исхо́д

~ **of compensation** декомпенса́ция

~ **of development** поро́к разви́тия

~ **of vaccination** неэффекти́вность вакцина́ции

cardiac ~ серде́чная недоста́точность

circulatory ~ недоста́точность кровообраще́ния

coagulation ~ наруше́ние свёртываемости кро́ви

congestive heart ~ застойная серде́чная недоста́точность

heart ~ серде́чная недоста́точность

hepatic ~ печёночная недоста́точность

kidney ~ по́чечная недоста́точность

left ventricular ~ левожелу́дочковая недоста́точность

ovulatory ~ наруше́ние овуля́ции

power ~ **of the heart** недоста́точность сократи́тельной спосо́бности се́рдца

renal ~ по́чечная недоста́точность

respiratory ~ дыха́тельная недоста́точность

right ventricular ~ правожелу́дочковая недоста́точность

faint 1. о́бморок ‖ па́дать в о́бморок ‖ о́бморочный **2.** сла́бость ‖ слабе́ть ‖ сла́бый, ослабе́вший ◇ **to be in a** ~ быть в о́бмороке; **to fall down in a** ~ па́дать в о́бморок

dead ~ глубо́кий о́бморок

faintness 1. о́бморок; о́бморочное состоя́ние **2.** сла́бость; дурнота́ **3.** головокруже́ние

falciform серпови́дный

fall 1. паде́ние; пониже́ние; ослабле́ние ‖ па́дать; понижа́ться; ослабева́ть **2.** выпаде́ние (*волос, зубов*) ‖ выпада́ть (*о волосах, зуба́х*) ◇ **to** ~ **sick** заболе́ть

false 1. оши́бочный; ло́жный **2.** иску́сственный (*о зубах*) **3.** мни́мый (*о болезни*)

false-negative ложноотрицательный
false-positive ложноположительный
falx *анат.* серп, серповидная структура
familial семейный (*напр. о болезни*)
family семья; семейство
fango фанго (*вид лечебной грязи*)
fangotherapy грязелечение
fascia (*pl* fasciae) фасция
fascicle пучок (*напр. нервных или мышечных волокон*)
fascicular пучкообразный
fasciculate состоящий из пучков
fasciculation 1. расположение пучками 2. фасцикуляция (*непроизвольные сокращения отдельных пучков мышечных волокон*)
fasciculus *см.* fascicle
fasciectomy фасциэктомия
fasciitis фасциит
  eosinophilic ~ эозинофильный фасциит
  palmar ~ ладонный фасциит
fascioplasty фасциопластика
fasciorrhaphy фасциорафия (*ушивание фасции*)
fasciotomy фасциотомия (*рассечение фасции*)
fascitis *см.* fasciitis
fast 1. устойчивый; прочный; резистентный; стойкий 2. быстрый, скорый
fasting лечебное голодание
fastness устойчивость; прочность; резистентность; стойкость

fat 1. жир ‖ жирный 2. полный; тучный
fatal 1. летальный, смертельный, губительный 2. неизбежный
fatality 1. летальный исход 2. несчастный случай с летальным исходом
fate 1. исход 2. смерть; гибель 3. метаболический путь
father отец, родитель; предок
fatigability утомляемость
fatigue утомление; усталость
fatty 1. жирный, жировой 2. полный; тучный; страдающий ожирением
faveolate ячеистый, имеющий ячеистое строение
favid фавид
favorable благоприятный; удобный
favus фавус, парша
feature 1. особенность; признак, свойство 2. отличать(ся)
  hereditary ~ наследственный признак
febricula 1. кратковременное повышение температуры тела 2. общее недомогание
febrifuge жаропонижающее средство ‖ жаропонижающий
febrile лихорадочный
febrility лихорадочное состояние
febris *см.* fever
fecal каловый, фекальный
feces испражнения, экскременты, фекалии, кал
fecundate оплодотворять
fecundation оплодотворение

artificial ~ иску́сственное оплодотворе́ние
fecundity плодови́тость, ферти́льность
fee гонора́р; вознагражде́ние; взнос
  doctor's ~ гонора́р врача́
  hospital ~ пла́та за больни́чное лече́ние
feedback обра́тная связь
  negative ~ отрица́тельная обра́тная связь
  positive ~ положи́тельная обра́тная связь
feeding кормле́ние, вска́рмливание; пита́ние
  artificial ~ иску́сственное пита́ние; иску́сственное вска́рмливание
  bottle ~ иску́сственное вска́рмливание
  breast ~ грудно́е вска́рмливание
  forced ~ принуди́тельное кормле́ние
  parenteral ~ парентера́льное пита́ние
  sham ~ ло́жное [мни́мое] кормле́ние
feel осяза́ние; ощуще́ние || осяза́ть; ощуща́ть; чу́вствовать; прощу́пывать, пальпи́ровать *(напр. опухоль)* ◇ **to ~ the pulse** пальпи́ровать пульс
feeling ощуще́ние, чу́вство
feet (*sing* **foot**) но́ги
fellow-student одноку́рсник
female же́нщина
feminine же́нский
femoral бе́дренный
femorocele бе́дренная гры́жа
femur 1. бедро́ **2.** бе́дренная кость

fenestra (*pl* **fenestrae**) окно́; отве́рстие
fenestrated око́нчатый
fenestration 1. поро́зность; ячеи́стая структу́ра **2.** фенестра́ция *(создание отверстия)*
ferment ферме́нт, энзи́м (*см. тж* **enzyme**)
fermental ферме́нтный
fermentation ферменга́ция, броже́ние, сбра́живание
ferric содержа́щий трёхвале́нтное желе́зо
ferritin феррити́н
ferrous желе́зистый
fertile ферти́льный, деторо́дный, спосо́бный к деторожде́нию
fertility ферти́льность, плодови́тость
fertilization оплодотворе́ние
fetal 1. пло́дный **2.** заро́дышевый, эмбриона́льный **3.** внутриутро́бный
feticide умерщвле́ние плода́
fetid дурнопа́хнущий, злово́нный
fetometry фетометри́я *(определение размеров плода)*
fetoplacental фетоплацента́рный
fetoprotein фетопротеи́н, эмбриона́льный бело́к
  alpha ~ а́льфа-фетопротеи́н
fetus плод
  huge ~ гига́нтский плод
  macerated ~ мацери́рованный плод
  postmature ~ перено́шенный плод
  premature ~ недоно́шенный плод

small-for-date ~ гипотрофи́чный плод
term ~ доно́шенный плод
fever 1. жар, лихора́дка; лихора́дочное состоя́ние 2. не́рвное возбужде́ние
absorption ~ резорбти́вная лихора́дка *(напр. после родов)*
artificial ~ иску́сственная гипертерми́я
breakbone ~ лихора́дка де́нге
camp ~ сыпно́й тиф
catarrhal ~ герпети́ческая лихора́дка
continued ~ постоя́нная лихора́дка
drug ~ лека́рственная [медикаменто́зная] лихора́дка
enteric ~ 1. брюшно́й тиф 2. кише́чная инфе́кция
essential ~ идиопати́ческая лихора́дка
food ~ алимента́рная лихора́дка
goat ~ бруцеллёз
harvest ~ поко́сно-лугова́я лихора́дка, безжелту́шный лептоспиро́з
hay ~ *см.* pollen fever
hectic ~ гекти́ческая [изнуря́ющая] лихора́дка
hemorrhagic ~ геморраги́ческая лихора́дка
herpetic ~ герпети́ческая лихора́дка
intermittent ~ 1. перемежа́ющаяся [интермитти́рующая] лихора́дка; волнообра́зная [ундули́рующая] лихора́дка 2. бруцеллёз
jungle ~ 1. маляри́я 2. жёлтая лихора́дка

Malta ~ бруцеллёз
Marseilles ~ марсе́льская [средиземномо́рская клещева́я] лихора́дка
milk ~ лактацио́нный масти́т
mud ~ поко́сно-лугова́я лихорадка, безжелту́шный лептоспиро́з
nodal ~ узлова́тая эрите́ма
paludal ~ 1. *см.* mud fever 2. маляри́я
parrot ~ пситтако́з; орнито́з
parturient ~ послеродова́я лихора́дка
periodic ~ семе́йная средиземномо́рская лихора́дка
pollen ~ поллино́з, сенна́я лихора́дка
postpartum [puerperal] ~ послеродово́й се́псис
Queensland ~ Q-лихора́дка, ку-лихора́дка
rabbit ~ туляреми́я
recurrent ~ эпидеми́ческий [вши́ный] возвра́тный тиф
remittent ~ ремитти́рующая лихора́дка
rheumatic ~ ревмати́ческая лихорадка, активный ревмати́зм
scarlet ~ скарлати́на
septic ~ септицеми́я, септи́ческая лихора́дка
ship ~ сыпно́й тиф
spring ~ *см.* pollen fever
therapeutic ~ лече́бная гипертерми́я
tick ~ клещева́я лихора́дка
tick-borne relapsing ~ эпидеми́ческий клещево́й возвра́тный тиф; возвра́тная клещева́я лихора́дка

FIBROID

traumatic ~ раневая лихорадка; раневая инфекция
trench ~ окопная лихорадка
typhoid ~ брюшной тиф
undulant ~ *см.* intermittent fever
vesicular ~ пузырчатка
wound ~ *см.* traumatic fever
yellow ~ жёлтая лихорадка
fiber волокно ‖ волокнистый; волоконный
adrenergic ~s адренергические (нервные) волокна
argentophilic ~s аргентофильные [ретикулиновые] волокна
cholinergic ~s холинергические (нервные) волокна
collagen(ic) [collagenous] ~s коллагеновые волокна
efferent ~ эфферентное (нервное) волокно
motor ~ двигательное (нервное) волокно
muscular ~ мышечное волокно
myelinated ~ миелиновое [мякотное] (нервное) волокно
reticular ~s *см.* argentophilic fibers
unmyelinated ~ безмиелиновое [безмякотное] (нервное) волокно
fiberscope волоконный эндоскоп
fibril фибрилла, тонкое волоконце
fibrillar(y) волокнистый; фибриллярный
fibrillation фибрилляция, трепетание *(сердца)*
atrial ~ фибрилляция предсердий
ventricular ~ фибрилляция желудочков
fibrillogenesis фибриллогенез, образование фибрилл
fibrillolysis лизис фибрилл, фибриллолиз
fibrin фибрин
fibrinemia фибринемия
fibrinogen фибриноген
fibrinogenous фибринообразующий
fibrinolysis фибринолиз, лизис сгустка крови
fibrinolytic фибринолитический
fibrinous 1. фибринозный, слипчивый 2. относящийся к фибрину
fibroadenoma фиброаденома, аденофиброма
fibroadipose фиброзно-жировой
fibroblast фибробласт
fibroblastic фибробластический
fibroblastoma фибробластома
fibrocartilage волокнистая хрящевая ткань, волокнистый хрящ
interarticular ~ суставной диск
fibrocyte фиброцит
fibroelastic состоящий из фиброзной и эластической ткани
fibroelastosis фиброэластоз
fibrogenesis фиброгенез, образование волокон
fibroid 1. фиброма 2. фибромиома, фибролейомиома,

FIBROID

лейомиофибро́ма ‖ фибро́зный
fibroma фибро́ма
fibromatosis фиброматоз
fibromatous фиброматозный
fibromectomy удале́ние фибро́мы, фибромэктоми́я
fibromuscular состоя́щий из мы́шечной и соедини́тельной тка́ни
fibromyoma *см.* fibroid 2.
fibromyositis фибромиози́т
fibroplasia фиброплази́я
  retrolental ~ ретролента́льная фиброплази́я
fibroplastic фибропласти́ческий
fibrosarcoma фибросарко́ма
fibroscopy фиброэндоскопи́я
fibrosis фибро́з
  cystic ~ кисто́зный фибро́з
fibrositis фибрози́т
  nodular ~ узелко́вый фибрози́т
fibrotic фибро́зный
fibrous волокни́стый
fibula малоберцо́вая кость
fibular малоберцо́вый
ficoll фико́лл (*синтетическая среда*)
field по́ле; уча́сток; о́бласть
  ~ **of microscope** по́ле зре́ния микроско́па
  dark ~ тёмное по́ле
  lung ~ лёгочное по́ле
  visual ~ по́ле зре́ния
fight борьба́ ‖ боро́ться
figure 1. фигу́ра; вне́шний вид 2. изображе́ние 3. диагра́мма; чертёж 4. ци́фра
  achromatic ~ ахромати́ческая фигу́ра
  mitotic ~ фигу́ра митоти́ческого деле́ния

myelin ~**s** миели́новые тельца́
filament нить
  axial ~ осева́я нить
  spermatic ~ жгу́тик сперматозо́ида
filamentous нитеви́дный
Filaria (*pl* **Filariae**) филя́рия
filariasis филяриато́з, филярио́з (*глистное заболевание, вызываемое филяриями*)
filiform нитеви́дный
fill пломбирова́ть (*напр. зубы*)
filling 1. наполне́ние; заполне́ние 2. (зубна́я) пло́мба 3. пломбирова́ние
  permanent ~ постоя́нная (зубна́я) пло́мба
  provisional [**temporary**] ~ вре́менная (зубна́я) пло́мба
film 1. плёнка; то́нкий слой; налёт ‖ покрыва́ться плёнкой 2. мазо́к 3. рентге́новская плёнка
  anteriorposterior ~ рентгеногра́мма в пере́дне-за́дней пло́скости
  blood ~ мазо́к кро́ви
  comparison ~ контро́льная рентгеногра́мма
  conventional ~ обы́чная рентгеногра́мма
  enlargement ~ рентгеногра́мма с увеличе́нием
  lateral ~ рентгеногра́мма в боково́й прое́кции
  survey ~ обзо́рная рентгеногра́мма
  thick-blood ~ то́лстая ка́пля кро́ви
  thin-blood ~ мазо́к кро́ви

filming съёмка; рентгенография

film-preparation препарат-мазок

filter фильтр || фильтровать
 air ~ воздушный фильтр
 bacterial ~ бактериальный фильтр
 dry ~ сухой фильтр
 fiberglass ~ стекловолокнный фильтр
 fold ~ складчатый фильтр
 membrane ~ мембранный фильтр
 micropore ~ микропористый фильтр
 molecular membrane ~ молекулярный мембранный фильтр
 plaited ~ складчатый фильтр
 ray ~ светофильтр
 Seitz ~ фильтр Зейтца

filterable фильтрующийся

filter-funnel фильтр-воронка

filtrate фильтрат || фильтровать

filtration фильтрация, фильтрование
 gel ~ гель-хроматография, гель-фильтрация
 glomerular ~ клубочковая фильтрация

fimbria (*pl* **fimbriae**) бахромка; фимбрия

fimbrial относящийся к бахромке

fimbriate(d) бахромчатый

finding 1. находка; открытие; обнаружение (*напр. симптомов болезни*) 2. *pl* данные исследования, результаты ◇ ~s **at operation** данные операции
 analysis ~s данные анализа
 autopsy ~s данные вскрытия
 clinical ~s клинические данные
 gross ~s макроскопические данные
 laboratory ~s данные лабораторного исследования
 late ~ поздний синдром
 microscopic ~s данные микроскопического исследования
 operative ~s операционные данные
 postmortem ~s данные посмертного исследования
 X-ray ~s рентгенологические данные

fine 1. тонкий; мелкозернистый 2. чистый; высококачественный

fine-filamented тонковолокнистый

fine-grained мелкозернистый

finger 1. палец (*руки*) 2. стрелка (*прибора*)
 clubbed ~s пальцы в виде барабанных палочек
 dose ~ указатель дозы (*на приборе*)
 first ~ большой палец
 hammer ~ молоткообразный палец
 index ~ указательный палец
 little ~ мизинец
 long ~ средний палец
 ring ~ безымянный палец

fingernail ноготь пальца (*руки*)

fingerprint 1. отпечаток пальца 2. *ген.* пептидная карта, хроматограмма

fire 1. жар; лихора́дка; воспале́ние **2.** ро́жа, ро́жистое воспале́ние
firm 1. достове́рный *(о диагнозе)* **2.** кре́пкий
firmly твёрдо, кре́пко; реши́тельно
fission 1. деле́ние *(клетки)* **2.** расщепле́ние, дробле́ние, сегмента́ция
fissure щель; борозда́; изви́лина ‖ покрыва́ться тре́щинами
fistula фи́стула, свищ
 biliary ~ жёлчный свищ
 gastric ~ желу́дочный свищ
 urinary ~ мочево́й свищ
fit при́ступ, припа́док; су́дороги
fitness 1. выно́сливость, натрениро́ванность **2.** приспосо́бленность *(к вне́шним усло́виям)* **3.** приго́дность
fixation 1. фикса́ция, закрепле́ние **2.** фикса́ция, свя́зывание *(напр. комплеме́нта)* **3.** сгуще́ние; затвердева́ние
 ~ **of complement** фикса́ция [свя́зывание] комплеме́нта
 perfusion ~ перфузио́нная фикса́ция
 skeletal ~ остеоси́нтез
fixative фикса́тор ‖ фикси́рующий
 Carnoy's ~ фикса́тор Карну́а
 glutaraldehyde ~ глютаральдеги́дный фикса́тор
flaccid вя́лый, безво́льный; дря́блый
flagella (*sing* **flagellum**) жгу́тики;ресни́чки

flagellate име́ющий жгу́тики или́ресни́чки
flaky чешу́йчатый, хлопьеви́дный
flap лоску́т *(ткани)*
 bipedicle ~ лоску́т на двух но́жках
 bone ~ ко́стный транспланта́т
 cutaneous ~ ко́жный лоску́т
 jump ~ стра́нствующий лоску́т
 muscle ~ мы́шечный лоску́т
 pedicle ~ лоску́т на но́жке
 skin ~ полносло́йный ко́жный лоску́т
 split-thickness ~ расщеплённый лоску́т
flare 1. прили́в кро́ви к лицу́ **2.** воспали́тельная гипереми́я **3.** вспы́шка; обостре́ние *(болезни)*
flask 1. флако́н; балло́н; пло́ская буты́ль **2.** ко́лба
 boiling ~ ко́лба
 Bunsen's ~ плоскодо́нная ко́лба, ко́лба Бу́нзена
 delivery ~ ме́рная ко́лба
 Dewar ~ сосу́д Дьюа́ра
 distilling ~ перего́нная ко́лба
 Erlenmeyer's ~ кони́ческая ко́лба Эрленме́йера
 flat-bottomed ~ плоскодо́нная ко́лба
 graduated [**volumetric**] ~ ме́рная ко́лба
flat 1. пло́ский; ро́вный **2.** притуплённый
flatfoot плоскосто́пие
flatness 1. абсолю́тная ту́пость *(при перкуссии)* **2.** пло́скостность

flatten дéлать(ся) рóвным, уплощáть(ся)
flatulence метеори́зм
fleck пя́тнышко, крáпинка; веснýшка
flexibility 1. ги́бкость; подáтливость; пласти́чность 2. эласти́чность; упрýгость
flexible 1. ги́бкий, пласти́чный; подви́жный 2. эласти́чный, упрýгий
flexion сгибáние; изги́б; сгиб
flexor мы́шца-сгибáтель, флéксор
flexure 1. кривизнá *(напр. желудка)*; изги́б; искривлéние 2. сгибáние
 hepatic ~ прáвый [печёночный] изги́б ободóчной кишки́
 splenic ~ лéвый [селезёночный] изги́б ободóчной кишки́
flick щелчóк
floating плáвающий; подви́жный, блуждáющий *(напр. об оргáне)*
flocculate выпадáть в осáдок
flocculation флокуля́ция, образовáние хлóпьев, выпадéние хлóпьями
floor 1. дно, основáние 2. диафрáгма
florid 1. цветýщий *(о сыпи)* 2. крáсный, багрóвый *(о цвéте лицá)*
flow 1. течéние, ток ‖ течь, истекáть 2. менструáция
 bile ~ выделéние жёлчи
 blood ~ кровообращéние, кровотóк
 coronary blood ~ коронáрный кровотóк
 cutaneous blood ~ кóжный кровотóк
 placentofetal blood ~ фетоплацентáрный кровотóк
flowmeter расходомéр
fluctuation колебáние; флюктуáция
fluid жи́дкость ‖ жи́дкий; жи́дкостный
 amniotic ~ амниоти́ческая жи́дкость
 ascitic ~ асцити́ческая жи́дкость
 cerebrospinal ~ спинномозговáя жи́дкость
 culture ~ культýральная жи́дкость
 extracellular ~ внеклéточная жи́дкость
 follicular ~ фолликуля́рная жи́дкость
 interstitial ~ ткáневая жи́дкость
 lavage ~ промывнáя жи́дкость
 lymphatic ~ лимфати́ческая жи́дкость
 pleural ~ плеврáльный вы́пот; плеврáльная жи́дкость
 seminal ~ семеннáя жи́дкость
 serous ~ серóзная жи́дкость
 supernatant ~ надосáдочная жи́дкость, супернатáнт
 synovial ~ синовиáльная жи́дкость
 tissue ~ ткáневая жи́дкость
fluorescence флюоресцéнция
fluorescent флюоресци́рующий, флюоресцéнтный, светя́щийся
fluoric фтóристый
fluoride фтóристое соединéние

fluorine фтор, F
fluoroimmunoassay иммунофлюоресцéнтный анáлиз
fluorometer флюорóметр
fluoroscope 1. флюоресци́рующий экрáн 2. флюороскóп
fluoroscopy рентгеноскопи́я
fluorosis флюорóз (*хрони́ческая интоксикáция фтóром*)
flutter дрожáние, трепетáние; вибрáция
flux истечéние, избы́точное выделéние ‖ истекáть, оби́льно выделя́ться
foam пéна
  human fibrin ~ фибри́нная гемостати́ческая гу́бка
foamy пéнящийся
focal 1. очагóвый, гнёздный 2. фóкусный
focus (*pl* foci) 1. очáг (*патологи́ческого процéсса*) 2. фóкус (*напр. опти́ческий*)
  ~ **of disease** очáг болéзни
  ~ **of infection** инфекциóнный очáг
fogging вуáль, затемнéние, потускнéние (*рентгенóвской плёнки*)
fold склáдка; сгиб ‖ сгибáть
  fibrotic ~ тяж, фибрóзная спáйка
  inguinal ~ пáховая склáдка
  nail ~ ногтевóй вáлик
  skin ~ кóжная склáдка
  vocal ~ голосовáя склáдка
folding 1. образовáние склáдок; склáдчатость 2. обхвáт
folie психóз, мáния
follicle фолли́кул; мешóчек; су́мка
  dental ~ зубнóй фолли́кул
  Graafian ~ граáфов пузырёк
  hair ~ волосянóй фолли́кул
  lymph ~ лимфати́ческий фолли́кул
  primordial ~ примордиáльный [перви́чный] яи́чниковый фолли́кул
follicle-stimulating фолликулостимули́рующий (*о гормóне*)
follicular фолликуля́рный, относя́щийся к фолли́кулу
folliculitis фолликули́т
follow 1. соблюдáть 2. сопровождáть, следовáть (за)
following слéдующий
follow-up 1. контрóль, учёт 2. послéдующее врачéбное наблюдéние 3. изучéние отдалённых результáтов, катáмнез
  long-term ~ дли́тельное наблюдéние
fontanel(le) *анат.* роднички́к
food пи́ща; питáние
foot 1. стопá 2. основáние; ни́жняя часть
  forced [**march**] ~ мáршевая стопá, болéзнь Дéйчлендера
  trench ~ траншéйная стопá
foramen (*pl* foramina) *анат.* отвéрстие
force си́ла; уси́лие
  adhesive ~ си́ла сцеплéния
forceps 1. щипцы́; зажи́м 2. пинцéт
  abort ~ абортцáнг
  artery ~ артериáльный зажи́м
  biopsy ~ биопси́йные щипцы́

bone ~ костные щипцы
bowel ~ кишечный зажим
clamp ~ кровоостанавливающий зажим
crushing ~ раздавливающий зажим
curved ~ изогнутый зажим
dressing ~ корнцанг
fenestrated ~ окончатый зажим
hemostatic ~ кровоостанавливающий зажим
Kocher's ~ пинцет Кохера
Liston's ~ костные кусачки Листона
midwifery ~ акушерские щипцы
Péan's ~ кровоостанавливающий зажим Пеана
slide ~ пинцет для предметных стёкол
surgical [thumb, tissue] ~ хирургический пинцет
forearm предплечье
forefinger указательный палец
forehead лоб
foreign инородный, чужеродный
foremilk молозиво
foreskin крайняя плоть
form 1. форма; вид; разновидность; тип 2. образовывать, формировать
band ~ палочкоядерный нейтрофильный лейкоцит
cell-surface ~ мембранная [поверхностная] форма *(иммуноглобулина)*
involution ~ дегенеративная форма
monomeric ~ мономерная форма *(белка)*
polymeric ~ полимерная форма *(белка)*
replicative ~ репликативная форма
rod ~ палочковидная форма
rough ~ шероховатая форма, R-форма *(колоний)*
formalin формалин
formation 1. образование; формирование; формация 2. строение, структура
blood ~ кроветворение, гемопоэз
bone ~ остеогенез, костеобразование
colony ~ *микр.* колониеобразование
formication формикация *(ощущение ползания мурашек)*
formula 1. формула; запись 2. состав *(напр. лекарственного средства)* 3. номенклатура
formulary фармакологический справочник
formulate формулировать
formulation технология приготовления лекарственного средства
fornicate сводчатый
fornix *(pl* fornices) 1. свод головного мозга 2. свод, сводчатое образование
vaginal ~ свод влагалища
fossa *(pl* fossae) *анат.* ямка, углубление
canine ~ собачья ямка
coronoid ~ венечная ямка
cubital ~ локтевая ямка
femoral ~ бедренная ямка
iliac ~ подвздошная ямка
jugular ~ яремная ямка

FOSSA

pituitary [sellar] ~ гипофизарная ямка
fossette 1. небольшое углубление, вдавление 2. язва роговицы
foster выхаживать *(больного)*, ухаживать *(за больным)*
found основывать, учреждать
founder основатель
fovea *(pl foveae)* анат. ямка, углубление; впадина
foveate вдавленный
foveola ямка, ямочка, мелкое углубление
foveolate с мелкими вдавлениями; с мелкими углублениями
fraction фракция; часть; доля
  blood plasma ~s электрофоретические фракции плазмы крови
  gamma-globulin ~ гамма-глобулиновая фракция *(сыворотки крови)*
  postgradient ~ постградиентная фракция
  subcellular ~ субклеточная фракция
fractional фракционный; дробный
fractionate фракционировать, разделять
fracture 1. перелом ‖ ломать 2. трещина; излом
  articular ~ внутрисуставной перелом
  atrophic ~ атрофический перелом
  closed ~ закрытый перелом
  complete ~ полный перелом
  complicated ~ осложнённый перелом
  composite ~ множественный перелом
  compound ~ сложный перелом
  compression ~ компрессионный перелом
  congenital ~ врождённый перелом
  consolidated ~ сросшийся перелом
  dentate ~ зубчатый перелом
  depressed ~ вдавленный перелом
  direct ~ прямой перелом
  epiphysial ~ эпифизарный перелом
  extra-articular ~ внесуставной перелом
  flexion ~ флексионный перелом
  impacted ~ вколоченный перелом
  intra-articular ~ внутрисуставной перелом
  linear ~ линейный перелом
  multiple ~ множественный перелом
  non-united ~ несросшийся перелом
  oblique ~ косой перелом
  open ~ открытый перелом
  pathologic ~ патологический перелом
  simple ~ простой перелом
  spiral ~ спиральный перелом
  spontaneous ~ патологический [спонтанный] перелом
  sprain ~ отрывной перелом

stellate ~ звёздчатый перелóм
subperiosteal ~ поднадкóстничный перелóм
supracondylar ~ надмыщелкóвый перелóм
supramalleolar ~ надлодыжковый перелóм
torsion ~ спирáльный перелóм
transverse ~ попере́чный перелóм
united ~ срóсшийся перелóм
fragile 1. хрýпкий, лóмкий *(напр. о костях)* 2. слáбый *(о здоровье)*
fragility 1. хрýпкость, лóмкость *(напр. костей)* 2. слáбость *(здоровья)*
fragment фрагмéнт; кусóк, облóмок, оскóлок; отрéзок, часть
fragmentation фрагментáция, деле́ние на фрагме́нты; дроблéние
frame 1. каркáс, óстов, костя́к 2. опрáва *(очков)* 3. телосложéние
framework 1. зубнóй мост; зубнóй протéз 2. каркáс
frangibility хрýпкость, лóмкость *(напр. костей)*
freckle веснýшка; пятнó, пя́тнышко
free свобóдный; неприкреплённый ◇ ~ **of charge** бесплáтно
freezing 1. заморáживание ‖ заморáживающий 2. отморожéние
fremitus вибрáция; дрожáние, колебáние

pericardial ~ шум тре́ния перикáрда
pleural ~ шум тре́ния плéвры
vocal ~ голосовóе дрожáние
frenulum *анат.* уздéчка
frenzy бéшенство, нейстовство, бýйство
frequency частотá
ultra-high [**very high**] ~ ультравысóкая частотá
vibration ~ частотá колебáний
frequent чáстый, чáсто повторя́емый
fresh 1. свéжий, бóдрый 2. прéсный 3. чи́стый
friable хрýпкий; лóмкий; ры́хлый; рассы́пчатый
friction 1. тре́ние; шум тре́ния 2. растирáние
fright испýг, страх
frigidity 1. хóлодность; безразли́чие 2. фриги́дность, пони́женное половóе влечéние *(у женщин)*
front передняя сторонá ‖ передний
frontal лóбный; фронтáльный; передний
frontoparietal лóбно-теменнóй
frostbite 1. отморожéние ‖ отморáживать 2. отморóженное мéсто
frottage растирáние, массáж
frozen 1. заморóженный 2. замёрзший
fuchsine фукси́н
basic ~ основнóй фукси́н
fulgurant стреля́ющий *(о боли)*
fulminant 1. скоротéчный; молниенóсный *(о течении*

болезни) 2. стреля́ющий (о боли)
fumigation фумига́ция, оку́ривание, дезинфе́кция
function фу́нкция; де́йствие ‖ функциони́ровать; де́йствовать
functional функциона́льный; де́йствующий, акти́вный
functionary функциона́льный
fundal относя́щийся к дну (органа)
fundamental основно́й; суще́ственный; фундамента́льный
fundic относя́щийся к дну (органа)
fundiform пращеви́дный, петлеви́дный
fundus (pl **fundi**) дно (органа)
 ~ **of eye** глазно́е дно
 ~ **of stomach** дно желу́дка
funduscope офтальмоско́п
fungal грибко́вый; относя́щийся к гриба́м
fungicide фунгици́д
fungiform грибови́дный
fungistatic приостана́вливающий рост грибко́в
fungous см. **fungal**
fungus (pl **fungi**) гриб; грибо́к
funicle 1. пупови́на 2. кана́тик; семенно́й кана́тик 3. пучо́к не́рвных воло́кон
funiculitis фуникули́т, воспале́ние семенно́го кана́тика
funnel воро́нка
 dropping ~ ка́пельная воро́нка
 separating ~ дели́тельная воро́нка
fur налёт на языке́

furcation разветвле́ние, раздвое́ние
furfuraceous чешу́йчатый
furrowed испещрённый боро́здками, бороздча́тый
furuncle фуру́нкул
fused 1. соединённый 2. распла́вленный
fusiform веретенообра́зный
fusion 1. слия́ние, сраще́ние, си́нтез 2. сплав 3. офт. фу́зия
fusocellular веретенообра́зноклеточный

G

gag мед. тех. роторасшири́тель ‖ применя́ть роторасшири́тель
gain приобрета́ть, получа́ть ‖ приобрете́ние; прибавле́ние ◇ ~ **in health** улучше́ние здоро́вья; ~ **in weight** прибавле́ние в ве́се; **to ~ strength** набира́ться сил (после болезни)
gait похо́дка
 ataxic ~ атакти́ческая похо́дка
 cerebellar ~ мозжечко́вая похо́дка
 hobbling ~ прихра́мывающая похо́дка
 tottering ~ нетвёрдая похо́дка
galactic сре́дство, стимули́рующее лакта́цию ‖ стимули́рующий лакта́цию

galactogenic вызыва́ющий образова́ние молока́
galactopoiesis лакта́ция
galactorrhea галакторе́я *(самопроизвольное истечение молока)*
galactosis лакта́ция
galactostasia галактоста́з *(застой молока)*
gall 1. жёлчь 2. жёлчный пузы́рь 3. жёлчность, раздражи́тельность
gallbladder жёлчный пузы́рь
   ruptured ~ перфора́ция жёлчного пузыря́
gallstone жёлчный конкреме́нт, жёлчный ка́мень
galvanization гальваниза́ция
gametal гамети́ческий, заро́дышевый
gamete гаме́та, полова́я кле́тка
gametic гамети́ческий, заро́дышевый, относя́щийся к полово́й кле́тке
gametocyte гаметоци́т, перви́чная полова́я [заро́дышевая] кле́тка
gametogenesis гаметогене́з
gamma-chamber га́мма-ка́мера
gammapathy гамма(глобулино)пати́я
   monoclonal ~ моноклона́льная гаммапати́я
ganglion (*pl* **ganglia**) га́нглий
ganglionary ганглио́зный, ганглиона́рный
ganglionblocker ганглиоблока́тор
gangliosides *pl* ганглиози́ды
gangrene гангре́на
   gaseous ~ га́зовая гангре́на
   humid ~ вла́жная гангре́на

gap 1. отве́рстие, щель 2. интерва́л, промежу́ток; расстоя́ние
gargle полоска́ние *(для го́рла)* ‖ полоска́ть *(го́рло)*
gas газ ‖ га́зовый
   war ~ боево́е отравля́ющее вещество́
gash глубо́кая ра́на ‖ наноси́ть глубо́кую ра́ну
gasping затруднённое дыха́ние
gastralgia (эпи)гастралги́я *(боль в области желудка)*
gastrectomy гастрэктоми́я, удале́ние всего́ желу́дка *или* его́ ча́сти
gastric желу́дочный, относя́щийся к желу́дку
gastrin гастри́н
gastritic 1. относя́щийся к гастри́ту 2. страда́ющий гастри́том
gastritis гастри́т, воспале́ние желу́дка
gastroduodenoscopy гастродуоденоскопи́я
gastrodynia *см.* **gastralgia**
gastroenteric желу́дочно-кише́чный
gastroenterologist гастроэнтеро́лог
gastroenterology гастроэнтероло́гия
gastroenteropathy гастроэнтеропати́я
gastroenteroptosis гастроэнтеропто́з
gastroenterostomy гастроэнтеростоми́я; гастроэнтероанастомо́з
gastroesophageal желу́дочно-пищево́дный
gastrogavage зо́ндовое пита́-

ние, кормле́ние че́рез желу́дочный зонд
gastrogenic гастроге́нный
gastrointestinal желу́дочно-кише́чный
gastrology гастроло́гия *(учение о болезнях желудка)*
gastropathy гастропати́я
gastroptosis гастропто́з *(опущение желудка)*
gastrorrhagia гастроррагия́, желу́дочное кровотече́ние
gastrorrhaphy ушива́ние желу́дка
gastroscope гастроско́п
gastroscopy гастроскопи́я
gastrostomy гастростоми́я, наложе́ние желу́дочного свища́
gastrotomy гастротоми́я, операти́вное вскры́тие желу́дка
  exploratory ~ диагности́ческая гастротоми́я
gastrula *эмбр.* га́струла
gastrulation гаструля́ция
gather нарыва́ть
gage 1. ме́ра; кали́бр 2. измери́тельный прибо́р; индика́тор; да́тчик ‖ измеря́ть
  alcohol ~ спирто́метр
gauze ма́рля
  absorbent ~ гигроскопи́ческая ма́рля
  hemostatic ~ гемостати́ческая ма́рля
  sterile ~ стери́льная ма́рля
gavage 1. зо́ндовое пита́ние, кормле́ние че́рез желу́дочный зонд 2. супералимента́ция
gel гель
  agarose ~ агаро́зный гель
  firm ~ пло́тный гель
  loose ~ ры́хлый гель
  polyacrylamide ~ полиакрила́мидный гель
  starch ~ крахма́льный гель
gelatin 1. желати́н 2. сту́день, желе́
gelatinous желати́новый; студени́стый
gene ген
  additive ~ доба́вочный ген
  allelic ~ алле́ль, алле́льный ген, аллеломо́рф
  antibody(-encoding) ~ антителокоди́рующий ген, ген антите́ла
  closely-linked ~s сце́пленные ге́ны
  disease-susceptibility ~ ген предрасполо́женности к заболева́нию
  genomic ~ гено́мный [хромосо́мный] ген
  HLA-linked ~ ген систе́мы HLA
  multiallelic ~ мультиалле́льный ген
  operating ~ ген-опера́тор
  recessive ~ рецесси́вный ген
  regulatory ~ ген-регуля́тор
  sex-limited ~ ген, ограни́ченный по́лом
  sex-linked ~ ген, сце́пленный с по́лом
  structural ~ структу́рный ген
  supplementary ~ дополни́тельный ген
  suppressor ~ супрессо́рный ген
general генерализо́ванный, о́бщий, распространённый

generalist врач общей практики; семейный врач
generalization генерализация, распространение
generalized генерализованный, распространённый
generation 1. род, потомство, поколение 2. размножение, воспроизведение *(потомства)* 3. синтез, образование
  superoxide anion ~ образование супероксид-анионов
generator 1. генератор 2. датчик
genesis генез, происхождение
genetic(al) 1. генетический 2. наследственный
geneticist генетик
genetics генетика
  molecular ~ молекулярная генетика
genic генный
genital половой
genitourinary мочеполовой
genofond генофонд
genome геном
  viral ~ вирусный геном
genotype генотип, идиотип
  heterozygous ~ гетерозиготный генотип
  homozygous ~ гомозиготный генотип
genu *(pl* genua) колено
geriatrics гериатрия
germ 1. зародыш, эмбрион; зачаток 2. микроб, бактерия ◇ in ~ в зачаточном состоянии
germinal зародышевый, эмбриональный, зачаточный
gerontal, gerontic старческий, дряхлый
gerontology геронтология
gestation беременность; период беременности
gestosis гестоз, токсикоз беременности
giardiasis лямблиоз
gibbosity, gibbus горб; кифоз
giddiness головокружение
gingiva *(pl* gingivae) десна
gingival десневой
gingivitis гингивит, воспаление дёсен
ginglymus блоковидный [шарнирный] сустав
girdle 1. *анат.* пояс 2. опоясывающий лишай 3. (климатический) пояс
  pelvic ~ тазовый пояс
  thoracic ~ плечевой пояс
glabella глабелла, надпереносье
gland железа
  adrenal ~ надпочечник
  alveolar ~s альвеолярные железы
  apocrine ~ апокринная железа
  lacrimal ~ слёзная железа
  mammary ~ молочная железа
  parotid ~ околоушная *(слюнная)* железа
  pineal ~ шишковидное тело
  pituitary ~ гипофиз
  salivary ~s слюнные железы
  sudoriparous ~ потовая железа
  suprarenal ~ надпочечник
  sweat ~ потовая железа
  tarsal ~ мейбомиева железа
  thymus ~ вилочковая железа, тимус

GLAND

thyroid ~ щитовидная железа
glandular гландулярный, железистый, относящийся к железе
glass 1. стекло ‖ стеклянный 2. стеклянная посуда; склянка; стакан 3. микроскоп 4. *pl* очки
  breast ~ молокоотсос
  cover ~ покровное стекло
  cupping ~ медицинская банка
  dropping ~ 1. капельница 2. бюретка
  medicine ~ мензурка
  volumetric ~ мерный сосуд
glaucoma глаукома
  angle-closure ~ закрытоугольная глаукома
  open-angle ~ открытоугольная глаукома
glia (нейро)глия
glial глиальный
glioma глиома
globule 1. шарик, крупинка (*лекарственная форма*) 2. капля
globulin глобулин
  gamma ~ гамма-глобулин
  immune serum ~ сывороточный иммуноглобулин
  measles ~ коревой глобулин
globulinuria глобулинурия
glome клубок
glomerular клубочковый, относящийся к (почечному) клубочку
glomerule *анат.* клубочек
glomerulonephritis гломерулонефрит
  hypocomplementemic ~ гломерулонефрит с гипокомплементемией
  immune complex-mediated ~ иммунокомплексный гломерулонефрит
glomerulopathy нефропатия
  transplant ~ посттрансплантационная нефропатия
glomerulus (*pl* glomeruli) клубочек
glossa язык
glossectomy ампутация *или* резекция языка
glossitis глоссит (*воспаление языка*)
glossodynia глоссалгия, глоссодиния
glossopharyngeal языкоглоточный
glottis голосовая щель
glove перчатка
  rubber ~ резиновые перчатки
glucocorticoid глюкокортикоид
glucose глюкоза, виноградный сахар
glue клей ‖ клеить; приклеивать(ся), прилипать
gluteal ягодичный, относящийся к ягодичной области
glycemia гликемия (*наличие глюкозы в крови*)
glycerin глицерин
  buffered ~ забуференный глицерин
glycerol *см.* glycerin
glycocalyx гликокаликс (*поверхностный гликопротеидный или полисахаридный слой клетки*)
glycogen гликоген, животный крахмал
glycogenesis гликогенез

glycolipid гликолипид
glycolysis гликолиз, расщепление глюкозы
glycopeptide гликопептид
glycoprotein гликопротеин
glycosuria глик(оз)урия
glycosylation гликозилирование
gnathalgia боль в челюсти
gnathic челюстной
goiter зоб, струма
 Basedow's ~ базедова болезнь, болезнь Грейвса, диффузный тиреотоксический зоб
gold золото, Au
gonad гонада, половая железа
gonadotrop(h)ic гонадотропный, влияющий на половые железы
gonadotrop(h)in гонадотропин, гонадотропный гормон
 chorionic ~ хорионический гонадотропин
gonarthritis гонит, гонартрит (*воспаление коленного сустава*)
gonioscope гониоскоп (*прибор для исследования радужно-роговичного угла глаза*)
goniotomy гониотомия
gonococcal гонококковый
gonocyte гоноцит, первичная половая клетка
gonorrhea гонорея
gonorrheal гонорейный
gout подагра
gouty подагрический
gradient градиент
 density ~ градиент плотности
 pH ~ градиент pH
graduate 1. мензурка; мерный стакан 2. выпускник 3. окончить учебное заведение ◇ **to ~ from the academy** окончить академию {NB: *произношение сущ.* ['grædʒuət], *гл.* ['grædʒueit]}
graft трансплантат, имплантат ‖ трансплантировать
 allogenic ~ гомотрансплантат, аллотрансплантат
 autologous ~ аутотрансплантат
 bone ~ костный трансплантат
 bridging ~ мостовидный трансплантат
 cadaveric ~ трупный трансплантат
 cutis ~ кожный лоскут
 delayed ~ лоскут для отсроченной пластики
 epidermic ~ эпидермальный трансплантат
 free ~ свободный лоскут
 full-thickness ~ полнослойный кожный трансплантат
 organ ~ органный трансплантат
 pedicle ~ лоскут на ножке
 tissue ~ тканевый лоскут
 tumor ~ опухолевый трансплантат
 vascular ~ сосудистый трансплантат
grafting трансплантация, пересадка; имплантация
 skin ~ пересадка кожи
grain зерно, гранула, крупинка
gram-negative грамотрицательный

gram-positive грамположительный
grant стипендия
granular зернистый; гранулированный
granularity зернистость
granulation 1. образование гранул 2. *pl* грануляционная ткань
granule гранула; зёрнышко; зерно
  acidophilic ~ ацидофильная гранула
  basal ~ базальное тельце, базальная гранула
  cytoplasmic ~ цитоплазматическая гранула
  Palade's ~ рибосома, гранула Палада
  storage ~ накопительная вакуоль
granulocyte гранулоцит, гранулоцитарный лейкоцит
  eosinophile ~ эозинофил
granulocytopenia гранулоцитопения
  malignant ~ агранулоцитоз
  rebound ~ реактивная гранулоцитопения
granuloma гранулёма
granulomatosis гранулематоз
granulopenia *см.* **granulocytopenia**
gravid беременная
gravida беременная женщина
gravidity беременность
gray серое вещество (*головного и спинного мозга*)
green:
  brilliant ~ бриллиантовый зелёный
  bromocresol ~ бромкрезоловый зелёный
  methyl ~ метиловый зелёный
grid 1. *рентг.* решётка, растр 2. *гист.* сетка, объектодержатель
grip 1. грипп 2. внезапная резкая боль
grippal гриппозный
grippe грипп
groin пах, паховая область
groove *анат.* борозда, бороздка, желобок; углубление; фиссура
group группа
  AIDS risk ~ группа риска по СПИДу
  blood ~ группа крови
  Duffy blood ~ группа крови Даффи
  Kell blood ~ группа крови Келла
  Kidd blood ~ группа крови Кидда
  Lewis blood ~ группа крови Льюиса
  Lutheran blood ~ группа крови Лютерана
  MNS blood ~ группа крови MNS
  P blood ~ группа крови P
  Rhesus blood ~ группа крови по резус-фактору
  Sutter's blood ~ группа крови Саттера
grouping группирование; классифицирование
  blood ~ определение группы крови
  leukocyte ~ типирование лейкоцитов
grow расти, развиваться
growth 1. рост, развитие 2. новообразование, опухоль

3. культиви́рование; культу́ра *(бакте́рий)*
bacterial ~ рост бакте́рий
guide 1. направи́тель; зонд 2. крите́рий, показа́тель 3. показа́ние к опера́ции
guideline руково́дство, устано́вка; *pl* методи́ческие рекоменда́ции
gullet пищево́д
gum десна́
gustation вкус; про́ба на вкус
gustative, gustatory вкусово́й
gut 1. кишка́ 2. ке́тгут 3. *эмбр.* перви́чная кише́чная тру́бка
gymnastics гимна́стика
  hygienic ~ гигиени́ческая гимна́стика
  remedial ~ лече́бная физкульту́ра
gynecologic(al) гинекологи́ческий
gynecologist гинеко́лог
gynecology гинеколо́гия
gynecopathy гинекологи́ческое заболева́ние
gyrus *(pl* guri) изви́лина *(коры́ полуша́рий головно́го мо́зга)*

H

habit 1. привы́чка 2. (те́ло)сложе́ние, конститу́ция 3. склад, хара́ктер; скло́нность
  dietary ~s пищевы́е привы́чки

  drug ~ 1. лека́рственная зави́симость 2. наркоти́ческая зави́симость
  harmful ~ вре́дная привы́чка
habitual привы́чный, обы́чный
habituation 1. приобрете́ние привы́чки, привыка́ние 2. приспособле́ние, адапта́ция
  drug ~ 1. лека́рственная зави́симость 2. наркоти́ческая зави́симость
haem-... *см.* hem-...
Haemamoeba плазмо́дий
hair 1. во́лос, волосо́к 2. во́лосы
  lanugo ~s пушко́вые во́лосы
  thick ~ густы́е во́лосы
half полови́на ◇ ~ as large вдво́е ме́ньше
half-life 1. пери́од полураспа́да *(радионукли́дов)* 2. пери́од полувыведе́ния
  serum ~ вре́мя полужи́зни в кровяно́м ру́сле *(напр. антитела)*
hallucination галлюцина́ция
  auditory ~s слуховы́е галлюцина́ции
  visual ~s зри́тельные галлюцина́ции
hallux большо́й па́лец ноги́
hamartoma гамарто́ма
hammer 1. *мед. тех.* молото́к 2. молото́чек *(слуховая ко́сточка)*
  reflex ~ неврологи́ческий молото́к
hand кисть руки́
handbook руково́дство, спра́вочник

drug ~ рецепту́рный спра́вочник

handicap 1. недоста́ток; дефе́кт 2. поме́ха, препя́тствие

handicapped инвали́д
physically ~ име́ющий физи́ческие недоста́тки

haploid гапло́ид ‖ гапло́идный

haploidy гаплоиди́я

haplophase гаплофа́за

haplotype гаплоти́п

hapten гапте́н

haptoglobin гаптоглоби́н

hard 1. твёрдый; пло́тный; жёсткий 2. тру́дный; тяжёлый

harelip (врождённая) расще́лина губы́, «за́ячья губа́»

harm вред ‖ наноси́ть вред

harmful па́губный, вре́дный, опа́сный

harmless безвре́дный, безопа́сный

hazard вре́дный фа́ктор; риск, опа́сность
environmental ~s вре́дные фа́кторы окружа́ющей среды́
health ~ опа́сность для здоро́вья
occupational ~s профессиона́льные вре́дности

HBsAg см. hepatitis B surface antigen

head 1. голова́ 2. анат. голо́вка, вы́ступ 3. мед. тех. наса́дка, наконе́чник 4. ум, рассу́док

headache головна́я боль, цефалги́я
sick ~ мигре́нь

headrest подголо́вник

heal 1. изле́чивать, исцеля́ть, спосо́бствовать заживле́нию или рубцева́нию 2. зажива́ть, консолиди́роваться (о переломе)

healable излечи́мый, исцели́мый

healer цели́тель

healing 1. лече́ние; изле́чивание 2. заживле́ние 3. лече́бный; целе́бный ◇ ~ by first intention заживле́ние (ра́ны) перви́чным натяже́нием; ~ by granulation [by second intention] заживле́ние (ра́ны) втори́чным натяже́нием
wound ~ заживле́ние ра́ны

health 1. здоро́вье 2. целе́бная си́ла 3. гигиени́ческий; санита́рный ◇ in ~ and disease в но́рме и при патоло́гии; to be in good ~ быть здоро́вым; to be out of ~ име́ть сла́бое здоро́вье; to look after one's ~ следи́ть за свои́м здоро́вьем
environmental ~ гигие́на окружа́ющей среды́
industrial ~ промы́шленная гигие́на
international ~ междунаро́дное здравоохране́ние
maternal ~ охра́на матери́нства
mental ~ 1. психи́ческое здоро́вье 2. психогигие́на
occupational ~ гигие́на труда́
public ~ здравоохране́ние
school ~ шко́льная гигие́на

healthful 1. здоро́вый 2. целе́бный, поле́зный; оздорови́тельный

healthy 1. здоро́вый 2. жизнеспосо́бный 3. поле́зный
apparently ~ практи́чески здоро́вый
hear слы́шать, облада́ть слу́хом
hearing 1. слух, спосо́бность слы́шать 2. преде́л слы́шимости
heart 1. се́рдце 2. сердцеви́на; ядро́; центра́льная часть
  artificial ~ иску́сственное се́рдце
  bovine ~ бы́чье се́рдце
heartache боль в се́рдце
heartbeating сердцебие́ние
heartburn изжо́га
heart-lung аппара́т иску́сственного кровообраще́ния, аппара́т «се́рдце — лёгкие»
heat 1. тепло́, теплота́ 2. жар, повы́шенная температу́ра
  dry ~ сухо́й жар
heatstroke теплово́й уда́р
heavy 1. тяжёлый; си́льный, интенси́вный; оби́льный 2. пло́тный
hebephrenia гебефрени́я *(форма шизофрении)*
hebetude эмоциона́льное и у́мственное оскуде́ние
hectic гекти́ческий
heel пя́тка
helcoid я́звенный
helcoplasty пласти́ческое замеще́ние я́звенного дефе́кта
helix 1. завито́к *(ушно́й рако́вины)* 2. спира́ль *(напр. моле́кулы ДНК)*
helminthology гельминтоло́гия

heloma мозо́ль, омозоле́лость
help по́мощь ‖ помога́ть, ока́зывать по́мощь
helper 1. помо́щник, ассисте́нт 2. (кле́тка-)хе́лпер
hemagglutination гемагглютина́ция, агглютина́ция эритроци́тов
hemagglutinin гемагглютини́н
hemal кровяно́й
hemangioma гемангио́ма, сосу́дистый не́вус
hemarthrosis гемартро́з, кровоизлия́ние в суста́в
hematemesis крова́вая рво́та, гематеме́зис
hematin гемати́н
hematic 1. кровяно́й 2. де́йствующий на кровь
hematimeter гемоцито́метр
hematoblast *см.* hemoblast
hematochrome гематохро́м
hematocrit гематокри́т
hematogenic, hematogenous гематоге́нный
hematologic гематологи́ческий
hematologist гемато́лог
hematology гематоло́гия
hematolytic гемолити́ческий
hematoma гемато́ма
  subarachnoid ~ субарахноида́льная гемато́ма
hematophage фагоци́т кро́ви
hematopoiesis *см.* hemopoiesis
hematoxylin гематоксили́н
  iron ~ желе́зный гематоксили́н
hematuria (и́стинная) гематури́я
  false ~ ло́жная гематури́я

HEME

heme гем (*небелковая часть гемоглобина*)
hemianopsia гемианопсия
hemic кровяной
hemicrania гемикрания; мигрень
hemilateral относящийся к одной стороне
hemiparesis гемипарез
hemiplegia гемиплегия
hemisphere *анат.* полушарие
  cerebellar ~ полушарие мозжечка
  cerebral ~ полушарие большого мозга
hemoblast гемоцитобласт, стволовая клетка крови
hemochromatosis гемохроматоз
hemoconcentration сгущение крови
hemoculture *микр.* гемокультура
hemocyanin гемоцианин
hemocyte форменный элемент крови
hemocytoblast гемоцитобласт, стволовая клетка крови
hemocytology гематология
hemocytolysis гемолиз
hemocytometer гемоцитометр
hemodialysate гемодиализат
  protein-free ~ безбелковый гемодиализат
hemodialysis гемодиализ
  long-term ~ хронический гемодиализ
hemodialyzer искусственная почка, аппарат искусственной почки
hemodilution гемодилюция, разбавление [разжижение] крови
hemodynamic гемодинамический
hemoglobin гемоглобин
  adult ~ зрелый гемоглобин
  cord ~ гемоглобин пуповинной крови
  fetal ~ фетальный гемоглобин
hemoglobinopathy гемоглобинопатия, гемоглобиноз
hemoglobinuria гемоглобинурия
  paroxysmal nocturnal ~ ночная пароксизмальная гемоглобинурия
hemogram гемограмма, формула крови
hemology гематология
hemolymph гемолимфа
hemolysate гемолизат
hemolysin гемолизин
hemolysis гемолиз
hemolytic гемолитический
hemolyze гемолизировать, разрушать эритроциты
hemopathy гемопатия
hemophage фагоцит крови
hemophilia гемофилия
hemophiliac гемофилик, больной гемофилией
hemopoiesis гемопоэз, кроветворение
  extramedullary ~ экстрамедуллярный гемопоэз
  fetal ~ фетальный гемопоэз
hemopoietic гемопоэтический, кроветворный
hemopoietin гемопоэтин
hemoptysis кровохарканье
hemorrhage 1. кровотечение 2. кровоизлияние ‖ крово-

точи́ть ◇ to suppress ~ останови́ть кровотече́ние
atonic ~ атони́ческое кровотече́ние
capillary ~ капилля́рное кровотече́ние
fetal-maternal ~ поступле́ние кро́ви плода́ в кровото́к ма́тери
heavy ~ профу́зное кровотече́ние
internal ~ вну́треннее кровотече́ние
hemorrhagic геморраги́ческий, относя́щийся к кровотече́нию
hemorrhoid геморро́й, геморроида́льная ши́шка
 strangulated ~ ущемлённый геморро́й
hemostasis 1. гемоста́з, остано́вка кровотече́ния 2. гемоста́з, кровяно́й стаз
hemostatic кровоостана́вливающее сре́дство ‖ гемостати́ческий, кровоостана́вливающий
hemothorax гемото́ракс
hemotoxic гемотокси́ческий
hemotoxin гемотокси́н
heparinization гепаринизация
hepatectomy удале́ние пе́чени, гепатэктоми́я
 partial ~ резе́кция пе́чени
hepatic печёночный
hepatitis гепати́т ◇ ~ A инфекцио́нный [эпидеми́ческий] гепати́т, гепати́т А, боле́знь Бо́ткина; ~ B сы́вороточный гепати́т, гепати́т В
autoimmune ~ аутоиммý́нный гепати́т

serum ~ сы́вороточный гепати́т, гепати́т В
hepatocellular печёночно-кле́точный, гепатоцеллюля́рный
hepatocyte гепатоци́т, паренхимато́зная печёночная кле́тка
hepatolienal гепатолиена́льный, печёночно-селезёночный
hepatolithiasis образова́ние *или* нали́чие камне́й в пе́чени
hepatologist гепато́лог, врач-специали́ст по боле́зням пе́чени
hepatoma гепато́ма, перви́чная о́пухоль пе́чени
hepatomegalia, hepatomegaly гепатомегали́я, увеличе́ние пе́чени
hepatopathy боле́знь пе́чени
hepatorrhexis разры́в пе́чени
hepatotoxic гепатотокси́ческий, гепатотокси́чный
hepatotoxicity гепатотокси́чность, токси́ческое де́йствие на пе́чень
herb трава́; расте́ние
hereditary насле́дственный
heredity насле́дственность
heritable насле́дственный; насле́дуемый
hernia гры́жа
 ~ of intervertebral disk гры́жа межпозвоно́чного ди́ска
 constricted ~ ущемлённая гры́жа
 crural [femoral] ~ бе́дренная гры́жа
 gluteal ~ седа́лищная гры́жа

HERNIA

hiatal ~ грыжа пищеводного отверстия диафрагмы
incarcerated ~ ущемлённая грыжа
inguinal ~ паховая грыжа
irreducible ~ невправимая грыжа
reducible ~ вправимая грыжа
sliding ~ скользящая грыжа
strangulated ~ ущемлённая грыжа
true ~ истинная грыжа
umbilical ~ пупочная грыжа
ventral ~ грыжа брюшной стенки
hernial грыжевой
herpes *дерм.* герпес
herpetic герпетический
herpetiform герпетиформный, сходный с герпесом
heteroantibody гетероантитело
heteroantigen гетероантиген
heteroantigenic гетероантигенный
heteroantiserum гетерологичная иммунная сыворотка
heterochromia гетерохромия
heteroepitope гетероэпитоп, гетероантигенная детерминанта
heterogeneity гетерогенность, разнородность, неоднородность
heterogeneous гетерогенный, разнородный, неоднородный
heterografting ксенотрансплантация
heterolateral контралатеральный, расположенный на противоположной стороне
heterotopous смещённый, имеющий неправильное положение; гетеротопический
heterozygote *ген.* гетерозигота
heterozygous гетерозиготный
hiatus *анат.* отверстие, щель
aortic ~ аортальное отверстие *(диафрагмы)*
esophageal ~ пищеводное отверстие *(диафрагмы)*
hiccough, hiccup икота ǁ икать
hidden скрытый; латентный; невидимый
hidrosis 1. потоотделение 2. гипергидроз, потливость
hidrotic потогонное средство ǁ потогонный
high-activity 1. высокоактивный 2. высокорадиоактивный
high-caloric высококалорийный
high-toxic высокотоксичный
hilus ворота органа
hip 1. тазобедренный сустав 2. бедро
hirsutism гирсутизм *(избыточное оволосение)*
hirudinize ставить пиявки
histaminase гистаминаза
histamine гистамин
histidine гистидин
histiocyte осёдлый макрофаг, гистиоцит
cardiac ~ миоцит Аничкова
histiocytosis гистиоцитоз
malignant ~ злокачественный гистиоцитоз

histochemistry гистохи́мия
histocompatibility тка́невая совмести́мость
histogenesis гистогене́з
histogenous гистоге́нный
histogram гистогра́мма
histoincompatibility тка́невая несовмести́мость
histologic(al) гистологи́ческий
histologist гисто́лог
histology гистоло́гия, уче́ние о тка́нях
histolytic разруша́ющий ткань
histone *биохим.* гисто́н
histoplasmin гистоплазми́н
histoplasmosis гистоплазмо́з
history исто́рия боле́зни
  antecedent ~ ана́мнез
  case ~ исто́рия боле́зни; ана́мнез
  familial [family] ~ семе́йный ана́мнез
  life ~ ана́мнез жи́зни
  medical ~ исто́рия боле́зни
  occupational ~ профессиона́льный ана́мнез
  past ~ ана́мнез
  patient ~ *см.* medical history
  personal ~ ана́мнез жи́зни
  social ~ социа́льный ана́мнез
histotome микрото́м
histotripsy разда́вливание [размозже́ние] тка́ни
hives крапи́вница; сыпь
hoarse си́плый, хри́плый *(о голосе)*; гру́бый, ре́зкий
hoarseness хрипота́, охри́плость *(голоса)*
holder держа́тель; кронште́йн; штати́в
  cone ~ тубусодержа́тель
  cotton ~ па́лочка с ва́тным тампо́ном
  head ~ держа́тель головы́
  needle ~ иглодержа́тель
  test tube ~ штати́в для проби́рок
hole отве́рстие; углубле́ние
hollow 1. пустота́, по́лость; *стом.* карио́зная по́лость ‖ пусто́й, по́лый 2. *анат.* углубле́ние, впа́дина ‖ впа́лый
home:
  convalescent ~ санато́рий для выздора́вливающих
  geriatric ~ 1. дом престаре́лых 2. гериатри́ческая больни́ца
  maternity ~ роди́льный дом
  nursing ~ 1. ча́стная лече́бница 2. дом престаре́лых *или* инвали́дов с медици́нским обслу́живанием
  terminal care ~ стациона́р для больны́х с неблагоприя́тным прогно́зом
homeopathic гомеопати́ческий
homeopathist гомеопа́т
homeopathy гомеопа́тия
homeostasis *физиол.* гомеоста́з
  immunological ~ имму́нный гомеоста́з
homeostatic гомеостати́ческий, относя́щийся к гомеоста́зу
homicidal 1. одержи́мый мы́слью об уби́йстве *(о душевнобольно́м)* 2. уби́йственный, смертоно́сный
homing *иммун.* хо́минг, эффе́кт «до́ма»

HOMOGENATE

homogenate гомогена́т
  whole cell ~ кле́точный гомогена́т
homogeneity гомоге́нность, одноро́дность
homogeneous гомоге́нный, одноро́дный
homogenization гомогениза́ция
homogenizer гомогениза́тор
homograft аллотрансплантáт
homografting аллотрансплантáция
homolateral относя́щийся к одно́й и той же стороне́; располо́женный на той же стороне́
homologous 1. соотве́тственный 2. гомологи́ческий
homology 1. соотве́тствие 2. гомоло́гия
homosexual гомосексуали́ст ‖ гомосексуа́льный
homotransplantation аллотрансплантáция
homozygote *ген.* гомозиго́та
homozygous гомозиго́тный
hood вытяжно́й шкаф
hook крюк; крючо́к ‖ захва́тывать крючко́м
hook-shaped крючкова́тый, крючкови́дный, крючкообра́зный
hookworm анкилосто́ма, немато́да
  American ~ нека́тор *(возбуди́тель некатороза)*
hoose гельми́нтный бронхи́т
hordeolum ячме́нь, мейбоми́т
hormone гормо́н
  adrenocortical ~ гормо́н коры́ надпо́чечников
  adrenocorticotropic ~ кортикотропи́н, адренокортикотро́пный гормо́н, АКТГ
  androgenic ~s андроге́ны, мужски́е половы́е гормо́ны
  antidiuretic ~ антидиурети́ческий гормо́н, вазопресси́н
  chorionic gonadotropic ~ хориони́ческий гонадотропи́н
  follicle-stimulating ~ фолликулостимули́рующий гормо́н, ФСГ
  luteinizing ~ лютеинизи́рующий гормо́н
  parathyroid ~ паратгормо́н, паратирео́идный гормо́н
  sex ~s половы́е гормо́ны
  steroid ~s стеро́идные гормо́ны
  thyroid-stimulating ~ тиреотропи́н, тиреотро́пный [тиреостимули́рующий] гормо́н
horn рог, рогови́дный отро́сток
horny 1. рогово́й; рогови́дный 2. орогове́вший
hospital больни́ца; лече́бница; го́спиталь; лазаре́т ◇ ~ **for women** гинекологи́ческая больни́ца; **to be admitted to** ~ поступи́ть в больни́цу; **to be in** ~ лежа́ть в больни́це
  camp ~ полево́й го́спиталь
  charity ~ благотвори́тельная больни́ца
  children's ~ де́тская больни́ца
  day ~ дневно́й стациона́р
  district ~ райо́нная больни́ца
  general ~ 1. больни́ца о́бщего про́филя 2. гла́вный

[центра́льный] вое́нный го́спиталь
maternity ~ роди́льный дом
mental ~ психиатри́ческая больни́ца
multi-field ~ многопро́фильная больни́ца
one-field ~ однопро́фильная больни́ца
private ~ ча́стная больни́ца
public ~ госуда́рственная больни́ца
special ~ специализи́рованная больни́ца
teaching ~ ба́зовая больни́ца
hospitalization госпитализа́ция, помеще́ние в стациона́р
hospitalize госпитализи́ровать, помеща́ть в стациона́р
host 1. хозя́ин *(паразита)*; органи́зм-носи́тель *(паразита)* 2. реципие́нт
intermediate ~ промежу́точный хозя́ин
hostel общежи́тие
hour:
consulting ~s приёмные часы́ *(у врача)*
labor ~s рабо́чее вре́мя
human челове́к ‖ челове́ческий
humeral плечево́й, относя́щийся к плечево́й ко́сти
humeroradial плечелучево́й
humeroscapular плечелопа́точный
humeroulnar плечелоктево́й
humerus плечева́я кость
humid 1. сыро́й, вла́жный 2. сопровожда́ющийся отха́ркиванием *или* выделе́ниями
humidification увлажне́ние
humidify увлажня́ть
humidity сы́рость, вла́жность
humor тканева́я жи́дкость
aqueous ~ водяни́стая вла́га, внутриглазна́я жи́дкость
crystalline ~ 1. хруста́лик 2. стеклови́дное те́ло
humoral гумора́льный
hunger 1. го́лод; чу́вство го́лода 2. голода́ние; дли́тельное недоеда́ние ‖ голода́ть, испы́тывать го́лод
hurt 1. поврежде́ние; ра́на; ране́ние ‖ нанести́ поврежде́ние; ра́нить 2. боль ‖ причиня́ть боль
hyalin гиали́н, гиали́новое вещество́
hyaline гиали́новый; прозра́чный, стеклови́дный
hyalinize подверга́ться гиали́новому перерожде́нию
hyalinosis гиалино́з, гиали́новая дистрофи́я
hyaloplasm гиалопла́зма
hyaluronidase гиалуронида́за
hybrid гибри́д ‖ гибри́дный, сме́шанный
hybridity гибри́дность
hybridization гибридиза́ция, скре́щивание
hybridoma гибридо́ма
hydatid 1. эхинокко́кковая киста́ 2. гидати́дный, эхинокко́кковый
hydatidosis эхинококко́з
hydradenitis гидрадени́т
hydragogue слаби́тельное, вызыва́ющее выделе́ние жи́дкости из кише́чника

hydramnion, hydramnios многово́дие, гидрамнио́н
hydrarthrosis гидрартро́з, водя́нка суста́ва
hydration гидрата́ция
hydriatrics водолече́ние, гидротерапи́я
hydrocardia гидроперика́рд, водя́нка перика́рда
hydrocele гидроце́ле, водя́нка оболо́чек яи́чка
hydrocephalus, hydrocephaly гидроцефали́я, водя́нка головно́го мо́зга
hydrogen водоро́д, H
hydrolysis гидро́лиз
hydrolyzate гидролиза́т, проду́кт гидро́лиза
hydrolyze подверга́ть гидро́лизу; гидролизи́ровать
hydromassage гидромасса́ж
hydronephrosis гидронефро́з
hydropericardium *см.* hydrocardia
hydroperitoneum асци́т, водя́нка брюшно́й по́лости
hydrophilic гидрофи́льный
hydrophobia 1. бе́шенство 2. гидрофоби́я, водобоя́знь
hydrophobic 1. относя́щийся к бе́шенству 2. гидрофо́бный *(о веществе)*
hydropic водя́ночный; отёчный
hydropneumoperitoneum гидропневмоперито́неум, нали́чие жи́дкости и га́за в брюшно́й по́лости
hydrops водя́нка; отёк
 fetal ~ многово́дие, гидрамнио́н
hydrosalpinx водя́нка ма́точной трубы́, гидроса́льпинкс

hydrotherapy водолече́ние, гидротерапи́я
hydrothorax гидрото́ракс
hydrotubation гидротуба́ция
hydrous во́дный; водяни́стый
hydroxide гидрокси́д
hydroxyproline оксипроли́н
hydruria полиури́я
hygiene гигие́на; санита́рная культу́ра, гигиени́ческие на́выки
 food ~ гигие́на пита́ния
 industrial ~ промы́шленная гигие́на
 mental ~ психогигие́на
 occupational ~ гигие́на труда́
 personal ~ ли́чная гигие́на
 radiation ~ радиацио́нная гигие́на
 social ~ социа́льная гигие́на
hygienic 1. гигиени́ческий 2. здоро́вый
hygienics гигие́на
hygienist гигиени́ст, специали́ст по гигие́не
hygric вла́жный
hygroscopic гигроскопи́ческий, гигроскопи́чный
hymen де́вственная плева́, ги́мен
hyoglossal подъязы́чно-язы́чный
hyoid подъязы́чная кость ‖ подъязы́чный
hyperacidity ацидо́з; гиперхлоргидри́я
hyperactivity повы́шенная акти́вность; гиперфу́нкция
hyperalgesia гипералгези́я
hyperalimentation 1. перееда́ние; перека́рмливание 2. уси́ленное пита́ние

parenteral ~ парентеральное питание
hyperbilirubinemia гипербилирубинемия
hypercalcemia гиперкальциемия
hypercapnia гиперкапния
hyperchlorhydria гиперхлоргидрия
hypercholesterolemia (гипер)холестеринемия
hyperchromatism 1. гиперхроматоз *(1. усиленная пигментация 2. усиление сродства к красителям)* 2. увеличение содержания хроматина в ядре клетки
hypercoagulability гиперкоагуляция
hyperemesis неукротимая рвота, гиперемезис
hyperemia гиперемия, покраснение
hyperergy гиперергия
hyperesthesia гиперестезия
hyperexcitability повышенная возбудимость
hyperextension 1. перерастяжение *(напр. связки)* 2. переразгибание *(конечности)*
hyperfunction гиперфункция
hypergammaglobulinemia гипергаммаглобулинемия
hyperglycemia гипергликемия
hyperhidrosis гипергидроз, усиленная потливость
hyperimmunity напряжённый иммунитет
hyperimmunization гипериммунизация
hyperinsulinemia гиперинсулинемия

hyperkalemia гиперкалиемия
hyperkeratosis гиперкератоз
hypermature перезрелый
hypermenorrhea гиперменорея, меноррагия
hypermetropia дальнозоркость, гиперметропия
hypernephroma гипернефрома
hypernutrition *см.* hyperalimentation
hyperopia дальнозоркость, гиперметропия
hyperosmia гиперосмия
hyperosmotic гиперосмотический
hyperostosis гиперостоз
hyperoxia гипероксия
hyperoxide перекись
hyperparathyroidism гиперпаратиреоз
hyperpigmentation гиперпигментация
hyperplasia гиперплазия
  lymphoreticular ~ лимфоретикулярная гиперплазия
hyperproteinemia гиперпротеинемия
hyperptyalism гиперсаливация, птиализм
hyperpyretic гиперпиретический
hyperpyrexia гиперпирексия
hyperpyrexial гиперпиретический
hyperreactivity повышенная реактивность
hypersalivation гиперсаливация, птиализм
hypersecretion гиперсекреция, повышенная секреция
hypersensitivity повышенная чувствительность, гипер-

чувствительность; аллергия
cold ~ холодовая гиперчувствительность
delayed ~ гиперчувствительность замедленного типа
immediate ~ гиперчувствительность немедленного типа
immune complex ~ иммунокомплексная гиперчувствительность
hypersomia гигантизм, макросомия
hypersomnia гиперсомния
hypersplenism гиперспленизм
hypersthenic гиперстенический
hypersusceptibility сенсибилизация, повышенная чувствительность к воздействию тех *или* иных факторов
hypertension гипертензия
portal ~ портальная гипертензия
transient ~ транзиторная гипертензия
hypertensive 1. гипертензивный, повышающий артериальное давление 2. гипертоник
hyperthermia гипертермия, перегревание организма
hyperthyroidism гипертиреоз, гиперфункция щитовидной железы
hypertonia гипертония *(повышенный тонус мышц)*
hypertonic гипертонический
hypertrichosis гипертрихоз
hypertrophy гипертрофия

vicarious ~ викарная [заместительная] гипертрофия
work ~ рабочая гипертрофия
hypervariability гипервариабельность
hyperventilation гипервентиляция *(лёгких)*
hyperviscosity повышенная вязкость *(напр. крови)*
hypervitaminosis гипервитаминоз
hypesthesia гипестезия
hyphema гифема *(кровоизлияние в переднюю камеру глаза)*
hypnagogue снотворное средство ‖ снотворный
hypnosis гипноз
hypnotherapy гипнотерапия, лечение гипнозом
hypnotic снотворный препарат ‖ снотворный
hypnotist гипнотизёр
hypoacidity гипохлоргидрия
hypoactivity пониженная активность; гипофункция
hypoalimentation неполноценное [недостаточное] питание
hypochondrium подрёберная область
hypochromatism 1. гипопигментация 2. гипохромия, гипохромазия
hypocomplementemia гипокомплементемия
hypocorticism гипокортицизм, гипофункция коры надпочечников
hypoderm подкожная (жировая) клетчатка, гиподерма
hypodermic лекарственное

средство для подкожных инъекций ‖ подкожный
hypodynamia гиподинамия
hypoeosinophilia *гемат.* эозинопения
hypofunction гипофункция
hypogalactia гипогалактия, гиполактия
hypogammaglobulinemia гипогаммаглобулинемия
hypogastric подчревный, относящийся к подчревной области
hypogastrium подчревье, подчревная область, гипогастрий
hypogenitalism гипогонадизм, гипогенитализм
hypoglossal подъязычный
hypoglossus подъязычный нерв
hypoglycemia гипогликемия
dietary ~ алиментарная гипогликемия
hypohydration обезвоживание, гипогидратация, дегидратация
hypokinesia гипокинезия, ограниченная подвижность
hypokinetic гипокинетический
hypomenorrhea гипоменорея
hypomnesia гипомнезия, ослабление памяти
hypomotility гипокинезия, ограниченная подвижность
hyponychial подногтевой
hyponychium подногтевая пластинка, гипонихий, ногтевое ложе
hypo-ovaria гипофункция яичников
hypoperfusion недостаточная перфузия *(крови)*

hypopharynx гортанная часть глотки, гипофаринкс
hypophrenia гипофрения, слабоумие
hypophrenic 1. поддиафрагмальный 2. умственно отсталый
hypophysectomy гипофизэктомия
hypophysis гипофиз, мозговой придаток
hypopituitarism гипопитуитаризм *(гипофункция гипофиза)*
hypoplasia гипоплазия, недоразвитие
hypoplastic гипопластический, недоразвитый
hypoplasty *см.* hypoplasia
hypopraxia патологическая бездеятельность
hypoproteinosis гипопротеинемия
hypoprothrombinaemia гипопротромбинемия
hyporesponsiveness низкая реактивность, гипореактивность
hyporexia пониженный аппетит
hyposalivation гипосаливация
hyposecretion пониженная секреция, гипосекреция
hyposensitivity пониженная чувствительность
hyposensitization гипосенсибилизация
hyposmia гипосмия, ослабление обоняния
hyposomnia бессонница, инсомния
hypospadias гипоспадия
hyposthenic слабый; апатичный; ослабленный

HYPOSTHENURIA

hyposthenuria гипостенурия
hypotension гипотензия; пониженное давление
  intracranial ~ внутричерепная гипотензия
  postural ~ ортостатическая гипотензия
  reflectory ~ стабильная гипотензия
hypotensive 1. гипотензивный, понижающий артериальное давление 2. гипотоник
hypothalamus гипоталамус
hypothenar гипотенар, возвышение мизинца
hypothermal гипотермический
hypothermia гипотермия, пониженная температура
  deep [profound] ~ глубокая гипотермия
  total body ~ общая гипотермия
hypothesis гипотеза, предложение
hypothyroidism гипотиреоз
hypotonia гипотония, гипотонус [сниженный тонус] мышцы
hypotonic гипотонический
hypotrichosis гипотрихоз, гипотрихия
hypovaria гипофункция яичников
hypoventilation гиповентиляция (лёгких)
hypovitaminosis гиповитаминоз, витаминная недостаточность
hypovolemia *гемат.* гиповолемия
hypovolemic гиповолемический

hypoxemia гипоксемия
hypoxanthine гипоксантин
hypoxia гипоксия, кислородное голодание, кислородная недостаточность
  circulatory ~ циркуляторная гипоксия
  stagnant ~ застойная гипоксия
  tissue ~ тканевая гипоксия
hysterectomy гистерэктомия, экстирпация матки
hysteria истерия
hysteric(al) истерический
hysterocele гистероцеле, грыжа матки
hysterocolposcope гистерокольпоскоп
hysterocystic маточно-пузырный
hysterograph гистерограф (*прибор для регистрации сокращений матки*)
hystero-oophorectomy гистероофорэктомия, удаление матки с придатками
hysteropathy болезнь матки
hysteropexy фиксирование матки
hysteroptosis опущение матки
hysterorrhexis разрыв матки
hysterosalpingography гистеросальпингография, рентгенография маточных труб и матки
hysteroscopy гистероскопия осмотр полости матки
hysterotomy гистеротомия рассечение матки
hysterotrachelectomy ампутация шейки матки

I

iatraliptics втирание (*метод лечения*)
iatric(al) лечебный, врачебный
iatrogenic ятрогенный
iatrogeny ятрогения
ice 1. лёд 2. замораживать; морозить
ice-bladder пузырь со льдом
ichor гнилостный [ихорозный] гной
ichorous гнилостный, ихорозный
ichthyosis ихтиоз
icteric иктерический, желтушный; страдающий желтухой
icterus желтуха ⟡ ~ **neonatorum** желтуха новорождённых
   nuclear ~ ядерная желтуха
ictus 1. удар пульса 2. внезапный приступ; внезапный припадок (*напр. эпилепсии*)
ideation мышление
identical идентичный, одинаковый
identification 1. идентификация; распознавание 2. определение, выяснение
identify идентифицировать, распознавать (*напр. антиген*)
identity идентичность
ideomotor идеомоторный
idiocy идиотия
idiogram идиограмма
idiopathic идиопатический
idioplasm идиоплазма, зародышевая плазма
idiosyncrasy идиосинкразия, повышенная чувствительность
idiotic идиотический
idiotope идиотоп
idiotype идиотип, набор идиотипических детерминант (*в молекуле антитела*)
idiotypy идиотипия, вариабельность идиотипов
idioventricular относящийся к желудочку сердца, собственно желудочковый
ileac, ileal 1. подвздошный 2. относящийся к непроходимости кишечника
ileectomy резекция подвздошной кишки
ileitis илеит (*воспаление подвздошной кишки*)
   distal ~ терминальный илеит
   regional ~ региональный илеит
ileocecal илеоцекальный, подвздошно-слепокишечный
ileostomy илеостомия
ileotomy илеотомия
ileum подвздошная кишка
ileus непроходимость кишечника, илеус
   adynamic ~ *см.* **paralytic ileus**
   dynamic ~ динамическая непроходимость кишечника
   generalized ~ полная непроходимость кишечника
   localized ~ частичная непроходимость кишечника
   occlusive ~ механическая

ILEUS

непроходи́мость кише́чника
paralytic ~ паралити́ческая непроходи́мость кише́чника
spastic ~ спасти́ческая непроходи́мость кише́чника
iliac *см.* ileac 1.
iliacus подвздо́шная мы́шца
ilium подвздо́шная кость
illegal незако́нный, крими́нальный
illness боле́знь, заболева́ние; страда́ние; нездоро́вье; расстро́йство
associated ~ сопу́тствующее заболева́ние
atopic ~ атопи́ческое заболева́ние
chronic ~ хрони́ческое заболева́ние
dangerous ~ опа́сная боле́знь
decompression ~ кессо́нная боле́знь
fatal ~ неизлечи́мое заболева́ние
iatrogenic ~ ятроге́нное заболева́ние
mental ~ психи́ческое заболева́ние
image изображе́ние; представле́ние; о́браз; отраже́ние ‖ изобража́ть; представля́ть; отобража́ть
imaging визуализа́ция, получе́ние изображе́ния
imbalance 1. дисбала́нс; наруше́ние равнове́сия 2. несоотве́тствие
imbecile имбеци́льный; слабоу́мный
immature незре́лый; недоразви́вшийся

immaturity незре́лость; недоразви́тие
immunological ~ иммунологи́ческая незре́лость, иммунологи́ческая некомпете́нтность
immediate 1. непосре́дственный, прямо́й; ближа́йший 2. неме́дленный, экстре́нный
immedicable инкура́бельный, неизлечи́мый
immerse погружа́ть, окуна́ть
immersion имме́рсия, погруже́ние
immobile неподви́жный; фикси́рованный *(напр. о переломе)*
immobility неподви́жность
immobilization иммобилиза́ция
immobilize иммобилизи́ровать; фикси́ровать
immune имму́нный; облада́ющий иммуните́том; невоспри́имчивый
immunifaction иммуниза́ция
immunity иммуните́т, невоспри́имчивость *(к болезни)*
◊ **to acquire** ~ приобрести́ иммуните́т
abortive ~ несто́йкий иммуните́т
acquired ~ приобретённый иммуните́т
active ~ акти́вный иммуните́т
adoptive ~ приобретённый иммуните́т
antisperm ~ антисперма́льный иммуните́т
antiviral ~ противови́русный иммуните́т

cell-mediated [cellular] ~ клеточный иммунитет
complete ~ абсолютный иммунитет
congenital ~ наследственный [естественный, врождённый] иммунитет
cross ~ перекрёстный иммунитет
high-grade ~ напряжённый иммунитет
humoral ~ гуморальный иммунитет
local ~ местный иммунитет
native ~ *см.* congenital immunity
passive ~ пассивный иммунитет
postvaccinal ~ прививочный иммунитет
specific ~ специфический иммунитет
tissue ~ тканевой иммунитет

immunization 1. иммунизация 2. сенсибилизация
immunoadsorbent иммуносорбент
immunoadsorption иммуносорбция
immunoaffinoelectrophoresis иммуноаффинный электрофорез
immunoanalyzer иммуноанализатор
immunoassay иммунологический анализ; иммунологическая проба
immunoautoradiography иммунорадиоавтография
immunobead иммуногранула, иммуномикроноситель, иммуносфера
immunobiological иммунобиологический
immunobiology иммунобиология
immunoblast иммунобласт
immunoblotting иммуноблоттинг
immunocompetence иммунологическая зрелость, иммунокомпетентность
immunocompetent иммунокомпетентный
immunocyte иммуноцит
immunocytology иммуноцитология
immunodeficiency иммунодефицитное состояние, иммунодефицит, иммунологическая недостаточность
acquired ~ приобретённый иммунодефицит
congenital ~ врождённый иммунодефицит
immunodepression *см.* immunosuppression
immunodiffusion иммунодиффузия
immunoelectroassay иммуноэлектрофоретический анализ
immunoelectrophoresis иммуноэлектрофорез
counter ~ противоточный [встречный] иммуноэлектрофорез
crossed ~ перекрёстный иммуноэлектрофорез
immunofixation иммунофиксация
imprint ~ иммуноимпринтинг, метод иммунофиксированных отпечатков

immunofluorescence иммунофлюоресце́нция
  indirect ~ непряма́я иммунофлюоресце́нция
immunofluorimetry иммунофлюорометри́я
immunogenesis иммуногене́з
immunogenetics иммуногене́тика
immunogenic иммуноге́нный
immunogenicity иммуноге́нность
immunoglobulin иммуноглобули́н
immunolabel имму́нная ме́тка
immunologic иммунологи́ческий
immunologist иммуно́лог
immunology иммуноло́гия
immunopathology клини́ческая иммуноло́гия
immunopathy иммунопати́я
immunopotentiation иммуностимуля́ция
immunoprecipitate иммунопреципита́т
immunoprecipitation иммунопреципита́ция
immunoproliferative иммунопролиферати́вный
immunoprophylaxis иммунопрофила́ктика
immunoreactivity иммунореакти́вность
immunoregulation иммунорегуля́ция
immunosorbent иммуносорбе́нт
immunostimulant иммуностимуля́тор
immunosuppressant иммунодепресси́вное сре́дство, иммунодепресса́нт
immunosuppression иммуносупре́ссия, иммунодепре́ссия, подавле́ние имму́нного отве́та
immunotherapy иммунотерапи́я
immunotolerance иммунологи́ческая толера́нтность
impact 1. уда́р, толчо́к; и́мпульс 2. возде́йствие, влия́ние, эффе́кт
impacted 1. вколо́ченный (о переломе); вкли́ненный 2. ущемлённый
impair ухудша́ть(ся), по́ртить(ся); причиня́ть уще́рб (здоровью); ослабля́ть
impaired осла́бленный, сни́женный
impairment ухудше́ние; поврежде́ние; наруше́ние (напр. функции органа)
imperfect 1. нару́шенный; дефе́ктный; несоверше́нный 2. непо́лный; незавершённый
impetigo пузырча́тка, импети́го
implant импланта́т || имплант́ировать, вживля́ть {NB: произношение сущ. ['impla:nt], гл. [im'pla:nt]}
implantation 1. импланта́ция вживле́ние; переса́дка 2 эмбр. импланта́ция, нида́ция 3. приви́вка; перевива́ние (опухолевых клеток)
implication 1. вовлече́ние 2 су́щность; роль, значе́ние
impotence импоте́нция, мужска́я полова́я сла́бость
impregnate 1. импрегни́ровать, пропи́тывать || импрегни́рованный, пропи́тан

ный 2. оплодотворять 3. беременная {NB: *произношение гл.* ['impregneit], *прил.* [im'pregnət]}

impregnation 1. импрегнация, пропитывание; насыщение 2. оплодотворение; зачатие

imprint отпечаток

improve улучшать(ся)

improvement улучшение; положительная динамика *(заболевания)*

impulse 1. импульс; толчок, удар *(сердца)* 2. мотивация, побуждение
 apex ~ верхушечный толчок сердца

impurity загрязнение; примесь

inactivation инактивация

inactive инертный, пассивный, вялый; недействующий

inapparent бессимптомный; скрытый; латентный

inborn врождённый; природный

inbred 1. врождённый 2. *ген.* инбредный

incapacitation потеря трудоспособности

incapacity 1. неспособность; несостоятельность 2. нетрудоспособность

incidence охват; сфера действия; число случаев
 disease ~ заболеваемость

incise рассекать; надрезать; иссекать

incision разрез; надрез; рассечение

included включённый; заключённый; окружённый

inclusion включение

incompatibility несовместимость

incompatible несовместимый

incompetence 1. недостаточность; функциональная недостаточность 2. некомпетентность

incomplete 1. частичный, неполный 2. несовершенный; незаконченный 3. дефектный

incontinence 1. недержание 2. невоздержанность
 urinary ~ недержание мочи

incorporate 1. смешивать; включать; присоединять 2. регистрировать

incorporation 1. смешивание; включение; присоединение 2. регистрация

incorrect неправильный, неверный; неточный; некорректный

increase возрастание, увеличение; рост; повышение, прирост ‖ возрастать; увеличиваться; повышаться; расти {NB: *произношение сущ.* ['inkri:s], *гл.* [in'kri:s]}

incubation 1. инкубационный период 2. инкубация, выдерживание в термостате 3. культивирование

incubator 1. инкубатор, кувёз *(для недоношенных детей)* 2. термостат

incurability инкурабельность, неизлечимость

incurable инкурабельный, неизлечимый, неисцелимый

index 1. показа́тель; и́ндекс; коэффицие́нт 2. указа́тельный па́лец
  mitotic ~ митоти́ческий и́ндекс
indicate 1. пока́зывать, ука́зывать; обознача́ть 2. служи́ть при́знаком, свиде́тельствовать
indication 1. показа́ние; усло́вие, крите́рий 2. при́знак, симпто́м
indigenous 1. врождённый 2. сво́йственный, прису́щий
indigestion диспепси́я, расстро́йство пищеваре́ния
indirect непрямо́й; ко́свенный
individual 1. индивидуа́льный; отде́льный 2. характе́рный, осо́бенный
indolence безболе́зненность; нечувстви́тельность
induce индуци́ровать; вызыва́ть; побужда́ть; стимули́ровать
induction 1. *физиол.* инду́кция; вызыва́ние 2. вво́дный нарко́з
inductotherapy индуктотерапи́я
induration индура́ция, уплотне́ние *(органа или кожи)*; затверде́ние, отверде́ние
ineffective неэффекти́вный
ineffectiveness неэффекти́вность
inert вя́лый, ине́ртый
inertia вя́лость, ине́ртность; засто́йность
infant младе́нец; ребёнок мла́дшего во́зраста *(до 2 лет)*
  breast-fed ~ ребёнок, вска́рмливаемый гру́дью
  dysmature ~ недоно́шенный ребёнок
  full-term ~ доно́шенный ребёнок
  immature ~ недоно́шенный ребёнок
  low-birth-weight ~ малове́сный ребёнок
  mature ~ доно́шенный ребёнок
  newborn ~ новорождённый
  postmature ~ перено́шенный ребёнок
  term ~ доно́шенный ребёнок
infantile младе́нческий; де́тский; инфанти́льный
infarct инфа́ркт
infarction 1. образова́ние инфа́ркта 2. инфа́ркт
infection инфе́кция; инфици́рование
  adenovirus ~ аденови́русная инфе́кция
  airborne ~ возду́шная инфе́кция
  concurrent ~ сме́шанная инфе́кция
  droplet ~ возду́шно-ка́пельная инфе́кция
  focal ~ очаго́вая инфе́кция
  latent ~ лате́нтная инфе́кция
  mixed ~ сме́шанная инфе́кция
  systemic ~ систе́мная инфе́кция
  viral ~ ви́русная инфе́кция
infectious инфекцио́нный; зара́зный; вы́званный инфе́кцией

infertile бесплодный
infertility бесплодие
infestant возбудитель заболевания
infiltration 1. инфильтрация; инфильтрат 2. инфильтрация, проникновение 3. пропитывание
inflammation воспаление
inflammatory воспалительный; воспалённый
influence влияние, воздействие ‖ влиять, оказывать влияние, воздействовать
influenza грипп
influenzal гриппозный
information информация; сведения; данные
infundibulum *анат.* воронка
infuse 1. вливать, проводить инфузию 2. приготавливать настой
infusion 1. внутривенное вливание, инфузия 2. настой
 arterial ~ внутриартериальное вливание
 intravenous ~ внутривенное вливание
 saline ~ вливание солевого раствора
ingest глотать, проглатывать; принимать внутрь
ingestion глотание, проглатывание; приём внутрь
ingredient ингредиент, компонент, составная часть
ingrow врастать *(напр. о ногте)*
inguinal паховый
inhalation 1. вдыхание; ингаляция 2. лекарственная форма для ингаляции
inhale вдыхать; делать ингаляцию

inheritance наследственность; наследование
 autosomal dominant ~ аутосомно-доминантное наследование
inhibit ингибировать, тормозить, подавлять, задерживать
inhibition ингибиция, торможение, угнетение, подавление, задержка
 ~ **of growth** угнетение роста
 competitive ~ *биохим.* конкурентное ингибирование
inhibitor ингибитор
inhibitory тормозящий, ингибирующий, подавляющий
initial начальный, исходный, первичный
initiate побуждать, стимулировать; инициировать
inject делать инъекцию
injection инъекция; парентеральное введение *(напр. лекарственного средства)*; укол
 bolus ~ инъекция ударной дозы вещества
 intramuscular ~ внутримышечное введение
 intravenous ~ внутривенное введение
 single ~ однократная инъекция
injure повредить; ранить; ушибить
injury повреждение; рана; ранение; травма; ушиб
 birth ~ родовая травма
 cold ~ отморожение, обморожение, холодовая травма
 crush ~ размозжение
 heat ~ 1. тепловой удар 2. термический ожог

INJURY

radiation ~ лучевое поражение
skull ~ черепно-мозговая травма
vessel ~ повреждение сосуда
visceral ~ ранение внутреннего органа

inlet входное отверстие; вход
inner внутренний
innervation иннервация
inoculate 1. *микр.* инокулировать 2. делать прививку
inoculation 1. *микр.* посев, инокуляция 2. прививка, вакцинация; иммунизация
inoperable неоперабельный
inpatient стационарный [госпитальный] больной
insanity психоз; психическая болезнь
 affective [alternating] ~ маниакально-депрессивный прихоз
 induced ~ индуцированный психоз
insemination оплодотворение; осеменение
 artificial ~ искусственное оплодотворение
insensitive нечувствительный, лишённый чувствительности
insertion 1. прикрепление; введение; вставление 2. место прикрепления (*напр.* связки)
 low ~ of placenta предлежание плаценты
inside 1. внутренняя сторона ‖ внутренний 2. *разг.* внутренности
insidious постепенный
insoluble нерастворимый

insomnia бессонница, инсомния
inspect 1. осматривать, обследовать 2. проверять
inspection 1. осмотр, обследование; освидетельствование 2. проверка, инспекция
 medical ~ медицинский осмотр
inspiration вдыхание; вдох
inspiratory дыхательный
institution учреждение
 medical ~ лечебное учреждение
instruct инструктировать; обучать
instruction инструкция, указание; обучение
instrument инструмент; прибор; аппарат
 accessory ~ вспомогательный инструмент
insufficiency недостаточность
 cardiac ~ сердечная недостаточность
 cardiovascular ~ сердечно-сосудистая недостаточность
 cerebrovascular ~ недостаточность мозгового кровообращения
 coronary ~ коронарная недостаточность
 hepatic ~ печёночная недостаточность
 mitral ~ митральная недостаточность
 pulmonary ~ лёгочная недостаточность
insufflation вдувание; поддувание; продувание
 tubal ~ продувание маточных труб
insular инсулярный, островковый

insulin инсулин
insult 1. поражение; травма 2. инсульт
insurance страхование ◇ ~ **upon lives** страхование жизни
disability ~ страхование по нетрудоспособности
insusceptible нечувствительный; невосприимчивый
intact интактный; неповреждённый
intake 1. введение; приём внутрь 2. поглощение, потребление 3. всасывание, втягивание
integrity целостность
integument 1. кожа; наружный покров 2. оболочка
intellect интеллект
intensify усиливать
intensity 1. интенсивность 2. напряжённость; сила; энергия
interaction взаимодействие; взаимосвязь
intercalary 1. вставочный (*напр. о нейроне*); промежуточный 2. вставленный; интерполированный
intercellular межклеточный
intercostal межрёберный
intercurrent случайный; преходящий; интеркуррентный
interface поверхность раздела, кайма (*между кожей и слизистой оболочкой*)
interfere 1. причинять вред 2. мешать, препятствовать; вмешиваться
interference 1. вмешательство (*хирургическое*) 2. нарушение, расстройство 3. интерференция

interferon интерферон
human leukocyte ~ человеческий лейкоцитарный интерферон
interleukin интерлейкин
intermediate промежуточный
intermittent перемежающийся; интермиттирующий; прерывистый; периодический
intern врач-интерн; врач-стажёр
internal внутренний ◇ **for** ~ **use** для внутреннего употребления (*о лекарственном средстве*)
internist терапевт
internship *амер.* интернатура; одногодичная стажировка до выдачи права на практическую деятельность
categorical ~ целевая интернатура
interrelation взаимосвязь; взаимоотношение; соотношение
interruption 1. прерывание (*напр. беременности*); нарушение; прекращение 2. вмешательство; вторжение
~ **of pregnancy** прерывание беременности
interspace *анат.* промежуток; щель
intertrochanteric межвертельный
interval интервал, промежуток; перерыв
bed turnover ~ оборот койки
confidence ~ *стат.* доверительный интервал
intervention вмешательство
surgical ~ хирургическое вмешательство

interventricular межжелу́дочковый
intervertebral межпозвоно́чный
intestinal кише́чный
intestine 1. кишка́ 2. *pl* кише́чник
   blind ~ слепа́я кишка́
   large ~ то́лстая кишка́
   segmented ~ ободо́чная кишка́
   small ~ то́нкая кишка́
   twisted ~ подвздо́шная кишка́
intolerance непереноси́мость
intoxication 1. интоксика́ция; отравле́ние 2. опьяне́ние
   alcohol ~ алкого́льное опьяне́ние
intra-arterial внутриартериа́льный
intra-articular внутрисуставно́й, интраартикуля́рный
intrabronchial внутрибронхиа́льный
intracellular внутрикле́точный
intracranial внутричерепно́й
intradermal внутрико́жный, интрадерма́льный
intragastric внутрижелу́дочный
intrahepatic внутрипечёночный
intramural внутристе́ночный, интрамура́льный
intramuscular внутримы́шечный
intranatal интраната́льный *(происходящий во время родов)*
intranuclear внутрия́дерный
intraocular внутриглазно́й
intrauterine внутрима́точный; внутриутро́бный
intravenous внутриве́нный
intrinsic 1. врождённый; приро́дный 2. прису́щий *(чему-л.)* 3. вну́тренний; со́бственный, сво́йственный
introduce вводи́ть
introduction введе́ние; вступле́ние
intubate интуби́ровать; вводи́ть тру́бку *(в полый орган)*
intubation интуба́ция
intussusception инвагина́ция
inunction втира́ние
invade 1. проника́ть, внедря́ться 2. поража́ть; распространя́ться *(о болезни)*
invagination 1. инвагина́ция 2. вправле́ние гры́жи
invalid инвали́д
invasion 1. инва́зия 2. нача́ло заболева́ния; при́ступ боле́зни
inverse обра́тный, противополо́жный; перевёрнутый
investigation иссле́дование; изуче́ние; изыска́ние ◇ to carry on an ~ проводи́ть иссле́довательскую рабо́ту
in vitro «в проби́рке», вне органи́зма
in vivo в живо́м органи́зме
involuntary непроизво́льный
involution инволю́ция, обра́тное разви́тие; дегенера́ция
involve поража́ть *(болезнью)*; вовлека́ть в патологи́ческий проце́сс; осложня́ть
iodine йод, I
ion ио́н
iridectomy иридэктоми́я

iridotomy иридотомия
iris (*pl* irides) радужка, радужная оболочка глаза
iron железо, Fe
irradiation 1. облучение 2. распространение; иррадиация 3. излучение
   continuous ~ непрерывное облучение
   fractional ~ дробное [фракционное] облучение
irregular 1. имеющий неправильную форму; неровный 2. несимметричный 3. нерегулярный; неравномерный
irreversible необратимый (*о процессе*)
irrigate орошать; промывать
irrigation орошение; промывание
   vaginal ~ влагалищное спринцевание
irritability 1. раздражительность 2. раздражимость, чувствительность, возбудимость
irritation 1. раздражение 2. возбуждение
ischalgia ишалгия
ischemic ишемический, малокровный
ischial седалищный
ischium седалищная кость
ischuria ишурия, задержка мочи
islet *анат.* островок
isolate 1. *ген.* изолят 2. культура (*микроорганизма*) 3. изолировать, отделять; обособлять
isotonic изотонический
isotope изотоп
isotype изотип

issue 1. вытекание, истечение 2. выход; выходное отверстие 3. исход; результат (*лечения*)
itch 1. зуд ‖ вызывать зуд 2. чесотка
itching зудящий

J

jagged рваный (*о ране*)
jaundice желтуха
   ~ of pregnancy желтуха беременных
   infectious ~ 1. инфекционный [эпидемический] гепатит, гепатит А, болезнь Боткина 2. желтушный лептоспироз
   obstructive ~ механическая желтуха
   posttransfusion ~ сывороточный гепатит, гепатит В
jaw 1. челюсть 2. бранша (*зажима, пинцета*)
jejunal относящийся к тощей кишке
jejunum тощая кишка
jelly-like желеобразный
jerk 1. рефлекс 2. судорожное подёргивание
   knee ~ коленный рефлекс
   tendon ~ сухожильный рефлекс
joint 1. сустав; диартроз; сочленение 2. соединение, место соединения ‖ соединять; связывать
   ankle ~ голеностопный сустав

coxofemoral ~ тазобéдренный сустáв
digital ~s межфалáнговые сустáвы *(кисти и стопы)*
elbow ~ локтевóй сустáв
hip ~ тазобéдренный сустáв
intercarpal ~s межзапя́стные сустáвы
knee ~ колéнный сустáв
sacrococcygeal ~ крестцóво-подвздóшное сочленéние
shoulder ~ плечевóй сустáв
thigh ~ тазобéдренный сустáв
wrist ~ лучезапя́стный сустáв

jowl чéлюсть
judgement мнéние; взгляд; оцéнка; суждéние
  clinical ~ клини́ческая оцéнка
jugal скуловóй, относя́щийся к скулé
jugular 1. шéйный 2. яре́мная вéна ‖ яре́мный
juice сок
  gastric ~ желýдочный сок
junction 1. соединéние; мéсто соединéния; стык 2. си́напс
  gap ~ щелевóй контáкт
  tight ~ плóтный контáкт
juvenile ювени́льный, ю́ношеский
juxta-articular околосустáвнóй

K

kakergasia *псих.* мерергази́я, части́чное расстрóйство ýмственной дéятельности
kakke бéри-бéри, авитаминóз B_1
kala-azar висцерáльный лейшманиóз, кáла-азáр
kaliopenia гипокалиеми́я
kalium кáлий, K
kallikrein калликрéйн
kaolin каоли́н, бéлая гли́на
kaolinosis каолинóз, каоли́новый пневмокониóз
karyoblast кариоблáст
karyogamy кариогами́я
kariokinesis кариокинéз, непрямóе делéние клéтки
karyolemma кариолéмма, кариотéка, я́дерная оболóчка
karyolymph кариоли́мфа, я́дерный сок
karyolysis кариóлиз, растворéние ядрá клéтки
karyolytic кариолити́ческий *(напр. о медикаменте)*
karyomitosis кариомитóз
karyon клéточное ядрó
karyoplasm *см.* **karyolymph**
karyorrhexis кариорéксис, фрагментáция ядрá
karyotheca *см.* **karyolemma**
karyotype кариоти́п, хромосóмный набóр клéтки
kasai алиментáрная анеми́я
katabolism катаболи́зм
keck дéлать рвóтное движéние
keeled ладьеви́дный
keep 1. держáть; сохраня́ть ‖ содержáние; состоя́ние 2. вести́ ◇ to ~ alive остáться в живы́х; to be in low ~ быть в плохóм состоя́нии; to ~ diet соблюдáть диéту; to ~ *(smb)*

in bed удéрживать (*кого-л.*) в постéли; to ~ record вестú зáпись; to ~ record of pulse вестú зáпись пýльса; to ~ well сохранять удовлетворúтельное состояние
keeper санитáр (*в психиатрúческом учреждéнии*)
keloid келóид
   Addison's ~ морфéа (*фóрма бляшечной склеродермúи*)
keloidal келóидный
kelotomy грыжесечéние
keratectomy кератэктомúя, удалéние роговúцы
keratic 1. роговóй 2. относящийся к роговúце
keratin кератúн
keratinize ороговевáть
keratitis кератúт, воспалéние роговóй оболóчки
   deep ~ глубóкий кератúт
   herpes (simplex) ~ герпетúческий кератúт
   lagophthalmic ~ кератúт вслéдствие несмыкáния век
   mycotic ~ микотúческий кератúт
   punctate ~ тóчечный кератúт
   trophic ~ трофúческий кератúт
keratoacanthoma кератоакантóма
keratoconjunctivitis кератоконъюнктивúт
   vernal ~ весéнний кератоконъюнктивúт
keratoconus кератокóнус
keratoderma кератодермúя
keratoglobus кератоглóбус
keratolytic кератолитúческий
keratomalacia кератомаляция
keratopathy кератопатúя
keratoplasty кератоплáстика
keratoscopy кератоскопúя, исслéдование роговóй оболóчки
keratosis кератóз, ороговéние
   senile ~ стáрческий кератóз
keratotomy кератотомúя, рассечéние роговúцы
   radial ~ радиáльная кератотомúя
kerion керúон, глубóкая (нагнойтельная) трихофитúя
   Celsus' ~ керúон Цéльса, инфильтратúвно-нагнойтельная трихофитúя
kernicterus ядерная желтýха
ketoacidosis кетоацидóз
ketoaciduria кетоацидурúя
ketogenesis кетогенéз
ketogenic кетогéнный
ketone кетóн, кетóновое тéло
ketonemia кетонемúя
ketonuria кетонурúя
ketosis кетóз
key 1. ключ, код 2. кнóпка 3. ведýщий, основнóй (*напр. симптóм*)
kibe озноблéние
kidney пóчка
   accessory ~ добáвочная пóчка
   contracted ~ смóрщенная пóчка
   cystic ~ кистóзная пóчка
   floating ~ подвúжная [блуждáющая] пóчка
   gouty ~ подагрúческая нефропатúя
   horseshoe ~ подковообрáзная пóчка
   movable ~ подвúжная [блуждáющая] пóчка

shock ~ шоковая почка
shrunken ~ сморщенная почка
wandering ~ подвижная [блуждающая] почка
kidney-shaped почкообразный
killer клетка-киллер, клетка-убийца
   natural ~ естественный киллер
killing 1. убийство; умерщвление **2.** лизис *(клеток)* ◇ **~ the nerve** умерщвление нерва *(зуба)*
   bystander ~ неспецифический цитолиз
kinase киназа
kind род; вид; сорт; класс
kindred 1. родственники **2.** кровное родство **3.** родственный; схожий
kinesalgia боль при движении
kinescope кинескоп
kinesialgia боль при движении
kinesiatrics, kinesitherapy двигательная терапия, кинезитерапия
kinesthesia мышечное чувство
kinetic двигательный
kinetics кинетика *(напр. реакции)*
   boostable ~ кинетика анамнестической реакции
kinetocardiography кинетокардиография
kinetosis болезнь передвижения *(напр. морская болезнь)*
kinetotherapy двигательная терапия, кинезитерапия

kinin кинин
kink 1. изгиб, перегиб, загиб || изгибаться, перегибаться **2.** перекрут || перекручиваться **3.** судорожный кашель
kininogen кининоген
kinking изгиб, перегиб, загиб
kinotoxin кинотоксин, токсин утомления
kit набор, комплект
   anaphylaxic ~ набор для неотложной помощи при анафилактическом шоке
   dissecting ~ набор секционных инструментов
   first-aid ~ набор *(медикаментов и материалов)* для оказания первой помощи
   radioimmunoassay ~ набор для радиоиммуноанализа
Klebsiella клебсиелла
kleptomania *псих.* клептомания
knead 1. массировать; разминать **2.** смешивать
kneading массирование; разминание *(приём массажа)*
knee колено
   housemaid's ~ «колено служанок», препателлярный бурсит
   snapping ~ «щёлкающий» коленный сустав
kneecap надколенная чашечка, надколенник
   floating ~ баллотирующий надколенник
kneepan *см.* **kneecap**
knife нож; скальпель || рассекать ножом *или* скальпелем

amputation ~ ампутационный скальпель
bellied ~ *разг.* брюшистый скальпель
cautery ~ электрокаутер
cold ~ замораживающий микротом
dissecting ~ анатомический скальпель
electric ~ электронож
gypsum ~ нож для гипса
knife-point кончик ножа
knifer скарификатор
knit 1. скреплять *(напр. обломки кости)* 2. срастаться
knitting 1. скрепление *(напр. обломков кости)* 2. образование костной мозоли
knobby узловатый
knock стук, удар ‖ стучать; ударять(ся)
knock-knees *pl* Х-образные ноги, *genu valgum*
knot 1. *анат.* узел; узелок 2. *хир.* узел ‖ завязывать узел
reef ~ морской узел
surgeon's ~ хирургический узел
triple ~ тройной узел
knowledge знание; знания ◇
to our ~ насколько нам известно...
~ of medicine медицинские знания
knuckle(-joint) сустав пальца
koilonychia койлонихия
koilosternia воронкообразная грудная клетка
konimeter кониметр *(прибор для определения запылённости)*
koniosis (пневмо)кониоз

kraurosis крауроз
kreatinine креатинин
kwashiorkor квашиоркор, гидрокахексия, детская пеллагра
kymogram кимограмма
kyphoscoliosis кифосколиоз
kyphosis кифоз

L

label 1. этикетка; наклейка ‖ наклеивать этикетку; маркировать 2. метка ‖ метить
poison ~ этикетка «яд»
labeling 1. мечение, введение меченых атомов 2. наклеивание этикеток; маркирование
cross ~ перекрёстное мечение
labeled 1. меченый 2. маркированный
labial губной
labile лабильный, неустойчивый
lability лабильность, неустойчивость
emotional ~ эмоциональная лабильность, эмоциональная неустойчивость
labor 1. работа ‖ работать 2. роды; родоразрешение ‖ рожать ◇ ~ at full time роды в срок
accelerated ~ стремительные роды
painless ~ роды без боли

precipitated ~ стреми́тельные ро́ды
premature ~ преждевре́менные ро́ды
laboratory лаборато́рия
  central ~ центра́льная лаборато́рия
  clinical ~ клини́ческая лаборато́рия
  express ~ экспре́сс-лаборато́рия
  microbiology ~ микробиологи́ческая лаборато́рия
  scientific research ~ нау́чно-иссле́довательская лаборато́рия
labrocyte лаброци́т, ту́чная кле́тка, мастоци́т
labyrinth лабири́нт
labyrinthitis лабиринти́т, воспале́ние лабири́нта вну́треннего у́ха
lack 1. недоста́ток, дефе́кт ‖ испы́тывать недоста́ток 2. недоста́точность, несостоя́тельность
  ~ of blood малокро́вие
  oxygen ~ гипокси́я
lacrimal слёзный
lacrimation слезоотделе́ние
lacrimatory вызыва́ющий слезоотделе́ние
lactalbumin лактальбуми́н, альбуми́н молока́
lactase лакта́за
lactate лакта́т
lactate dehydrogenase лактатдегидрогена́за
lactation лакта́ция
lactobacillus лактобакте́рия
lactose лакто́за, моло́чный са́хар
lactotherapy лактотерапи́я

lagging отстава́ние, запа́здывание
lambliasis лямблио́з
lame хромо́й, уве́чный ‖ кале́чить, уве́чить
lamella пласти́нка
lameness хромота́
  intermittent ~ перемежа́ющаяся хромота́
laminectomy ламинэктоми́я, удале́ние ду́жки позвонка́
laminotomy ламинотоми́я
lamp:
  germicidal ~ бактерици́дная ла́мпа
  quartz ~ ква́рцевая ла́мпа
  slit ~ щелева́я ла́мпа
  substage ~ освети́тель для микроско́па
  ultraviolet ~ ультрафиоле́товая ла́мпа
lancet ланце́т
lanugo пушко́вые во́лосы
lap мо́чка у́ха
laparoscopy лапароскопи́я
laparotomy лапаротоми́я
  exploratory ~ диагности́ческая лапаротоми́я
larva личи́нка
larvate скры́тый, бессимпто́мный
laryngitis ларинги́т
  dry ~ сухо́й ларинги́т
laryngoscope ларингоско́п, горта́нное зе́ркало
laryngoscopy ларингоскопи́я
  direct ~ пряма́я ларингоскопи́я
  indirect ~ непряма́я ларингоскопи́я
laryngospasm ларингоспа́зм
laryngotomy ларинготоми́я
larynx горта́нь
laser ла́зер

lash ресница
last 1. продолжаться 2. последний; прошлый
late поздний ‖ поздно
lately недавно, в последнее время
latent латентный, скрытый
lateral боковой, латеральный
lattice *биохим.* решётка
lavage лаваж, промывание ‖ проводить лаваж, промывать *(полость)*
   gastric ~ промывание желудка
   intraperitoneal ~ промывание брюшины, промывание брюшной полости
lavement лаваж, промывание
law закон
   Einthoven's ~ правило Эйнтховена *(в электрокардиографии)*
   Hamburger's ~ закон Амбюрже *(о транспорте ионов кровью)*
   Talbot's ~ закон Тальбота, закон слияния мельканий
lax слабый, вялый
laxative слабительное средство ‖ слабительный
   saline ~ солевое слабительное
laxity дряблость, вялость *(напр. кожи)*
layer слой ◇ to close in ~s закрыть послойно
   boundary ~ пограничный слой
   cortical ~ кортикальный [корковый] слой
   enveloping ~ внешний [окружающий] слой
   germinal ~ зародышевый листок

   horny ~ роговой слой
   longitudinal ~ продольный слой
   middle ~ средний слой
   outer ~ наружный слой
   pigment ~ пигментный слой
   stromal ~ слой стромальных клеток
   surface ~ поверхностный слой
lead I [led] свинец, Pb
lead II [li:d] отведение *(напр. электрокардиограммы)*
   chest ~ грудное отведение
   esophageal ~ пищеводное отведение
   extremity ~ отведение от конечности
   intracardial (electrode) ~ внутрисердечное отведение
   limb ~ отведение от конечности
   precordial ~ прекордиальное отведение
   standard ~s стандартные отведения
   unipolar limb ~ однополюсное отведение
   Wilson's ~s отведения Уилсона
leading ведущий, главный
leaflet:
   ~s of valves створки клапана
lean худой, тощий, исхудавший
least ◇ at ~ по крайней мере
leave отпуск ◇ to be on a sick ~ находиться на больничном листе

maternity ~ декре́тный о́тпуск
sick ~ о́тпуск по боле́зни
lechopyra послеродова́я лихора́дка
lecithin лецити́н
lecture ле́кция
plenary ~ ле́кция на плена́рном заседа́нии
leech пия́вка ‖ ста́вить пия́вки
medicinal ~ медици́нская пия́вка
left ле́вый
left-handed леворуки́й
leg 1. нога́ (голень до ступни) 2. но́жка, сто́йка
artificial ~ проте́з ни́жней коне́чности
saber ~ саблеви́дная го́лень
legionellosis легионеллёз, боле́знь легионе́ров
leiomyoma лейомио́ма
soft-tissue ~ лейомио́ма мя́гких тка́ней
leiomyosarcoma лейомиосарко́ма
leishmaniasis лейшманио́з
infantile ~ де́тский средиземномо́рский лейшманио́з
visceral ~ висцера́льный лейшманио́з, ка́ла-аза́р
length длина́; дли́тельность ◇ in ~ в длину́, длино́й
birth ~ рост (ребёнка) при рожде́нии
foot ~ длина́ стопы́
lengthening удлине́ние; растяже́ние
lens 1. ли́нза 2. хруста́лик (глаза) ◇ absence of the ~ отсу́тствие хруста́лика, афаки́я
artificial ~ иску́сственный хруста́лик
bifocal ~ бифока́льное очко́вое стекло́
corneal ~ рогови́чная ли́нза
eye ~ хруста́лик гла́за
intraocular ~ внутриглазна́я ли́нза
laser ~ ла́зерная ли́нза
prismatic ~ призмати́ческая ли́нза
silicone ~ силико́новая ли́нза
lentivirus лентиви́рус
leper-house лепрозо́рий
lepra см. **leprosy**
leprosary лепрозо́рий
leprosy прока́за, ле́пра
anesthetic ~ не́рвная [анестети́ческая] прока́за
cutaneous ~ лепромато́зная ле́пра
white ~ лейкоде́рма, витили́го
leptomeningitis лептоменинги́т
leptospirosis лептоспиро́з
icteric ~ желту́шный лептоспиро́з, боле́знь Васи́льева — Ве́йля
lesion повреждение, поражение
mitral ~ митра́льный поро́к (сердца)
lethal лета́ль, лета́льный ген ‖ лета́льный
potentially ~ потенциа́льно лета́льный
lethality лета́льность
lethargy летарги́я, дли́тельная спя́чка
lethe амнези́я
leucocyte см. **leukocyte**

leucous бе́лый *(о ко́же)*, бле́дный
leukapheresis лейкофере́з
leukemia лейкеми́я, лейко́з
  acute myeloid ~ о́страя миело́идная лейкеми́я, о́стрый миело́з, о́стрый миелолейко́з
  blast-cell ~ бла́стная лейкеми́я
  granulocytic ~ гранулоцита́рная лейкеми́я, гранулоцита́рный лейко́з
  hairy-cell ~ волосатокле́точный лейко́з, гистиоцита́рный ретикулоэндотелио́з
  leukemic ~ лейкеми́ческий лейко́з
  lymphatic ~ лимфати́ческий лейко́з, лимфати́ческая лейкеми́я
  lymphoblastic ~ лимфобла́стная лейкеми́я, лимфобла́стный лейко́з
  megakaryocytic ~ мегакариоцита́рная лейкеми́я
  myeloblastic ~ миелобла́стная лейкеми́я
  myelocytic ~ миелоцита́рный лейко́з, миелолейко́з, миелоцита́рная лейкеми́я
  myelomonocytic ~ миеломоноцита́рная лейкеми́я
  plasma cell ~ плазмокле́точный лейко́з
  promyelocytic ~ промиелоцита́рная лейкеми́я
  subleukemic ~ сублейкеми́ческий лейко́з
leukocyte лейкоци́т
  acidophilic ~ эозинофи́л, ацидофи́льный гранулоци́т
  granular ~ гранулоци́т, зерни́стый лейкоци́т
  immune ~ иммунокомпете́нтный лейкоци́т
  resident ~ осе́длый лейкоци́т *(тканево́й)*
leukocytolysis лейкоцито́лиз
leukocytopenia лейко(цито)пени́я
leukocytosis лейкоцито́з
leukoma бельмо́, лейко́ма
leukopenia лейко(цито)пени́я
leukoplakia лейкоплаки́я
leukorrhea бе́ли
leukotaxis лейкота́ксис
leukotrienes *pl* лейкотрие́ны
levator поднима́ющая мы́шца
level у́ровень
  elevated ~ повы́шенный у́ровень
  serum ~ у́ровень *(чего́-л.)* в сы́воротке кро́ви
  toxic ~ токси́ческая концентра́ция, токси́ческий у́ровень
levocardiogram *кард.* левогра́мма
liberate высвобожда́ть, освобожда́ть
liberation:
  energy ~ высвобожде́ние эне́ргии
libido либи́до, полово́е влече́ние
library библиоте́ка
  clone ~ банк кло́нов
  gene ~ библиоте́ка ге́нов
license лице́нзия; разреше́ние ‖ разреша́ть, дава́ть (официа́льное) разреше́ние
lichen лиша́й
  Wilson's ~ лиша́й Ви́льсона, кра́сный пло́ский лиша́й

lichenification лихенифика́-
ция
lid ве́ко
lie 1. положе́ние *(плода)* **2.** лежа́ть
  impacted transverse ~ ущемлённое попере́чное положе́ние *(плода)*
lien селезёнка
life жизнь
lifeless безжи́зненный
lifelong в тече́ние всей жи́зни
lift 1. подъём ‖ поднима́ться **2.** подъёмник, лифт
ligament свя́зка
  bifurcated ~ раздво́енная свя́зка
  crucial ~ крестообра́зная свя́зка
  falciform ~ серпови́дная свя́зка
  inguinal ~ па́ховая свя́зка
  intraarticular ~ внутрисуставна́я свя́зка
  Poupart's ~ пупа́ртова свя́зка
  round ~ кру́глая свя́зка
ligand лига́нд
  fluid-phase ~ раствори́мый лига́нд
ligate накла́дывать лигату́ру, перевя́зывать *(напр. сосуд)*
ligation наложе́ние лигату́ры, перевя́зка *(напр. сосуда)*
ligature лигату́ра
light свет ‖ освеща́ть
  bright ~ я́ркий свет
  flickering ~ мерца́ющий свет
  polarized ~ поляризо́ванный свет
  visible ~ ви́димый свет

lighten 1. свети́ть **2.** освеща́ть
light-headedness головокруже́ние; спу́танность
limb коне́чность
  lower ~ ни́жняя коне́чность
  upper ~ ве́рхняя коне́чность
limit преде́л ◇ **within normal** ~s в преде́лах но́рмы
  ~ **of fatigue** преде́л выно́сливости
  age ~ ограниче́ние по во́зрасту
  audibility ~ преде́л слы́шимости
  endurance ~ преде́л выно́сливости
  pain ~ болево́й поро́г
  tolerance ~ преде́л переноси́мости
limitation ограниче́ние
limosis обострённое чу́вство го́лода
limp хромота́ ‖ хрома́ть
  remittent ~ перемежа́ющаяся хромота́
line 1. ли́ния *(напр. клеток)* **2.** грани́ца, преде́л **3.** ряд ◇ **in** ~ **with...** в соотве́тствии с...
  ~ **of demarcation** демаркацио́нная ли́ния
  ~ **of depression** страгуляцио́нная борозда́
  cell ~ кле́точная ли́ния
  cloned cell ~ клона́льная кле́точная ли́ния
  hot ~ телефо́н дове́рия *(анони́мная психологи́ческая помощь)*
  immortal cell ~ иммортализо́ванная [бессме́ртная] ли́ния кле́ток

inbred ~ инбре́дная ли́ния
mammary ~ соско́вая ли́ния
medial ~ сре́дняя ли́ния
midclavicular ~ среди́нноключи́чная ли́ния
midsternal ~ среднегруди́нная [стерна́льная] ли́ния
New-Zealand rats ~ *ген.* новозела́ндская ли́ния крыс
nipple ~ соско́вая ли́ния
oblique ~ коса́я ли́ния
precipitation ~ ли́ния преципита́ции
pure ~ чи́стая ли́ния
white ~ бе́лая ли́ния (живота́)
Wistar rats ~ *ген.* ли́ния крыс Виста́р
lingua язы́к (*см. тж* tongue)
lingula язычо́к
liniment жи́дкая мазь, линиме́нт
lining вы́стилка
linkage связь, сцепле́ние
genetic ~ сцепле́ние ге́нов
linked свя́занный, входя́щий в соедине́ние
lip 1. губа́ 2. край (*напр. язвы*)
hare's ~ за́ячья губа́
vulvar ~ полова́я губа́
lipase липа́за
lipoprotein ~ липопротеинлипа́за
lipidosis липидо́з (*болезнь накопления липидов*) ◇ ~ cutis et mucosae липидо́з ко́жи и сли́зистых оболо́чек, боле́знь У́рбаха — Ви́те
phosphatide ~ фосфати́дный липидо́з, боле́знь Ни́манна — Пи́ка

lipid липи́д
blood ~s липи́ды кро́ви
brain ~s липи́ды мо́зга
plasma ~s липи́ды пла́змы
lipochondrodystrophy липохондродистрофи́я
lipodystrophy липодистрофи́я
intestinal ~ интестина́льная [кише́чная] липодистрофи́я, липогранулемато́з брыже́йки, боле́знь Уи́ппла
progressive ~ прогресси́рующая сегмента́рная липодистрофи́я, боле́знь Барраке́ра — Си́монса
lipofuscin липофусци́н
lipogranulomatosis липогранулемато́з, боле́знь Хе́нда — Шю́ллера — Кри́счена
subcutaneous ~ подко́жный липогранулемато́з, боле́знь Ро́тманна — Мака́и
lipoid липи́д
lipocalcinogranulomatosis липокальциногранулемато́з
lipoma липо́ма
bone ~ липо́ма ко́сти
lipomatosis липомато́з ◇ ~ adiposis dolorosa боле́зненный липомато́з, адипозалги́я, боле́знь Де́ркума
lipophage липофа́г
lipophagia липофаги́я
lipopolysaccharid липополисахари́д
lipoproteins *pl* липопротеи́ны
high-density ~ липопротеи́ны высо́кой пло́тности
low-density ~ липопротеи́ны ни́зкой пло́тности
serum ~ липопротеи́ны сы́воротки кро́ви, сы́вороточные липопротеи́ны
liposarcoma липосарко́ма

myxoid ~ миксо́идная липосарко́ма
liposome липосо́ма
lipotropic липотро́пный
liquefaction разжиже́ние
liquid жи́дкость ‖ жи́дкий
   wash(ing) ~ промывна́я жи́дкость
liquor жи́дкость
listen слу́шать, прослу́шивать ◇ **to ~ for cardiac murmur** выслу́шивать [аускульти́ровать] шумы́ в се́рдце; **to ~ to the heart** выслу́шивать се́рдце; **to ~ to the lung** выслу́шивать лёгкие
listerellosis, lister(i)osis листерёллёз
lithocystotomy литоцистотоми́я
lithotomy литотоми́я, камнесече́ние
lithotriptor литотри́птор
litmus ла́кмус ‖ ла́кмусовый
little ◇ **a ~** немно́го
live жить ‖ живо́й {NB: *произноше́ние гл.* [liv], *прил.* [laiv]}
liveborn живорождённый
livedo ливе́до
liver пе́чень
   congested ~ засто́йная [муска́тная] пе́чень
   fatty ~ жирова́я пе́чень
   nutmeg ~ засто́йная [муска́тная] пе́чень
livid (серова́то-)бле́дный
lividity циано́з
   cadaveric ~ тру́пные пя́тна
load нагру́зка; уси́лие ‖ нагружа́ть
   dosed ~ дози́рованная нагру́зка

immunogenic ~ иммуноге́нный потенциа́л
lobar долево́й, лоба́рный
lobe *анат.* до́ля
   ~ of the lung до́ля лёгкого
   ear ~ мо́чка у́ха
   inferior ~ ни́жняя до́ля
   middle ~ сре́дняя до́ля
   upper ~ ве́рхняя до́ля
lobectomy лобэктоми́я, удале́ние до́ли (*напр. лёгкого*)
lobular до́льковый, лобуля́рный
lobule *анат.* до́лька
local ме́стный, лока́льный, ограни́ченный
localization 1. локализа́ция 2. определе́ние местонахожде́ния
localize локализова́ть(ся)
locate 1. определя́ть локализа́цию 2. уточня́ть местоположе́ние
location 1. локализа́ция 2. определе́ние местонахожде́ния
   disease ~ локализа́ция патологи́ческого проце́сса, *sedes morbi*
lochia *pl* ло́хии (*послеродо́вые выделе́ния из ма́тки*)
lockjaw тризм, тони́ческий спазм мышц че́люстей
locus (*pl* **loci**) 1. ме́сто; уча́сток 2. *ген.* ло́кус ◇ **~ minoris resistentiae** ме́сто наиме́ньшего сопротивле́ния, уязви́мое ме́сто
   acupuncture ~ ме́сто [то́чка] иглоука́лывания
   gene ~ ге́нный ло́кус
   immune-related ~ ло́кус имму́нного отве́та
   marker ~ маркёрный ло́кус

logorrhea логорея, речевое недержание
loin поясница
long-acting длительно действующий; дюрантный *(о лекарственном препарате)*
longevity долгожительство
longitudinal продольный
long-lasting длительный, продолжительный; хронический
longsightedness дальнозоркость, гиперметропия
look 1. смотреть 2. выглядеть ◇ to ~ after ухаживать *(за кем-л.)*; to ~ for искать; to ~ ill выглядеть больным; to ~ pale выглядеть бледным
loop петля ‖ образовывать петли; перекручиваться
  Henle's ~ петля Генле
  intestinal ~ петля кишечника
loose рыхлый, свободный *(напр. повязка)*
lordosis лордоз
loss потеря, утрата
  ~ of appetite потеря аппетита
  ~ of blood кровопотеря, потеря крови
  ~ of hair выпадение волос
  ~ of memory потеря памяти, амнезия
  ~ of sensation потеря чувствительности, анестезия
  ~ of sexual power половое бессилие
  ~ of sleep бессонница
  ~ of strength упадок сил
  ~ of vision потеря зрения
  ~ of weight потеря веса, похудание

  acute visual ~ острая потеря зрения
  blood ~ кровопотеря, потеря крови
  fetal ~ выкидыш
  fluid ~ потеря жидкости
  memory ~ потеря памяти, амнезия
  salt ~ потеря солей *(напр. при спру)*
  sense [sensory] ~ потеря чувствительности, анестезия
  visual ~ потеря зрения
  water ~ потеря воды
  weight ~ потеря веса, похудание
lotion лосьон
loud громкий
louse вошь
  body ~ платяная вошь
  head ~ головная вошь
  pubic ~ лобковая вошь
lousicide средство против вшей
lousiness вшивость, педикулёз
low низкий
lower нижний
lowering снижение
lubrication смазывание
lues сифилис
  congenital [hereditary] врождённый сифилис
lumbago люмбаго
lumbar поясничный
lumbarization люмбализация *(позвонка)*
lumen просвет *(напр. сосуда)*
lung лёгкое
  collapsed ~ спавшееся лёгкое

LUNG

congested ~ застойное лёгкое
iron ~s боксовый респиратор, *уст.* «железные лёгкие» (*аппарат*)
lupus волчанка ◇ ~ erythematosus красная волчанка; disseminated ~ erythematosus диссеминированная красная волчанка; systemic ~ erythematosus системная красная волчанка; ~ vulgaris простая волчанка
  discoid ~ дискоидная волчанка
lutein лютеин
luteotropin лютеотропный гормон
luxation вывих
  ~ of lens вывих хрусталика (*глаза*)
lying-in родоразрешение; роды
lymph лимфа
lymphadenitis лимфаденит
  inguinal ~ паховый лимфаденит
lymphadenopathy лимфаденопатия
  bulky ~ генерализованная лимфаденопатия
lymphangi(i)tis лимфанг(и)ит
lymphangioma лимфангиома
lymphatic лимфатический
lymphedema лимфедема
lymphoblast лимфобласт
lymphocyte лимфоцит
  adherent ~ адгезивный лимфоцит
  anti-self ~ аутоагрессивный лимфоцит
  circulating ~s циркулирующие лимфоциты
  cytotoxic ~ цитотоксический лимфоцит
  null ~ «нулевой» лимфоцит
  quiescent ~ покоящийся лимфоцит
  rosetting ~ розеткообразующий лимфоцит
  small ~ малый лимфоцит
  thymus-derived ~ Т-лимфоцит
lymphocytopenia лимфо(цито)пения
lymphocytosis лимфоцитоз
limb ~ лимфатический отёк конечностей
lymphogranulomatosis лимфогранулематоз, болезнь Ходжкина
lymphography лимфография
lymphokine лимфокин
  efferent ~s эфферентные лимфокины
  immunoregulatory ~s иммунорегуляторные лимфокины
lymphoma лимфома
  Burkitt's ~ лимфома [лимфосаркома] Беркитта
  diffuse aggressive ~ генерализованная агрессивная лимфома
  immature ~ незрелая лимфома
  immunoblastic ~ иммунобластная лимфома
  large-cell ~ крупноклеточная лимфома
  malignant ~ злокачественная лимфома
  non-Hodgkin's ~ неходжкинская лимфома
  polyclonal ~ поликлональная лимфома

prolymphocytic ~ пролимфоцитарная лимфома
undifferentiated ~ недифференцированная лимфома
lymphopenia лимфо(цито)пения
lymphopoietin лимфопоэтин
lymphostasis лимфостаз
lymphotoxicity лимфотоксичность
lymphotoxin лимфотоксин
lysate лизат, продукт лизиса
lysine-cystinuria лизин-цистинурия
lysis лизис
  osmotic ~ осмотический лизис
  premature ~ преждевременный лизис
lysogenic лизогенный
lysosome лизосома
lysozyme лизоцим
lyssa бешенство
lytic литический

M

maceration 1. мацерация, размягчение 2. мацерация, вымачивание
macerative мацерированный, размягчённый
machine:
  boring ~ бормашина
  stirring ~ мешалка; смеситель
macrocyte макроцит, крупный эритроцит
macroglobulin макроглобулин
macroglobulinemia макроглобулинемия
  Waldenström's ~ макроглобулинемия Вальденстрема
macrohematuria макрогематурия
macromolecular макромолекулярный
macrophage макрофаг
  alveolar ~ альвеолярный макрофаг
  elicited ~ активированный макрофаг
  peritoneal ~s макрофаги брюшины
  resident [stable] ~ гистиоцит, оседлый макрофаг
macula пятно
macular пятнистый
mad(man) душевнобольной
madness безумие; психоз
magnesia магнезия
magnetism:
  animal ~ животный магнетизм
magnetocardiography магнитокардиография
magnetotherapy магнитотерапия
magnification увеличение
magnifier увеличитель; увеличительное стекло
magnitude 1. величина 2. размер; важность
maidenhood девственность
maidism пеллагра
main главный, основной ◇ in the ~ в основном
maintain 1. поддерживать 2. содержать
majority большинство
malabsorption малабсорбция, нарушение всасывания (*в кишечнике*)

MALACIA

malacia размягче́ние
malacoplakia малакоплаки́я
malady боле́знь
  mental ~ душе́вная [психи́ческая] боле́знь
malaise недомога́ние
malaria маляри́я
  falciparum ~ тропи́ческая маляри́я
  induced ~ иску́сственно приви́тая маляри́я
  malignant ~ злока́чественная маляри́я
  quartan ~ четырёхдне́вная маляри́я, кварта́на
  quotidian ~ ежедне́вная маляри́я
  tertian [vivax] ~ трёхдне́вная маляри́я
maldevelopment поро́к разви́тия
maldigestion наруше́ние пищеваре́ния
male мужчи́на
malformation уро́дство *(врождённое)*
malfunction дисфу́нкция
malignancy злока́чественность
malignant злока́чественный
malinger симули́ровать
malingerer симуля́нт
mallet молото́чек, молото́к
malleus 1. молото́чек *(в ухе)* 2. сап
malocclusion непра́вильная окклю́зия
malodorous злово́нный
malposition непра́вильное (рас)положе́ние
maltose мальто́за
malunion непра́вильное сраще́ние

mamilla сосо́к *(грудной железы)*
mamma моло́чная [грудна́я] железа́
mammography маммогра́фия
management:
  ~ of labor веде́ние ро́дов
  fluid ~ инфузио́нная терапи́я
  preoperative ~ предоперацио́нное веде́ние
  surgical ~ хирурги́ческое лече́ние
mandible ни́жняя че́люсть
mandibular относя́щийся к ни́жней че́люсти
mandrin мандре́н
manducation жева́ние
maneuver ручно́й приём; процеду́ра
  Leopold's ~ *акуш.* приём Леопо́льда
  Queckenstedt ~ приём [ме́тод] Кве́ккенштедта *(для исследования тока ликвора)*
  Scanzoni's ~ *акуш.* приём Сканцо́ни
mania ма́ния
  Bell's ~ ма́ния Бе́лла, о́страя психоти́ческая азотеми́ческая энцефалопати́я
manifest 1. очеви́дный, я́вный 2. проявля́ться *(о признаках болезни)*
manifestation манифеста́ция, проявле́ние; обнаруже́ние
  ~ of the disease проявле́ние боле́зни
  facultative ~ факультати́вное проявле́ние
  multiple ~s мно́жественные проявле́ния
  somatic ~ сомати́ческое

проявле́ние *(психи́ческого заболева́ния)*
manipulation манипуля́ция
  therapy ~ лече́бная [терапевти́ческая] манипуля́ция
manner спо́соб, ме́тод ◇ **in such a** ~ таки́м о́бразом
manual 1. руково́дство *(кни́га)*, спра́вочник **2.** ручно́й, мануа́льный
map:
  chromosome ~ хромосо́мная ка́рта
  genetic ~ генети́ческая ка́рта
  restriction ~ рестрикцио́нная ка́рта
mapping *ген.* карти́рование
  cell surface ~ мембра́нное карти́рование
  chromosome ~ хромосо́мное карти́рование
  epitope ~ карти́рование эпито́пов
  multipoint ~ мультило́кусное карти́рование
marantic истощённый, маранти́ческий
marasmus мара́зм
margin край
  lateral ~ нару́жный край
  lid ~ край ве́ка
  medial ~ вну́тренний край
marginated:
  sharply ~ ре́зко очёрченный
mark оце́нка, отме́тка ‖ отмеча́ть
  ~ **of illness** при́знак боле́зни, симпто́м
marked 1. заме́тный, суще́ственный, вы́раженный **2.** маркиро́ванный
marker маркёр

  clonal ~ клона́льный маркёр
  complementary ~ дополни́тельный маркёр
  fluorescent ~ флюоресце́нтный маркёр
  genetic ~ генети́ческий маркёр
  isotopic ~ изото́пный маркёр
  lymphoid ~ маркёр лимфо́идной тка́ни
  myeloid ~ маркёр миелопо́эза
  prognostic ~ прогности́ческий при́знак
  surface ~ пове́рхностный маркёр
  tumor ~ маркёр о́пухоли
marriage брак, супру́жество
  consanguineous ~ ро́дственный брак
marrow ко́стный мозг
  bone ~ ко́стный мозг
  fat ~ жирово́й ко́стный мозг
  hypoplastic (bone) ~ гипопласти́чный ко́стный мозг
  spinal ~ спинно́й мозг
martial марциа́льный, содержа́щий желе́зо
masculine мужско́й
mask ма́ска
  face ~ ма́ска на лицо́ *(для нарко́за)*
  gas ~ респира́тор; противога́з
masked маскиро́ванный *(о при́знаке боле́зни)*
masochism мазохи́зм
mass ма́сса
massage масса́ж ‖ масси́ровать, де́лать масса́ж
  cardiac ~ масса́ж се́рдца

MASSAGE

deep ~ глубокий массаж
open chest cardiac ~ прямой массаж сердца
rubbing ~ растирание *(при массаже)*
stroking ~ поглаживание *(при массаже)*
superficial ~ поверхностный массаж
vacuum ~ вакуумный массаж
vibratory ~ вибрационный массаж
masseter жевательная мышца
masseur 1. массажист 2. массажёр
massive массивный; тяжёлый
mastectomy мастэктомия, удаление молочной железы
radical ~ радикальная мастэктомия
mastication жевание
mastitis мастит, воспаление грудной железы
~ of the newborn мастит новорождённых
lactation [lactic] ~ мастит во время кормления грудью
phlegmonous ~ флегмонозный мастит
purulent ~ гнойный мастит
mastocyte мастоцит, тучная клетка
mastocytoma мастоцитома
mastoid сосцевидный отросток ‖ сосцевидный
mastoiditis мастоидит, воспаление сосцевидного отростка
mastopathy мастопатия
cystic ~ кистозная мастопатия
fibrous ~ фиброзная мастопатия
match соответствовать, подходить
matching 1. подгонка, подбор; согласование 2. проба на совместимость
donor-recipient ~ проба на (гисто)совместимость донора и реципиента
material вещество; материал
suture ~ шовный материал
maternal материнский
maternity материнство
mating спаривание; скрещивание
matron 1. главная медицинская сестра больницы 2. сестра-хозяйка больницы
matrix 1. матрикс; матрица 2. основа; скелет
matter вещество, материя
gray ~ серое вещество *(мозга)*
maturate созревать
maturation созревание
sexual ~ половое созревание
mature созревать ‖ зрелый, доношенный *(о новорождённом)*
maturity зрелость
fetus ~ зрелость [доношенность] плода
maxilla верхняя челюсть
mazolysis отделение плаценты
meal пища, еда ‖ принимать пищу
meal-time время приёма пищи
mean:
arithmetic ~ среднее арифметическое
measles корь

German ~ краснуха
mitigated ~ митигированная корь
measure 1. мера; мероприятие 2. измерять
precautionary [safety] ~s меры предосторожности
measurement 1. измерение 2. размер(ы)
temperature ~ измерение температуры, термометрия
meatus *анат.* 1. отверстие; проход 2. канал
auditory ~ слуховой проход
inferior ~ нижний ход
nasal ~ носовой ход
mechanism:
~ of labor механизм родов
mechanoreceptor механорецептор
mechanotherapy механотерапия
meconium мекoний
mediastinum средостение
mediate переносить
mediator медиатор
key ~ ключевой медиатор
medicable излечимый; поддающийся лечению
medical медицинский
medicament лекарство, лекарственное средство
medicate проводить медикаментозную терапию, лечить лекарственными средствами
medication медикаментозная терапия, лекарственное лечение
medicine 1. медицина 2. внутренние болезни, терапия 3. лекарство, лекарственное средство ◇ to take a ~ принимать лекарство

clinical ~ клиническая медицина
forensic ~ судебная медицина
geriatric ~ гериатрическая медицина, гериатрия
laxative ~ послабляющее средство
legal ~ судебная медицина
molecular ~ молекулярная медицина
nuclear ~ медицинская радиология
physical ~ физиотерапия
potent ~ сильнодействующее лекарство
proprietary ~ патентованное лекарство
space ~ космическая медицина
medicolegal судебно-медицинский
medium 1. среда; питательная среда 2. средство 3. середина ‖ средний
blood ~ питательная среда, содержащая кровь
contrast ~ контрастное вещество
double-strength ~ среда двойной концентрации
embedding ~ заливочная среда
high-growth enhancement ~ обогащённая среда
incubation ~ инкубационная среда
normal-strength ~ среда нормальной концентрации
nutrient ~ питательная среда
opaque ~ контрастное вещество

MEDIUM

selective ~ избирательная [селективная] среда
medullary 1. мозговой, медуллярный 2. срединный; сердцевинный
medullospinal спинномозговой
meeting:
 medical ~ врачебная конференция
megacolon мегаколон
megakariocyte мегакариоцит
megaloblast мегалобласт
meiosis мейоз
melancholia, melancholy уныние, грусть, меланхолия
melanin меланин
melanoma меланома
 choroidal ~ меланома хориоидеи
 malignant ~ злокачественная меланома
melanosarcoma меланосаркома
melanosis меланоз
melena мелена, дёгтеобразный стул ◇ ~ spuria ложная мелена
member 1. член, часть тела; конечность 2. член (организации)
 family ~ член семьи
 staff ~ сотрудник
membrane 1. перепонка, мембрана 2. мембрана, оболочка; плёнка
 basement ~ базальная мембрана
 boundary ~ пограничная мембрана
 diphtheritic ~ дифтерийная плёнка
 fetal ~ плодная оболочка
 fibrous ~ фиброзная оболочка
 ion-exchanger ~ ионообменная мембрана
 lining ~ выстилающая оболочка
 lipoprotein ~ липопротейновая оболочка
 mucous ~ слизистая оболочка
 nuclear ~ ядерная мембрана
 outer ~ наружная мембрана
 phage ~ оболочка фага
 placental ~ плацентарная оболочка
 porous ~ пористая мембрана
 red-cell ~ мембрана эритроцита
 semipermeable ~ полупроницаемая мембрана
 serous ~ серозная оболочка
 synovial ~ синовиальная оболочка
 tympanic ~ барабанная перепонка
membraneous перепончатый; мембранозный
memory память
 immediate ~ кратковременная память
 immune ~ иммунологическая память
 remote ~ память на отдалённые события
 short-term ~ краткосрочная [оперативная] память
meningeal менингеальный
meningioma менингиома
meningism менингизм
meningitis менингит

MESOTHELIOMA

bacterial ~ бактериа́льный менинги́тbacterial ~ бактериа́льный менинги́т
basal ~ база́льный менинги́т
cerebrospinal ~ цереброспина́льный менинги́т
epidemic ~ эпидеми́ческий менинги́т
meningococcal ~ менингоко́кковый менинги́т
mumps ~ менинги́т при эпидеми́ческом пароти́те
tuberculous ~ туберкулёзный менинги́т
meningococcemia менингококкеми́я
meningococcus менингоко́кк
meninx (*pl* meninges) мозгова́я оболо́чка
meniscectomy менискэктоми́я, удале́ние мени́ска
meniscitis менисци́т, воспале́ние мени́ска
meniscotomy менискотоми́я
meniscus мени́ск
~ of the knee мени́ск коле́нного суста́ва
menopause менопа́уза; кли́макс
menorrhagia меноррагия
menses ме́сячные, менструа́ция
painful ~ боле́зненная менструа́ция
vicarious ~ вика́рная менструа́ция
menstruation *см.* menses
mental 1. у́мственный 2. душе́вный; психи́ческий
mentality 1. спосо́бность мышле́ния, интелле́кт 2. пси́хика, психи́ческая де́ятельность

mention упомина́ние, ссы́лка на *(что-л.)* ‖ упомина́ть, ссыла́ться
menu меню́
dietary ~ диети́ческий стол
sparing dietary ~ щадя́щая дие́та
mercury ртуть, Hg
merocrine мерокри́нный *(о секреции)*
mesaortitis мезаорти́т
mesenchyme мезенхи́ма
mesenteric брыже́ечный
mesentery брыже́йка
bowel ~ брыже́йка кише́чника
jejuno-ileal ~ брыже́йка то́нкого кише́чника
meshwork ячеистая структу́ра
trabecular ~ трабекуля́рная сеть
mesoappendix брыже́ечка червеобра́зного отро́стка
mesocolon брыже́йка ободо́чной кишки́
mesoderm мезоде́рма
mesosalpinx брыже́йка ма́точной [фалло́пиевой] трубы́
mesothelioma мезотелио́ма
pleural ~ мезотелио́ма пле́вры
basal ~ база́льный менинги́т
cerebrospinal ~ цереброспина́льный менинги́т
epidemic ~ эпидеми́ческий менинги́т
meningococcal ~ менингоко́кковый менинги́т
mumps ~ менинги́т при эпидеми́ческом пароти́те

tuberculous ~ туберкулёзный менингит
meningococcemia менингококкемия
meningococcus менингококк
meninx (*pl* meninges) мозговая оболочка
meniscectomy менискэктомия, удаление мениска
meniscitis менисцит, воспаление мениска
meniscotomy менискотомия
meniscus мениск
  ~ of the knee мениск коленного сустава
menopause менопауза; климакс
menorrhagia меноррагия
menses месячные, менструация
  painful ~ болезненная менструация
  vicarious ~ викарная менструация
menstruation *см.* menses
mental 1. умственный 2. душевный; психический
mentality 1. способность мышления, интеллект 2. психика, психическая деятельность
mention упоминание, ссылка на *(что-л.)* ‖ упоминать, ссылаться
menu меню
  dietary ~ диетический стол
  sparing dietary ~ щадящая диета
mercury ртуть, Hg
merocrine мерокринный *(о секреции)*
mesaortitis мезаортит
mesenchyme мезенхима
mesenteric брыжеечный

mesentery брыжейка
  bowel ~ брыжейка кишечника
  jejuno-ileal ~ брыжейка тонкого кишечника
meshwork ячеистая структура
  trabecular ~ трабекулярная сеть
mesoappendix брыжеечка червеобразного отростка
mesocolon брыжейка ободочной кишки
mesoderm мезодерма
mesosalpinx брыжейка маточной [фаллопиевой] трубы
mesothelioma мезотелиома
  pleural ~ мезотелиома плевры
mesothelium *анат., эмбр.* мезотелий
message сигнал; импульс
messenger 1. посредник, мессенджер 2. информационная (матричная) РНК, мессенджер-РНК
messing питание
metabolic метаболический, обменный
metabolism метаболизм, обмен веществ
  carbohydrate ~ углеводный обмен
  fat ~ жировой обмен
  intermediary ~ промежуточный обмен
  kidney ~ обмен веществ в почке
  lipid ~ метаболизм липидов
  myocardial ~ обменные процессы в миокарде
  protein ~ белковый обмен
  water ~ водный обмен

METHOD

metabolite метаболи́т, проду́кт обме́на
metacarpal пя́стная кость ‖ пя́стный
metamyelocyte метамиелоци́т
metaphysis мета́физ *(часть трубчатой кости, прилегающая к эпифизу)*
metaplasia метаплази́я
metastasis метаста́з
  bone ~ ко́стный метаста́з
  brain [cerebral] ~ метаста́з в мозг
  distant ~ метаста́з на отдале́нии
  liver ~ метаста́з в пе́чень
  lung ~ метаста́з в лёгкое
  malignant ~ метаста́з злока́чественной о́пухоли
  multiple ~ мно́жественные метаста́зы
  regional ~ региона́льный метаста́з
  single ~ одино́чный метаста́з
metastasize метастази́ровать
metatarsal плюсневой
metatarsus плюсна
meteorism метеори́зм, скопле́ние га́зов в кише́чнике
meteoropathy метео(ро)патия
methemoglobin метгемоглоби́н
methemoglobinemia метгемоглобинеми́я
method 1. ме́тод, спо́соб; приём 2. систе́ма; поря́док
  ~ **of choice** ме́тод вы́бора
  ~ **of treatment** ме́тод лече́ния
  agar-diffusion ~ ме́тод диффу́зии в ага́ре
  approved ~ апроби́рованный ме́тод
  bleaching ~ ме́тод обесцве́чивания
  cascade immunization ~ ме́тод каска́дной иммуниза́ции
  colorimetric ~ колориметри́ческий ме́тод
  Cone-Penfield's ~ ме́тод Ко́уна — Пе́нфилда, субокципита́льная миопласти́ческая краниотоми́я
  dark field ~ ме́тод иссле́дования в тёмном по́ле
  deep freeze ~ ме́тод глубо́кого замора́живания
  frustrated phagocytosis ~ ме́тод незавершённого фагоцито́за
  grafting ~ ме́тод транспланта́ции
  Gram's (staining) ~ ме́тод окра́ски (бакте́рий) по Гра́му
  graphical ~ графи́ческий ме́тод
  Habel's ~ ме́тод Хе́йбела *(проверка эффективности вакцинации против бешенства)*
  immune transfer ~ ме́тод иммунобло́ттинга
  immunoenzyme ~ иммуноферме́нтный ме́тод
  immunofluorescence ~ иммунофлюоресце́нтный ме́тод
  immunoprecipitation ~ ме́тод имму́нной преципита́ции
  latex agglutination ~ ме́тод [реа́кция] ла́текс-агглютина́ции

METHOD

limiting dilution ~ метод серийных разведений
Lochart-Mummery ~ способ Локхарт-Маммери *(при геморроидальном кровотечении)*
Lowry's ~ метод Лаури *(количественное определение белка в жидкости)*
luminescence ~ люминесцентный метод
Monaldi ~ метод Монáльди *(дренаж туберкулёзной каверны)*
plaque inhibition ~ метод подавления бляшкообразования
Ranson's ~ метод Рансона *(окраска нервной ткани в гистологических препаратах)*
Rinkel's ~ метод Ринкеля *(лечение аллергозов)*
serological ~ серологический метод
Silber-Porter's ~ метод Силбера — Пóртера *(определение свободных 17-оксикортикостероидов)*
Smith-Petersen's ~ метод Смит-Пéтерсена *(остеосинтез при переломе шейки бедра)*
Stoll's ~ метод Стóлла *(в диагностике глистной инвазии)*
surface culture ~ метод культуры в монослóе
Westergren ~ метод Вéстергрена *(определение скорости оседания эритроцитов)*
metritis метрит, воспаление матки
metropexy фиксация матки
metroptosis метроптóз, опущение матки
metrorrhagia метроррагия
metrorrhexis разрыв матки
metrostaxis кровотечение из матки
metrotomy метротомия, рассечение матки
microadenoma микроаденóма
microagglutination микроагглютинация
microalbuminuria микроальбуминурия
microaneurism микроаневризма
microassay микроанализ
microbe микрóб
microbicidal бактерицидный
microbiology микробиология
microburet(te) микробюрéтка
microcapsules *pl* микрокапсулы
microcephalia, microcephaly микроцефалия
microcirculation микроциркуляция
Micrococcus микрокóкк
microcyte микроцит, карликовый эритроцит
microcytosis микроцитóз
microfilaments *pl* микрофиламéнты
microfiltration микрофильтрация
microflora микрофлóра
microhemorrage микрогеморрагия
microinfarct микроинфаркт
microorganism микроорганизм
microphage микрофаг
micropipette микропипéтка

microscope микроскоп
 electron ~ электронный микроскоп
 fluorescence ~ флюоресцентный микроскоп
 luminescent ~ люминесцентный микроскоп
 operating ~ операционный микроскоп
 scanning electron ~ сканирующий [растровый] электронный микроскоп
microscopy микроскопия
 fluorescent ~ флюоресцентная микроскопия
 light ~ световая микроскопия
microshaker микрошейкер
microspheres *pl* микросферы
microspherocytosis микросфероцитоз, аномально маленькие шаровидные эритроциты
microsurgery микрохирургия
microsyringe микрошприц
microtechnique микрометод
microtome *мед. тех.* микротом ‖ резать на микротоме
 freeze ~ замораживающий микротом
microvessel микрососуд
microvilli *pl* микроворсинки
miction мочеиспускание
midbrain средний мозг
middle средний *(напр. слой)*
midget карлик
midgut *эмбр.* средняя кишка
midriff 1. диафрагма 2. эпигастрий
midsection срединный разрез
midwife акушерка
migraine мигрень
migrate мигрировать, перемещаться

migration миграция, перемещение
 cell ~ миграция клеток
 macrophage ~ миграция макрофагов
 nonrandom ~ индуцированная миграция
 random ~ спонтанная миграция
mild мягкий; лёгкий *(о течении болезни)*
miliaria потница
milk молоко
 breast ~ грудное [женское] молоко
 cow's ~ коровье молоко
 mother's ~ материнское молоко
 pasteurized ~ пастеризованное молоко
milkpox аластрим, белая оспа
mimicking напоминающий *(что-л.)*, сходный *(с чем-л.)*
mind 1. способность мышления, интеллект 2. психика, психическая деятельность 3. память
mind-cure психотерапия
mineralocorticoid минерал(о)кортикоид
minority меньшинство
mint мята, *Mentha*
miosis миоз, сужение зрачка
mirror 1. зеркало 2. отражать
 frontal ~ лобный рефлектор
misadventure несчастный случай
misbirth, miscarriage выкидыш
 spontaneous ~ самопроизвольный выкидыш

miscopying ошибка копирования *(напр. при репликации ДНК)*
misdiagnosis неверный [ошибочный] диагноз
misery страдание
misplacement неправильное положение; смещение
mistake ошибка ‖ ошибаться
   diagnostic ~ диагностическая ошибка
misuse злоупотребление *(напр. медикаментами)*
mite клещ
   house dust ~ клещ домашней пыли
   itch [scab] ~ чесоточный клещ
mitigated ослабленный, смягчённый *(о боли)*
mitochondrium митохондрия
mitogen митоген
mitosis митоз, кариокинез
mitral митральный *(о клапане сердца)*
mixture 1. микстура 2. смесь 3. смешивание ‖ мешать, смешивать
moan стон ‖ стонать
mobile 1. подвижный; переносимый 2. изменчивый; непостоянный
mobility 1. подвижность 2. изменчивость; непостоянство
   joint ~ подвижность суставов
mode 1. метод, способ 2. форма, вид
model модель; образец
   mouse ~ модель на мышах, мышиная модель
moderate умеренный, средний ‖ умерять, смягчать {NB: *произношение прил.* ['modərət], *гл.* ['modəreit]}
modification модификация, изменение
modified модифицированный, изменённый
modifier (ген-)модификатор
   immune response ~ иммуномодулятор
modulation модуляция
moist влажный; сырой
moisten увлажнять
molar моляр, коренной зуб
   two-root ~ двухкорневой моляр
mole 1. родимое пятно 2. плодный занос
   hydatid ~ пузырный занос
molecule молекула
mongolism синдром Дауна, эмбриодия
moniliasis монилиаз, кандидоз
monitor монитор, контролирующий прибор
monitoring мониторинг, постоянный контроль *(состояния больного)*
   drug ~ постоянное наблюдение за фармакодинамикой лекарства
   immunological ~ иммунологический мониторинг, иммунологический перманентный контроль
   radiation ~ постоянный контроль уровня радиации
monoaminoxydase моноаминоксидаза
monoclonal моноклональный
monoclonality моноклональность
monocyte моноцит

monolayer монослойная [однослойная] культура
mononeuritis мононеврит ◇ ~ multiplex множественный мононеврит
mononucleasis мононуклеоз
  infectious ~ инфекционный мононуклеоз, болезнь Пфейффера, ангина Филатова
monoploid гаплоид (*клетка с гаплоидным числом хромосом*)
monosaccharide моносахарид
monovaccine моновакцина
monstrosity уродство
month месяц
monthlies *pl* см. menses
mood настроение, расположение духа
morbidity заболеваемость
morbilli *pl* корь
morbus болезнь, заболевание
moribund умирающий
morphogenesis морфогенез
morphology морфология
mortality смертность
  infant ~ детская смертность
  maternal ~ материнская смертность
  neonatal ~ смертность новорождённых
  operative ~ смертность в связи с операцией
mortification омертвение, некроз
mosaicism *ген.* мозаицизм
mosquito москит
motherhood материнство
motile подвижный
motility подвижность, способность к движению
  basal ~ спонтанная [неиндуцированная] подвижность (*клеток*)
motion 1. движение 2. теплодвижение 3. *pl* испражнения, кал
  swing ~ маятникообразное движение
  voluntary ~ произвольное движение
motionless неподвижный
mouse мышь
  joint ~ суставная мышь
mouth 1. рот 2. отверстие; устье ◇ **by the** ~ через рот; внутрь (*о приёме лекарства*)
mouthrinse жидкость для полоскания рта
move шевелить(ся); двигать(ся); передвигать(ся)
movement 1. движение; перемещение 2. дефекация
  active ~s активные движения
  concomital ~ содружественные движения
  fetal ~s движения плода
  involuntary ~s непроизвольные движения
  joint ~ подвижность сустава *или* суставов
  orthodontic tooth ~ ортодонтическое перемещение зубов
  passive ~ пассивное движение
  pendular ~ маятникообразное движение
  peristaltic ~ перистальтическое движение
  rapid eye ~s быстрые движения глаз (*во время сна*)
  respiratory ~s дыхательные движения

MOVEMENT

voluntary ~s произвóльные движéния
mucopolysaccharide мукополисахари́д
mucoprotein мукопротеи́н
mucopurulent сли́зисто-гнóйный
mucosa сли́зистая оболóчка
  gastric ~ сли́зистая оболóчка желу́дка
  nasal ~ сли́зистая оболóчка нóса
  oral ~ сли́зистая оболóчка пóлости рта
mouth-to-mouth рот в рот *(дыхание)*
mucous сли́зистый
mucoviscidosis муковисцидóз
mucus слизь
mud грязь *(напр. лечéбная)*
multicystic поликистóзный
multifactorial мультифакторáльный, многофáкторный
multilocular 1. имéющий мнóжественную локализáцию 2. многокáмерный
multiple мнóжественнный *(напр. о ранениях)*
multiploidy полиплоиди́я
multiply размножáть(ся)
multivalency поливалéнтность
mummification мумификáция
mumps эпидеми́ческий пароти́т, сви́нка
murmur шум *(при аускультáции)*
  abdominal ~ урчáние в животé
  apex ~ шум на верху́шке сéрдца
  cardiac ~ шум в сéрдце
  crescendo ~ шум с нарастáющей грóмкостью, шум «крещéндо»
  diastolic ~ диастоли́ческий шум
  Graham Steell's ~ шум Грэ́ма Сти́лла *(при митрáльном стенозе)*
  heart ~ шум в сéрдце
  late diastolic ~ конечнодиастоли́ческий шум
  machinery(-like) ~ шум «пóезда в тоннéле»
  middiastolic ~ шум в середи́не диáстолы
  mitral ~ шум над митрáльным клáпаном
  nun's ~ шум волчкá *(выслу́шиваемый над яремными венами)*
  pressure ~ стеноти́ческий шум
  presystolic ~ пресистоли́ческий шум
  respiratory ~s дыхáтельные шумы́
  systolic ~ систоли́ческий шум
muscle мы́шца, му́скул
  cardiac ~ сердéчная мы́шца, миокáрд
  extensor ~ мы́шца-разгибáтель
  flexor ~ мы́шца-сгибáтель
  involuntary ~ непроизвóльно сокращáющаяся мы́шца
  papillary ~s сосóчковые мы́шцы *(сéрдца)*
  respiratory ~s дыхáтельные мы́шцы, дыхáтельная мускулату́ра
  skeletal ~ скелéтная мы́шца
  smooth ~ глáдкая мы́шца
  striated [striped] ~ попере́чно-полосáтая мы́шца

tailor's ~ портня́жная мы́шца
voluntary ~ произво́льно сокраща́ющаяся мы́шца
muscular мы́шечный
musculature мускулату́ра
 limb ~ мускулату́ра коне́чности
 trunk ~ мускулату́ра ту́ловища
must пле́сень
mutability изме́нчивость
mutagen мутаге́н
mutagenesis мутагене́з
mutant мута́нт
 full ~ по́лный мута́нт
mutation мута́ция
 chance ~ случа́йная мута́ция
 chromosome ~ хромосо́мная мута́ция
 gene ≈ ге́нная мута́ция
 germinal ~ заро́дышевая мута́ция
 lethal ~ лета́льная мута́ция
muteness немота́
mutism заде́ржка ре́чи; немота́
myalgia миалги́я
myasthenia миастени́я
myatrophy миатрофи́я
Mycobacterium микобакте́рия ◇ ~ tuberculosis микобакте́рия туберкулёза, туберкулёзная па́лочка, бакте́рия Ко́ха
mycology миколо́гия
 oral ~ миколо́гия по́лости рта
mycoplasma микопла́зма
mycosis мико́з, грибко́вое заболева́ние
 Gilchrist's ~ бластомико́з Ги́лкриста, североамерика́нский бластомико́з
myelin миели́н
myelitis:
 transverse ~ попере́чный миели́т
myelocyte миелоци́т
myelodysplasia миелодиспла́зи́я
myelofibrosis миелофибро́з, миелосклеро́з
myelogram миелогра́мма, фо́рмула ко́стного мо́зга
myelography миелографи́я
myeloma миело́ма
 multiple ~ мно́жественная миело́ма, миело́мная боле́знь, плазмоцито́ма, боле́знь (Русти́цкого —) Ка́лера
 plasma-cell ~ 1. *см.* multiple myeloma 2. плазмоцито́ма ко́сти
myeloperoxidase миелоперокси́да́за
myelophthisis миелофти́з
myocardiofibrosis миокардиофибро́з
 Boeck's ~ миокардиофибро́з Бе́ка (*при саркоидо́зе*)
myocardiopathy:
 lead ~ свинцо́вое пораже́ние миока́рда
myocarditis миокарди́т
 acute isolated [Fiedler's, idiopathic] ~ идиопати́ческий [изоли́рованный] миокарди́т, миокарди́т Абра́мова — Фи́длера
 interstitial ~ интерстициа́льный миокарди́т
myocardium серде́чная мы́шца, миока́рд
myoglobin миоглоби́н

myoglobinuria миоглобинурия
myoma миома
  uterine ~ миома матки
myopathy миопатия
  congenital ~ врождённая миопатия
  corticosteroid ~ кортикостероидная миопатия
  metabolic ~ метаболическая миопатия
  paraneoplastic ~ паранеопластическая миопатия
  reactive ~ реактивная миопатия
  thyreotoxic ~ тиреотоксическая миопатия
myopia миопия, близорукость
  ~ of high degree высокая близорукость
  progressive ~ прогрессирующая близорукость
myorrhaphy 1. мышечный шов 2. сшивание мышцы
myosin миозин
myositis миозит
  epidemic ~ эпидемический миозит, борнхольмская болезнь
  infectious ~ инфекционный миозит
  ossifying ~ оссифицирующий миозит
myotonia миотония, мышечное напряжение
  Thomsen's congenital ~ врождённая миотония, болезнь Томсена
myringotomy мирингтомия, парацентез барабанной перепонки
myxedema микседема
myxoma миксома

myxovirus миксовирус

N

naevus *см.* **nevus**
nail 1. ноготь 2. гвоздь
  fracture ~ гвоздь для лечения перелома
  ingrown ~ вросший ноготь
  intramedullary ~ интрамедуллярный гвоздь
nail-brush щётка для ногтей
nailing введение гвоздя *(при переломе)*
naked 1. голый, обнажённый 2. лишённый оболочки, неизолированный
name:
  trade ~ коммерческое наименование *(напр. лекарства)*
nanism, nanosomia карликовость, нанизм, наносомия
nape затылок
napkin 1. салфетка 2. пелёнка
narcology наркология
narcomaniac наркоман
narcose наркоз
narcotic наркотик ‖ наркотический
narcotize наркотизировать
naris (*pl* **nares**) ноздря
narrow узкий; ограниченный
narrow-mouth узкогорлый
nasolacrimal носослёзный
nasopharynx носоглотка
nates *pl* ягодицы
native 1. врождённый 2. природный, естественный

natriuresis натрийурéз
natural прирóдный, естéственный
nature прирóда; харáктер
nausea тошнотá
 ~ of pregnancy тошнотá берéменных
nauseous тошнотвóрный, отврати́тельный
navel пупóк
navicular ладьеви́дная кость ‖ ладьеви́дный
nearby бли́жний ‖ побли́зости
nearly почти́, приблизи́тельно
nearsight(edness) близору́кость, миопи́я
necessary необходи́мый, ну́жный ◇ if ~ в слу́чае необходи́мости; по показáниям
neck 1. шéя; шéйка 2. гóрлышко (буты́лки) 3. тýбус
 ~ of the womb шéйка мáтки
 femoral ~ шéйка бедрá
 stiff ~ риги́дность заты́лка
 thigh ~ шéйка бéдренной кóсти
 uterine ~ шéйка мáтки
necrobiosis некробиóз
necrolysis некрóлиз
necropsy аутопси́я, вскры́тие трýпа
necrosis некрóз
 acute tubular ~ óстрый канáльцевый некрóз (почки)
 aseptic ~ асепти́ческий некрóз
 aseptic ~ of epiphysis of tibia асепти́ческий некрóз эпи́физа большеберцóвой кóсти, болéзнь Óсгуда — Шлáттера
 aseptic ~ of vertebra асепти́ческий некрóз позвонкá, синдрóм Кальвé
 epiphyseal ~ некрóз эпи́физа
 fat ~ некрóз жи́ра, липонекрóз
 focal ~ очагóвый некрóз
 ischemic ~ ишеми́ческий некрóз
 liquefaction ~ колликвациóнный некрóз
 moist ~ влáжная гангрéна
 muscular ~ некрóз мы́шцы
 pancreas ~ некрóз поджелýдочной железы́, панкреонекрóз
 retinal ~ некрóз сетчáтки (глáза)
necrotomy 1. аутопси́я, вскры́тие трýпа 2. некротоми́я, иссечéние некроти́ческой ткáни
need потрéбность, необходи́мость ‖ нуждáться, имéть потрéбность ◇ to ~ badly крáйне нуждáться
 nutritional ~ потрéбность в питáнии
needle иглá
 atraumatic ~ атравмати́ческая иглá
 curved ~ закруглённая иглá
 cutting ~ рéжущая иглá
 fine ~ тóнкая иглá
 hollow ~ пóлая иглá
 hypodermic ~ иглá для подкóжных инъéкций
 knife ~ дисцизиóнная иглá
 ligature ~ лигатýрная иглá
 skin suture ~ иглá для сшивáния кóжи

NEEDLE

sternal puncture ~ игла́ для стерна́льной пу́нкции
straight ~ пряма́я игла́
surgical ~ хирурги́ческая игла́
suture ~ шо́вная игла́
swagged ~ атравмати́ческая игла́
syringe ~ игла́ для шпри́ца

needleholder иглодержа́тель
negative отрица́тельный
negativism негативи́зм
neighboring сосе́дний, расположенный ря́дом
Neisseria нейсери́я, гоноко́кк
neonate новорождённый
neoplasia неоплази́я
neoplasm о́пухоль, новообразова́ние, неопла́зма
benign ~ доброка́чественная о́пухоль
lymphoid ~ о́пухоль лимфо́идной тка́ни
mammary ~ новообразова́ние грудно́й железы́
metastatic ~ метастати́ческое новообразова́ние

neovascularization неоваскуляриза́ция
nephelometry нефелометри́я
nephrectomy нефрэктоми́я, удале́ние по́чки
nephritis нефри́т
focal ~ очаго́вый нефри́т
glomerular ~ гломерулонефри́т
interstitial ~ интерстициа́льный нефри́т
lupus ~ волча́ночный нефри́т, люпус-нефри́т

nephrocystosis кисто́з по́чек
nephrogram рентгеногра́мма по́чек

nephrolithiasis нефролитиа́з, почечнока́менная боле́знь
nephrolithotomy нефролитотоми́я, удале́ние по́чечных камне́й
nephron нефро́н
nephropathy нефропати́я
~ of pregnancy нефропати́я бере́менных
diabetic ~ диабети́ческая нефропати́я

nephroptosis опуще́ние по́чки, нефропто́з
nephrosclerosis нефросклеро́з
Fahr's malignant ~ злока́чественный нефросклеро́з Фа́ра

nephrosis нефро́з
lipoid ~ липо́идный нефро́з
nephrotomy нефротоми́я
nerve нерв
afferent ~ центростреми́тельный нерв
cranial ~ че́репно-мозгово́й нерв
efferent ~ центробе́жный нерв
facial ~ лицево́й нерв
motor ~ дви́гательный нерв
oculomotor ~ глазодви́гательный нерв
optic ~ зри́тельный нерв
peripheral ~ перифери́ческий нерв
sensory ~ чувстви́тельный нерв
trifacial [trigeminal] ~ тройни́чный нерв
vagus ~ блужда́ющий нерв

nervous не́рвный
nestis голода́ние
net 1. сеть; се́тка **2.** ячеистая структу́ра

nettle крапи́ва, *Urtica*
neuralgia невралги́я
  trigeminal ~ невралги́я тройни́чного не́рва
neurasthenia неврастени́я
neurinoma невринóма
neuritis неври́т
  optic ~ неври́т зри́тельного не́рва
neuroblastoma нейробластóма
neurodermatitis нейродерми́т
neurofibroma нейрофибрóма
neurofibromatosis нейрофибромато́з, боле́знь Реклингха́узена
neurogenous неврогéнный
neuroglia нейрогли́я
neurohypophysis нейрогипóфиз, за́дняя до́ля гипóфиза
neurologist невропато́лог
neurology неврологи́я
neuroma невро́ма
neuromyotonia нейромиотони́я
neuropathologist невропато́лог
neuropathy невропати́я
  diabetic ~ диабети́ческая невропати́я
  hereditary sensory ~ врождённая сенсо́рная невропати́я
  peripheral ~ перифери́ческая невропати́я
neuropeptide нейропепти́д
neuropsychological нейропсихологи́ческий
neurosis (*pl* **neuroses**) невро́з
  anxiety ~ невро́з стра́ха
  climacteric ~ климактери́ческий невро́з
neurosurgery нейрохирурги́я
neurosyphilis нейросифилис

neurotoxicity нейротокси́чность
neurotransmitter медиа́тор
neutralization нейтрализа́ция
  antibody ~ нейтрализа́ция антите́л
neutralize нейтрализова́ть
neutropenia нейтропени́я
neutrophil(e) нейтрофи́л, нейтрофи́льный лейкоци́т
  polymorphonuclear ~ полиморфноя́дерный нейтрофи́л
  rosette-forming ~ розеткообразу́ющий нейтрофи́л
  segmented ~ сегменти́рованный нейтрофи́л
nevus (*pl* **nevi**) роди́мое пятно́
  melanocytic ~ меланоцита́рное роди́мое пятно́
  Sutton's ~ не́вус Са́ттона, центробе́жная лейкоде́рма
newborn новорождённый
next сле́дующий, бу́дущий
nib остриё
niche *рентг.* ни́ша
  ulcer ~ я́звенная ни́ша
nictate морга́ть; мига́ть
nidation *эмбр.* импланта́ция, нида́ция
nidus (*pl* **nidi**) 1. оча́г патологи́ческого проце́сса 2. ядро́ *(нерва)*
nightmare ночно́й кошма́р
nightwalker луна́тик
nippers щипцы́
nipple 1. сосо́к *(грудной железы)* 2. со́ска
nit гни́да
nitrogen азо́т, N
  liquid ~ жи́дкий азо́т
  protein ~ белко́вый азо́т
  residual ~ оста́точный азо́т
nociceptor реце́птор бо́ли

nocturnal ночно́й
nodal узлово́й
node у́зел
  axillary lymph ~ подмы́шечный лимфати́ческий у́зел
  Bouchard's ~ у́зел [узело́к] Буша́ра *(при остеоартро́зе)*
  gouty ~ подагри́ческий у́зел, то́фус
  gummy ~ гуммо́зный у́зел, гу́мма
  Heberden's ~ у́зел [узело́к] Ге́бердена *(при остеоартро́зе)*
  inguinal lymph ~ па́ховый лимфати́ческий у́зел
  Keith-Flack ~ у́зел Ки́са — Фле́ка, си́нусный у́зел
  lymphatic ~ лимфати́ческий у́зел
  mediastinal lymph ~ медиастина́льный лимфати́ческий у́зел
  mesenteric lymph ~ мезентериа́льный лимфати́ческий у́зел
  periaortic lymph ~ периаорта́льный лимфати́ческий у́зел
  regional lymph ~ регионарный лимфати́ческий у́зел
  signal ~ ви́рховская железа́ *(надключи́чный лимфати́ческий у́зел при раке)*
  sinus ~ си́нусный у́зел
nodose 1. узлово́й 2. узлова́тый
nodular узелко́вый
nodule узело́к
  rheumatoid ~s ревмато́идные узелки́

noise шум
nomenclature номенклату́ра
nonessential несуще́ственный
nonhazardous безопа́сный
nonhealing неизлечи́мый; незажива́ющий
nonhospitalized негоспитализи́рованный *(о больно́м)*
noninfectious неинфекцио́нный
nonmotile неподви́жный
nonpathogenic непатоге́нный
nonpharmacological немедикаменто́зный
nonpurulent негно́йный
nonresectable не подлежа́щий резе́кции
nonreversible необрати́мый
nonspecific неспецифи́ческий
nontolerant нетолера́нтный
nontoxic нетокси́чный
nonviability нежизнеспосо́бность
norepinephrine норадренали́н
normal норма́льный; станда́ртный
normergy норме́ргия, норма́льная реакти́вность
normoblast нормобла́ст
normolipidemia норма́льный у́ровень липи́дов в крови́
normovolemia норма́льный объём кро́ви
nose нос
  depressed ~ провали́вшийся нос
  running ~ на́сморк
  saddle ~ седлови́дный нос
  stuffy ~ заложенный нос
nosebleed(ing) носово́е кровотече́ние
nosogenic патоге́нный, болезнетво́рный
nosology нозоло́гия

nostril ноздря
notch надрез
note 1. запись ‖ делать запись, записывать 2. отличительный признак 3. отмечать, замечать
  percussion ~ перкуторный звук
notice 1. наблюдение 2. замечать, отмечать ◇ **to take** ~ обращать внимание *(на что-л.)*
notification 1. извещение, сообщение; объявление 2. регистрация *(напр. смерти)*
notion 1. понятие, представление 2. взгляд, мнение
  ~ **of compulsion** навязчивая мысль
nourish питать, кормить; вскармливать
nourishment питание
noxious 1. вредный 2. ядовитый
nozzle наконечник; насадка
  vaginal ~ влагалищный наконечник
nuclear ядерный
nucleocapsid нуклеокапсид
nucleolus ядрышко
nucleoprotein нуклеопротеин, ядерный белок
nucleotoxin нуклеотоксин, ядерный токсин
nucleus ядро
  cell ~ ядро клетки, клеточное ядро
  pyknotic ~ пикнотическое ядро
numb вызывать онемение *или* окоченение ‖ онемевший; окоченевший
number 1. число, количество 2. номер; показатель ◇ ~ **of...** ряд, некоторое количество *(чего-л.)*
  ~ **of patients** число пациентов
  chromosome ~ число хромосом
  passage ~ количество пассажей
numbness онемение; окоченение
numerous многочисленный
nurse 1. медицинская сестра 2. ухаживать *(за больным, за ребёнком)* ◇ ~ **on duty** дежурная медсестра
  graduate ~ дипломированная медсестра
  maternity ~ акушёрка
  practical ~ младшая медсестра, сиделка
  registered ~ *см.* **graduate nurse**
  scrub ~ операционная сестра
  trained ~ *см.* **graduate nurse**
  ward ~ палатная [постовая] сестра
  wet ~ кормилица
nursery-maid няня, санитарка
nursing 1. уход *(за больным)* 2. кормление грудью *(ребёнка)*
nutriment продукт питания
nutrition питание
nyctalgia ночные боли
nystagmus нистагм
  fatigue ~ усталостный нистагм
  horizontal ~ горизонтальный нистагм
  labyrinthine ~ лабиринтный нистагм

NYSTAGMUS

pendular ~ маятникообра́зный ниста́гм
railway ~ железнодоро́жный ниста́гм
rhythmic ~ ритми́чный ниста́гм
rotatory ~ ротато́рный ниста́гм
up-beat [vertical] ~ вертика́льный ниста́гм
vestibular ~ вестибуля́рный ниста́гм

O

oath:
  Hippocratic ~ кля́тва Гиппокра́та
obdormition онеме́ние (*напр. конечности*)
obduction аутопси́я, вскры́тие тру́па
obesity ожире́ние
  alimentary ~ алимента́рное ожире́ние
  hypothalamic ~ гипоталами́ческое ожире́ние
objective объекти́в (*микроскопа*) ‖ объекти́вный
  immersion ~ иммерсио́нный объекти́в
obligate обяза́тельный, облига́тный
oblique косо́й
obliterans облитери́рующий
obliteration облитера́ция
observation наблюде́ние, обсерва́ция
  medical ~ медици́нское наблюде́ние

outpatient ~ амбулато́рное наблюде́ние
observe наблюда́ть
obsession навя́зчивое состоя́ние, обсе́ссия
obsolete 1. устаре́вший (*напр. о методике лечения*) 2. отсу́тствующий (*напр. об органе*)
obstetric(al) акуше́рский
obstetrician врач-акуше́р
obstetrics акуше́рство
  operative ~ операти́вное акуше́рство
obstinate упо́рный; тру́дно поддаю́щийся лече́нию
obstipation запо́р
obstruction обстру́кция, заку́порка, непроходи́мость
  bowel ~ непроходи́мость кише́чника
  bronchial ~ обстру́кция бро́нха
  intestinal ~ непроходи́мость кише́чника
  pulmonary artery ~ обстру́кция [заку́порка] лёгочной арте́рии
  tracheal ~ обстру́кция трахе́и
obtain получа́ть (*напр. результат исследования*)
obtundent успока́ивающий
obturation обтура́ция; заку́порка
obtusion притупле́ние (*напр. восприятия*)
obvious очеви́дный
occasion слу́чай ◇ on the ~ of... по слу́чаю (*чего-л.*)
occasional 1. случа́йный, ре́дкий 2. периоди́ческий, повто́рный
occipital заты́лочный

occiput затылок
occlude 1. закупоривать, закрывать 2. смыкать зубы
occlusion 1. закупорка, закрытие; окклюзия 2. прикус *(зубов)*
   artery ~ закупорка артерии
   central retinal vein ~ окклюзия центральной вены сетчатки
   intracardiac ~ внутрисердечная окклюзия
occult скрытый *(напр. о кровотечении)*
occupational профессиональный *(напр. о заболевании)*; трудовой *(напр. о терапии)*
occur встречаться, происходить, случаться
occurrence частота, распространённость, проявление
occurring:
   natural ~ естественное возникновение; распространённость в естественных условиях
ochronosis охроноз
ocular 1. окуляр, линза 2. глазной
oculist окулист, офтальмолог
oculomotor глазодвигательный, окуломоторный
odontalgia зубная боль
odontoblast одонтобласт
odontogenesis одонтогенез
   imperfect ~ неполноценный одонтогенез
odontogenic одонтогенный *(напр. об абсцессе)*
odontology одонтология
odor запах
   off ~ неприятный запах

odynophagia боль при глотании
oedema *см.* **edema**
oesophag- *см.* **esophag-**
offer предлагать
office 1. контора, канцелярия 2. кабинет *(напр. врача)*
   admission ~ приёмный покой
   dean's ~ деканат
   inquiry ~ справочный стол
   reception ~ приёмный покой
   registration ~ регистратура
officinal официнальный, фармакопейный
off-print отдельный оттиск
offspring потомок; потомство
oil масло ‖ смазывать маслом
   ~ **of cedar** кедровое масло
   ~ **of mint** мятное масло
   ~ **of mustard** горчичное масло
   olive ~ оливковое [прованское] масло
   peach kernel ~ персиковое масло
   peanut ~ арахисовое масло
   volatile ~ эфирное масло
oilcloth клеёнка
oiled промасленный; смазанный маслом
oilpaper промасленная бумага
oil-soluble растворимый в масле
ointment мазь
   eye ~ глазная мазь
olfaction обоняние
oligemia олигемия, малокровие
oligodactyly олигодактилия

oligodynamic олигодинами́ческий
oligomenorrhea олигоменоре́я, ску́дные менструа́ции
oligophrenia олигофрени́я, врождённое слабоу́мие
oliguria олигури́я
olive *анат.* оли́ва
omalgia омалги́я, бо́ли в плечево́м суста́ве
omentitis оменти́т, воспале́ние са́льника
omentopexy оментопекси́я, подшива́ние са́льника
omentum са́льник
    gastrocolic [great(er)] ~ большо́й са́льник
    lesser ~ ма́лый са́льник
omphalitis омфали́т, воспале́ние пупка́
omphalocele пупо́чная гры́жа
omphalos пупо́к
omphalotomy перереза́ние пупови́ны
onanism онани́зм
oncogene онкоге́н, онкоге́нный аге́нт || онкоге́нный
oncogenesis онкогене́з
oncogenicity онкоге́нность
oncologist онко́лог
oncology онколо́гия
    pediatric ~ де́тская онколо́гия
oneirism danови́дное наруше́ние созна́ния, онири́зм
one-sided односторо́нний
onflow прито́к
onset нача́ло *(напр. боле́зни)*
    ~ **of parturition** нача́ло родово́й де́ятельности
    ~ **of the rash** высыпа́ние, появле́ние сы́пи
    disease ~ нача́ло боле́зни

ontogenesis, ontogeny онтогене́з
onychia онихи́я, воспале́ние ногтево́го ло́жа
onychomycosis онихомико́з, грибко́вое пораже́ние ногте́й
onychopathy пораже́ние ногте́й, онихопати́я
oocyte о(в)оци́т, созрева́ющая яйцекле́тка
oophorectomy оофорэктоми́я, удале́ние я́ичника
oophoritis оофори́т
opacity 1. затемне́ние 2. помутне́ние
    linear ~ *рентг.* лине́йное затемне́ние
opalescence опалесце́нция
opaque 1. тёмный; непрозра́чный 2. тупо́й ◊ **to be** ~ **to X-rays** быть непрозра́чным для рентге́новских луче́й
open открыва́ть, вскрыва́ть || откры́тый
opening отве́рстие *(напр. кана́ла)*
    external ~ нару́жное отве́рстие
    internal ~ вну́треннее отве́рстие
operate опери́ровать
operating операцио́нный
operation 1. опера́ция 2. де́йствие, манипули́рование 3. проце́сс ◊ **to perform an** ~ опери́ровать; **to undergo an** ~ подверга́ться опера́ции
    ~ **of choice** опера́ция вы́бора
    Albee ~ остеотоми́я О́лби *(при ло́жном суста́ве)*

OPERATION

Andreus ~ операция Эндрюса *(при водянке яичка)*
Bailey ~ 1. вентрикулосептопексия Бейли 2. комиссуротомия Бейли
Blair-Brown's ~ кожная пластика Блера — Брауна *(свободным лоскутом)*
Blakemore-Lord's ~ операция Блейкмора — Лорда *(вмешательство в системе воротной вены)*
bloodless ~ бескровная операция
Brock ~ 1. закрытая вальвулотомия Брока 2. закрытая инфундибулэктомия Брока
Campbell ~ операция Кемпбелла *(для восстановления функции коленного сустава)*
Canfield-Sturmann ~ операция Канфилда — Штурманна *(при хроническом гайморите)*
capital ~ большая [тяжёлая, опасная для жизни] операция
Cave-Rowe ~ пателлопластика Кейва — Роу
cesarean ~ кесарево сечение
Cheever's ~ операция Чивера *(вариант тонзиллэктомии)*
chest ~ операция на органах грудной клетки
Coffey's ~ 1. операция Коффи *(метод уретеросигмоанастомоза)* 2. гастропексия Коффи
cosmetic ~ косметическая операция
Culp-de Weerd ~ операция Калпа — де Верда *(при сужении мочеточника)*
double-stage ~ двухступенчатая [двухэтапная] операция
Dragstedt's ~ ваготомия Драгстедта
Eggers ~ операция Эггерса *(при контрактуре коленного сустава)*
Elliot's ~ трепанация склеры Эллиота *(при глаукоме)*
emergency ~ экстренная операция
Forbes' ~ ампутация Форбса *(вариант ампутации стопы)*
Freyer's ~ аденомэктомия Фрейера
Heineke-Mikulicz' ~ пилоропластика Гейнеке — Микулича
Holmgren's ~ операция Хольмгрена *(при отосклерозе)*
Horsley's ~ операция Хорсли *(при эпилепсии)*
Kelly's ~ нефропексия Келли
König's ~ 1. операция Кенига *(1. при врождённом вывихе бедра 2. при высоком стоянии лопатки)* 2. ринопластика Кенига
Lautenschläger's ~ операция Лаутеншлегера *(при озене)*
Lempert's ~ операция Лемперта *(при отосклерозе)*
Leopold-Czerny ~ операция Леопольда — Черни *(вари-

OPERATION

ант вентрофиксации матки)
Leriche's ~ операция Лериша, периартериальная симпатэктомия
Lexer's ~ 1. ринопластика Лексера 2. операция Лексера *(восстановление опорной функции бедра)*
life-saving ~ операция по жизненным [витальным] показаниям
Lowsley ~ 1. нефропексия Лоусли 2. орхипексия Лоусли
Lund's ~ операция Лунда *(при косолапости)*
major ~ *см.* **capital operation**
Mandl's ~ операция Мандля *(удаление паращитовидных желёз)*
Mayo ~ операция Мейо *(при пупочной грыже)*
McBurney ~ операция Мак-Бернея *(вид аппендэктомии)*
McMurray('s) ~ операция Мак-Марри *(при ложном суставе в шейке бедра)*
Millin's ~ аденомэктомия Миллина
Moynihan's ~ резекция желудка Мойнихена
Murphy ~ 1. артропластика Мерфи 2. вентрофиксация матки Мерфи
Ogston's ~ операция Огстона *(1. при плоскостопии 2. при genu valgum)*
one-stage ~ одномоментная [одноэтапная] операция
Orr' ~ операция Орра *(поперечная резекция печени)*

palliative ~ паллиативная операция
plastic ~ пластическая операция
radical ~ радикальная операция
reconstructive ~ реконструктивная операция
reparative [**restorative**] ~ восстановительная операция
revascularizating ~ операция с целью реваскуляризации
Richardson ~ энтеростомия Ричардсона
salvage ~ операция по жизненным [витальным] показаниям
Schmieden's ~ операция Шмидена *(вид резекции локтевого сустава)*
Schwyzer's ~ операция Швайзера *(при гидронефрозе)*
Scott's ~ операция Скотта *(при гидроцефалии)*
Seddon's ~ рахиотомия Седдона
Shambaugh's ~ операция Шамбо *(при отосклерозе)*
Shea's ~ операция Ши *(при отосклерозе)*
single-step ~ одномоментная [одноэтапная] операция
Stewart's ~ нефропликация Стюарта *(при гидронефрозе)*
Stookey-Scarff's ~ операция Стукея — Скарффа *(при гидроцефалии)*
surgical ~ хирургическая операция

Swenson-Hiatt's ~ операция Свенсона — Хиатта *(при болезни Гиршпрунга)*
Thiersch ~ 1. операция Тирша *(при выпадении прямой кишки)* 2. кожная пластика Тирша *(свободным расщеплённым лоскутом)*
Trotter's ~ боковая фаринготомия Троттера *(при опухоли глотки)*
tuck-up ~ операция подтягивания кожи лица
two-stage ~ операция в два этапа
urgent ~ срочная [неотложная, ургентная] операция
Warren's ~ операция Уоррена *(удаление опухоли молочной железы)*
Whitman's ~ операция Уитмена *(восстановление функции тазобедренного сустава)*
Williams' ~ операция Уилльямса *(удлинение мочеточника)*
operative операционный; оперативный
operon *ген.* оперон
ophthalmia офтальмия, воспаление глаза
gonorrheal ~ гонорейная офтальмия
migratory [sympathetic] ~ симпатическая офтальмия
ophthalmic глазной
ophthalmologist окулист, офтальмолог
ophthalmology офтальмология
ophthalmoscope офтальмоскоп
ophthalmoscopy офтальмоскопия
opiates *pl* опиаты
opinion мнение, оценка
ethical ~ этическая оценка
opisthotonus опистотонус
opponent противопоставленный, противопоставляющий *(о мышце)*
opposite противоположный, противолежащий
opsonin опсонин
opsonization опсонизация
optical 1. оптический 2. глазной
oral ротовой, оральный
orally перорально
orbicular круглый, сферический; кольцевой
orbit глазница, орбита
orchis яичко
orchitis орхит, воспаление яичка
mumps ~ орхит при эпидемическом паротите
order 1. порядок 2. назначать, прописывать *(напр. лекарственное средство)*
◇ in ~ to для того, чтобы...
ordinary простой, обыкновенный, ординарный; рутинный
organ орган
cold-stored ~ криоконсервированный орган
generative ~s органы размножения
iced ~ криоконсервированный орган
internal ~ внутренний орган
living ~ живой орган
shock ~ шоковый орган
target ~ орган-мишень

organic органи́ческий
organism 1. органи́зм 2. микрооргани́зм, микро́б
  causative ~ патоге́нный микрооргани́зм
Organization:
  World Health ~ Всеми́рная организа́ция здравоохране́ния, ВОЗ
organoleptic органолепти́ческий
orifice *анат.* отве́рстие; у́стье
  ~ **of the uterus** ма́точный зев
  duct ~ отве́рстие прото́ка
  internal ~ вну́треннее отве́рстие
origin 1. происхожде́ние 2. ме́сто прикрепле́ния мы́шцы 3. нача́ло не́рва ◇ **due to unknown** ~ вы́званный неизве́стной [невы́ясненной] причи́ной
  allergic ~ аллерги́ческая приро́да
  toxic ~ токси́ческая приро́да *(процесса)*
original по́длинный, оригина́льный, первонача́льный
originate 1. дава́ть нача́ло, порожда́ть 2. происходи́ть, брать нача́ло
ornithosis орнито́з
oropharynx ротогло́тка
orthodontia ортодонти́я, ортодонтоло́гия
orthopedics ортопеди́я
orthopnea ортопно́э
orthostatic ортостати́ческий
oscillating колеба́ние, маятникообра́зное движе́ние ‖ колеба́тельный
oscillogram осциллогра́мма
oscillography осциллогра́фия

oscitation зево́та
osculum (*pl* **oscula**) *анат.* по́ра; ма́ленькое отве́рстие
osme 1. за́пах 2. обоня́ние
ossicle ме́лкая кость
  auditory ~ слухова́я ко́сточка
ossification оссифика́ция, окостене́ние
  heterotopic ~ гетерото́пная оссифика́ция
  muscular ~ оссифика́ция мы́шцы
osteoarthritis остеоартри́т, остеоартро́з
  nodal ~ узелко́вая фо́рма остеоартро́за
osteoarthrosis остеоартро́з
  ~ **of the hip** коксартро́з
osteoblast остеобла́ст
osteoblastoma остеобласто́ма
osteochondropathy остеохондропати́я
  endemic ~ эндеми́ческий деформи́рующий остеоартро́з, у́ровская боле́знь, боле́знь Ка́шина — Бе́ка
osteochondrosis остеохондро́з
  juvenile vertebral ~ ювени́льный остеохондро́з позвоно́чника, боле́знь Шейермана-Мау
osteoclast остеокла́ст
osteoclastoma остеокласто́ма
osteodysplasia остеодиспла́зия
osteodystrophia остеодистрофи́я ◇ ~ **fibrosa generalisata** фибро́зная генерализо́ванная остеодистрофи́я
osteodystrophy остеодистрофи́я *(см. тж* **osteodystrophia***)*
  deforming ~ деформи́рую-

щая остеодистрофи́я, боле́знь Пе́джета
osteogenesis остеогене́з
   imperfect ~ несоверше́нный остеогене́з
osteology остеоло́гия
osteolysis остео́лиз
   progressive ~ прогресси́рующий остео́лиз, боле́знь Го́рхема
osteoma остео́ма
osteomalacia остеомаля́ция, размягче́ние ко́сти
   hypophosphatemic ~ гипофосфатеми́ческая остеомаля́ция
   vitamin D resistent ~ остеомаля́ция, резисте́нтная к витами́ну D
osteomyelitis остеомиели́т
   hematogenous ~ гематоге́нный остеомиели́т
osteomyelosclerosis остеомиелосклеро́з, остеомиелофибро́з
osteopathy остеопати́я
   hypertrophic ~ гипертрофи́ческая остеопати́я
   toxic ~ токси́ческая остеопати́я
osteopetrosis остеопетро́з
osteophyte остеофи́т
osteoporosis остеопоро́з ◇ ~ **due to endocrine disorders** остеопоро́з, вы́званный эндокри́нными наруше́ниями; ~ **due to immobilization** *см.* **inactivity osteoporosis**
   idiopathic ~ идиопати́ческий остеопоро́з
   inactivity ~ остеопоро́з всле́дствие неподви́жности, иммобилизацио́нный остеопоро́з
   medicamentous ~ медикаменто́зный остеопоро́з
   primary ~ перви́чный остеопоро́з
   senile ~ сени́льный остеопоро́з
   steroid ~ стеро́идный остеопоро́з
osteoradionecrosis лучево́й остеонекро́з
osteosarcoma остеосарко́ма
osteosynthesis остеоси́нтез
   nail ~ остеоси́нтез гвоздём
   transosseous ~ трансоссеа́льный [чреско́стный] остеоси́нтез
   wire ~ остеоси́нтез про́волокой
osteotomy остеотоми́я
ostium (*pl* **ostia**) *анат.* у́стье; отве́рстие
otalgia боль в у́хе
otitis оти́т
   adhesive ~ адгези́вный [сли́пчивый] оти́т
otolaryngology отоларинголо́гия
otoneurosurgery отонейрохирурги́я
otoplasty отопла́стика
otosclerosis отосклеро́з
otoscopy отоскопи́я
ototoxicity ототокси́чность, токси́чность для о́рганов слу́ха (*напр. о лекарственном средстве*)
outbreak вспы́шка (*напр. эпидемии*)
outburst вспы́шка
   aggressive ~ вспы́шка гне́ва
outcome исхо́д, результа́т
   poor ~ неблагоприя́тный исхо́д
outer вне́шний, нару́жный

outflow отто́к ‖ вытека́ть, отгека́ть
outlook перспекти́ва; прогно́з
outpatient амбулато́рный больно́й
output:
  cardiac ~ мину́тный объём се́рдца
  heat ~ теплоотда́ча
  urinary ~ коли́чество вы́деленной мочи́
outside нару́жный, вне́шний
outstanding выдаю́щийся; выступа́ющий
ovarian я́ичниковый
ovariotomy овариотоми́я
ovary я́ичник
oven термоста́т; печь
  drying ~ суши́льный шкаф
over над; свы́ше; бо́льше ◇ to be ~ зака́нчиваться
overall спецоде́жда
  doctor's ~ медици́нский хала́т
overburden перегру́зка ‖ перегружа́ть
overdistension перерастяже́ние
overdose чрезме́рная до́за ‖ передози́ровать {NB: *произношение сущ.* ['əuvədous], *гл.* [,əuvə'dous]}
overeating перееда́ние
overfeeding перека́рмливание
overheating перегрева́ние
overirritation перераздраже́ние
overlap перекрыва́ющий, перекрёстный
overload перегру́зка ‖ перегружа́ть
overloading перегру́зка
  kinetic ~ кинети́ческая перегру́зка
  tonic ~ тони́ческая перегру́зка
overstaining избы́точная окра́ска
overstrain перенапряже́ние
overweight избы́точный вес
oviduct яйцево́д
ovulation овуля́ция
own 1. со́бственный 2. владе́ть
oxalosis оксало́з
oxidant окисли́тель, оксида́нт
oxydation окисле́ние
oxidize окисля́ть(ся)
oxygen кислоро́д, O
oxygenate насыща́ться кислоро́дом; вступа́ть в соедине́ние с кислоро́дом
oxygenation оксигена́ция
oxygenator окисли́тель
oxygenotherapy оксигенотерапи́я, лече́ние кислоро́дом
oxyhemoglobin оксигемоглоби́н
oxypurinol оксипурино́л
oxytocin окситоци́н
oxyuris остри́ца
ozena озе́на, злово́нный на́сморк
ozone озо́н

P

pacemaker води́тель ри́тма (*се́рдца*)
  endocardial ~ эндокардиа́льный води́тель ри́тма

epicardial ~ эпикардиа́льный води́тель ри́тма

pachydactyly патологи́ческое утолще́ние па́льцев

pachymeningitis пахименинги́т

pachynsis патологическое утолще́ние (напр. кожи)

pack 1. тампо́н, паке́т 2. обёртывание, завёртывание ‖ обёртывать, завёртывать
 gauze ~ ма́рлевый тампо́н
 surgical ~ тампона́да

packer корнца́нг

packpaper обёрточная бума́га

pad мя́гкая прокла́дка, мя́гкая подкла́дка

pain 1. боль, страда́ние 2. pl родовы́е схва́тки ◇ to cause the ~ вызыва́ть боль; to cry with ~ крича́ть или пла́кать от бо́ли; to suffer from ~ страда́ть от бо́ли
 aching ~ но́ющая боль
 acute ~ о́страя боль
 birth ~s родовы́е схва́тки
 burning ~ жгу́чая боль
 cardiac ~ боль в о́бласти се́рдца
 colicky ~ ко́лика, коликообра́зная боль
 dull ~ тупа́я боль
 epigastric ~ боль в эпига́стрии, боль под ло́жечкой
 eye ~ боль в глазу́ или глаза́х
 false ~s ло́жные родовы́е схва́тки
 fasting ~ голо́дная бо́ль, боль натоща́к
 girdle ~ опоя́сывающая боль
 gripping ~ щемя́щая боль
 head ~ головна́я боль
 joint ~ боль в суста́ве или суста́вах, артралги́я
 labor ~s родовы́е схва́тки; по́туги
 lancinating ~ кинжа́льная боль
 local ~ ме́стная боль
 low back ~ боль в крестцо́во-поясни́чной о́бласти
 lower abdomen ~ боль в ни́жней ча́сти живота́
 lumbar ~ боль в поясни́це
 moderate ~ уме́ренная боль
 nocturnal ~ ночна́я боль
 permanent ~ постоя́нная боль
 piercing ~ ко́лющая боль
 pressing ~ давя́щая боль
 pressure ~ боль при нада́вливании
 radiating ~ иррадии́рующая боль
 rest ~ боль в поко́е
 retrosternal ~ загруди́нная боль
 sacral ~ боль в о́бласти крестца́
 severe ~ си́льная боль
 sharp ~ о́страя боль
 shooting ~ стреля́ющая боль
 terebrant ~ сверля́щая боль
 troublesome ~ мучи́тельная боль
 unbearable ~ невыноси́мая боль

painful боле́зненный

painless безболе́зненный

pair па́ра
 allelic ~ алле́льная па́ра

palatal нёбный

palate нёбо

PALATE

cleft ~ расщеплённое нёбо, «волчья пасть»
hard ~ твёрдое нёбо
soft ~ мягкое нёбо
palatoplasty пластика нёба
pale бледный
paleness бледность
palindromic рецидивирующий, повторяющийся
palliation временное облегчение *(состояния больного)*
palliative паллиативный
pallid бледный
pallium кора больших полушарий мозга
pallor бледность
waxy ~ восковая бледность
palm 1. ладонь 2. гладить, поглаживать
palmar ладонный
palpable осязаемый; пальпируемый
palpation пальпация
bimanual ~ бимануальная пальпация
comparative ~ сравнительная пальпация
deep ~ глубокая пальпация
sliding ~ скользящая пальпация
thoroughly ~ тщательная пальпация
palpebra *(pl* palpebrae) веко
palpebrate моргать, мигать
palpitation 1. трепетание; дрожь 2. учащённое сердцебиение
palsy паралич ‖ парализовать ‖ парализованный *(см. тж* paralysis)
birth ~ послеродовой паралич
shaking [trembling] ~ дрожательный паралич, болезнь Паркинсона
paludism малярия
pan кювета, ванночка; испаритель
shallow ~ плоская кювета
panacea панацея
pancarditis панкардит
pancreas поджелудочная железа
pancreatectomy панкреатэктомия
pancreatitis панкреатит
cystic ~ кистозный панкреатит
pancreatonecrosis, pancreonecrosis некроз поджелудочной железы
pancytopenia панцитопения
aregenerative ~ арегенераторная панцитопения
pandemia пандемия
pandemic пандемический
panel панель, набор *(напр. сывороток)*
pang внезапная острая боль
panmyelopathy панмиелопатия
panniculitis панникулит
nodular ~ узловатый панникулит
relapsing nodular nonsuppurative [Weber-Christian] ~ болезнь Вебера — Крисчена, рецидивирующий лихорадящий ненагнаивающийся панникулит
panniculus слой *(ткани)*
pannus паннус
panserositis ~ пансерозит
pansinusitis пансинусит
pant 1. затруднённое дыхание 2. задыхаться

paper 1. бума́га 2. докла́д; статья́
  filter ~ фильтрова́льная бума́га
  litmus ~ ла́кмусовая бума́га
  paraffined ~ парафини́рованная бума́га
papilla (*pl* papillae) сосо́чек; сосо́к
  filiform ~ нитеви́дный сосо́чек
  fungiform ~ грибови́дный сосо́чек
  gustatory ~ вкусово́й сосо́чек (*языка́*)
  major duodenal ~ *см.* Vater's papilla
  nipple-shaped ~ сосцеви́дный сосо́чек
  optic ~ сосо́к зри́тельного не́рва
  Vater's ~ фа́теров сосо́к, большо́й сосо́чек двенадцатипе́рстной кишки́
papilloedema отёк соска́ зри́тельного не́рва
papilloma папилло́ма
  hard ~ твёрдая папилло́ма
  Shope's ~ папилло́ма Шо́упа (*вирусная папиллома кожи*)
  soft ~ мя́гкая папилло́ма
papillomavirus ви́рус папилло́мы
papula па́пула
papular папулёзный
papule па́пула
papulosis папулёз
parabiosis парабио́з
paracentesis парацентёз
  abdominal ~ пу́нкция брюшно́й сте́нки
paradoxic парадокса́льный (*напр. о реакции*)

paraffin парафи́н
paraffinoma парафино́ма
paragglutination группова́я агглютина́ция, пара(а)гглютинация
parainfluenza парагри́пп
paralysis парали́ч (*см. тж* palsy)
  ascending ~ восходя́щий парали́ч, парали́ч Ландри́
  compression ~ парали́ч от сдавле́ния
  Erb-Charcot's [Erb-Duchenne] ~ спина́льный парали́ч Э́рба, спасти́ческий спина́льный парали́ч
  familial periodic ~ семе́йный периоди́ческий парали́ч
  immunologic ~ парали́ч имму́нной систе́мы
  infantile ~ де́тский парали́ч
  Klumpke's ~ парали́ч Клюмпке́ (*при поражении плечевого нервного сплетения*)
  Landry's ascending ~ *см.* ascending paralysis
  Pott's ~ парали́ч По́тта (*параплегия при туберкулёзе позвоночника*)
  Wernicke-Mann ~ парали́ч Ве́рнике — Ма́нна (*форма центрального гемипареза*)
parameter пара́метр
paramyxovirus парамиксови́рус
paraneoplastic паранеопласти́ческий
paranephritis паранефри́т
paranoia парано́йя
parapertussis паракоклю́ш
paraplegia параплеги́я

spastic ~ спатическая параплегия
paraproctitis парапроктит
paraproteinemia парапротеинемия
parapsychology парапсихология
parasite паразит, паразитирующий организм
  bloodsucking ~ кровососущий паразит
  facultative ~ факультативный паразит
  harmless ~ непатогенный паразит
  obligate ~ облигатный [обязательный] паразит
parasitology паразитология
paratyphoid паратиф
parathyroid паращитовидная [околощитовидная] железа
parenchyma паренхима
parent родитель
parenteral парентеральный
paresis парез
  flaccid ~ вялый паралич
paresthesia парестезия
parietal 1. париетальный, пристеночный 2. теменной
parity количество родов в прошлом (в анамнезе)
parkinsonismus паркинсонизм
parorexia парорексия, извращённый аппетит
parotitis паротит
  epidemic [infectious] ~ эпидемический паротит, свинка
paroxysm пароксизм, приступ
part 1. часть; отдел; сегмент 2. делить(ся) ◇ in ~ частично; to take ~ (in smth) принимать участие (в чём-л.)
  presenting ~ предлежащая часть
  terminal ~ конечная часть
parthenogenesis партеногенез
partial частичный
participate принимать участие
particle частица
  antigen-loaded ~ нагруженная антигеном частица
  dust ~s частицы пыли
  foreign ~s инородные частицы
  test ~ тест-частица
particular особый, особенный; отдельный
partner партнёр
  homosexual ~ гомосексуальный партнёр
parturient 1. рожающая 2. родовой; послеродовой
parturition роды; родоразрешение (см. тж labor 2.)
  pathologic ~ патологические роды
parvovirus парвовирус
pass проходить; протекать ◇ to ~ examinations сдать экзамены; to ~ through проходить через (что-л.), пропускать сквозь (что-л.)
passable проходимый
passage 1. прохождение; проведение 2. анат. проход; отверстие; канал 3. микр. пассаж ǁ пассировать
  food ~ прохождение пищи
  transplacental ~ трансплацентарный перенос

passion 1. страдáние, боль 2. страсть; аффéкт
passionless бесстрáстный, невозмутíмый
past прóшлое, прошéдшее ◊ in the ~ в анáмнезе, в прóшлом
pasty вя́зкий, тестообрáзный
patch 1. пятнó; бля́шка 2. лóскут
patella патéлла, надколéнник
patent откры́тый; я́вный; незаросший; проходи́мый
paternity отцóвство
path 1. путь, ход 2. проводя́щий путь *(нервной системы)*
pathogene патогéнный микроорганизм; патогéнный фáктор
pathogenesis патогенéз
pathogenic патогéнный
pathogenicity патогéнность
pathognomonic патогномонíчный
pathologic(al) патологи́ческий
pathology патолóгия
  war ~ патолóгия воéнного врéмени
pathway 1. путь, ход 2. проводя́щий путь *(нервной системы)*
  alternative ~ альтернати́вный путь
  biosynthetic ~ путь биосинтеза
patient пациéнт, больнóй
  ambulant ~ амбулатóрный больнóй
  hospital ~ стационáрный больнóй
  indoor ~ госпитализи́рованный больнóй
  maintenance hemodialisis ~ больнóй, находя́щийся на поддéрживающем гемодиáлизе
  medical ~ терапевти́ческий больнóй
  mental ~ психиатри́ческий пациéнт
  outdoor ~ амбулатóрный больнóй
  pregnant ~ берéменная пациéнтка
  recumbent ~ лежáчий пациéнт
  walking ~ «ходя́чий» больнóй
pattern 1. структýра; конфигурáция 2. харáктер, осóбенность 3. образéц; модéль 4. схéма; диафрáгма
  gene ~ набóр хромосóм
pause пáуза
  compensatory ~ компенсáторная пáуза
pay плати́ть
peak верши́на; пик
pecten *анат.* грéбень; гребешóк
  anal ~ заднепроходный грéбень
pectoral груднóй
pediatrician педиáтр
pediatrics педиатри́я
pedicle нóжка; стебелёк
pediculosis вши́вость
pedigree родослóвная
peduncle нóжка *(напр. мозга)*
peel 1. кожурá; кóрка 2. шелуши́ться
peeling шелушéние *(кожи)*
pellagra пеллáгра

pellicle 1. кожица **2.** тонкая плёнка, налёт
pellucid прозрачный
pelvis (*pl* **pelves**) *анат.* таз ◇ ~ **justo minor** равномерно суженный таз
~ **of the kidney** почечная лоханка
flat ~ плоский таз
narrow ~ узкий таз
rachitic flat ~ рахитический плоский таз
renal ~ почечная лоханка
small ~ малый таз
pemphigus пемфигус, пузырчатка ◇ ~ **vulgaris** вульгарная [обыкновенная] пузырчатка
pencil 1. карандаш **2.** (узкий) пучок лучей
glass ~ стеклограф
skin ~ дермограф
penetrability проницаемость
penetrate пенетрировать, проникать
penis половой член, пенис
pepsin пепсин
peptic 1. относящийся к пепсину **2.** пептический; желудочный
peptidase пептидаза
peptide пептид
natriuretic ~ натрийуретический пептид
per ◇ ~ **day** в день; ~ **minute** в минуту
perceptible ощутимый, заметный
perception восприятие, ощущение
light ~ восприятие света
space ~ пространственное восприятие

percussion перкуссия ◇ **at [on]** ~ при перкуссии
comparative ~ сравнительная перкуссия
direct [immediate] ~ непосредственная [прямая] перкуссия
indirect ~ непрямая перкуссия, перкуссия при помощи плессиметра
percutaneous чрескожный
perforate перфорировать, прободать
perforation перфорация, прободение
~ **of septum** перфорация перегородки (*напр. носа*)
~ **of stomach** прободение желудка
fetal head ~ перфорация головки плода
intestinal ~ перфорация кишки
perform выполнять; делать; осуществлять
performance:
high ~ высокая производительность
perfusion перфузия
distal antegrade blood ~ дистальная антеградная перфузия (*крови*)
periarteritis периартериит
nodular ~ узелковый периартериит, болезнь Куссмаула — Мейера
periarthritis периартрит
scapulohumeral ~ плечелопаточный периартрит
periarthropathy периартропатия
peribronchitis перибронхит
pericarditis перикардит

PERMEABILITY

   constrictive ~ констриктивный перикардит
   dry ~ сухой перикардит
   exudative ~ экссудативный перикардит
   obliterating ~ облитерирующий перикардит
pericardium перикард, сердечная сорочка
pericementitis периодонтит, перицементит
   apical ~ верхушечный периодонтит
pericranium надкостница черепа
perimetry периметрия, измерение поля зрения
   automated ~ автоматическая периметрия
perineal промежностный
perineotomy перинеотомия
perineum промежность
period 1. период 2. цикл 3. *pl* месячные, менструация
   climacteric ~ климактерический период, климакс
   gestational ~ период беременности
   incubation ~ инкубационный период
   latent ~ латентный период
   postnatal ~ послеродовой период
   posttransplant ~ посттрансплантационный период
   prodromal ~ продромальный период
   puerperal ~ послеродовой период
   refractory ~ рефрактерный период
periodically периодически
periodicity периодичность
periodontal периодонтальный, околозубной
periodontium периодонт
periosteum надкостница
periostitis периостит, воспаление надкостницы
peripheral периферический
periphlebitis перифлебит
periproctitis перипроктит
perish 1. погибать 2. уничтожать, губить
peristalsis перистальтика
   esophageal ~ перистальтика пищевода
   gastric ~ перистальтика желудка
   intestinal ~ перистальтика кишечника
   waves ~ перистальтика; перистальтические волны
peritendinitis перитендинит
   calcific ~ кальцифицирующий перитендинит
peritoneum брюшина
peritonitis перитонит
   bile ~ жёлчный перитонит
   encapsulated ~ инкапсулированный перитонит
   fecal ~ каловый перитонит
   pelvic ~ пельвиоперитонит
   purulent ~ гнойный перитонит
   tuberculous ~ туберкулёзный перитонит
perivascular периваскулярный
perlèche перлёш, заеда
permanent постоянный, неизменный
permeability проницаемость
   capillar ~ проницаемость капилляров
   endothelial ~ проницаемость эндотелия

PERMEABILITY

   gas ~ проницáемость для гáзов
   glomerular ~ проницáемость пóчечных клубóчков
   membrane ~ проницáемость мембрáны
permeable проницáемый
permit позволя́ть, допускáть
pernicious злокáчественный
pernio(sis) ознобле́ние
peroxidation пе́рекисное окисле́ние, пероксидáция
   lipid ~ пероксидáция липи́дов
peroxide перокси́д, пе́рекись
persist сохраня́ть, продолжáть существовáть
persistence 1. стóйкость, устóйчивость 2. персисте́нция, персисти́рование
person:
   elderly ~ пожилóй человéк
personality *псих.* ли́чность
   hysterical ~ истери́ческая ли́чность
personnel ли́чный состáв, персонáл
   auxiliary medical ~ вспомогáтельный медици́нский персонáл
   head medical ~ руководя́щий медици́нский персонáл
   junior medical ~ млáдший медици́нский персонáл
   medical ~ медици́нский персонáл
   middle medical ~ срéдний медици́нский персонáл
perspiration поте́ние, потоотделе́ние
pertussis коклю́ш
perversion извращéние
   ~ of olfaction извращéние обоня́ния
   gustatory ~ извращéние вкýса
   sexual ~ половóе извращéние
pessary 1. пессáрий, мáточное кольцó 2. вагинáльный суппозитóрий
pest *см.* **plague**
pestilence 1. эпидéмия 2. чумá
pestis чумá ◇ ~ **minor** мáлая чумá, туляреми́я (*см. тж* **plague**)
petechia (*pl* **petechiae**) петéхия
petrification петрификáция
petrify петрифици́роваться
phage фаг, бактериофáг
   incomplete ~ непóлный фаг
   mature ~ зрéлый фаг
   weak ~ слáбый фаг
phagedenic разъедáющий
phagocyte фагоци́т
phagocytosis фагоцитóз
   complete ~ завершённый фагоцитóз
   defective ~ непóлный [незавершённый] фагоцитóз
phalanx (*pl* **phalanges**) фалáнга (*пáльца*)
phallus половóй член, пéнис
pharmacodynamics фармакодинáмика
pharmacognosy фармакогнóзия
pharmacokinetics фармакокинéтика
pharmacology фармакологи́я
pharmacy 1. фармáция 2. аптéка ◇ ~ **on duty** дежýрная аптéка
pharyngitis фаринги́т

dry ~ сухой фарингит
pharyngoscopy фарингоскопия
pharynx глотка
phase фаза; период, стадия
  filling ~ фаза наполнения (*напр. сердца*)
  growth ~ фаза роста
  healing ~ фаза заживления
  inhibitory ~ фаза торможения
  recognition ~ фаза. распознавания
  rejection ~ фаза отторжения
phenomenon (*pl* phenomena) 1. феномен, явление 2. симптом, признак
  anamnestic ~ анамнестическая реакция
  Donath-Landsteiner ~ феномен Доната — Ландштейнера, пароксизмальная холодовая гемоглобинурия
  knee ~ коленный рефлекс
  Raynaud's ~ синдром Рейно (*вазоспазм дистальных отделов конечностей*)
  Rivero-Carvallo's ~ симптом Риверо — Карвальо (*ускорение кровотока в грудной клетке при вдохе*)
  Schultz-Charlton ~ феномен Шультца — Чарльтона, феномен гашения сыпи
  toe ~ рефлекс Бабинского (*пирамидный признак*)
phenotype фенотип
  cellular ~ клеточный фенотип
phenotypic фенотипический
phenylketonuria фенилкетонурия, болезнь Фёллинга

pheochromocytoma феохромоцитома
phial пузырёк, флакон (*для лекарства*)
phimosis фимоз
phlebitis флебит
phlebography флебография
phlebotomy веносекция
phlegmon флегмона
  gas ~ газовая флегмона
phlogistic воспалительный
phobia фобия
phonation фонация, произнесение звуков
phonocardiography фонокардиография
phosphatase фосфатаза
  acid ~ кислая фосфатаза
  alkaline ~ щелочная фосфатаза
phospholipid фосфолипид
phosphorylation фосфорилирование
  oxydative ~ окислительное фосфорилирование
photoallergy фотоаллергия
photochemotherapy фотохимиотерапия
photocoagulation фотокоагуляция
photometry фотометрия
photoperceptor рецептор светового раздражения
photophobia светобоязнь
photoradiography флюорография
phrenetic маниакальный
phrenicotomy френикотомия
phrenoptosis низкое стояние диафрагмы
phthiriasis лобковая вшивость
phthysis туберкулёз лёгких, *уст.* чахотка

PHYSIATRIST

physiatrist физиотерапевт
physical 1. физический 2. телесный, соматический
physician врач, доктор ◇ ~ in chief главный врач; ~ on call врач, дежурный по вызовам
  family ~ семейный врач
  head ~ главный врач
  hospital ~ врач стационара
physiology физиология
phytoagglutinin фитоагглютинин
phytopharmaca (*sing* phytopharmacon) медикаментозные средства растительного происхождения
pia mater мягкая мозговая оболочка
pica извращённый аппетит
picornavirus пикорнавирус
picture:
  blood ~ картина крови
  clinical ~ клиническая картина
pierce прокалывать
piercing прокол
pigment пигмент
  bile [biliary] ~ жёлчный пигмент
  black ~ меланин, чёрный пигмент
  blood ~ кровяной пигмент
pigmentation пигментация
pile 1. волос 2. геморроидальный узел 3. *pl* геморрой
pill пилюля; таблетка ◇ to take a ~ принять пилюлю
pilosis оволосение
pilous волосатый
pilule пилюля
pin штифт; стержень; мандрен

  intramedullary ~ внутрикостная спица (*для фиксации перелома*)
pincette пинцет
pinna (*pl* pinnae) ушная раковина
pinocytosis пиноцитоз
pinotherapy лечение голодом
pinworm острица
pipet(te) пипетка ‖ капать из пипетки
  graduated ~ градуированная пипетка
pit ямка; вдавление
pituicyte питуицит
pityriasis питириаз
place 1. место 2. ставить, помещать ◇ in ~ of... вместо; in the next ~ затем; to take ~ происходить, иметь место
placebo плацебо
placenta плацента
plague чума
  bubonic [glandular] ~ бубонная чума
  lung [pneumonic] ~ лёгочная чума
  septic ~ септическая форма чумы
  Siberian ~ сибирская язва
planning:
  family ~ планирование семьи
planocellular плоскоклеточный
plant 1. растение 2. завод
  drug ~ лекарственное растение
planta (*pl* plantae) подошва (стопы)
plantar подошвенный
plaque бляшка; тромбоцит, кровяная пластинка

plasma пла́зма
  blood ~ пла́зма кро́ви
  immune ~ имму́нная пла́зма
plasmacytoma, plasmocytoma плазмоцито́ма
  solitary ~ изоли́рованная [солита́рная] плазмоцито́ма
plasmid плазми́да
  conjugative ~ конъюгати́вная плазми́да
plasmin плазми́н
plasminogen плазминоге́н
plasmodium плазмо́дий
plaster пла́стырь
  ~ **of Paris** гипс
  mustard ~ горчи́чник
plate 1. *анат.* пласти́нка 2. *микр.* ча́шка Пе́три
  nail ~ ногтева́я пласти́нка
platelet тромбоци́т, кровяна́я пласти́нка
  giant ~ мегакариоци́т
plating *микр.* посе́в на ча́шки Пе́три
platypodia плоскосто́пие
platysma подко́жная мы́шца ше́и
pledget тампо́н
plenty изоби́лие
pleomastia полимасти́я, гипермасти́я
plethora плето́ра, гиперволеми́я
plethysmography плетизмогра́фия
  finger ~ пальцева́я плетизмогра́фия
pleura пле́вра
  parietal ~ париета́льная пле́вра
  visceral ~ висцера́льная пле́вра

pleurisy плеври́т
  adhesive ~ адгези́вный [сли́пчивый] плеври́т
  blocked ~ осумко́ванный плеври́т
  dry ~ сухо́й плеври́т
  hemorrhagic ~ геморраги́ческий плеври́т
  plastic ~ фибрино́зный плеври́т
  serous ~ серо́зный плеври́т
  wet ~ экссудати́вный плеври́т
plexitis плекси́т
plexus (*pl* **plexuses**) сплете́ние
  hemorrhoidal ~ геморроида́льное сплете́ние
  lumbosacral ~ пояснично-крестцо́вое сплете́ние
  nerve ~ не́рвное сплете́ние
  pelvic ~ та́зовое сплете́ние
  solar ~ со́лнечное сплете́ние
plica (*pl* **plicae**) скла́дка
plication *хир.* образова́ние скла́док, сбо́ривание
  Noble's ~ опера́ция Но́бля, интестинопликация
plug 1. про́бка 2. тампо́н ǁ тампони́ровать 3. пломбирова́ть, заку́поривать
  ~ **of cerumen** се́рная про́бка
  cotton ~ ва́тный тампо́н
  wax ~ се́рная про́бка
plugging заку́порка; тампона́да
pneumococcus (*pl* **pneumococci**) пневмоко́кк
pneumoconiosis пневмокониоз
pneumonia пневмони́я

PNEUMONIA

bilateral ~ двусторо́нняя пневмони́я
caseous ~ казео́зная пневмони́я
croupous ~ крупо́зная пневмони́я
eosinophilic ~ эозинофи́льная пневмони́я
focal ~ очаго́вая пневмони́я
Friedländer's ~ фри́дленде́ровская пневмони́я (*вызванная клебсиеллой*)
fungal ~ грибко́вая пневмони́я
gangrenous ~ гангрено́зная пневмони́я
hypostatic ~ гипостати́ческая пневмони́я
influenzal ~ гриппо́зная пневмони́я
inhalation ~ ингаляцио́нная пневмони́я
interstitial plasma cell ~ интерстициа́льная плазмокле́точная пневмони́я
Magrassi-Leonardi's ~ пневмони́я Магра́сси — Леона́рди, эозинофи́льная моноцита́рная пневмони́я
migratory ~ мигри́рующая пневмони́я
pneumocystis ~ пневмоци́стная пневмони́я
virus ~ ви́русная пневмони́я
pneumonitis пневмони́т
pneumothorax пневмото́ракс
◊ to apply ~ накла́дывать пневмото́ракс
artificial [induced] ~ иску́сственный пневмото́ракс
open ~ откры́тый пневмото́ракс
spontaneous ~ спонта́нный пневмото́ракс
traumatic ~ травмати́ческий пневмото́ракс
unilateral ~ односторо́нний пневмото́ракс
valvular ~ кла́панный пневмото́ракс
pock о́спенная пу́стула
pocket карма́н; па́зуха
gingival ~ деснево́й карма́н
pocky рябо́й
podagra пода́гра
poikilocytose пойкилоцито́з
point 1. то́чка; ме́сто 2. остриё
~ of death моме́нт сме́рти
~ of tenderness боле́зненная то́чка
~ of view то́чка зре́ния
fixation ~ то́чка фикса́ции
McBurney's ~ то́чка Мак-Берне́я (*при аппендиците*)
near ~ офт. бли́жняя то́чка
neutral ~ нулева́я то́чка; то́чка отсчёта
painful ~ болева́я то́чка
Robson's ~ то́чка Ро́бсона (*при холецистите*)
single set-up ~ систе́ма еди́ной то́чки (*в лучевой терапии*)
turning ~ of a disease кри́зис боле́зни
zero ~ нулева́я то́чка
pointed остроконе́чный
poison 1. яд ‖ ядови́тый 2. отравля́ть
mitotic ~ митоти́ческий яд
poisoning отравле́ние
drug ~ отра́вление медикаме́нтами
food ~ пищево́е отравле́ние

gas ~ отравление газом
heavy metal ~ отравление тяжёлыми металлами
mushroom ~ отравление грибами
narcotic ~ отравление наркотиком
saturnine ~ отравление свинцом
poisonous ядовитый
polarization поляризация
pole полюс
opposite ~s разноимённые полюса
poliomyelitis полиомиелит
poliovaccine поливакцина, вакцина против полиомиелита
live attenuated ~ живая аттенуированная полиовакцина
poliovirus поливирус, вирус полиомиелита
pollen пыльца растений
pollex (*pl* **pollices**) большой палец кисти
pollinosis поллиноз, сенная лихорадка
pollute загрязнять
pollution загрязнение
polyarthritis полиартрит
polychondritis полихондрит
relapsing ~ рецидивирующий полихондрит
polyclinic поликлиника
polyclonal поликлональный
polycythemia полицитемия
polydactyly полидактилия, шестипалость
polygenic полигенный
polykaryocyte многоядерная клетка
polymorph полиморфноядерный лейкоцит
polymorphism полиморфизм
genetic ~ генетический полиморфизм
polymyalgia полимиалгия ◇ ~ rheumatica ревматическая полимиалгия
polymyositis полимиозит
polyneuritis полиневрит
polynuclear многоядерный
polyp полип
adenomatous ~ аденоматозный [железистый] полип
gastric ~ полип желудка
pedunculated ~ полип на ножке
polypeptide полипептид
polyposis полипоз
intestinal ~ полипоз кишечника
polyserositis полисерозит
pons *анат.* (варолиев) мост
pool 1. фонд, пул (*напр. клеток*) 2. депо крови (*в организме*)
gene ~ генофонд
stem cell ~ популяция стволовых клеток
swimming ~ плавательный бассейн
pooling:
~ of data группировка данных
poor плохой; бедный
popliteal подколенный
population совокупность; популяция; население
clonal ~ клональная популяция
general ~ общее население, население в целом
memory cell ~ популяция клеток памяти
pure ~ гомогенная популяция

porosity порозность; пористость

porphyria порфирия ◇ **~ cutanea tarda** поздняя кожная порфирия

porta (*pl* **portae**) ворота *(органа)*

portal портальный, воротный

portion часть, доля; сегмент, участок
   pyloric ~ of the stomach пилорический отдел желудка

position положение; позиция *(см. тж* **posture***)*
   erect ~ вертикальное положение
   fetal ~ положение плода
   horizontal ~ горизонтальное положение *(оси сердца)*
   knee-chest ~ коленно-грудное положение *(больного)*
   knee-elbow ~ коленно-локтевое положение *(больного)*
   oblique ~ косое положение *(плода)*
   patient ~ положение больного *(в постели)*
   prone ~ положение на животе
   side ~ положение на боку
   supine ~ положение лёжа на спине
   tilted ~ наклонное положение
   Trendelenburg's ~ положение Тренделенбурга *(с приподнятым тазом)*
   ventricumbent ~ положение лёжа на животе

positive положительный

posset свёртываться *(о крови)*

possibility возможность
   ~ of recovery возможность выздоровления

possible возможный

poster постер, плакат

posterior задний

posterity потомство

post-graduate аспирант

posthemorrhagic постгеморрагический

postmortal посмертный

postnatal послеродовой

post-traumatic посттравматический

posture положение; поза *(см. тж* **position***)*
   bent ~ согнутое положение
   false ~ неправильное положение
   unilateral ~ положение лёжа на боку
   upright ~ вертикальное положение

potassium калий, K

potency 1. эффективность 2. потенция

potent мощный; сильнодействующий

potential потенциал; возможность; способность
   action ~ потенциал действия
   injury ~ потенциал повреждения
   membane ~ мембранный потенциал
   redox ~ окислительно-восстановительный потенциал

pouch *анат.* мешок, карман; дивертикул

poverty недостаток, дефицит *(чего-л.)*

powder 1. (мелкий) порошок

2. измельчáть в порошóк; припýдривать
compound ~ слóжный порошóк
power мóщность
lens ~ сила линзы
radiation ~ интенсивность радиáции
powerless бессильный
pox óспа
sheep ~ óспа овéц
water ~ ветрянáя óспа
poxvirus пóксвирус, вирус óспы
practice 1. прáктика; врачéбная прáктика 2. прáктика, клиентýра
clinical ~ клиническая прáктика
practitioner практический врач, врач-прáктик
general ~ врач óбщего прóфиля
private ~ частнопрактикýющий врач
precardiac прекардиáльный
precaution предосторóжность
precede предшéствовать
precipitate осáдок; налёт ‖ осаждáть; выделять ‖ осаждённый {NB: *произношение сущ. и прил.* [pri'sipitət], *гл.* [pri'sipiteit]}
precipitation преципитáция, выпадéние осáдка
precipitin преципитин
precisely тóчно
precision тóчность (*напр. исследования*)
precursor предшéственник
prediction прогнозирование
predisposition предрасполóженность, склóнность

genetic ~ генетическая предрасполóженность
hereditary ~ наслéдственное предрасположéние
predominance преобладáние
predominantly преимýщественно
pre-eclampsia преэклампсия
prefer предпочитáть
pregnancy берéменность
ectopic [extrauterine] ~ внемáточная [эктопическая] берéменность
gemellary ~ берéменность двойнéй
multiple ~ многоплóдная берéменность
Rh-incompatible ~ рéзус-несовместимая берéменность
term ~ донóшенная берéменность
tubal ~ трýбная берéменность
pregnant берéменная
preincubation преинкубáция
premature 1. преждеврéменный 2. недонóшенный
premed слýшатель подготовительных кýрсов при медицинском кóлледже
premises *pl*:
surgical ~ операциóнный блок
prenatal дородовóй, предродовóй
preparation 1. препарáт; образéц 2. приготовлéние
unstained ~ неокрáшенный препарáт
prepare 1. приготáвливать, составлять 2. препарировать
prepuce крáйняя плоть ◇ to remove ~ удалять [иссекáть] крáйнюю плоть

PRESBYOPIA

presbyopia ста́рческая дальнозо́ркость, пресбиопи́я
prescribe пропи́сывать *(лека́рственное сре́дство)* ◇ to ~ treatment назнача́ть лече́ние; to ~ to [for] *(smb)* пропи́сывать *(кому-л. лекарство)*
prescription реце́пт; (лека́рственная) про́пись
presence нали́чие; прису́тствие ◇ in the ~ при нали́чии
present 1. настоя́щее вре́мя 2. прису́тствующий 3. *акуш.* предлежа́ть ◇ at ~ в настоя́щее вре́мя; to be ~ прису́тствовать, име́ться {NB: *произношение сущ. и прил.* ['preznt], *гл.* [pri'zent]}
presentation 1. предлежа́ние *(плода)* 2. демонстра́ция *(напр. больного)* 3. проявле́ние *(признака)*
  breech ~ ягоди́чное предлежа́ние
  foot ~ ножно́е предлежа́ние
  head ~ головно́е предлежа́ние
  placental ~ предлежа́ние плаце́нты
  polar ~ 1. головно́е предлежа́ние 2. ягоди́чное предлежа́ние
  transverse ~ попере́чное положе́ние
preservation 1. предохране́ние 2. сохране́ние, консерви́рование
preserve сохраня́ть; консерви́ровать
press нада́вливание, нажа́тие ‖ нада́вливать, нажима́ть

pressure давле́ние; сжа́тие; нада́вливание, нажа́тие ◇ on ~ при нада́вливании; to take (blood) ~ измеря́ть давле́ние *(кровяное)*
  blood ~ кровяно́е давле́ние
  daily blood ~ дневно́е кровяно́е давле́ние
  end-expiratory ~ давле́ние в конце́ вы́доха
  high ~ высо́кое давле́ние
  intracapillary ~ капилля́рное давле́ние
  intracranial ~ внутричерепно́е давле́ние
  intraocular ~ внутриглазно́е давле́ние
  intrapleural ~ давле́ние в плевра́льной по́лости
  intrathoracic ~ внутригрудно́е давле́ние
  intraventricular ~ внутрижелу́дочковое давле́ние
  low ~ ни́зкое давле́ние
  mean ~ сре́днее давле́ние
  negative ~ отрица́тельное давле́ние
  oncotic ~ онкоти́ческое давле́ние
  osmotic ~ осмоти́ческое давле́ние
  positive ~ положи́тельное давле́ние
  raised ~ повы́шенное давле́ние
  systolic ~ систоли́ческое давле́ние
  unequal ~ нера́вное [несимметри́чное] давле́ние
  venous ~ вено́зное давле́ние
prevalence распространённость *(напр. заболевания)*
prevent предупрежда́ть, предотвраща́ть

prevention предупреждение, профилактика
  accident ~ техника безопасности
  vaccinal ~ вакцинопрофилактика
preventive профилактический
previous предыдущий, предшествующий
prick 1. прокол; укол ‖ колоть, прокалывать 2. остриё
primary первичный, основной
primipara первородящая
primordial первоначальный; примитивный
prior предшествующий
private частный, личный
privates *pl* наружные половые органы
probe 1. зонд 2. зондирование ‖ зондировать
  bulbous-end ~ пуговчатый зонд
  grooved ~ желобоватый зонд
  guiding ~ направляющий зонд
procedure 1. процедура 2. методика; метод; приём
proceedings *pl* труды, протоколы *(научного общества)*
process 1. процесс; течение *(болезни)* 2. приём; метод, способ 3. *анат.* отросток; выступ; придаток
  atherogenic ~ атерогенный процесс
  inflammatory ~ воспалительный процесс
  irreversible ~ необратимый процесс

procidentia выпадение, пролапс
proconvertin проконвертин, антифибринолизин
proctitis проктит, воспаление прямой кишки
proctology проктология
prodromal продромальный, предшествующий болезни
prodrome продром
prodrug предшественник медикамента
produce производить; вызывать
product:
  breakdown ~ продукт распада
  end ~ конечный продукт
  excretory ~ продукт выделения
  final ~ конечный продукт
  intermediary ~ промежуточный продукт
  metabolic ~ продукт обмена
  split ~ продукт расщепления
  waste ~ 1. загрязняющее вещество 2. отбросы, отходы
production продукция
  autoantibody ~ продукция аутоантител
  spontaneous ~ спонтанная продукция
productive продуктивный *(напр. кашель)*
professor профессор
profile: профиль
  immunological ~ иммунологический профиль
  psychological ~ психологический профиль
profound 1. глубокий *(напр. о сне)* 2. полный, абсолютный *(напр. о покое)*

profuse профузный; обильный
progeny потомство
prognosis (*pl* **prognoses**) прогноз, предсказание ◇ ~ for disease прогноз болезни; ~ for life прогноз в отношении жизни
  long-term ~ отдалённый прогноз
program:
  scientific ~ научная программа
  screening ~ скрининговая программа
progression прогрессирование (*напр. болезни*)
  disease ~ прогрессирование болезни
progressive прогрессивный
prohibit запрещать
projection 1. выступ, отросток 2. проекция
prolactin пролактин
  serum ~ пролактин сыворотки крови
prolapse пролапс; выпадение ‖ выпадать {NB: *произношение сущ.* ['prəulæps], *гл.* [prəu'læps]}
  hemorrhoidal ~ выпадение геморроидальных узлов
  mitral valve ~ пролапс митрального клапана
  rectal ~ пролапс [выпадение] прямой кишки
  uterine ~ выпадение матки
proliferation пролиферация; разрастание
  tissue ~ пролиферация ткани
prolong продлевать
prolonged длительный, затянувшийся, затяжной

prominence *анат.* выступ, выпуклость
prominent выдающийся; заметный
promoter активатор; стимулятор
promotion активация; стимуляция
prompt быстрый, немедленный
proof 1. испытание; проба; проверка 2. стойкий; непроницаемый
  paternity ~ установление отцовства
propagator культиватор (*прибор для культивирования микроорганизмов*)
propagate распространяться
propagation распространение
proper правильный; соответствующий
properdin пропердин
properties *pl* свойства, качества
  analgesic ~ аналгетические [обезболивающие] свойства
  antipyretic ~ жаропонижающие свойства
  nutritive ~ пищевые свойства
  rheologic ~ реологические свойства (*напр. крови*)
prophylactic профилактический
prophylaxis профилактика
  malarial ~ профилактика малярии
  secondary ~ вторичная профилактика
proportion пропорция, соотношение
prostaglandin простагландин

prostate предста́тельная железа́, проста́та
prostatitis простати́т
prosthesis (*pl* **prostheses**) **1.** проте́з; иску́сственный о́рган **2.** протези́рование
  hip ~ проте́з тазобе́дренного суста́ва
  wooden ~ деревя́нный проте́з
prosthetics протези́рование
prostration простра́ция; изнеможе́ние
protease протеа́за
protect защища́ть
protection защи́та; предохране́ние
  radiation ~ защи́та от радиа́ции
protective защи́тный; предохрани́тельный
protein протеи́н, бело́к
  acute phase ~ протеи́н [бело́к] о́строй фа́зы
  autologous ~ аутологи́чный бело́к
  Bence-Jones ~ бело́к Бенс-Джо́нса (*при миеломной болезни*)
  blood ~ бело́к кро́ви
  carrier ~ бело́к-носи́тель
  denatured ~ денатури́рованный бело́к
  foreign ~ чужеро́дный бело́к
  reduced ~ восстано́вленный бело́к
  shock ~ шо́ковый протеи́н, шо́ковый бело́к
  specific ~ специфи́ческий бело́к
  vegetable ~ расти́тельный бело́к
proteinase протеина́за
proteinkinase протеинкина́за
proteinosis протеино́з, белко́вая дистрофи́я
  muscle ~ протеино́з мышц
proteinuria протеинури́я
  febrile ~ лихора́дочная протеинури́я
proteoglycan протеоглика́н
proteolysis протео́лиз
prothrombin протромби́н
protozoa *pl* просте́йшие (*одноклеточные организмы*)
  intestinal ~ просте́йшие, живу́щие в кише́чнике
protracted затяжно́й, дли́тельный
protrusion протру́зия; выпаде́ние
  acetabular ~ протру́зия вертлу́жной впа́дины
  hernial ~ грыжево́е выпя́чивание
prove дока́зывать
provide обеспе́чивать
provitamin провитами́н
provirus прови́рус
provision ме́ра предосторо́жности
  metrological ~ метрологи́ческое обеспе́чение
provoke вызыва́ть, возбужда́ть
prurigo почесу́ха, прури́го
pruritic зудя́щий
pruritus зуд ◇ ~ ani зуд в о́бласти за́днего прохо́да
  ~ of pregnancy зуд бере́менных
pseudarthrosis псевдоартро́з, ло́жный суста́в
pseudoanemia псевдоанеми́я
pseudoangina псевдостенокарди́я
pseudochorea псевдохоре́я

PSEUDOCYST

pseudocyst псевдокиста́
pseudodysentery псевдодизентери́я
pseudoparalysis псевдопарали́ч
pseudorickets псевдорахи́т, по́чечная остеодистрофи́я
psittakosis пситтако́з
psoriasis псориа́з ◇ ~ nummularis монетови́дный псориа́з
psychasthenia психастени́я
psyche душа́; ра́зум
psychiatrist психиа́тр
psychiatry психиатри́я
  forensic ~ суде́бная психиатри́я
  military ~ вое́нная психиатри́я
  social ~ социа́льная психиатри́я
psychology психоло́гия
psychopathy психопати́я
psychopharmacology психофармаколо́гия
psychosis психо́з
  alcoholic ~ алкого́льный психо́з
  depressive ~ депресси́вный психо́з
  gestational ~ психо́з бере́менной
  involutional ~ инволюцио́нный психо́з
  Korsakoff's ~ ко́рсаковский психо́з
  Leonhard's ~ психо́з Леонга́рда (*форма приступообра́зной шизофрении*)
  maniacal ~ маниака́льный психо́з
  paranoid ~ парано́идный психо́з
  senile ~ ста́рческий психо́з

psychotherapy психотерапи́я
  intensive ~ интенси́вная психотерапи́я
ptomaine птомаи́н
ptosis птоз, (*опущение верхнего века*)
  eyelid ~ птоз
ptyalin птиали́н
puberty полова́я зре́лость
pubis (*pl* pubes) 1. лобо́к 2. лобко́вая кость
pucker морщи́на
puerile де́тский
puerperal послеродово́й
puerperium послеродово́й пери́од
puffiness пасто́зность
puffy одутлова́тый
puke 1. рво́та 2. рво́тные ма́ссы
pulmonary лёгочный
pulp пу́льпа (*напр. зуба*)
  dental ~ пу́льпа зу́ба
pulpitis пульпи́т, воспале́ние пу́льпы зу́ба
pulsate пульси́ровать
pulsation пульса́ция, бие́ние
  hilar ~ пульса́ция воро́т лёгких
pulse 1. пульс 2. пульса́ция, бие́ние ‖ пульси́ровать ◇ to feel the ~ пальпи́ровать пульс; to take ~ счита́ть пульс
  bigeminal ~ бигемини́я
  capillar ~ капилля́рный пульс
  epigastric ~ пульса́ция в подло́жечной о́бласти
  febrile ~ лихора́дочный пульс
  filiform ~ нитеви́дный пульс
  foot ~ пульс на стопе́

full ~ полный пульс, пульс хорошего наполнения
hard ~ твёрдый [напряжённый] пульс
hepatic ~ печёночная пульсация, пульсация печени
impalpable ~ непальпируемый пульс
intermittent ~ интермиттирующий пульс, пульс с перебоями
irregular ~ неритмичный пульс
jerky ~ пульс с выпадениями
jugular venous ~ пульсация ярёмных вен
low tension ~ пульс малого напряжения, мягкий пульс
nail ~ пульсация ногтевого ложа
quadrigeminal ~ квадригеминия
rhythmic ~ ритмичный пульс
harp ~ скачущий пульс
slow ~ медленный пульс
soft ~ мягкий пульс
tense ~ твёрдый [напряжённый] пульс
thready ~ нитевидный пульс
trigeminal ~ тригеминия
wiry ~ твёрдый [напряжённый] пульс
pulselessness отсутствие пульса
pulverization пульверизация
pump 1. насос 2. откачивать, накачивать ◇ to ~ off откачивать; to ~ out выкачивать
 breast ~ молокоотсос
 stomach ~ желудочный зонд
 water jet ~ водоструйный насос
puncture 1. пункция, прокол ‖ делать пункцию; прокалывать 2. укол 3. укус (*насекомого*)
 ~ of the sinus пункция [прокол] придаточных пазух носа
 bone marrow ~ пункция костного мозга
 Cope's ~ пункция Коупа (*метод пункции левого предсердия*)
 cyst ~ пункция кисты
 diagnostic ~ диагностическая пункция
 lumbar ~ люмбальная пункция
 lymph node ~ пункция лимфатического узла
 thecal ~ спинномозговая пункция
pupil зрачок
 constricted ~ суженный [узкий] зрачок
 dilated ~ расширенный зрачок
pure чистый
purgative слабительное средство ‖ слабительный
 saline ~ солевое слабительное
purification очистка; очищение
purified очищенный
purify очищать
purity чистота, беспримесность
purple:
 visual ~ зрительный пурпур, родопсин
purpose намерение, цель (*напр. исследования*)

purpura пу́рпура, кровоизлия́ние в ко́жу
  anaphylactoid ~ анафилакто́идная пу́рпура (*форма аллергического васкулита*)
  Henoch-(Schönlein) ~ геморраги́ческая пу́рпура Ге́ноха, боле́знь Ше́нлейна — Ге́ноха
  idiopathic thrombocytopenic ~ идиопати́ческая тромбоцитопени́ческая пу́рпура, боле́знь Верльго́фа
  thrombotic thrombocytopenic ~ тромботи́ческая тромбопени́ческая пу́рпура
purr *кард.* «коша́чье мурлы́канье» (*аускультативно-пальпаторный феномен*)
purulent гно́йный
pus гной
pustule пу́стула
  malignant ~ сибиреязвенная пу́стула
putrescent гни́лостный
putrescine путресци́н
putrification гние́ние
pyelitis пиели́т
pyelography пиелогра́фия
  intravenous ~ внутривенная пиелогра́фия
  retrograde ~ ретрогра́дная пиелогра́фия
pyelonephritis пиелонефри́т
pyemia пиеми́я
pyloroplasty пилоропла́стика
pylorus привра́тник желу́дка
pyoderma пиодерми́я
  gangrenous ~ гангрено́зная пиодерми́я
pyodermatitis *см.* pyoderma
pyretic лихора́дочный
pyridin пириди́н
pyrophosphate пирофосфа́т
pyrophosphatase пирофосфата́за
pyrosis изжо́га
  gastric ~ изжо́га
pyuria пиури́я

Q

quack зна́харь
quadriplegia квадриплеги́я, тетраплеги́я
quaggy дря́блый
quake трясти́сь, дрожа́ть
qualified о́пытный, квалифици́рованный
quality ка́чество, сво́йство
  ~ of life ка́чество жи́зни (*больного*)
  water-absorbing ~ гигроскопи́чность
qualm 1. при́ступ тошноты́ 2. беспоко́йство, трево́жное состоя́ние
quantification коли́чественное определе́ние
  spectrophotometric ~ спектрофотометри́ческое коли́чественное определе́ние
quantity коли́чество
  maximal ~ максима́льное коли́чество
  smallest ~ минима́льное коли́чество
quantum (*pl* **quanta**) коли́чество; до́ля ◇ **~ sufficit** доста́точное коли́чество
quarantine каранти́н ‖ подве́ргнуть каранти́ну
queasy тошнотво́рный

quellung набухание *(напр. капсулы бактерии)*
question вопрос ‖ спрашивать, опрашивать *(пациента)*
questionable сомнительный
questionnaire вопросник, анкета
quickening первые признаки шевеления *(плода)*
quiescence покой, неподвижность
quiet спокойный, тихий ◇ to become ~ успокоиться
quinsy перитонзиллярный абсцесс
quiver дрожь, трепет ‖ дрожать, трястись
quotidian ежедневный *(о приступах)*
quotient коэффициент
   intelligence ~ коэффициент интеллектуальности
   protein ~ белковый [альбумин-глобулиновый] коэффициент
   respiratory ~ дыхательный коэффициент

R

rabies бешенство
rabbit кролик
racemose гроздевидный
rachianaesthesia спинномозговая анестезия
rachicentesis спинномозговая пункция
rachiotomy ламинэктомия, рахиотомия, вскрытие спинномозгового канала
rachis позвоночник
rachischisis расщепление позвонков
rachitis рахит
rad рад *(единица облучения)*
radial 1. лучевой *(напр. о нерве)* 2. радиальный *(напр. о расположении волокон)*
radiate распространять(ся), излучать
radiation 1. излучение, лучеиспускание, радиация 2. облучение 3. иррадиация *(напр. боли)*
   alpha ~ альфа-излучение
   electromagnetic ~ электромагнитное излучение
   gamma ~ гамма-излучение
   hard ~ жёсткое излучение
   infrared ~ инфракрасное излучение
   ionizing ~ ионизирующая радиация
   local ~ местное облучение
   penetrating ~ проникающее излучение
   ultraviolet ~ ультрафиолетовое излучение
radical радикал ‖ радикальный
   free ~s свободные радикалы
radicular корешковый, относящийся к корешку
radiculitis радикулит
   lumbosacral ~ пояснично-крестцовый радикулит
radioactivity радиоактивность
   natural ~ естественная радиоактивность

radioassay радиоизото́пный ана́лиз
radiocardiography радиоизото́пная кардиографи́я
radiocarpal лучезапя́стный
radiocinematography рентгенокинематографи́я, кинорентгенографи́я
radiocontamination радиоакти́вное загрязне́ние
radiodense непроница́емый для излуче́ния
radiodermatitis лучево́й дермати́т
radiodiagnosis рентгенодиагно́стика; лучева́я диагно́стика
radioelement радиоакти́вный элеме́нт
radiogenetics радиацио́нная гене́тика
radiograph рентгеногра́мма
  survey ~ обзо́рная рентгеногра́мма
radiography 1. рентгенографи́я 2. радиография
  chest ~ рентгеногра́мма грудно́й кле́тки
  luminescence ~ люминесце́нтная рентгенографи́я
  microfocal ~ микрофо́кусная рентгенографи́я
  postoperative ~ послеоперацио́нная рентгенографи́я
radioimmunoassay радиоиммунологи́ческое иссле́дование
radioimmunodiffusion радиоиммунодиффу́зия
radioiodine радиоакти́вный йод
radioiron радиоакти́вный изото́п железа́

radioisotope радиоакти́вный изото́п
radiolabeled ме́ченный радиоакти́вным изото́пом
radiology рентгеноло́гия; радиоло́гия
radiolucent прозра́чный для рентге́новских луче́й
radionuclide радиоакти́вный изото́п
radio-opaque рентгеноконтра́стный
radiopill радиопилю́ля, радиока́псула
radioprotection противолучева́я защи́та
radioscopy рентгеноскопи́я, рентге́новское просве́чивание
radiosensitivity радиочувстви́тельность
radiosurgery радиохирурги́я
radiotherapy лучева́я терапи́я
  fractionated ~ фракциони́рованная лучева́я терапи́я
  preoperative ~ предопераци́онная лучева́я терапи́я
radius лучева́я кость
radon радо́н, Rn
raise вызыва́ть, индуци́ровать
raised вы́пуклый; припо́днятый
rales *pl* хри́пы
  crackling ~ треску́чие хри́пы
  dry ~ сухи́е хри́пы
  moist ~ вла́жные хри́пы
  piping ~ свистя́щие хри́пы
  ringing ~ зво́нкие хри́пы
  sibilant ~ свистя́щие хри́пы
  sonorous ~ зву́чные хри́пы

vesicular ~ крепити́рующие хри́пы
whistling ~ свистя́щие хри́пы
ramolissement размягче́ние
ramose, ramous ветви́стый, разветвлённый
ramus (*pl* **rami**) ветвь, ответвле́ние (*напр. сосуда*)
randomization рандомиза́ция, ме́тод слепо́го отбо́ра
range 1. сфе́ра; зо́на, о́бласть 2. амплиту́да колеба́ний 3. интерва́л; диапазо́н 4. ра́диус де́йствия 5. ряд, поря́док ◇ a wide ~ of... большо́е разнообра́зие (*чего-л.*); within the ~ в преде́лах (*чего-л.*)
  antibacterial ~ антибактериа́льный спектр (*напр. антибио́тика*)
  mutation ~ частота́ мута́ций
rank ряд; катего́рия; разря́д
rankle гнои́ться; вызыва́ть нагное́ние
ranula ра́нула (*подъязы́чная ретенцио́нная киста́*)
rape изнаси́лование ‖ (из)наси́ловать
raphe шов, ли́ния соедине́ния
rapid бы́стрый
rare 1. разрежённый (*о га́зе*); разжи́женный, разведённый; 2. ре́дкий
rarefaction разреже́ние; разжиже́ние; разведе́ние
rash сыпь
  drug ~ медикаменто́зная сыпь
  facial ~ сыпь на лице́
  hemorrhagic ~ геморраги́ческая сыпь
  heat ~ потни́ца
  macular [maculated] ~ пятни́стая сыпь
  nettle ~ крапи́вница
  prodromal ~ продрома́льная сыпь
  roseolous ~ розеолёзная сыпь
  skin ~ сыпь на ко́же
  varicellar ~ сыпь при ветряно́й о́спе
  vesicular ~ пузырько́вая [везикулёзная] сыпь
  widespread ~ распространённая сыпь
rate 1. ско́рость; интенси́вность 2. сте́пень; коэффицие́нт 3. частота́ 4. мо́щность; интенси́вность
  blood [erythrocyte] sedimentation ~ ско́рость оседа́ния эритроци́тов, СОЭ
  glomerular filtration ~ ско́рость клубо́чковой фильтра́ции
  heart ~ частота́ серде́чных сокраще́ний
  incidence ~ заболева́емость, инциде́нция
  infant death ~ показа́тель де́тской сме́ртности
  infection ~ инфекцио́нная заболева́емость
  maternal mortality ~ показа́тель матери́нской сме́ртности
  metabolic ~ ско́рость обме́на веще́ств
  morbidity ~ заболева́емость
  mortality ~ показа́тель сме́ртности

   mutation ~ частота мутаций
   prevalence ~ распространённость *(напр. болезни)*
   pulse ~ частота пульса
   reaction ~ скорость реакции
   recurrence ~ частота рецидивов
   respiration ~ частота дыхания
   sedimentation ~ скорость оседания *(напр. эритроцитов)*
   sickness ~ заболеваемость
   stillbirth ~ показатель [коэффициент] мертворождаемости
ratio 1. степень, коэффициент 2. соотношение, отношение
   coding ~ кодовое число
   extraction ~ клиренс, коэффициент очищения
   nuclear cytoplasmic ~ ядерно-цитоплазматическое отношение
rattle хрипы *(при аускультации)*
rave бред || бредить
raw ссадина
ray 1. луч || излучать 2. *pl* излучение
   gamma ~s гамма-излучение
   hard ~s жёсткое излучение
   infrared ~s инфракрасное излучение
   ultraviolet ~s ультрафиолетовое излучение
raying облучение
reabsorption реабсорбция
   renal tubular ~ реабсорбция в почечных канальцах

reach проникать, достигать; распространяться
react реагировать
reaction реакция
   acute aggressive ~ *иммун., псих.* острая агрессивная реакция
   addition ~ реакция присоединения
   allergic ~ аллергическая реакция
   anaphylactic ~ анафилактическая реакция
   blast-transformation ~ реакция бластотрансформации
   Bordet-Gengou ~ реакция Борде — Жангу, реакция связывания комплемента
   chain ~ цепная реакция
   cross-serological ~ перекрёстная серологическая реакция
   cutaneous ~ кожная реакция
   delayed(-type) ~ реакция замедленного типа
   early(-type) ~ реакция немедленного типа
   first-set ~ первичный иммунный ответ
   Friedman's ~ реакция Фридмана *(для диагностики беременности)*
   Galli-Mainini ~ реакция Галли — Майнини *(для диагностики беременности)*
   graft-versus-host ~ реакция «трансплантат против хозяина»
   Herxheimer's ~ реакция Герксгеймера, эндотоксиновая лихорадка
   Hoigné's ~ реакция помут-

нения Уанье *(для диагностики аллергии)*
hypersensitivity ~ реакция гиперчувствительности
immune ~ иммунная реакция, иммунный ответ
inflammatory ~ воспалительная реакция
intracutaneous ~ внутрикожная реакция
local ~ местная реакция
motor ~ двигательная реакция
Neufeld's ~ реакция [проба] Нойфельда *(для исследования кокковой флоры)*
oxidation [**oxidizing**] ~ окислительная реакция
photoallergic ~ фотоаллергическая реакция
poor ~ слабый ответ *(напр. иммунный)*
Prausnitz-Küstner ~ реакция Прауснитца — Кюстнера *(выявление реагинов в крови)*
primary ~ первичный ответ *(напр. иммунный)*
recollection ~ анамнестическая реакция
rage ~ яростная [буйная] реакция
redox ~ окислительно-восстановительная реакция
reversible ~ обратимая реакция
Schwartzman's ~ феномен Шварцмана, модель альтернативного воспаления
secondary [**second-set**] ~ анамнестическая реакция, вторичный ответ, бустер-эффект
serum ~ сывороточная болезнь
short-lived immune ~ транзиторная иммунная реакция
skin ~ кожная реакция
stress ~ стрессовая реакция
Sven-Gard ~ реакция по Свену — Гарду *(реакция агглютинации бактерий)*
untoward ~ нежелательная реакция
Weil-Felix ~ реакция Вейля — Феликса *(для диагностики риккетсиозных инфекций)*
Widal's ~ реакция Видаля *(для диагностики брюшного тифа и других сальмонеллёзов)*
Wright's ~ реакция Райта *(для диагностики бруцеллёза)*
reactivation реактивация, обострение
reactivity реактивность
cross ~ перекрёстная реактивность
vascular ~ сосудистая реактивность
reading 1. отсчёт, показание *(прибора)* **2.** считывание *(показаний прибора)* **3.** *pl* показатели, данные
readmission регоспитализация
ready готовый ◇ ~ **to use** готовый к употреблению *(напр. о лекарственном средстве)*
reagent реактив; реагент
reagin реагин
reamputation реампутация
reanimation реанимация

reasonable допустимый, приемлемый; целесообразный *(о методе лечения)*
rebandage сменять повязку
rebleeding повторное кровотечение
rebound возобновление симптомов *(после отмены лечения)*
recall 1. *псих.* воспроизведение; вспоминание 2. *иммун.* анамнестическая реакция
recanalization реканализация *(напр. тромба)*
receive принимать, получать
recent недавний, свежий *(напр. о ранении)*
reception рецепция; восприятие
receptivity восприимчивость
receptor рецептор
  gustatory ~ вкусовой рецептор
  insulin ~ инсулиновый рецептор
  pressure ~ барорецептор
  scavenger ~ фагоцитарный рецептор
  steroid ~ рецептор стероидных гормонов
recession 1. рецессия, смещение *(назад)* 2. углубление
recessive *ген.* рецессивный
recidivating рецидивирующий
recipient реципиент
  blood ~ реципиент крови
  responding ~ респондер
  transplant ~ реципиент трансплантата
reciprocal реципрокный, взаимный

reclaim восстанавливать; регенерировать
recognize распознавать
recognition распознавание
  speech ~ распознавание речи
recombinant рекомбинант || рекомбинантный
recommend рекомендовать, советовать
record запись; регистрация; учёт || записывать; регистрировать {NB: *произношение сущ.* ['rekɔːd], *гл.* [riˈkɔːd]}
recorder регистрирующее устройство; датчик
recording:
  nystagmus ~ нистагмография
recover выздоравливать
recovery 1. восстановление; регенерация 2. выздоровление
  complete ~ полное выздоровление
  ultimate ~ окончательное выздоровление
recrudescence рецидив; обострение, ухудшение состояния
rectify 1. очищать, ректифицировать 2. выпрямлять
rectitis проктит
rectoromanoscopy ректороманоскопия
rectoscopy ректоскопия
rectum прямая кишка
rectus прямая мышца живота
recumbency лежачее положение
recuperation восстановление *(напр. сил)*; выздоровление

recurrence рецидив
  late ~ поздний [отдалённый] рецидив
recurrent повторяющийся, возвратный
recurvation искривление сзади
reddening покраснение
redness краснота, эритема
redox окисление-восстановление ‖ окислительно-восстановительный
redressement исправление, редрессация
reduce 1. вправлять; восстанавливать нормальное положение 2. уменьшать, ослаблять, снижать 3. *хим.* восстанавливать
reducible вправимый *(напр. о грыже)*
reduction 1. вправление; восстановление нормального положения 2. редукция; уменьшение, ослабление, снижение 3. *хим.* восстановление
  ~ of incarcerated hernia вправление ущемлённой грыжи
  false ~ ложное [кажущееся] вправление *(грыжи)*
  forced ~ насильственное вправление *(грыжи)*
  open ~ открытая репозиция
  spontaneous ~ самопроизвольное вправление *(грыжи)*
re-education переобучение *(напр. инвалидов)*
re-examination повторное обследование
refer ссылаться
reflect отражать

reflection 1. отражение *(напр. тепла)* 2. отгибание; загибание 3. *псих.* рефлексия
reflector рефлектор; зеркало
  head ~ рефлектор, лобное зеркало
reflex рефлекс ‖ рефлекторный
  abdominal ~ брюшной рефлекс
  accommodation ~ аккомодационный рефлекс
  Babinski's ~ рефлекс Бабинского
  behavior ~ условный рефлекс
  blink ~ мигательный рефлекс
  calcaneal tendon ~ ахиллов рефлекс
  carotid sinus ~ рефлекс каротидного синуса
  ciliary ~ мигательный рефлекс
  conditioned ~ условный рефлекс
  corneal ~ роговичный рефлекс
  defense ~ защитный рефлекс
  delayed ~ запаздывающий рефлекс
  depressor ~ депрессорный рефлекс
  eyeball compression ~ *см.* oculocardiac reflex
  eye-closure ~ мигательный рефлекс
  gag ~ рвотный рефлекс
  great toe ~ *см.* Babinski's reflex
  inborn [inherited] ~ врождённый [безусловный] рефлекс

knee ~ коле́нный рефле́кс
laryngeal ~ гло́точный рефле́кс
lid ~ мига́тельный рефле́кс
light ~ светово́й рефле́кс
oculocardiac ~ глазосерде́чный рефле́кс, рефле́кс А́шнера
orient(at)ing ~ ориентиро́вочный рефле́кс
pain ~ болево́й рефле́кс
patellar ~ рефле́кс с надколе́нника
pharyngeal ~ гло́точный рефле́кс
plantar ~ подо́швенный рефле́кс
proprioceptive ~ проприоцепти́вный рефле́кс
pupillary ~ зрачко́вый рефле́кс
quadriceps ~ рефле́кс четырёхгла́вой мы́шцы бедра́, рефле́кс Вестфа́ля
Sherrington's ~ рефле́кс Ше́ррингтона (*при поражении спинного мозга*)
sinocarotid ~ синокароти́дный рефле́кс, рефле́кс кароти́дного си́нуса
sucking ~ соса́тельный рефле́кс
tendon ~ сухожи́льный рефле́кс
unconditioned ~ врождённый [безусло́вный] рефле́кс
vasomotor ~ вазомото́рный [сосудодви́гательный] рефле́кс
vasopressor ~ вазопрессо́рный [сосудосу́живающий] рефле́кс
visceral [viscerogenic] ~ висцера́льный рефле́кс
vomiting ~ рво́тный рефле́кс
reflexotherapy рефлексотерапи́я
reflux рефлю́кс; обра́тный ток
refraction рефра́кция, преломле́ние
refractory рефракте́рный; невоспри́имчивый, усто́йчивый
refresh освежа́ть (*напр. края раны*)
refrigerate охлажда́ть(ся)
regeneration регенера́ция, восстановле́ние
regimen режи́м (*напр. пита́ния*)
region 1. *анат.* о́бласть (*те́ла*) 2. о́бласть; райо́н
~ **of growth** зо́на ро́ста
abdominal ~ о́бласть живота́
inguinal ~ па́ховая о́бласть
temporal ~ висо́чная о́бласть
regional 1. региона́льный, ме́стный; ограни́ченный 2. региона́рный (*напр. об анестезии*)
register 1. журна́л за́писей 2. за́пись в журна́ле ‖ регистри́ровать
registered дипломи́рованный (*напр. о медсестре*)
regression регре́сс, обра́тное разви́тие
regular регуля́рный; пра́вильный
regulate регули́ровать; контроли́ровать

regulation регуляция; регулирование; контролирование
  feedback ~ обратная [возвратная] регуляция
  positive ~ положительная регуляция

regurgitation регургитация
  aortic ~ аортальная регургитация
  blood ~ регургитация крови
  food ~ регургитация пищи
  mitral ~ митральная регургитация

rehabilitation реабилитация

rehydratation регидратация

reimplantation реимплантация

reinfection реинфекция

rejection отторжение
  graft ~ отторжение трансплантата
  heterotransplantat ~ отторжение гетеротрансплантата
  homograft ~ отторжение трансплантата из собственной ткани
  kidney ~ отторжение (пересаженной) почки

relapse рецидив ‖ рецидивировать

related 1. родственный **2.** связанный

relation 1. отношение; связь, зависимость **2.** родство
  consanguineous ~ кровное родство

relationship 1. отношение; связь; зависимость **2.** родство

relative 1. условный, относительный **2.** связанный **3.** соответственный **4.** родственник

blood ~s кровные родственники
first-degree ~s родственники первой степени

relax 1. расслаблять(ся), уменьшать напряжение **2.** послаблять, вызывать послабляющий эффект

relaxant 1. миорелаксант **2.** вызывающий релаксацию

relaxation релаксация, расслабление, уменьшение напряжения
  myocardial ~ релаксация [расслабление] миокарда

relaxin релаксин

release 1. выделения, секреция ‖ выделять, секретировать **2.** облегчение **3.** выписка *(из стационара)*
  controlled ~ контролируемый ответ *(на раздражитель)*
  histamine ~ высвобождение гистамина

reliability надёжность; достоверность

relief успокоение, ослабление *(боли)*

relieve успокаивать, ослаблять *(боль)*

reline перебазировка *(зубного протеза)*

REM *см.* **rapid eye movements**

remain оставаться

remediable поправимый; излечимый

remedial целебный; лечебный; излечивающий

remedy лечебное средство; лекарственное средство
  antipyretic ~ жаропонижающее средство

diuretic ~ мочегонное [диуретическое] средство
hypotensive ~ гипотензивное средство
quack ~ знахарское средство
remember помнить
remineralization реминерализация
remission ремиссия
 temporary ~ временная ремиссия
remittent перемежающийся; ремиттирующий
remote дистанционный (напр. о системе мониторинга); отдалённый
removal 1. удаление, устранение 2. перемещение
 manual ~ ручное удаление (напр. последа)
 surgical ~ хирургическое удаление
 suture ~ снятие швов
remove 1. удалять, устранять 2. перемещать ◇ to ~ the cause устранять причину (напр. заболевания)
renal почечный
renewal возобновление, обновление; восстановление
 ~ of youth омоложение
renin ренин
renography нефрография, ренография
reovirus реовирус
reoxygenation реоксигенация
repair восстановление; заживление || восстанавливать; заживлять
 surgical ~ хирургическое восстановление
 wound ~ заживление раны
repeat повторять

repeated повторный
repellent репеллент (средство, отпугивающее насекомых)
repercussion баллотирование (напр. головки плода)
replacement восполнение; замещение
 fluid ~ замещение жидкости
 prosthetic ~ протезирование
replanting 1. пересев, реинокуляция 2. пересадка (органа)
replicate воспроизводить; повторять
replication 1. репликация 2. повторность (напр. опыта)
 virus ~ репликация вируса
report доклад, сообщение || докладывать, сообщать
 case ~ история болезни
 preliminary ~ предварительное сообщение
reposition репозиция; вправление
repository депонированный, продлённого действия (о лекарственном средстве)
representative характерный, показательный, типичный
repression подавление
reproducibility воспроизводимость
reproduction 1. биол. размножение, репродукция 2. псих. воспроизведение; репродукция
repulsion 1. ген. отталкивание 2. отвращение
require 1. требовать (чего-л.) 2. нуждаться (в чём-л.)

requirement 1. потрéбность **2.** необходи́мое усло́вие
  insulin ~ потрéбность в инсули́не
research исслéдование; изучéние, ана́лиз ‖ исслéдовать ◇ **to carry out ~** производи́ть ана́лиз
  bacteriological ~ бактериологи́ческое исслéдование
  laboratory ~ лабораторное исслéдование
  surgical ~ хирурги́ческое исслéдование
resect резеци́ровать, производи́ть резéкцию; иссекáть
resection резéкция; иссечéние
  curative ~ лечéбная резéкция
  intestinal ~ резéкция кишки́
  stomach ~ резéкция желу́дка
  transuretral ~ трансуретра́льная резéкция (*предстательной железы*)
reserve запáс; резéрв
reservoir:
  implantable ~ имплантируемый резервуáр, имплантируемая ёмкость
reset вправля́ть; возвращáть в исхóдное положéние
residence последипломная специализáция (*врача*)
resident врач-стажёр
residual остáточное явлéние ‖ остáточный
residue 1. осáдок, отстой **2.** остáток
resin смолá
  ion-exchange ~ ионообмéнная смолá

resistance устойчивость, резистéнтность
  acquired drug ~ приобретённая лекáрственная устойчивость
  capillary ~ 1. резистéнтность капилля́ров **2.** капилля́рное сопротивлéние
  drug ~ устойчивость по отношéнию к медикамéнтам (*микроорганизмов*)
  heat ~ термоустойчивость, жаропрóчность (*материала*); вынóсливость к жарé (*организма*)
  natural ~ естéственная резистéнтность
  peripheral ~ перифери́ческое (сосу́дистое) сопротивлéние
  phage ~ фагорезистéнтность
  transmissible ~ переноси́мая [трансмисси́вная] резистéнтность
resistant устойчивый, резистéнтный ◇ **~ to treatment** не поддаю́щийся лечéнию
resolution 1. растворéние **2.** разложéние; расщеплéние **3.** рассáсывание (*опухоли*); разрешéние (*напр. воспалительного процесса*)
resolver раствори́тель
resonance 1. перкуторный звук **2.** резонáнс
  bandbox ~ коробочный перкуторный звук
  magnetic ~ магни́тный резонáнс
  nuclear magnetic ~ я́дерный магни́тный резонáнс
  tympanic ~ тимпани́ческий перкуторный звук

resorption 1. *физиол.* резо́рбция, вса́сывание **2.** резо́рбция, расса́сывание
   bone ~ расса́сывание ко́сти
resort 1. куро́рт **2.** обраще́ние *(за помощью)* ‖ обраща́ться *(за помощью)*
   health ~ куро́рт
   seaside ~ морско́й куро́рт
respectively соотве́тственно
respiration дыха́ние
   abdominal ~ брюшно́е [диафрагма́льное] дыха́ние
   amphoric ~ амфори́ческое дыха́ние
   artificial ~ иску́сственное дыха́ние
   bronchial ~ бронхиа́льное дыха́ние
   Cheyne-Stokes ~ дыха́ние Че́йна — Сто́кса
   diaphragmatic ~ брюшно́е [диафрагма́льное] дыха́ние
   external ~ вне́шнее дыха́ние
   fetal ~ дыха́ние плода́
   harsh ~ жёсткое дыха́ние
   hollow ~ амфори́ческое дыха́ние
   jerky ~ преры́вистое дыха́ние
   paradoxic ~ парадокса́льное дыха́ние
   rough ~ жёсткое дыха́ние
   stridorous ~ стридоро́зное дыха́ние
   thoracic ~ грудно́е дыха́ние
   tissue ~ тканево́е дыха́ние
   vesicular ~ везикуля́рное дыха́ние
   whistling ~ свистя́щее дыха́ние
respiratory респирато́рный, дыха́тельный

respond реаги́ровать, отвеча́ть *(напр. на раздраже́ние)*
response 1. отве́тная реа́кция, реаги́рование **2.** восприи́мчивость ◇ in ~ to... в отве́т на...
   anamnestic ~ анамнести́ческая реа́кция
   antiself ~ аутоимму́нная реа́кция
   food leukocytic ~ пищева́я лейкоцита́рная реа́кция
   immune ~ имму́нный отве́т
   memory ~ анамнести́ческая реа́кция
   motor ~ дви́гательная реа́кция *(в ответ на раздраже́ние)*
   pupillary ~ to light реа́кция зрачко́в на свет
   serological ~ серологи́ческий [сы́вороточный] отве́т
responsible отве́тственный; соде́йствующий
responsiveness 1. реакти́вность **2.** восприи́мчивость, чувстви́тельность
   antibody ~ гумора́льный имму́нный отве́т
   immune ~ иммунологи́ческая реакти́вность
rest 1. о́тдых, поко́й ‖ отдыха́ть **2.** неподви́жность **3.** оста́ток ◇ at ~ в поко́е; to ~ in bed соблюда́ть посте́льный режи́м
   bed ~ посте́льный режи́м
   thorough ~ по́лный поко́й
restenosis рестено́з
restimulation рестимуля́ция
restitution восстановле́ние *(напр. сил)*
restless беспоко́йный

restoration 1. восстановле́ние *(напр. сил)* 2. замеще́ние *(напр. дефекта зубного ряда)* 3. пло́мба; пломби́ровочный материа́л

restore восстана́вливать *(здоровье)*

restriction ограниче́ние
  fluid ~ ограниче́ние (прие́ма) жи́дкости
  salt ~ ограниче́ние со́ли *(в пище)*

result результа́т; исхо́д; сле́дствие ‖ сле́довать; проистека́ть ◊ **to** ~ **from** происходи́ть *(вследствие чего-л.)*; **to** ~ **in** зака́нчиваться *(чем-л.)*, приводи́ть *(к чему-л.)*; **to obtain** ~**s** получа́ть результа́ты
  late [long-term] ~**s** отдалённые результа́ты
  negative ~**s** отрица́тельные результа́ты
  positive ~**s** положи́тельные результа́ты

resuscitate 1. реанимировать 2. приводи́ть в созна́ние

resuscitation 1. реанима́ция; оживле́ние 2. приведе́ние в созна́ние

retain 1. уде́рживать; сохраня́ть 2. по́мнить

retainer 1. рете́йнер *(непрорезавшийся зуб)* 2. держа́тель; фикса́тор *(зубного протеза)*

retard заде́рживать, замедля́ть *(напр. развитие)*

retardation заде́ржка, замедле́ние *(напр. развития)*
  intellectual [mental] ~ у́мственная отста́лость

retching рво́та

retention рете́нция; заде́ржка; фикса́ция
  ~ **of secundines** заде́ржка после́да
  ~ **of urine** заде́ржка мочи́
  fluid ~ заде́ржка жи́дкости
  graft ~ приживле́ние трансплантата
  salt ~ заде́ржка [рете́нция] со́ли
  urinary ~ заде́ржка мочи́

reticulocyte ретикулоци́т

reticuloendothelioma ретикулоэндотелио́ма

reticulohistiocytosis ретикулогистиоцито́з

reticulosarcoma ретикулосарко́ма

reticulosis ретикулёз
  malignant ~ злока́чественный ретикулёз
  mast-cell ~ тучнокле́точный ретикулёз

reticulum *(pl* **reticula)** 1. рети́кулум, (то́нкая) сеть 2. нейрогли́я 3. ретикуля́рная ткань
  endoplasmic ~ эндоплазмати́ческая сеть

retina сетча́тка, се́тчатая оболо́чка *(глаза)*

retinitis ретини́т, воспале́ние се́тчатой оболо́чки *(глаза)*
  cytomegalovirus ~ цитомегалови́русный ретини́т
  renal ~ ретини́т при заболева́нии по́чек

retinoblastoma ретинобласто́ма

retinochorioiditis ретинохориоиди́т

retinol ретино́л, витами́н A

retinopapillitis ретинопапилли́т

Leber's ~ ретинопапиллит Лébера, односторóнний экссудати́вный рети́нит
retinopathy ретинопати́я
   diabetic ~ диабети́ческая ретинопати́я
   hypertensive ~ гипертони́ческая ретинопати́я
   radiation ~ лучева́я ретинопати́я
retraction 1. ретра́кция, сокраще́ние 2. втяже́ние
   clot ~ ретра́кция сгу́стка
   nipple ~ втяже́ние соска́
retroflexion ретрофле́ксия, заги́б (органа) кза́ди
   uterine ~ ретрофле́ксия ма́тки
retroperitoneal забрюши́нный
retroposition смеще́ние (органа) кза́ди
retropulsion 1. ретропу́льсия (симптом паркинсонизма) 2. смеще́ние (органа) кза́ди
retrospective ретроспекти́вный
retrosternal загруди́нный
retroversion переги́б (органа) кза́ди
retrovesical ретровезика́льный
retrovirus ретрови́рус
return возвраще́ние ‖ возвраща́ться ◇ to ~ to normal возвраща́ться к но́рме
revaccination ревакцина́ция
revascularization реваскуляриза́ция
reveal обнару́живать, выявля́ть
reversible обрати́мый
review обзо́р ‖ рассма́тривать

revivescence реанима́ция, оживле́ние
revivification 1. реанима́ция, оживле́ние 2. восстановле́ние сил 3. «освеже́ние» краёв ра́ны
revulsive отвлека́ющий (о действии, напр. лекарственного средства)
rhabdomyoma рабдомио́ма
rhabdomyosarcoma рабдомиосарко́ма
rhagades pl тре́щины ко́жи (напр. у углов рта)
rheobase реоба́за
rheocardiography реокардиогра́фия
rheumatic ревмати́ческий
rheumatism ревмати́зм
   palindromic ~ палиндро́мный ревмати́зм
rheumatoid ревмато́идный
rheumatology ревматоло́гия
rhexis разры́в
rhinitis рини́т
   allergic ~ аллерги́ческий рини́т
   seasonal allergic ~ сезо́нный аллерги́ческий рини́т
   vasomotor ~ вазомото́рный рини́т
rhinoscleroma риносклеро́ма
rhinoscopy риноскопи́я
rhinovirus ринови́рус
rhodopsin родопси́н, зри́тельный пу́рпур
rhonchus хрип, хрипя́щий звук
rhythm ритм
   biologic ~ биологи́ческий [физиологи́ческий] ритм
   cardiac ~ ритм се́рдца
   circadian ~ цирка́дный ритм

daily ~ су́точный ритм
idioventricular ~ идиовентрикуля́рный ритм се́рдца
nodal ~ узлово́й ритм
sinus ~ си́нусовый ритм
triple ~ ритм гало́па, трёхчле́нный ритм се́рдца
rib ребро́
  cervical ~ ше́йное ребро́
  false ~ ло́жное ребро́
  rudimentary ~ рудимента́рное ребро́
riboflavin рибофлави́н, витами́н B_2
ribonuclease рибонуклеа́за
ribonucleoprotein рибонуклеопротеи́н
rickets рахи́т
  late ~ по́здний рахи́т
  renal ~ по́чечная остеодистрофи́я, «по́чечный рахи́т»
rickettsia (pl rickettsiae) рикке́тсия
rickettsiosis риккетсио́з
  Burnet's ~ риккетсио́з Бе́рнета
  tick-borne ~ клещево́й риккетсио́з
right 1. пра́вый 2. пра́вильный; подходя́щий
rigidity риги́дность; неподви́жность; оцепене́лость
  ~ of abdominal muscles напряже́ние мышц брюшно́й сте́нки
  cadaveric ~ тру́пное окочене́ние
  muscular ~ мы́шечная риги́дность
  neck [nuchal] ~ риги́дность заты́лка
  pupillary ~ риги́дность зрачко́в

ring 1. анат. кольцо́; кольцеви́дная структу́ра 2. хим. цикл, кольцо́
  femoral ~ бе́дренное кольцо́, кольцо́ бе́дренного кана́ла
  fibrous ~ фибро́зное кольцо́
  hernial ~ грыжевы́е воро́та
  inguinal ~ па́ховое кольцо́
  lymphoid ~ лимфати́ческое гло́точное кольцо́, кольцо́ Пирого́ва — Вальде́йера
  mitral ~ кольцо́ митра́льного кла́пана
  precipitin ~ кольцо́ преципита́ции
  retraction ~ контракцио́нное кольцо́
  tracheal ~ (хрящево́е) кольцо́ трахе́и
  umbilical ~ пупо́чное кольцо́
ringing:
  ~ of the ears звон в уша́х
ringworm дерматомико́з
  ~ of the nails онихомико́з
  ~ of the scalp дерматомико́з волоси́стой ча́сти головы́
  bald ~ стригу́щий лиша́й
  crusted ~ парша́
rinse полоска́ние ‖ полоска́ть; промыва́ть
rise подъём, повыше́ние ‖ поднима́ться, повыша́ться
  temperature ~ повыше́ние температу́ры
risk риск
  ~ of death риск сме́рти
  high ~ высо́кая сте́пень ри́ска
  operative ~ риск опера́ции, операцио́нный риск
  radiation ~ опа́сность лучево́го пораже́ния

RN см. registered nurse
roborant укрепляющее средство ‖ укрепляющий
robust крепкий, здоровый
rocker качалка; шейкер
rod 1. палочка *(бактерия)* 2. палочка *(клетка сетчатки глаза)* 3. стержень *(напр. для остеосинтеза)*
   muscle ~ миофибрилла
roentgenography рентгенография
   body section ~ рентгенотомография
roller бинт
roof крыша; свод *(напр. черепа)*
   ~ of the skull крыша черепа
room:
   admission ~ приёмный покой
   autopsy [dissecting] ~ секционный зал, секционная
   doctor's consulting ~ врачебный кабинет
   dressing ~ перевязочная
   medical treatment ~ процедурный кабинет
   operating ~ операционная
   reception ~ приёмный покой
   waiting ~ приёмная
root корень, корешок
   hair ~ корень волоса
   motor ~ двигательный (передний) нейрон *(спинного мозга)*
   nerve ~ нервный корешок
rosacea розацеа, красные угри
rosary:
   rachitic ~ рахитические «чётки»
rose рожа, рожистое воспаление
roseola розеола
rosette *иммун.* розетка
   spontaneous ~s спонтанные розетки
rosetting реакция розеткообразования
rot гниение; гниль ‖ гнить
rotation ротация; вращение
rotator ротатор, вращающая мышца
rotula надколенник; надколенная чашечка
round 1. обход *(врачебный)* 2. круговое движение 3. круглый ◇ to make one's daily ~ делать ежедневный обход
   ward ~ врачебный обход, обход палат
roundworm круглый глист, нематода
routine обычный
row:
   ~ of teeth зубной ряд
rub 1. трение ‖ тереть 2. растирание ‖ растирать
   friction ~ шум трения
   pleural ~ шум трения плевры
rubber 1. резина 2. массажист; массажистка
rubella краснуха
rubeola корь
rubromycosis рубромикоз, руброфития
   ~ of nail plates рубромикоз ногтевых пластинок
rubrophytosis *см.* rubromycosis
ructus отрыжка
ruga (*pl* rugae) морщина, складка

rule:
  Starling's ~ закон Старлинга *(для сокращения полого органа)*
rupture перелом; разрыв; прободение, перфорация ‖ разрывать(ся), прорывать(ся)
  closed ~ закрытый перелом
  fetus membrane ~ разрыв плодных оболочек
  spontaneous ~ спонтанный разрыв
  uterine ~ разрыв матки

S

saburra 1. гнилостное разложение пищи в желудке 2. грязно-серый налёт на языке
sac 1. мешок; мешочек; сумка; 2. капсула опухоли *или* кисты 3. инкапсулированный абсцесс у корня зуба
  air ~s лёгочные альвеолы
  aneurismal ~ аневризматический мешок
  heart ~ перикард
  hernial ~ грыжевой мешок
  lacrimal [tear] ~ слёзный мешок
  vitelline [yolk] ~ желточный мешок
Saccharomyces *pl* сахаромицеты *(род дрожжевых грибов)*
saccharuria глюкозурия
saccule 1. мешочек *(напр. гортани)* 2. сферический мешочек *(перепончатого лабиринта внутреннего уха)*
sacral крестцовый
sacralization сакрализация
sacrococcygeal крестцово-копчиковый
sacroiliac крестцово-подвздошный
sacroiliitis сакроилеит
sacrolumbal, sacrolumbar пояснично-крестцовый
sacrum *(pl* sacra*)* крестец
saddle:
  Turkish ~ *анат.* турецкое седло
sadness угнетённое состояние
safe безопасный; надёжный
safety безопасность; надёжность
  drug ~ безопасность медикамента
  radiation ~ радиационная безопасность
sagittal сагиттальный
saline солевой раствор ‖ солевой; содержащий соль
saliva слюна
salivary слюнный
salivation слюноотделение, саливация
sallowness желтушность, желтоватый цвет *(кожи)*
salmiac хлористый аммоний; нашатырный спирт
salmonella сальмонелла
salmonellosis сальмонеллёз
salpingitis 1. сальпингит, воспаление фаллопиевых труб 2. сальпингоотит, тубоотит
  gonococcal ~ гонококковый сальпингит

salpingo-oophoritis сальпингоофори́т
salpingoplasty пла́стика фалло́пиевой трубы́
salpinx 1. ма́точная [фалло́пиева] труба́ 2. слухова́я [евста́хиева] труба́
salt соль
salting-out *хим.* выса́ливание
salubrious благоприя́тный; поле́зный; целе́бный; здоро́вый
saluresis салиури́я, салиуре́з, выделе́ние соле́й с мочо́й
salutary *см.* salubrious
salvage сохране́ние *(напр. органа при операции)*
salve мазь ‖ сма́зывать ма́зью
same ◇ just the ~ то́чно тако́й же; much the ~ почти́ тако́й же
sample 1. образе́ц; про́ба ‖ апроби́ровать; брать про́бу 2. *стат.* вы́борка ‖ производи́ть вы́борку
 blood ~ про́ба кро́ви
 check ~ 1. контро́льная про́ба 2. контро́льная вы́борка
 cluster ~ группова́я вы́борка
 comparable ~ сравни́мая [сопостави́мая] вы́борка
 master ~ гла́вная вы́борка
 random ~ случа́йная вы́борка
 set ~ вы́борочная совоку́пность
 stool ~ про́ба ка́ла
sampling 1. взя́тие про́бы; подбо́р образцо́в 2. *стат.* вы́борка; вы́борочное наблюде́ние
sanable излечи́мый
sand песо́к
 urinary ~ мочево́й песо́к
sandglass песо́чные часы́
sanguification кроветворе́ние
sanguimotion циркуля́ция кро́ви
sanguineous 1. кровяно́й 2. содержа́щий кровь
sanguinity *уст.* кро́вное родство́
sanguis кровь
sanitation 1. санита́рия 2. сана́ция, оздоровле́ние
 food ~ пищева́я санита́рия
 poor ~ неудовлетвори́тельное санита́рное состоя́ние
sanity (психи́ческое) здоро́вье
saphena подко́жная ве́на ноги́
sapless вя́лый, бесси́льный
saponification *хим.* омыле́ние
sapremia септицеми́я
saprodontia ка́риес зубо́в
saprophyte сапрофи́т
sarcina *pl* сарци́ны *(род микроорганизмов)*
sarcoidosis саркоидо́з
sarcolemma сарколе́мма
sarcoma сарко́ма
 breast ~ сарко́ма грудно́й железы́
 Ewing's ~ сарко́ма Ю́инга
 fascial ~ фасциа́льная сарко́ма
 histiocytic ~ *см.* reticulocytic sarcoma
 Kaposi's (hemorrhagic) ~ (геморраги́ческая) сарко́ма Ка́поши, гемангиосарко́ма
 reticulocytic ~ ретикуло-

клеточная саркома, ретикулосаркома
retroperitoneal ~ забрюшинная саркома
Rous ~ саркома Рауса
sarcomatosis саркоматоз
satiation 1. насыщение, удовлетворённость 2. пресыщение
satisfactory удовлетворительный
saturation 1. насыщение; насыщенность 2. впитывание; пропитывание, пропитка
saucer-shaped блюдцеобразный
save спасать; сохранять
saw пила, пилка ‖ пилить; распиливать
amputation ~ ампутационная пила
blade ~ листовая пила
crown ~ трепан
gypsum ~ пила для гипса
wire ~ проволочная пила
scab корка, струп ‖ покрываться корками *или* струпьями
scabicide противочесоточное средство
scabies чесотка
scald ожог; ожоговая рана ‖ обжигать, обваривать
scalding жжение при мочеиспускании
scale 1. чешуйка 2. налёт; зубной камень ‖ снимать [удалять] зубной камень 3. шкала 4. *pl* весы 5. шелушиться
pharmaceutical ~ аптекарские весы
thermometer ~ шкала термометра

scaler инструмент для удаления зубного камня
scaling 1. шелушение 2. удаление зубного камня
scalp скальп; волосистая часть головы
scalpel скальпель
laser ~ лазерный нож
scanner сканер, сканирующее устройство
scanning 1. сканирование 2. сцинтиграфия
scaphoid ладьевидный
scapula (*pl* scapulae) лопатка
scar шрам; рубец ‖ рубцеваться
keloid ~ келоидный рубец
scarification скарификация
scarificator скарификатор, скарификационный нож
scarlatina скарлатина
scarring рубцевание
scatemia кишечная аутоинтоксикация
scatol скатол
scatoma скатома, каловая «опухоль»
scatter рассеивать(ся)
scent 1. запах 2. чутьё, нюх ‖ нюхать, обонять
schedule 1. расписание; таблица 2. опись, список
interview ~ опросный лист; опросник
scheme 1. план; проект; программа ‖ составлять план; проектировать 2. схема
Krönlein's ~ схема Крёнлейна
serological typing ~ схема

серологи́ческого типи́рования
schistasis врождённое расщепле́ние, врождённое несраще́ние
schistoglossia расщепле́ние языка́
schistosomiasis шистосом(ат)о́з, бильгарциоз
   Katayama ~ боле́знь Катая́мы, япо́нский шистосом(ат)о́з
   Manson's intestinal ~ шистосомо́з Ма́нсона, кише́чный шистосомато́з
schistosomus шистосо́ма
schizognathism расщепле́ние че́люсти
schizoid шизо́идный
schizophrenia шизофрени́я
   simple ~ проста́я шизофрени́я
school:
   ~ of nursing медици́нское учи́лище, шко́ла медсестёр
   midwifery ~ акуше́рское учи́лище
sciagraphy рентгеногра́фия
sciatica ишиалги́я, и́шиас
science:
   medical ~ медици́нская нау́ка
   sanitary ~ санитари́я, гигие́на
scientific нау́чный
scientist учёный
scintigraphy сцинтигра́фия
   bone ~ сцинтигра́фия ко́сти
scintillation сцинтилля́ция; мерца́ние; вспы́шка
scirrhus скирр, скирро́зный рак

scission рассече́ние, разреза́ние
scissors *мед. тех.* но́жницы
scissure тре́щина, щель
sclera скле́ра *(глазно́го я́блока)*
scleritis склери́т, воспале́ние скле́ры
sclerodactyly склеродактили́я
scleroderma склеродерми́я
scleromalacia размягче́ние скле́ры
sclerosis 1. склеро́з 2. уплотне́ние *(фибро́зное)*
   multiple ~ рассе́янный склеро́з
   progressive ~ систе́мная склеродерми́я
   tuberous ~ туберо́зный склеро́з
sclerotherapy склеротерапи́я, лече́ние склерози́рованием
sclerotic склероти́ческий
sclerotomy *офт.* склерото́мия
scolex ско́лекс *(головка солитёра)*
scoliosis сколио́з
scoop 1. ло́жка *(хирурги́ческая)* 2. выска́бливание ло́жкой ‖ выска́бливать ло́жкой
scopolamine скополами́н
scorbutus цинга́, скорбу́т
scotoma ското́ма
   scintillating ~ мерца́ющая ското́ма
scrape соско́б ‖ выска́бливать, соска́бливать
scraper кюре́тка
scraping 1. выска́бливание, соска́бливание; кюрета́ж 2. соско́б

scratch цара́пина, ко́жная насе́чка ‖ цара́пать
screen 1. экра́н, ши́рма ‖ экрани́ровать 2. фильтр 3. проводи́ть рентгеноскопи́ю
  complement ~ определе́ние акти́вности комплеме́нта
  fluorescent ~ флюоресци́рующий экра́н
  lead ~ свинцо́вый экра́н
  X-ray ~ рентге́новский экра́н
screening:
  population ~ ма́ссовое обсле́дование популя́ции
screw винт ‖ приви́нчивать
scrofula золоту́ха, туберкулёз лимфати́ческих желёз
scrotum мошо́нка
scrub тере́ть, скрести́, мыть щёткой
scrubbing мытьё щёткой (*напр. рук*)
scurf пе́рхоть
scurvy цинга́, скорбу́т
seal 1. уплотне́ние; изоля́ция; герметиза́ция ‖ уплотня́ть; изоли́ровать; герметизи́ровать 2. затво́р; кла́пан 3. печа́ть
  doctor's personal ~ ли́чная печа́ть врача́
seam 1. шов 2. рубе́ц 3. морщи́на
sear прижига́ть (*ткань*)
search иссле́дование; по́иск ‖ иссле́довать; иска́ть
searcher зонд; щуп
seasickness морска́я боле́знь
seat 1. сиде́нье, стул 2. локализа́ция
seatworm остри́ца
sebaceous жирово́й, са́льный

seborrhea себоре́я, (гипер)стеато́з
  ~ of the scalp себоре́я волоси́стой ча́сти головы́
  dry ~ суха́я себоре́я
secondary 1. втори́чный 2. второстепе́нный 3. вспомога́тельный
secrecy:
  medical ~ враче́бная та́йна
secretagogue вещество́, стимули́рующее секре́цию ‖ уси́ливающий секре́цию
secretion 1. секре́т (*железы́*) 2. выделе́ние, секре́ция
  endocrine ~ вну́тренняя секре́ция
  exocrine [external] ~ вне́шняя [экзокри́нная] секре́ция
  gastric ~ желу́дочная секре́ция
  interferon ~ секре́ция интерферо́на
  internal ~ вну́тренняя секре́ция
  nasal ~ выделе́ния из но́са
  selective ~ избира́тельная секре́ция
  wound ~s отделя́емое ра́ны
section 1. рассече́ние, разре́з 2. гистологи́ческий срез 3. вскры́тие, се́кция
  abdominal ~ лапарото́мия, чревосече́ние
  cesarean ~ ке́сарево сече́ние
  frontal ~ фронта́льный срез
  frozen ~ заморо́женный срез
  longitudinal ~ продо́льный срез
  median ~ середи́нный разре́з

paraffin ~ парафиновый срез
serial ~ серийный срез
transverse ~ поперечный срез
ultrathin ~ ультратонкий срез
secundines *акуш.* послед
security 1. безопасность, надёжность 2. защита
sedative седативное [успокаивающее] средство ‖ седативный, успокаивающий
sediment осадок ‖ осаждать
urinary ~ мочевой осадок
sedimentation осаждение
see 1. видеть 2. находить, обнаруживать 3. осматривать *(больного)* ◇ to ~ a physician посетить врача
seeding 1. *микр.* посев 2. диссеминация *(напр. клеток опухоли)*
seem казаться
seepage 1. просачивание, пропитывание 2. капельная клизма
segment сегмент
~ of a tapeworm членик солитёра
muscle ~ миотом, мышечный сегмент
segmentation дробление, сегментация
segmentectomy сегментэктомия, удаление сегмента *(лёгкого)*
segmented сегментированный *(напр. о ядре клетки)*
segregation 1. сегрегация 2. *ген.* расщепление *(локусов)*

genome ~ геномное расщепление
seizure припадок; приступ
generalized ~ (большой) эпилептический припадок
select отбирать, выбирать
selection селекция; отбор
directional ~ направленный отбор
genotypic ~ генотипическая селекция
interspecific ~ межвидовой отбор
random ~ случайный отбор
selective избирательный, селективный
selectivity избирательность, селективность
self-aggression аутоагрессия
self-analysis *псих.* самоанализ
self-antigen аутоантиген
self-development спонтанное развитие
self-digestion самопереваривание, аутолиз
self-epitope аутоэпитоп, аутоантигенная детерминанта
self-existing идиопатический; самопроизвольный
self-hapten *ген.* аутогаптен
self-healing самоизлечение, спонтанное заживление
self-infection аутоинфекция
self-regulation саморегуляция
self-suggestion самовнушение
semen сперма, семенная жидкость
semicircular полукружный *(о каналах костного лабиринта)*

semifluid полужидкий
semilunar полулунный; серповидный
semination осеменение; оплодотворение
seminoma семинома, сперматоцитома
semiotics семиотика, семиология, симптоматология
semipermeable полупроницаемый
semitransparent полупрозрачный
send посылать, направлять
sender 1. датчик 2. регистр 3. передатчик
senescence старение
senile сенильный, старческий
senior 1. старший 2. студент старшего курса
  scientist ~ старший научный сотрудник
senopia старческое нарушение зрения
sensation чувство; ощущение, восприятие
  burning ~ чувство жжения
  deep ~ глубокая чувствительность
  pin ~ чувство покалывания
  tactile ~ осязание
  unpleasant ~ неприятное чувство
sense чувство; ощущение, восприятие || чувствовать; ощущать, воспринимать
  ~ of hearing слух
  ~ of taste вкус, вкусовое восприятие
  ~ of touch осязание
  ~ of well-being хорошее самочувствие
  light ~ светоощущение
  muscle ~ мышечное чувство, проприоцепция
sensibility чувствительность; восприимчивость
  deep ~ глубокая чувствительность
sensibilization сенсибилизация
sensitive чувствительный
sensitiveness чувствительность; восприимчивость
sensitivity 1. чувствительность; восприимчивость 2. раздражительность ◇ ~ to pain чувствительность к боли
  antibiotic ~ чувствительность (*микроорганизма*) к антибиотику
  contact ~ контактная чувствительность
  cutaneous ~ кожная чувствительность
  high-grade ~ гиперчувствительность
  light ~ светочувствительность; восприятие света
  low-grade ~ низкая чувствительность
sensor 1. чувствительный элемент; датчик 2. рецептор
  flow-through ~ проточный датчик
separate отдельный
separation разделение; отслойка (*напр. сетчатки*)
  placental ~ отделение плаценты
  premature placental ~ преждевременное отделение плаценты
sepsis сепсис

SEPSIS

fulminant ~ молниеносный сепсис

puerperal ~ послеродовой сепсис

streptococcal ~ стрептококковый сепсис

septal относящийся к перегородке

septan семидневный *(напр. о лихорадке)*

septic септический

septicemia септицемия

neonatal ~ септицемия новорождённых

septum *(pl* septa*)* перегородка

interatrial ~ межпредсердная перегородка

interventricular ~ межжелудочковая перегородка

nasal ~ носовая перегородка

sequela *(pl* sequelae*)* последствие, остаточное явление; осложнение; позднее проявление

sequence 1. последовательность; ряд; порядок следования 2. последствие, остаточное явление

amino-acid ~ последовательность аминокислот *(в белковой молекуле)*

blood-clotting ~ система свёртывания крови

nucleotide ~ нуклеотидная последовательность

sequestration 1. изоляция *(больного)* 2. образование секвестра

sequestrotomy секвестротомия

sequestrum *(pl* sequestra*)* секвестр *(участок некротизированной ткани)*

seralbumin сывороточный альбумин

series:

~ of observations серия [ряд] наблюдений

serious серьёзный; вызывающий опасения *(о болезни)*

serodiagnosis серологическая диагностика

serofast серорезистентный

seroglobulin сывороточный глобулин

serogroup серологическая группа, серогруппа

serology серология

seromarker сывороточный маркёр

seronegative серонегативный

seropositive серопозитивный

seroprevention, seroprophylaxis серопрофилактика

seroreaction 1. серологическая проба 2. сывороточная болезнь

serosa серозная оболочка

serositis серозит, воспаление серозных оболочек

serotest:

medicolegal ~ судебно-медицинский серологический тест

serotherapy серотерапия

serotonin серотонин

serotype серотип *(напр. вируса)*

Hikojima ~ серотип Хикодзима, серотип холерного вибриона

military ~ серотип микроба, используемый в качестве бактериологического оружия

serous серозный

serpiginous ползу́чий *(напр. о ко́жном пораже́нии)*
serrate зубча́тый, зазу́бренный
serum 1. сы́воротка 2. сы́воротка кро́ви 3. серо́зная жи́дкость
   antibacterial ~ антибактериа́льная сы́воротка
   antibody-containing ~ сы́воротка, содержа́щая антитела́, имму́нная сы́воротка
   antidiphtheric ~ противодифтери́йная сы́воротка
   antiglobulin ~ антиглобули́новая сы́воротка
   antigranulocyte ~ антигранулоцита́рная сы́воротка
   antilymphocytic ~ антилимфоцита́рная сы́воротка
   antimacrophage ~ антимакрофага́льная сы́воротка
   anti-ophidic ~ противозмеи́ная сы́воротка
   antiplague ~ противочу́мная сы́воротка
   antirabies ~ антирабиче́ская сы́воротка, сы́воротка про́тив (ви́руса) бе́шенства
   antitetanic [antitetanus] ~ противостолбня́чная сы́воротка
   antithymocyte [antithymus] ~ антитимоцита́рная сы́воротка
   antitoxic ~ антитокси́ческая сы́воротка
   blood ~ сы́воротка кро́ви
   clumping ~ агглютини́рующая сы́воротка
   convalescent ~ сы́воротка реконвалесце́нта
   cytotoxic antireticular ~ цитотокси́ческая антиретикуля́рная сы́воротка
   donor ~ до́норская сы́воротка
   hemolyzed ~ гемолизи́рованная сы́воротка
   human ~ челове́ческая сы́воротка
   hyperimmune ~ гиперимму́нная сы́воротка
   immune ~ имму́нная сы́воротка
   maternal ~ матери́нская сы́воротка
   normal human ~ норма́льная челове́ческая сы́воротка
   patient's ~ сы́воротка больно́го
   precipitating ~ преципити́рующая сы́воротка
   test ~ тест-сы́воротка, станда́ртная сы́воротка
serve служи́ть; обслу́живать
service слу́жба
   accident ~ слу́жба экстренной (медици́нской) по́мощи при несча́стных слу́чаях
   blood transfusion ~ слу́жба перелива́ния кро́ви
   emergency ~ слу́жба экстренной (медици́нской) по́мощи
   flying doctor ~ санита́рная авиа́ция
   health ~ слу́жба здравоохране́ния
   home health ~ медици́нская по́мощь на дому́
   life-saving ~ спаса́тельная слу́жба
   psychiatric ~ психиатри́ческая слу́жба

set 1. ряд, группа; набор, комплект 2. вправлять *(напр. кость)* ◇ to ~ a bone производить репозицию кости
~ of instruments набор инструментов
control ~ контрольная группа
settling 1. оседание; осаждение 2. осадок
several несколько
severe тяжёлый; сильный *(напр. о боли)*
severity:
disease ~ тяжесть болезни
sew шить, зашивать
sewage сточные воды, нечистоты
sex пол
sex-limited *ген.* ограниченный полом
shadow тень; затемнение *(на рентгенограмме)*
heart ~ тень [силуэт] сердца
shaft 1. ствол; стержень 2. диафиз кости
~ of the femur тело бедренной кости
shake 1. дрожь ‖ дрожать, трясти(сь) 2. потрясение; шок 3. встряхивать; взбалтывать
shaker качалка; вибратор
sham симуляция, притворство ‖ симулировать, притворяться
shank 1. голень 2. черенок *(инструмента)*
shape форма, очертание, вид ‖ формировать
heart ~ форма сердца
shapeless бесформенный

sharp 1. острый; резкий *(о боли)* 2. острый, тонкий *(о зрении, слухе)*
shears (большие) ножницы
sheath 1. оболочка 2. влагалище 3. презерватив
myelin ~s миелиновые оболочки *(нервов)*
nerve ~ нервное влагалище
synovial ~ синовиальное влагалище
tendon ~ сухожильное влагалище
shedding 1. слущивание; шелушение 2. выпадение молочных зубов
sheet 1. простыня 2. слой; пласт 3. лист; таблица; ведомость
temperature ~ температурный листок
shelf-life срок годности *(напр. лекарства)*
shell ◇ to ~ out *хир.* вылущивать, энуклеировать
shield экран; щит; защита ‖ экранировать; защищать
shielded экранированный; защищённый *(в лучевой терапии)*
shielding экранирование; защита
synchronous ~ синхронное экранирование
shift 1. смещение, сдвиг 2. изменение 3. миграция *(клеток)* ◇ ~ to the left сдвиг влево; ~ to the right сдвиг вправо
mediastinal ~ смещение средостения
shigellosis шигеллёз, бактериальная дизентерия

shin 1. го́лень 2. пере́дний край большеберцо́вой ко́сти
 saber ~ саблеви́дная го́лень
shinbone 1. кость го́лени 2. большеберцо́вая кость
shingles опоя́сывающий лиша́й, опоя́сывающий ге́рпес
shiver озно́б; дрожь ‖ дрожа́ть, трясти́сь
shock 1. уда́р, толчо́к ‖ ударя́ть 2. потрясе́ние, уда́р ‖ потряса́ть, поража́ть 3. шок ‖ вызыва́ть шок
 acoustic ~ акусти́ческий шок
 anaphylactic ~ анафилакти́ческий шок
 burn ~ ожо́говый шок
 cardiogenic ~ кардиоге́нный шок
 electric ~ электрошо́к
 hemorrhagic ~ геморраги́ческий шок, шок при кровопоте́ре
 hypoglycemic ~ гипогликеми́ческий шок
 hypovolemic ~ гиповолеми́ческий шок
 insulin ~ инсули́новый шок
 mental ~ психоге́нный шок
 nervous ~ не́рвный шок
 operative ~ шок, свя́занный с опера́цией
 toxic ~ токси́ческий шок
 wound ~ травмати́ческий шок
shoot при́ступ бо́ли
short 1. коро́ткий; кратковре́менный 2. недоста́точный ◇ to be ~ of breath страда́ть оды́шкой
shortbreathing оды́шка; нехва́тка во́здуха

shortening укоро́чение; сокраще́ние
shortsightedness близору́кость, миопи́я
shot 1. до́за 2. уко́л; инъе́кция
shoulder плечо́
 frozen ~ «заморо́женное плечо́»
shoulder-blade лопа́тка
show пока́зывать
shrinkage сокраще́ние; сжа́тие; смо́рщивание
 cicatrical ~ рубцо́вое смо́рщивание
shrivel смо́рщиваться
shudder дрожь; вздра́гивание ‖ дрожа́ть; вздра́гивать
shunt шунт ‖ шунти́ровать
 arteriovenous ~ артериовено́зный шунт
 left-to-right ~ шунт сле́ва напра́во
 optociliary ~ оптоцилиа́рный шунт
 right-to-left ~ шунт спра́ва нале́во
shunting шунти́рование
sialadenitis сиаладени́т
sialography сиалогра́фия
sialolith сиалоли́т, слю́нный ка́мень
sialorrhea слюнотече́ние
sialostasis сиалоста́з
sib 1. кро́вный ро́дственник 2. *pl* си́бсы (*родные братья и сёстры*)
siblings *pl* си́бсы (*родные братья и сёстры*)
sibship кро́вное родство́
siccative высу́шивающий
sick 1. больно́й 2. испы́тывающий тошноту́ ◇ to feel ~ испы́тывать тошноту́

SICK

mentally ~ душевнобольной
sicklemia серповидно-клеточная анемия
sickle-shaped серповидный (*напр. об эритроците*)
sickness 1. болезнь, заболевание 2. тошнота
  altitude ~ высотная болезнь
  bleeding ~ кровоточивость, гемофилия
  decompression ~ кессонная болезнь
  falling ~ эпилепсия, *разг.* падучая болезнь
  Gambian sleeping ~ сонная болезнь, летаргический энцефалит
  green ~ хлороз
  monthly ~ менструации
  morning ~ утренняя рвота (*беременных*)
  mountain ~ горная болезнь
  radiation ~ лучевая болезнь
  sea ~ морская болезнь
  serum ~ сывороточная болезнь
  severe ~ тяжёлая болезнь
  sleeping ~ сонная болезнь, летаргический энцефалит
  X-ray ~ заболевание, вызванное рентгеновскими лучами
side сторона; бок || боковой
sideroblast сидеробласт
siderocyte сидероцит
sideropenia сидеропения
siderosis сидероз, отложение железа
sight 1. зрение 2. поле зрения 3. видеть; рассматривать
  day ~ дневное зрение
  failing ~ слабеющее зрение
  far ~ зрение вдаль
  keen ~ острое зрение
  old-age ~ пресбиопия, старческая дальнозоркость
sightless слепой
sigmoid сигмовидная кишка || сигмовидный
sigmoiditis сигмоидит
sign признак, симптом (*болезни, чаще объективный*)
  ~s of pregnancy признаки беременности
  accessory ~ дополнительный признак
  Ballance's ~ симптом Балленса (*признак разрыва селезёнки*)
  Blumberg's ~ симптом Щёткина — Блюмберга (*при перитоните и перитонизме*)
  Boston's ~ симптом Бостона (*при тиреотоксикозе*)
  Brodie's ~ симптом Броди (*при особой форме остеомиелита*)
  Buerger's ~ симптом Бюргера (*при нарушении кровообращения в сосудах нижних конечностей*)
  Cope's ~ симптом Коупа (*при аппендиците*)
  dysmorphic ~ признак дисморфизма
  Elsberg-Dyke's ~ симптом Элсберга — Дайка (*при опухоли позвоночника*)
  focal neurologic ~ очаговый неврологический признак
  Gifford's ~ симптом Гиффорда (*при тиреотоксикозе*)
  Gowers' ~ признак [симптом] Говерса (*при спинной сухотке*)

Graefe's ~ симпто́м Гре́фе (*при тиреотоксозе*)
Holmes' ~ симпто́м Хо́лмса (*при экссудативном перикардите*)
Lasègue ~ (перекрёстный) симпто́м Ласе́га (*при пояснично-крестцовом радикулите*)
Mennel's ~ при́знак Ме́ннельса (*при поражении тазобедренного сустава и крестцово-подвздошного сочленения*)
Möbius ~ симпто́м Мёбиуса (*при базедовой болезни*)
Morris' ~ симпто́м Мо́рриса (*при аппендиците*)
Munro's ~ симпто́м Ма́нро (*при аппендиците*)
neck ~ риги́дность заты́лка (*как признак менингита*)
objective ~ объекти́вный при́знак
Oliver-Cardarelli [**Oliver's**] ~ симпто́м О́ливера — Кардаре́лли (*при расширении аорты*)
Plummer's ~ при́знак Пла́ммера (*при мегалобластной анемии*)
Porges' ~ симпто́м По́ргеса (*признак плеврита*)
Quincke's ~ симпто́м Кви́нке, капилля́рный пульс
Romberg's ~ при́знак Ро́мберга (*при поражении мозжечка*)
Rotch's ~ при́знак Ро́тча (*при экссудативном перикардите*)
Rumpel-Leede ~ симпто́м (Кончало́вского —) Ру́мпеля — Ле́еде (*проба на проницаемость капилляров*)
Smith's ~ при́знак Сми́та (*при инфекционном лимфоцитозе*)
subjective ~ субъекти́вный симпто́м
Traube's ~ двойно́й тон Тра́убе
Trousseau's ~ симпто́м Труссо́ (*при спазмофилии или тетании*)
unfavorable ~ неблагоприя́тный при́знак
warning ~ предупрежда́ющий знак; настора́живающий знак
Wickham's ~ се́тка Уи́кхема (*признак красного плоского лишая*)
signal сигна́л; и́мпульс
  audible ~ звуково́й сигна́л
  feedback ~ сигна́л обра́тной свя́зи
signalization сигнализа́ция
signature сигнату́ра
significance значе́ние, ва́жность; достове́рность (*статистическая*)
  diagnostic ~ диагности́ческая зна́чимость, диагности́ческое значе́ние
  prognostic ~ прогности́ческая зна́чимость
significant значи́тельный
silent субклини́ческий, латентный, бессимпто́мный
silhouette:
  cardiac ~ силуэ́т [тень] се́рдца (*при рентгеновском исследовании*)
silicosis силико́з
silicotuberculosis силикотуберкулёз

SIMILARITY

similarity схо́дство, подо́бие
simple просто́й; неосложнённый
simplified упрощённый *(о методе)*
simulation 1. симуля́ция 2. имита́ция; модели́рование
simultaneous симульта́нный, синхро́нный, одновреме́нный *(об операциях)*
sinapism горчи́чник
sinew сухожи́лие
single одино́чный
single-layered однослойный
single-stranded однотя́жевый *(напр. о нуклеиновой кислоте)*
single-use одноразовый *(напр. о шприце)*
singultus отры́жка
sinus си́нус; па́зуха; по́лость
  coronary ~ корона́рный [вене́чный] си́нус
  frontal ~ ло́бная па́зуха
  maxillary ~ верхнечелюстна́я [га́йморова] па́зуха
  nasal ~ придаточная па́зуха но́са
  upper jaw ~ верхнечелюстна́я [га́йморова] па́зуха
sinusitis синуси́т
  frontal ~ фронти́т
siphonage промыва́ние *(напр. желудка)*
siriasis со́лнечный уда́р
site 1. ме́сто, уча́сток 2. локализа́ция 3. помеща́ться, находи́ться
  ~ of entry входны́е воро́та *(инфекции)*
  ~ of fracture ме́сто перело́ма
  ~ of injection ме́сто инъе́кции
  antigenic ~ о́бласть детермина́нты *(в молекуле антигена)*
  complement fixation ~ комплементсвя́зывающий уча́сток *(молекулы)*
  recognition ~ *ген.* сайт узнава́ния
sitotherapy диетотерапи́я
situation положе́ние, ситуа́ция
size разме́р, величина́; объём
  chamber ~ разме́р ка́мер *(напр. сердца)*
  hospital ~ (ко́ечная) мо́щность больни́цы
  infarct ~ разме́р инфа́ркта
sizing 1. измере́ние 2. калибро́вка
skeletal скеле́тный
skeleton скеле́т
  axial ~ осевой скелет
sketch схе́ма ‖ изобража́ть схемати́чески
skiatherapy рентгенотерапи́я
skin ко́жа ◇ through ~ чреско́жный
  goose-flesh ~ «гуси́ная» ко́жа
  marble ~ мра́морная ко́жа
  piebald ~ витили́го
  sailor's ~ «ко́жа моряко́в», обве́тренная потемне́вшая ко́жа
skull че́реп
skull-breaker краниокла́ст, акуше́рские ко́стные щипцы́
skullcap свод че́репа
slant косо́й, ско́шенный

slash глубо́кий поре́з, глубо́кая ра́на
sleep сон ‖ спать
  drug-induced ~ медикаменто́зный сон
  slow wave ~ ме́дленный сон
  superficial ~ пове́рхностный сон
  walking ~ сомнамбули́зм, снохожде́ние, лунати́зм
sleepiness сонли́вость
sleeplessness бессо́нница
slice шлиф; срез
slide 1. предме́тное стекло́ 2. микроскопи́ческий препара́т
  ground ~ предме́тное стекло́
  stained ~ окра́шенный микроскопи́ческий препара́т
slight сла́бый, то́нкий; незначи́тельный; лёгкий
slime слизь
slimy вя́зкий; сли́зистый
sling пе́ревязь; подде́рживающая повя́зка
  Glisson's ~ петля́ Гли́ссона для вытяже́ния позвоно́чника
slip:
  cover ~ покро́вное стекло́
slit щель
  glottic ~ голосова́я щель
slough оттерга́ющиеся некроти́ческие ма́ссы ‖ оттерга́ться (*о некротических массах*)
slow ме́дленный, заме́дленный
sludging:
  ~ **of the blood** скле́ивание [агрега́ция] эритроци́тов, образова́ние «моне́тных сто́лбиков»

sluggish ме́дленный, вя́лый; ине́ртный
slumber дремо́та, неглубо́кий сон
smack вкус; при́вкус
smallpox о́спа
smart жгу́чая [ре́зкая] боль ‖ причиня́ть [вызыва́ть] жгу́чую [ре́зкую] боль
smear 1. мазо́к ‖ брать мазо́к 2. ма́зать, сма́зывать
  blood ~ мазо́к кро́ви
  direct ~ прямо́й мазо́к
  dried ~ сухо́й мазо́к
  fixed ~ фикси́рованный мазо́к
  fresh ~ све́жий мазо́к
  pus ~ мазо́к гно́я
  sputum ~ мазо́к мокро́ты
  stained ~ окра́шенный мазо́к
  vaginal ~ влага́лищный мазо́к
smegma сме́гма, препуциа́льная сма́зка
smell 1. за́пах ‖ па́хнуть 2. обоня́ние ‖ обоня́ть
smelling обоня́ние
smile:
  sardonic ~ «сардони́ческая улы́бка» (*при столбняке*)
smog смог, загрязнённый тума́н
smoker кури́льщик
smoking куре́ние
smooth 1. гла́дкий 2. однеро́дный 3. успока́ивать(ся)
snakebite уку́с змей
snap треск; щелчо́к ‖ щёлкать
  opening ~ щелчо́к откры́тия (*митрального клапана*)
snapping щёлкающий

SNARE

snare *мед. тех.* (полипная) петля
sneeze чиханье || чихать
sniff 1. вдох носом || вдыхать носом 2. нюхать
snore храп || храпеть
snuff нюхать; обонять
soap мыло
  green ~ зелёное мыло
  tar ~ дегтярное мыло
  toilet ~ туалетное мыло
society общество ◇ ~ for internal medicine терапевтическое общество
  scientific ~ научное общество
  student scientific ~ студенческое научное общество
socket *анат.* впадина, углубление; ячейка; лунка
  ~ of hip вертлужная впадина
  tooth ~ зубная альвеола
sodium натрий, Na
sodoku содоку (*болезнь от укуса крысы*)
soft мягкий
softening размягчение
  ~ of the brain энцефаломаляция, размягчение мозга
  red ~ красное размягчение мозга
  white ~ белое размягчение мозга
solar солнечный
sole подошва стопы
solid 1. твёрдый, плотный 2. сплошной, цельный
solitary 1. одиночный, отдельный 2. единственный, единичный
solubility растворимость
soluble растворимый
  sparingly ~ умеренно растворимый
solubleness растворимость
solution раствор
  aqueous ~ водный раствор
  isoosmotic ~ изоосмотический раствор
  isotonic sodium chloride ~ изотонический раствор поваренной соли; физиологический раствор
  molar ~ молярный раствор
  physiological salt ~ физиологический раствор
  Ringer's ~ раствор Рингера (— Локка) (*вид физиологического раствора*)
  saturated ~ насыщенный раствор
  stock ~ основной [исходный] раствор
  strong ~ крепкий раствор
  test ~ стандартный раствор
  volumetric ~ титрованный раствор
solve решать, разрешать (*вопрос, проблему*)
solvent растворитель
somatic соматический, телесный
somatomegaly гигантизм
somatopleure *эмбр.* соматоплевра, соматическая мезодерма
somatostatin соматостатин
somatotropin соматотропный гормон
somatotype тип конституции
somnambulism сомнамбулизм, снохождение, лунатизм
somnifacient снотворное (средство) || снотворный
somnolent 1. сонный, сонли-

вый 2. находящийся в полубессознательном состоянии
somnolism гипнотическое состояние
sonoencephalography ультразвуковая энцефалография
sonogram эхограмма, сонограмма
sonography (ультразвуковая) эхография
sonotachocardiography эхотахокардиография
soor кандидозный стоматит, молочница
sopor сопор, сопорозное состояние
sordes *pl* налёт на губах и зубах *(при лихорадке)*
sore 1. кожная язва; рана 2. кровоподтёк, синяк
  bed ~ пролежень
  cold ~ простой герпес
  hard ~ твёрдый шанкр
  pressure ~ пролежень
souffle нежный дующий шум *(при аускультации)*
sound 1. звук; тон ‖ звучать 2. зонд, щуп ‖ зондировать, исследовать
  bottle ~ амфорический звук
  breath ~s дыхательные шумы
  bubbly ~s пузырчатые хрипы
  cannon ~ пушечный тон *(сердца)*
  flapping ~ хлопающий тон *(при аускультации сердца)*
  friction ~ шум трения
  heart ~ тон сердца
  rubbing ~ шум трения
  shaking [succussion] ~ шум плеска
  vocal ~ голосовой звук, гласная
soundproof звуконепроницаемый
source источник; начало
  ~ **of trouble** причина нарушения, этиология
  radiation ~ источник излучения
spa 1. минеральный источник 2. курорт с минеральными водами
space 1. пространство; место 2. промежуток; интервал
  abdominal ~ брюшная полость
  dead ~ *физиол.* мёртвое пространство
  intercostal ~ межреберье, межрёберный промежуток
  interdental ~ межзубный промежуток
  intracellular ~ внутриклеточное пространство
  joint ~ суставная полость
  mediastinal ~ средостение
spalling отслаивание, отслойка
span отрезок времени, интервал
  life ~ продолжительность жизни
sparsity разрежение, рарефикация *(напр. костной ткани)*
spasm спазм; судорога
  ~ **of accommodation** спазм аккомодации
  coronary artery ~ спазм коронарных сосудов
  facial ~ тик
  glottic ~ спазм голосовой щели

masticatory ~ су́дорога жева́тельных мышц, тризм
nictitating ~ блефароспа́зм
tonic ~ тони́ческая су́дорога
vascular [vasomotor] ~ ангиоспа́зм, спазм сосу́дов
winking ~ блефароспа́зм
writer's ~ пи́счий спазм
spasmolysant спазмолити́ческое сре́дство
spasmophilia спазмофили́я
spastic спасти́ческий
spatula лопа́точка; шпа́тель
specialist специали́ст
specialize специализи́ровать(ся)
species вид; разнови́дность
specific специфи́ческий
specificity специфи́чность
  antigenic ~ антиге́нная специфи́чность
  blood-groop ~ группова́я принадле́жность кро́ви
  narrow ~ у́зкая специфи́чность (напр. антисыворотки)
  species ~ видоспецифи́чность
  wide-range ~ широ́кая специфи́чность (антисыворотки)
specimen 1. образе́ц, про́ба 2. препара́т
  teaching ~ уче́бный препара́т
speck пятно́
spectacle-box, spectacle-case набо́р стёкол для очко́в
spectacles pl очки́ ◇ ~ for distant vision очки́ для да́ли; ~ for near vision очки́ для бли́жнего зре́ния
  reading ~ очки́ для чте́ния

spectrophotometry спектрофотометри́я
spectroscopy спектроскопи́я
spectrum спектр
  antibiotic ~ спектр де́йствия антибио́тика
  visible(-light) ~ ви́димый спектр
speculum (pl specula) зе́ркало; рефле́ктор
  ear ~ ушно́е зе́ркало
  eye ~ офтальмоско́п
speech речь
  scanning ~ сканди́рованная речь
speed ско́рость; быстрота́
  blood flow ~ ско́рость кровото́ка
spell 1. пери́од, промежу́ток вре́мени 2. при́ступ
  ~ of illness при́ступ боле́зни
  breath-holding ~ вре́мя заде́ржки дыха́ния
spend тра́тить, расхо́довать
sperm 1. спе́рма 2. сперматозо́ид
spermatocele сперматоце́ле (киста яичка)
spermatocyte сперматоци́т
spermatogenesis сперматогене́з, сперматопоэ́з
spermatorrhea сперматоре́я, истече́ние се́мени
spermatozoon (pl spermatozoa) сперматозо́ид
spermaturia сперматури́я (наличие сперматозоидов в моче)
sphacelation гангре́на; некро́з
sphenoid клинови́дная кость ‖ клинови́дный
sphere гра́нула; ша́рик, сфе́ра

spherocyte сфероци́т, шарови́дный эритроци́т
spherocytosis сфероцито́з
sphincter сфи́нктер
sphincteroplasty пла́стика сфи́нктера
sphygmogram сфигмогра́мма
sphygmomanometer сфигомано́метр
spica колосови́дная повя́зка
spinal спинно́й; позвоно́чный
spindle 1. *ген.* веретено́ 2. веретенообра́зная структу́ра ‖ веретенообра́зный
spine 1. вы́ступ; шип 2. позвоно́чник
  cervical ~ ше́йный отде́л позвоно́чника
  lumbar ~ поясни́чный отде́л позвоно́чника
  poker ~ анкилози́рующий спондилоартри́т, анкилози́рующий спондили́т, боле́знь Бе́хтерева
  thoracic ~ грудно́й отде́л позвоно́чника
  tuberculous ~ туберкулёз позвоно́чника
spirillicide сре́дство, убива́ющее спирохе́ты
spirit 1. спирт 2. дух; душа́
spirochaete, spirocheta спирохе́та
spirogram спирогра́мма, крива́я за́писи дыха́ния
spit 1. слюна́; мокро́та 2. плева́ть; отха́ркивать
splanchnicectomy спланхникэктоми́я
splanchnicotomy спланхникотоми́я, рассече́ние чре́вного не́рва
splanchnology спланхноло́гия, уче́ние о вну́тренних о́рганах
splayfoot пло́ская стопа́
spleen селезёнка
splenectomy спленэктоми́я, удале́ние селезёнки
splenium 1. ва́лик мозо́листого те́ла 2. повя́зка
splenomegaly спленомегали́я
  tropical ~ висцера́льный лейшманио́з, ка́ла-аза́р
splint ши́на; лонге́та ‖ шини́ровать, накла́дывать ши́ну
  airplane ~ отводя́щая [абдукцио́нная] ши́на
  ladder ~ ле́стничная ши́на
  plaster ~ ги́псовая повя́зка
  removable ~ съёмная ши́на
  suspension ~ подве́шивающая ши́на
  wire ~ про́волочная ши́на
splintage шини́рование
splinter оско́лок; обло́мок
splinting шини́рование
splitting 1. расщепле́ние 2. деле́ние *(кле́тки)*
  ~ **of the heart sounds** расщепле́ние то́нов се́рдца
spondyle позвоно́к
spondylarthritis спондилоартри́т
spondylitis спондили́т
  ankylosing ~ анкилози́рующий спондилоартри́т, анкилози́рующий спондили́т, боле́знь Бе́хтерева
  psoriatic ~ псориати́ческий спондили́т
spondyloarthropathy спондилоартропати́я
spondylodiscitis спондилодисци́т
spondylolisthesis спондилолисте́з

spondylolysis спондилолиз
spondyloptosis опущение внутренностей
spondylosis спондилёз
sponge 1. губка ‖ вытирать губкой 2. тампон
spongioblast спонгиобласт
spongy губчатый, пористый
spontaneous спонтанный, самопроизвольный
spoon ложка
  uterine ~ гинекологическая кюретка
spore *бакт.* спора
sporogenic спорообразующий
sporotrichosis споротрихоз
spot 1. пятно ‖ покрываться пятнами 2. место
  hot ~ природный очаг заболевания
  Koplik's ~s пятна (Филатова —) Коплика (*энантема при кори*)
  pigmented ~s пигментные пятна
  rose ~ розеола
  senile ~s старческие пятна
  sore ~ пролежень
  typhoid ~ брюшнотифозная розеола
  yellow ~ жёлтое пятно (*глаза*)
spotted пятнистый
spotty 1. пятнистый 2. неоднородный
sprain растяжение (*напр. связок*) ‖ растягивать (*напр. связки*)
spray 1. аэрозоль 2. опрыскивание ‖ опрыскивать
sprayer 1. распылитель; пульверизатор 2. опрыскиватель

spread 1. распространение ‖ распространяться 2. расширение, растяжение ‖ расширяться, растягиваться
  bronchogenic ~ бронхогенное распространение
  hematogenous ~ гематогенное распространение
  lymphogenous ~ лимфогенное распространение
  metastatic ~ метастатическое распространение, метастазирование
  person-to-person ~ распространение [передача] от человека к человеку (*напр. инфекции*)
spreader 1. *мед. тех.* расширитель 2. шпатель (*бактериологический*)
spring 1. ключ, родник 2. пружина 3. упругость, эластичность
  thermal ~ горячий минеральный источник
sprinkle обрызгивать, опрыскивать
sprue 1. спру 2. *стом.* литник
spume пена ‖ пениться
spur костная шпора; остеофит
  calcaneal [heel] ~ пяточная шпора
  marginal ~ остеофит
spurious ложный, кажущийся
spurt струя ‖ бить струёй
sputter-coated покрытый методом напыления
sputum мокрота
  bloody ~ кровянистая мокрота
  foamy ~ пенистая мокрота
  rusty ~ ржавая мокрота

viscid ~ вя́зкая мокро́та
squama (*pl* squamae) чешуя́, чешу́йка
squash разда́вливать, расплю́щивать
squeeze сжа́тие, сда́вливание ‖ сжима́ть; сда́вливать
squint косогла́зие, страби́зм
  convergent ~ сходя́щееся косогла́зие
  divergent ~ расходя́щееся косогла́зие
squirt 1. шприц 2. сла́бая струя́ ‖ ли́ться сла́бой струёй
stab 1. уко́л; простре́л ‖ коло́ть; стреля́ть (*о болевом ощущении*) 2. ко́лотая ра́на
stability стаби́льность; про́чность; состоя́ние равнове́сия
stabilization стабилиза́ция
stable стаби́льный, сто́йкий, усто́йчивый
  heat ~ термостаби́льный
stadium ста́дия; фа́за
staff персона́л, штат
  home ~ персона́л [штат] стациона́ра
  hospital ~ персона́л [штат] больни́цы
  nursing ~ се́стринский персона́л
  subprofessional ~ вспомога́тельный персона́л
stage 1. ста́дия; фа́за; пери́од 2. сто́лик (*микроскопа*)
  early ~ ра́нняя ста́дия
  late ~ по́здняя ста́дия
  prodromal ~ продрома́льный пери́од
  terminal ~ после́дняя ста́дия; термина́льная фа́за

staggers *pl* головокруже́ние
stagnation стагна́ция; стаз; засто́й
stain 1. краси́тель; кра́ска ‖ кра́сить 2. пятно́; пя́тнышко
  blood ~ кровяно́е пятно́
  contrast ~ контра́стная окра́ска
  Gram's ~ *микр.* окра́ска по Гра́му
stainable окра́шиваемый
staining окра́ска, окра́шивание
  intravital ~ прижи́зненная окра́ска
  negative ~ отрица́тельная окра́ска (*напр. по Гра́му*)
  positive ~ положи́тельная окра́ска (*напр. по Гра́му*)
  selective ~ избира́тельная окра́ска
  vital ~ прижи́зненная окра́ска
stalk *анат.* сте́бель; но́жка
stammer заика́ние ‖ заика́ться
stammering заика́ние
stand штати́в; подста́вка, сто́йка
  table ~ насто́льный штати́в
standard станда́рт; но́рма ‖ станда́ртный; нормати́вный
  radiation ~ но́рма радиацио́нной безопа́сности
standardization стандартиза́ция; норми́рование
standstill остано́вка; па́уза
  ventricular ~ асистоли́я желу́дочков (*се́рдца*)
stapes стре́мя (*слуховая ко́сточка*)
staphyle язычо́к мя́гкого нёба
staphylococcus стафилоко́кк

STAPHYLOCOCCUS

◇ ~ albus бе́лый стафилоко́кк; ~ aureus золоти́стый стафилоко́кк; ~ citreus лимо́нно-жёлтый стафилоко́кк; ~ pyogenes гноеро́дный стафилоко́кк
staphyloderma стафилоко́кковая пиодерми́я, стафилодерми́я
stapler сшива́ющий аппара́т
star звездообра́зное образова́ние ‖ звездообра́зный
starch крахма́л
  animal ~ гликоге́н
  glove ~ перча́точный тальк
  hepatic ~ гликоге́н пе́чени
starvation голода́ние
stasis стаз
state состоя́ние; ста́тус
  allergic ~ аллерги́ческий ста́тус
  febrile ~ лихора́дочное состоя́ние
  functional ~ функциона́льное состоя́ние
  general ~ о́бщее состоя́ние
  grave ~ тяжёлое состоя́ние
  immune ~ иммунологи́ческий ста́тус
  present ~ состоя́ние в настоя́щее вре́мя, ста́тус
  satisfactory ~ удовлетвори́тельное состоя́ние
  steady ~ гомеоста́з
  twilight ~ су́меречное состоя́ние *(сознания)*
  withdrawal ~ абстине́нция
static стати́ческий, неподви́жный; стациона́рный
station:
  first-aid ~ пункт пе́рвой по́мощи
  nurse's ~ пост медсестры́
  treatment ~ медпу́нкт

statistics стати́стика; совоку́пность статисти́ческих да́нных
  medical ~ медици́нская стати́стика
  sickness ~ стати́стика заболева́емости
  sickness absence ~ стати́стика вре́менной нетрудоспосо́бности
status состоя́ние; ста́тус
  immune ~ иммунологи́ческий ста́тус
  mental ~ психи́ческое состоя́ние
  nutritional ~ состоя́ние пита́ния
  receptor ~ рецепто́рный ста́тус
stay:
  hospital ~ пребыва́ние в стациона́ре ‖ остава́ться, пребыва́ть
steam пар ‖ стерилизова́ть па́ром; пропа́ривать
steatolysis липо́лиз
steatoma атеро́ма; липо́ма
steatorrhea стеаторе́я, жи́рный стул
stellate звездообра́зный
stem ствол
  brain ~ ствол мо́зга
stenocardia стенокарди́я
  Prinzmetal's ~ стенокарди́я При́нцметала, синдро́м пере́дней грудно́й сте́нки
stenosis стено́з; стриктура, суже́ние
  bronchial ~ стено́з бро́нха
  mitral ~ митра́льный стено́з
  pyloric ~ стено́з привра́тника
  tricuspid ~ трикуспида́ль-

ный стеноз, стеноз трёхстворчатого клапана
step-by-step ступенчатый; постепенный
stereognosis пространственное чувство
stereopsis бинокулярное зрение
stereotypy стереотипия
sterility 1. стерильность 2. бесплодие, стерильность
  aquired ~ приобретённое [вторичное] бесплодие
  hybrid ~ гибридная стерильность
  reversible ~ обратимое бесплодие
sterilization стерилизация
  heat ~ стерилизация жаром
  steam ~ стерилизация паром
  ultraviolet ~ стерилизация ультрафиолетовым облучением
sterilize стерилизовать
sterilizer стерилизатор
  steam ~ автоклав
sternalgia загрудинные боли
sternotomy стернотомия, рассечение грудины
sternum (*pl* **sterna**) грудина
sternutation чихание
steroid стероид
  sex ~s половые стероидные гормоны
stertorous хрипящий (*о дыхании*)
stethoscope стетоскоп
  binaural ~ фонендоскоп
stickiness адгезивность
sticking:
  cell ~ адгезия клеток
stiff 1. тугоподвижный; ригидный 2. жёсткий 3. окоченевший, застывший
stiffness 1. тугоподвижность, ригидность 2. жёсткость 3. окоченение
  ~ of the jaw спазм челюстей, тризм
  ~ of the neck ригидность затылка
  joint ~ тугоподвижность сустава
  muscular ~ мышечная скованность
stifle удушение ‖ душить
stigma (*pl* **stigmata**) 1. стигма, признак (*напр. болезни*) 2. *pl* мелкие кожные высыпания
still спокойный, тихий
stillbirth мертворождённость, мертворождение
stillborn мертворождённый
stimulant 1. стимулирующее средство ‖ стимулирующий 2. раздражитель
stimulate стимулировать
stimulation 1. стимуляция 2. раздражение
  antigenic ~ антигенная стимуляция
stimulator стимулятор
  biogenic ~ биогенный стимулятор
stimulus стимул; раздражитель; импульс
  minimal ~ минимально воспринимаемый раздражитель
  subluminal ~ подпороговый раздражитель
  supramaximal ~ сверхраздражитель, сверхмаксимальное раздражение

threshold ~ пороговый раздражитель
unconditioned ~ безусловный раздражитель
vasoconstrictor ~ сосудосуживающий импульс

sting 1. укус *(насекомого)* 2. ожог крапивой
  insect ~ укус насекомого

stink зловоние

stipend *амер.* стипендия

stippling исчёрченность; зернистость
  basophilic ~ базофильная зернистость *(протоплазмы)*

stitch 1. стежок, (хирургический) шов ‖ накладывать шов, зашивать 2. шовный материал 3. колющая боль; укол

stoma *(pl stomata)* 1. отверстие, пора; устье 2. *хир.* стома

stomach желудок; живот ◇ to clean the ~ промывать желудок
  fishhook ~ желудок в форме рыболовного крючка
  hourglass ~ желудок в форме песочных часов
  waterfall ~ каскадный желудок

stomach-ache боль в желудке

stomatitis стоматит
  aphthous ~ афтозный стоматит
  gangrenous ~ гангренозный стоматит, нома
  herpetic ~ герпетический стоматит
  mycotic ~ грибковый [микотический] стоматит
  vesicular ~ везикулярный стоматит

stomatology стоматология

stone камень, конкремент
  bladder ~ камень мочевого пузыря
  gall ~ жёлчный камень
  kidney ~ почечный камень
  oxalate ~ оксалатный камень
  phosphate ~ фосфатный камень
  tear ~ камень слёзного протока
  urate ~ уратный камень
  urethral ~ камень мочеточника

stool стул
  first ~ первичный кал, меконий
  formed ~ оформленный стул
  loose ~ жидкий стул
  tarry ~ дёгтеобразный стул, мелена

stoppage закупорка; задержка

stopper 1. пробка 2. закупоривать
  glass ~ притёртая стеклянная пробка

stopping пломба *(напр. зубная)*

stopple 1. пробка 2. закупоривать

stout тучный

strabismus косоглазие, страбизм

straight прямой *(напр. о почечном канальце)*

straighten выпрямлять ‖ выпрямленный

strain 1. напряжение; усилие 2. (пере)растяжение ‖ (пе-

ре)растя́гивать 3. штамм; род; поро́да *(микрооргани́зма)* 4. насле́дственная черта́
~ **of bacteria** бактериа́льный штамм
antibiotic-resistant ~ антибиотикоусто́йчивый штамм
hybrid ~ *ген.* гибри́дная ли́ния
ligamental ~ растяже́ние свя́зок
pure ~ *ген.* чи́стая ли́ния
resistant ~ усто́йчивый *(к чему-л.)* штамм
toxin-producing ~ штамм, продуци́рующий токси́ны
virulent ~ вируле́нтный штамм
strangle задыха́ться
strangulated ущемлённый *(напр. о грыже)*
strangulation сдавле́ние, странгуля́ция; ущемле́ние
strangury странгури́я, затруднённое мочеиспуска́ние
strap 1. поло́ска лейкопла́стыря ‖ фикси́ровать с по́мощью лейкопла́стыря 2. реме́нь
stratigraphy томогра́фия
stratum *(pl* **strata)** слой *(см. тж* **layer)**
stream пото́к; тече́ние; струя́ ‖ течь; стру́иться
strength 1. си́ла 2. про́чность 3. концентра́ция *(раствора)*
~ **of movements** си́ла движе́ний
muscle ~ мы́шечная си́ла
streptobacillus стрептобаци́лла

streptococcal стрептоко́кковый
streptococcus стрептоко́кк
hemolytic ~ гемолити́ческий стрептоко́кк
streptoderma стрептодерми́я
streptokinase стрептокина́за
streptolysin стрептолизи́н
stress 1. напряже́ние, уси́лие ‖ вызыва́ть напряже́ние 2. стресс ‖ создава́ть стресс
stretcher носи́лки
stretching вытяже́ние; разгиба́ние; растяже́ние
stria *(pl* **striae)** полоса́; поло́ска
striated полоса́тый; исчёрченный
strict то́чный; определённый; стро́гий *(напр. о диете)*
stricture стриктура; стено́з
stridor стри́дор, стридоро́зное дыха́ние
stripe полоса́; поло́ска; то́нкий слой; прожи́лка
fascial ~ поло́ска фа́сции
stroke 1. при́ступ; припа́док 2. уда́р; толчо́к ‖ удара́ть
apoplectic ~ инсу́льт
stroma стро́ма; соедини́тельнотка́нный карка́с
strong си́льный, кре́пкий; здоро́вый
strongyloidiasis стронгилоидо́з
strophulus стро́фулюс, де́тская почесу́ха
structure структу́ра, строе́ние; устро́йство
antigenic ~ антиге́нная структу́ра
body ~ структу́ра ко́сти

STRUCTURE

honeycomb ~ ячеистая структура
symmetrical ~ симметричное строение

struma (*pl* strumae) 1. утолщение; нарост 2. зоб, струма (*см. тж* goiter)
  Hashimoto's ~ зоб Хасимото, хронический лимфоматозный тиреоидит
  iron hard ~ *см.* Riedel's struma
  Langhans ~ струма Лангханса, вид фолликулярного рака щитовидной железы
  Riedel's ~ струма Риделя, каменный зоб

stubborn упорный, не поддающийся *(напр. лечению)*

study 1. изучение, исследование; обследование ‖ изучать, исследовать; обследовать 2. наука; область науки
  anatomic ~ анатомическое исследование
  blind ~ слепое исследование
  clinicopathological ~ клинико-анатомическое исследование
  cytogenetic ~ цитогенетическое исследование
  double-blind ~ двойное слепое исследование
  histopathological ~ гистологическое исследование
  immunological ~ иммунологическое исследование
  laboratory ~ лабораторное исследование
  morbidity ~ изучение заболеваемости
  mortality ~ анализ летальности
  pharmacokinetic ~ фармакокинетическое исследование
  pilot ~ поисковое исследование
  population ~ популяционное исследование
  preliminary ~ предварительное исследование
  radiologic ~ радиологическое исследование; рентгенологическое исследование
  retrospective ~ ретроспективный анализ
  statistical ~ статистическое исследование
  survival ~ анализ выживаемости

stuff вещество; ткань; материал

stuffiness:
  ~ of the ear заложенность ушей
  ~ of the nose заложенность носа

stump культя; обрубок
  amputation ~ ампутационная культя
  gastric ~ культя желудка

stupe припарка, тёплая примочка

stupefacient 1. наркотический 2. вызывающий ступор

stupor 1. помрачение сознания 2. ступор

sturdy здоровый; крепкий, сильный

stutter заикание ‖ заикаться

sty *офт.* ячмень

stylet 1. стилет 2. мандрен

stype тампон

stypsis остановка кровотечения

subacute подо́стрый
subalimentation пони́женное [недоста́точное] пита́ние
subarachnoid субарахноида́льный, подпути́нный
subaxillary подмы́шечный
subclavian подключи́чный
subclinical субклини́ческий, бессимпто́мный
subconscious подсозна́тельный
subcortical подко́рковый
subcostal подрёберный
subcutaneous, subdermal подко́жный
subdiaphragmatic поддиафрагма́льный
subfebrile субфебри́льный
subgroup подгру́ппа
subinternship субинтернату́ра
subinvolution субинволю́ция, непо́лная инволю́ция
subject 1. предме́т; те́ма 2. подверга́ть возде́йствию {NB: *произношение сущ.* [ˈsʌbdʒekt], *гл.* [səbˈdʒekt]}
subjective субъекти́вный
sublation отсло́йка, отделе́ние
subliminal подсозна́тельный; подпоро́говый (*о раздраже́нии*)
sublingual подъязы́чный
subluxation подвы́вих
~ of lens подвы́вих хруста́лика (*глаза*)
submandibular подчелюстно́й
submental подподборо́дочный
submersion погруже́ние в жи́дкость
submicroscopic(al) субмикроскопи́ческий
submucous подсли́зистый

subnutrion *см.* undernourishment
suboccipital подзаты́лочный
subperiosteal поднадко́стничный
subphrenic поддиафрагма́льный
subpleural субплевра́льный
subscapular подлопа́точный
subscription про́пись, реце́пт
subsequent после́дующий
subsepsis субсе́псис
subserous подсеро́зный, субсеро́зный
substance вещество́, материа́л; субста́нция
  blood group ~ антиге́н гру́ппы кро́ви
  chemical ~ хими́ческое вещество́
  fluorescent ~ флуоресци́рующее вещество́
  foreign ~ при́месь; иноро́дное вещество́
  ground ~ основно́е вещество́
  growth ~ фа́ктор ро́ста
  growth-promoting ~ стимуля́тор ро́ста
  intercellular ~ межкле́точное вещество́
  ketogenic ~ кетоге́нное вещество́
  radioactive ~ радиоакти́вное вещество́
  vasoactive ~s вазоакти́вные субста́нции
  white ~ бе́лое вещество́ (*мо́зга*)
substitute замени́тель, замести́тель ‖ замеща́ть, заменя́ть
  blood ~ кровезамени́тель
substrate 1. субстра́т 2. пита́тельная среда́

SUBTHRESHOLD

subthreshold подпоро́говый
subtotal субтота́льный
subtype подти́п
subunit субъедини́ца
subvalvular подкла́панный
subvitaminosis гиповитамино́з
successful успе́шный, эффекти́вный
succorhea суккоре́я, избы́точное соковыделе́ние
succussion сотрясе́ние
sucking соса́ние
suckling сосуно́к; грудно́й ребёнок
suction 1. соса́ние 2. вса́сывание 3. отса́сывание, аспира́ция
sudamen *дерм.* потни́ца
sudation поте́ние; потоотделе́ние
sudden внеза́пный, неожи́данный
suffer страда́ть ◇ to ~ from a disease страда́ть *(како́й-л.)* боле́знью
sufficient доста́точный
suffocate 1. души́ть 2. задыха́ться
suffocation 1. удуше́ние 2. асфикси́я, уду́шье
   gas ~ отравле́ние удуша́ющим га́зом
suffusion подко́жный кровоподтёк, «синя́к»
sugar са́хар
   blood ~ са́хар кро́ви
   fasting blood ~ са́хар кро́ви натоща́к
   simple ~ моносахари́д
suggest предполага́ть; наводи́ть на мысль
suggestion внуше́ние
suicide 1. самоуби́йство, суици́д ‖ соверша́ть самоуби́йство 2. самоуби́йца
suicidology суицидоло́гия
sulcus (*pl* sulci) *анат.* борозда́
sulfate:
   keratan ~ кератансульфа́т
sulfur се́ра, S
summarize сумми́ровать, обобща́ть
summation сумма́ция
sunbath со́лнечная ва́нна
sunburn зага́р
sunspots *pl* весну́шки
sunstroke со́лнечный уда́р
superacidity повы́шенная кисло́тность
superalimentation избы́точное пита́ние; перека́рмливание
supercooling переохлажде́ние
superdistension перерастяже́ние, чрезме́рное растяже́ние
superexcitation перевозбужде́ние
superficial пове́рхностный
superinfection суперинфе́кция
superior ве́рхний, располо́женный вы́ше
supernatant надоса́дочная жи́дкость
supernutrition перека́рмливание; перееда́ние
supervirulent сверхвируле́нтный
supervision наблюде́ние
supply обеспе́чивать, снабжа́ть; пита́ть ‖ пита́ние, снабже́ние
   blood ~ кровоснабже́ние
support 1. подде́ржка, опо́ра ‖ подде́рживать 2. штати́в

SURGERY

burette ~ штатив для бюреток
suppose предполагать
suppository суппозиторий, свеча *(лекарственная форма)*
suppress подавлять; тормозить
suppression 1. подавление; торможение 2. *ген.* супрессия
suppressor *ген.* супрессор
suppurate гноиться, нагнаиваться
supraclavicular надключичный
suprarenal надпочечный
suprasonic ультразвуковой
supravalvular надклапанный
supraventricular наджелудочковый, суправентрикулярный
surdity глухота
sure верный, уверенный ◇ to be ~ of быть уверенным *(в чём-л.)*
surface поверхность
  dorsal ~ задняя поверхность
  free ~ свободная [открытая] поверхность
  inferior ~ нижняя поверхность
  lateral ~ боковая поверхность
  masticatory ~ жевательная поверхность
  medial ~ медиальная [внутренняя] поверхность
  non-stick ~ неадгезионная поверхность
  skin ~ поверхность кожи
  upper ~ верхняя поверхность
  ventral ~ передняя поверхность
surface-active поверхностно-активный
surgeon хирург
  leading ~ ведущий хирург
  traumatic ~ травматолог
surgery 1. хирургия 2. *(хирургическая)* операция 3. кабинет *или* приёмная врача-хирурга ◇ unsuitable for ~ не подлежащий хирургическому лечению
  bone ~ костная хирургия
  bypass ~ хирургическая операция наложения шунта
  cardiovascular ~ сердечно-сосудистая хирургия
  cell ~ клеточная инженерия
  craniofacial ~ черепно-лицевая хирургия
  endoscopic ~ эндоскопическая хирургия
  eye ~ оперативная офтальмология
  gene ~ генная инженерия
  general ~ общая хирургия
  gynecological ~ оперативная гинекология
  laser ~ лазерная хирургия
  maxillofacial ~ челюстно-лицевая хирургия
  microvascular ~ микрососудистая хирургия
  military ~ военно-полевая хирургия
  ophthalmic ~ оперативная офтальмология
  oral ~ оперативная стоматология
  plastic ~ пластическая хирургия

reconstructive ~ восстановительная хирургия
thoracic ~ грудная хирургия
urgent ~ неотложная хирургия
war ~ военно-полевая хирургия
surgical хирургический
surround окружать
surroundings окружающая среда
survey 1. осмотр, обследование; освидетельствование ‖ осматривать, обследовать, освидетельствовать 2. обзор ‖ обзорный *(напр. о рентгенограмме)*
survival 1. выживание 2. продолжительность существования
disease-free ~ период ремиссии
long-term ~ длительное выживание
survive выживать; оставаться в живых
susceptibility восприимчивость; чувствительность; подверженность
suspect подозревать
suspension взвесь, суспензия
bacterial ~ бактериальная взвесь
suspicion подозрение, сомнение
suspicious подозрительный, вызывающий сомнение
suture 1. *анат.* шов 2. шов; наложение шва ‖ накладывать швы 3. шовный материал
circular ~ циркулярный шов

coronal ~ венечный шов *(черепа)*
delayed ~ отсроченный [поздний] шов
dermal ~ кожный шов
lambdoidal ~ лямбдовидный шов
Lane's bone ~ костный шов Лейна *(вид остеосинтеза при переломе)*
noose ~ узловой шов
relaxing ~ ослабляющий шов, шов, снимающий напряжение
Rogers' bone ~ костный шов Роджерса
sagittal ~ стреловидный [сагиттальный] шов *(черепа)*
stay ~ фиксирующий шов
tobacco-bag ~ кисетный шов
wire ~ проволочный шов
swab 1. тампон; туфер ‖ вытирать *или* промывать тампоном 2. мазок ‖ брать мазок ◇ **to take a ~** сделать мазок
gauze ~ марлевый шарик
throat ~ мазок из зева
swallow глоток ‖ глотать, проглатывать
swallowing глотание
difficult ~ затруднённое глотание
swear клясться, давать клятву
sweat пот, испарина ‖ потеть
night ~ ночной пот
sweating потение, потоотделение ‖ потогонный
swelling 1. припухлость,

SYMPTOM

ópuxoль 2. набухáние ‖ набухáющий
brain ~ отёк мóзга
capsular ~ набухáние кáпсулы
osmotic ~ осмоти́ческое набухáние
swim 1. плáвание ‖ плáвать 2. головокружéние ‖ чýвствовать головокружéние
swollen набýхший; одутловáтый; вздýтый
swoon óбморок ‖ пáдать в óбморок
sword-cut 1. рéзаная рáна 2. рубéц
sycoma крýпная бородáвка на нóжке
sycosis сикóз, фолликули́т бородьı́
  parasitic ~ паразитáрный сикóз
symbiosis симбиóз
symmetrical симметри́чный
sympathectomy симпатэктоми́я
sympathetic симпати́ческий
sympathicotonia симпатикотони́я
sympathomimetic симпатомимети́ческий
symphysiotomy симфизиотоми́я
symphysis симфи́з; лóнное сочленéние
symptom симптóм
  abstinence ~ симптóм абстинéнции, симптóм отмéны
  alarming ~ тревóжный симптóм
  accidental ~ случáйный симптóм
  Bechterew's ~ симптóм Бéхтерева *(при ишиасе)*
  cardinal ~ кардинáльный симптóм
  Chvostek's ~ симптóм Хвóстека *(при тетании)*
  clinical ~ клини́ческий симптóм
  Comolli's ~ симптóм Комóлли *(при переломе лопатки)*
  Cullen's ~ симптóм Кáллена *(при остром панкреатите или кровоизлиянии в брюшную полость)*
  deficiency ~ при́знак недостáточности
  focal ~ очаговый симптóм
  Ganser's ~ симптóм Гáнзера, псевдодеменция
  Koplik's ~ при́знак Кóплика (— Бéльского — Филáтова), пя́тна Кóплика (— Филáтова) *(при кори)*
  Mayo-Robson's ~ симптóм Мéйо-Рóбсона *(при панкреатите)*
  Meyer's ~ симптóм Мáйера при *(поражении пирамидных путей)*
  minor ~ мáлый симптóм
  Naffziger's ~ симптóм Наффци́гера *(при менингорадикулите пояснично-крестцовой области)*
  Ortner's ~ симптóм Óртнера *(при заболеваниях печени и жёлчных протоков)*
  Roger's ~ симптóм Рóджера *(при дефекте межжелудочковой перегородки)*
  Sale's ~ симптóм Сéйля *(при воспалительных процессах в брюшной полости)*
  Sanders ~ симптóм Сáндер-

SYMPTOM

ca *(при констриктивном перикардите)*
Smith-Fischer's ~ симпто́м Сми́та — Фи́шера *(при туберкулёзном бронхадени́те)*
Sterlin's ~ симпто́м Сте́рлина *(при язвенном поражении кишечника)*
Stokes ~ симпто́м Сто́кса *(при сдавлении верхней полой вены)*
Suker's ~ симпто́м Су́кера *(признак тиреотоксикоза)*
Sumner's ~ симпто́м Са́мнера *(при раздражении брюшины)*
Suzman's ~ симпто́м Са́змена *(при коарктации аорты)*
Toynbee ~ симпто́м То́йнби *(признак отосклероза)*
typically ~s типи́чные симпто́мы
usually ~s обы́чные симпто́мы
symptomatology симптоматоло́гия
symptomfree, symptomless бессимпто́мный
synapse сина́пс
synchondrose синхондро́з
synchronous синхро́нный, одновреме́нный
syncope о́бморок
syndactyly синдактили́я
syndrome синдро́м, симптомоко́мплекс
  acquired immunodeficiency ~ синдро́м приобретённого иммунодефици́та, СПИД
  adrenogenital ~ адреногенита́льный синдро́м
  Andreus' ~ синдро́м Э́ндрюса *(при пустулёзном бактериде)*
  antibody deficient ~ синдро́м иммунодефици́та
  anticardiolipin ~ антикардиолипи́новый синдро́м
  autoimmune ~ аутоимму́нный синдро́м
  Behçet's ~ синдро́м Бе́хчета, мукокутаноувеа́льный синдро́м
  Benedict's ~ синдро́м Бенеди́кта *(при ахлоргидрии)*
  Budd-Chiari ~ синдро́м Ба́дда — Киа́ри *(при затруднении оттока из печёночных вен)*
  Bywaters' ~ синдро́м Байуо́терса, травмати́ческий токсико́з, краш-синдро́м
  Caplan ~ синдро́м Капла́на, ревмато́идный пневмокони́оз, силикоартри́т
  carpal tunnel ~ синдро́м карпа́льного кана́ла
  chiasmal ~ хиазма́льный синдро́м
  chronic fatigue ~ синдро́м хрони́ческой уста́лости
  Churg-Strauss' ~ синдро́м Чёрджа — Стро́сса *(вид узелко́вого периартерита)*
  compression ~ синдро́м сдавле́ния
  Conn's ~ синдро́м Ко́нна, перви́чный гиперальдостерони́зм
  Crigler-Najjar ~ синдро́м Кри́глера — Найя́ра *(вид желтухи новорождённых)*
  Cronkhite-Canada ~ синдро́м Кро́нкхайта — Ка́нада *(при гастроинтестина́льном полипозе)*

SYNDROME

Crooke-Apert-Gallais' ~ синдро́м Кру́ка — Апе́ра — Галле́, адреногенита́льный синдро́м
Cushing's ~ синдро́м (Ице́нко —) Ку́шинга, гиперадренокортицизм
Debré-de Toni-Fanconi ~ синдро́м Дебре́ — де То́ни — Фанко́ни, аминокисло́тный диабе́т
Down's ~ синдро́м Да́уна, эмбриоди́я
Dressler's ~ синдро́м Дре́сслера, постинфа́рктный синдро́м
Dubin-Johnson ~ синдро́м Ду́бина — Джо́нсона, негемолити́ческая конституциона́льная желту́ха
Duncan's ~ синдро́м Дунка́на, лимфопролиферати́вный синдро́м
Ehlers-Danlos ~ синдро́м Э́лерса — Данло́са, гипермоби́льный синдро́м, эласти́ческая фибродисплази́я
Evans' ~ синдро́м Э́ванса (— Фи́шера) (*сочетание аутоиммунных гемолитической анемии и тромбоцитопении*)
failing heart ~ синдро́м серде́чной недоста́точности
Fanconi's ~ 1. синдро́м [анеми́я] Фанко́ни 2. аминокисло́тный диабе́т
Farber's ~ синдро́м Фа́рбера, диссемини́рованный липогранулемато́з
Felty's ~ синдро́м Фе́лти (*вид ревматоидного артрита с системными проявлениями*)
floppy valve ~ синдро́м пролапса кла́пана (*напр. митрального*)
Forbes-Albright ~ синдро́м Фо́рбса — О́лбрайта (*при гиперфункции гипофиза*)
Goodpasture ~ синдро́м Гудпа́счера (*сочетание лёгочного гемосидероза с нефритом*)
Gowers' ~ синдро́м Го́верса, вазовага́льный криз
Gray ~ синдро́м Гре́я, интоксика́ция хлорамфенико́лом
Guérin-Stern ~ синдро́м Гере́на — Ште́рна, мно́жественные врождённые контракту́ры суста́вов
Guillain-Barré ~ синдро́м Гийе́на — Барре́ (— Штро́ля), о́стрый перви́чный идиопати́ческий полирадикулоневри́т
Hamman-Rich ~ синдро́м Ха́ммена — Ри́ча, бы́стро прогресси́рующий пневмофибро́з
hand-shoulder ~ синдро́м «плечо́ — рука́»
Hench ~ синдро́м Хэ́нча, палиндро́мный ревмати́зм
Henoch-Schonlein ~ синдро́м Шёнлейна — Ге́ноха, геморраги́ческий васкули́т, капилляротоксико́з
Horner's ~ глазозрачко́вый синдро́м Го́рнера
Horton-(Bing) ~ синдро́м Хо́ртона (— Би́нга), гистами́новая мигре́нь
Hunter's ~ синдро́м Гу́нтера, мукополисахаридо́з II ти́па

SYNDROME

Hunt's ~ синдром Ха́нта, синдром коле́нчатого га́нглия

Hurler's ~ синдром Гу́рлер, мукополисахаридо́з I ти́па

hyperviscosity ~ синдром гипервя́зкости

immunodeficiency ~ синдром иммунодефици́та

irritation ~ синдром раздраже́ния

Kennedy's ~ синдром Ке́ннеди, база́льно-ло́бный синдром

Kimmelstiel-Wilson ~ синдром Ки́ммелстила — Уи́лсона, интеркапилля́рный гломерулосклеро́з

Korsakoff's ~ ко́рсаковский [алкого́льный амнести́ческий] синдром

Kostmann's ~ синдром Ко́стманна, агранулоцито́з грудны́х дете́й

Kreysig's ~ синдром Кре́йзига (*при спаечном перикардите*)

Ladd's ~ синдром Ла́дда (*признак врождённой непроходимости кишечника*)

Landry(-Guillain-Barré) ~ синдром Ла́ндри, восходя́щий парали́ч

Lane's ~ синдром Ле́йна, насле́дственная эрите́ма ладо́ней и подо́шв

Lehndorff's ~ синдром Ле́ндорффа, аллерги́ческая анеми́я новорождённых

Lennox ~ синдром Ле́ннокса, акинети́ческий ма́лый эпилепти́ческий припа́док

Lermoyez ~ синдром Лермуайе́ (*форма болезни Меньера*)

Lesch-Nyhan ~ синдром Ле́ша — На́йхана, насле́дственная боле́знь обме́на веще́ств с гиперурикеми́ей

Lightwood-Albright ~ синдром Ла́йтвуда — О́лбрайта, семе́йный по́чечный ацидо́з

lipoido-nephrotic ~ липо́идно-нефроти́ческий синдром

local ~ ме́стный [лока́льный] синдром

Loeffler's [Löffler's] ~ синдром Лёффлера (*1. эозинофильная пневмония 2. рестриктивная кардиомиопатия*)

Louis-Bar ~ синдром Луи́-Бар, атакси́я-телеангиэкта́зия

Lowe's ~ синдром Ло́у, окулоцеребрена́льный синдром у дете́й

Lyell's ~ синдром Ла́йелла, токси́ческий эпидерма́льный некро́лиз

Mac-Quarrie's ~ синдром Мак-Куа́рри, идиопати́ческая семе́йная гипогликеми́я

Madelung's ~ синдром Ма́делунга, диффу́зная липо́ма ше́и

malabsorption ~ синдром наруше́ния вса́сывания

Mallory-Weiss ~ синдром Ма́ллори — Ве́йсса (*кровотечение из слизистой оболочки дистального отдела пищевода*)

Marie-Bamberger's ~ синд-

SYNDROME

ро́м Мари́ — Ба́мбергера, лёгочная остеодистрофи́я

Martland's ~ синдро́м Ма́ртланда, травмати́ческая энцефалопати́я боксёров

Mauriac ~ синдро́м Мориа́ка, де́тский са́харный диабе́т

Meigs' ~ синдро́м Ме́йгса (*при доброка́чественных опухолях яи́чников или ма́тки*)

Meulengracht's ~ синдро́м [боле́знь] Ме́йленграхта, ювени́льная перемежа́ющаяся желту́ха

milk-alkali ~ синдро́м пищево́й гиперкальциеми́и

Milkman's ~ синдро́м [боле́знь] Ми́лкмена, ра́нняя фа́за остеомаля́ции

Milroy's ~ синдро́м Ми́лроя, идиопати́ческий элефантиа́з

Moore ~ синдро́м Му́ра, абдомина́льная эпиле́псия, «брюшна́я мигре́нь»

Morgagni-Adams-Stokes ~ синдро́м Морга́ньи — А́дамса — Сто́кса (*при по́лной попере́чной блока́де се́рдца*)

morning sickness ~ синдро́м у́тренней рво́ты

Morquio's ~ синдро́м Мо́ркио, мукополисахаридо́з IV ти́па

Morton's ~ синдро́м Мо́ртона, метатарзалги́я, синдро́м сдавле́ния ладо́нного не́рва

nerve compression ~ синдро́м сдавле́ния не́рва

occlusion ~ окклюзио́нный синдро́м

overlap ~s перекрёстные [перекрыва́ющиеся] синдро́мы

paraneoplastic ~ паранеопласти́ческий синдро́м

Peutz-Jeghers ~ синдро́м Пе́йтца — Е́герса, насле́дственный полипо́з кише́чника

Pickwickian ~ пи́квикский синдро́м, гиповентиля́ция с ожире́нием

Pierre Robin ~ синдро́м Пье́ра Робе́на, гипоплази́я ни́жней че́люсти

Plummer-Vinson ~ синдро́м Пла́ммера — Ви́нсона, сидеропени́ческая дисфаги́я

Posner-Schlossmann's ~ синдро́м По́знера — Шлёссманна, цикли́ческая глауко́ма

postinfarction ~ синдро́м по́сле инфа́ркта миока́рда

postpump ~ постгемодиа́лизный синдро́м

Prasad-Koza ~ синдро́м Пра́сада — Ко́уза, врождённая агаммаглобулинеми́я с лимфаденопати́ей

radiation ~ лучево́й синдро́м

radicular ~ корешко́вый синдро́м

Reichert ~ синдро́м Ре́йхерта, синдро́м бараба́нного сплете́ния

Reiter's ~ синдро́м Ре́йтера, уроге́нный артри́т и конъюнктиви́т

Riley-Day ~ синдро́м Ра́йли

SYNDROME

— Де́я, семе́йная вегетати́вная дисфу́нкция
Sabin's ~ синдро́м Сэ́бина, псевдотоксоплазмо́з
Sanfilippo's ~ синдро́м Санфили́ппо, мукополисахаридо́з III ти́па
Scheie's ~ синдро́м Шейе, мукополисахаридо́з V ти́па
Schroeder ~ синдро́м Шре́дера *(при гиперфу́нкции надпо́чечников)*
Selye ~ синдро́м Селье́, адаптацио́нный синдро́м
Senear-Usher's ~ синдро́м Сени́ра — А́шера, себоре́йная пузырча́тка
shoulder-hand ~ синдро́м «плечо́ — рука́»
sicca ~ синдро́м Шёгрена, сухо́й синдро́м
sick sinus ~ синдро́м сла́бости си́нусового узла́
Sjögren's ~ синдро́м Шёгрена, сухо́й синдро́м
Sluder's ~ симптомоко́мплекс Сла́дера, невралги́я крылонёбного га́нглия
Steinbrocker's ~ синдро́м Сте́йнброккера, плечекистево́й синдро́м
Sturge-Weber-Krabbe's ~ синдро́м Сте́рджа — Ве́бера — Кра́ббе, невоидная аме́нция, нейрокута́нный синдро́м
sudden infant death ~ синдро́м внеза́пной сме́рти грудны́х дете́й
Swift's ~ синдро́м Сви́фта, акродини́я
Takayasu's ~ синдро́м [боле́знь] Такая́су, боле́знь отсу́тствия пу́льса

thalamic ~ таламический синдро́м, синдро́м зри́тельного бугра́
thromboembolic ~ тромбоэмболи́ческий синдро́м
transfusion-associated acquired immunodeficiency ~ посттрансфузио́нный СПИД
Trotter's ~ синдро́м Тро́ттера *(при опу́холи гло́тки)*
Turner's ~ синдро́м Те́рнера, агенези́я гона́д
vertebral ~ вертебра́льный [позвоно́чный] синдро́м
Waldenström's ~ макроглобулинеми́я Ва́льденстрема
Weingarten ~ синдро́м Вайнга́ртена, тропи́ческая эозинофили́я
withdrawal ~ синдро́м отме́ны
Wolff-Parkinson-White ~ синдро́м Во́льффа — Па́ркинсона — Уа́йта, синдро́м преждевре́менного возбужде́ния желу́дочков
Wood's ~ синдро́м Ву́да *(при эмбо́лии в систе́ме лёгочной арте́рии)*

synechia (*pl* **synechiae**) 1. синехия, сраще́ние 2. *анат.* спа́йка
  iris ~ спа́йка ра́дужной оболо́чки
synkinesis синкинези́я *(содружественное рефлекторное движение)*
synovia синовиа́льная жи́дкость
synostosis синосто́з
synovioma синовио́ма
  benign ~ доброка́чествен-

ная синовио́ма, виллоноду-
ля́рный синови́т
   malignant ~ злока́чествен-
ная синовио́ма
synovitis синови́т, воспале́ние
синовиа́льной оболо́чки
synovium синовиа́льная обо-
ло́чка, синовиа́льная мемб-
ра́на
synthesis си́нтез
   antibody ~ си́нтез антите́л
syphilis си́филис
   congenital ~ врождённый си́филис
   primary ~ перви́чный си́филис
   secondary ~ втори́чный си́филис
   tertiary ~ трети́чный си́филис
   visceral ~ висцера́льный си́филис
syringe 1. шприц ‖ впры́ски-
вать, вводи́ть с по́мощью
шпри́ца 2. спринцо́вка ‖
спринцева́ть
   high-pressure ~ шприц-ин-
же́ктор
   hypodermic ~ шприц для
подко́жных инъе́кций
   insulin ~ инсули́новый шприц
   Luer ~ лю́эровский шприц,
шприц Лю́эра
syringing спринцева́ние
syringitis воспале́ние евста́-
хиевой трубы́
syringomyelia сирингомиели́я
syrup сиро́п
system систе́ма
   adrenergic ~ адренэрги́че-
ская систе́ма
   autonomic nervous ~ веге-
тати́вная не́рвная систе́ма
   biomagnetic ~ биомагни́т-
ная систе́ма
   cardiovascular ~ серде́чно-
сосу́дистая систе́ма
   central nervous ~ центра́ль-
ная не́рвная систе́ма
   clotting ~ систе́ма свёртывания кро́ви
   complement ~ *иммун.* сис-
те́ма комплеме́нта
   genital ~ полова́я систе́ма
   hemopoietic ~ кроветво́рная
систе́ма
   hepatobiliary ~ гепатоби-
лиа́рная систе́ма
   heterologous ~ гетерологи́ч-
ная систе́ма
   hemodialysis ~ систе́ма ге-
модиа́лиза
   host-virus ~ систе́ма «ви́рус
— кле́тка хозя́ина»
   hypophysis ~ гипофиза́рная
систе́ма
   immune ~ имму́нная систе́-
ма
   involuntary nervous ~ веге-
тати́вная не́рвная систе́ма
   kinin ~ кини́новая систе́ма
   lymphatic ~ лимфати́ческая
систе́ма
   musculoskeletal ~ ко́стно-
мы́шечная систе́ма
   nervous ~ не́рвная систе́ма
   pyramidal ~ пирами́дная
[пирамида́льная] систе́ма
   regulatory ~ регулято́рная
систе́ма
   reticuloendothelial ~ рети-
кулоэндотелиа́льная систе́-
ма
   stress-reactive ~ стресс-ре-
акти́вная систе́ма
   urogenital ~ мочеполова́я
систе́ма

vagal nervous ~ парасимпати́ческая не́рвная систе́ма
vegetative nervous ~ вегетати́вная не́рвная систе́ма
systemic систе́мный
systole си́стола
 ventricular ~ си́стола желу́дочков

T

tabes 1. сухо́тка спинно́го мо́зга 2. прогресси́рующее истоще́ние ◇ ~ dorsalis сухо́тка спинно́го мо́зга
table 1. стол; сто́лик 2. табли́ца 3. пласти́нка ◇ ~ for dressing перевя́зочный стол
 bedside ~ прикрова́тный сто́лик
 generation ~ генеалоги́ческая табли́ца
 life ~ *стат.* табли́ца вероя́тности дожи́тия
 objective ~ предме́тный сто́лик (*микроскопа*)
 operating ~ операцио́нный стол
 overbed ~ надкрова́тный сто́лик
 plaster ~ гипсова́льный стол
 round ~ кру́глый стол (*напр. дискуссия*)
table-spoon столо́вая ло́жка (*доза*)
tablet табле́тка
 coated ~ табле́тка с оболо́чкой, табле́тка с покры́тием
 enteric-coated ~ табле́тка с покры́тием, раствори́мым в кише́чнике
 extended release ~ табле́тка пролонги́рованного де́йствия
 film-coated ~ табле́тка с плёночным покры́тием
 prolonged-action ~ табле́тка продлённого де́йствия
 sublingual ~ табле́тка под язы́к
 sugar coated ~ табле́тка с са́харным покры́тием
 sustained-action ~ табле́тка пролонги́рованного де́йствия
tachyarrhythmia тахиаритми́я
tachycardia тахикарди́я
 atrial ~ предсе́рдная тахикарди́я
 neurogenic ~ нейроге́нная тахикарди́я
 nodal ~ узлова́я тахикарди́я
 orthostatic ~ ортостати́ческая тахикарди́я
 paroxysmal ~ пароксизма́льная тахикарди́я
 supraventricular ~ суправентрикуля́рная тахикарди́я
 ventricular ~ желу́дочковая тахикарди́я
tachypnea ча́стое дыха́ние
tactile такти́льный
taenia (*pl* taeniae) 1. повя́зка; поло́ска (*ткани*) 2. ле́нточный глист
tagged ме́ченый
tagging маркирова́ние
tail хвост

~ of the pancreas хвост поджелу́дочной железы́
take брать; взять ◇ to ~ the history собира́ть ана́мнез; to ~ the impression снять отпеча́ток
talc тальк
talus тара́нная кость
tampon тампо́н ‖ тампони́ровать
  gauze ~ ма́рлевый тампо́н
tamponade тампона́да
  cardiac [heart] ~ тампона́да се́рдца
tan (со́лнечный) зага́р ‖ загора́ть
tank бак; резервуа́р; сбо́рник; танк, тенк
  distilling ~ куб для дистилля́ции воды́
  sedimentation ~ отсто́йник
  seed ~ чан для выра́щивания посевно́го материа́ла (*напр. бактериа́льного*)
tantrum вспы́шка гне́ва
tap 1. про́бка 2. лёгкий уда́р 3. выпуска́ть жи́дкость путём пу́нкции
  spinal ~ спинномозгова́я пу́нкция
tape:
  adhesive ~ лейкопла́стырь
tapeworm 1. ле́нточный червь 2. солитёр, це́пень
  armed ~ вооружённый [свино́й] це́пень
  beef ~ бы́чий [невооружённый] солитёр
  broad ~ широ́кий лентец́
  fish ~ ры́бий лентец́, ры́бий солитёр
  hookless ~ невооружённый [бы́чий] солитёр
  late ~ широ́кий лентец́
tapotement посту́кивание, пола́чивание (*метод массажа*)
tapping парацентéз
  pleural ~ торакоцентéз
tardive ме́дленный; запозда́лый, отсро́ченный
tarry дёгтеобра́зный
tarsal 1. предплюсневóй 2. тарзáльный (*относя́щийся к хрящу́ ве́ка*)
tarsectomy 1. удале́ние косте́й предплю́сны 2. иссече́ние уча́стка хряща́ ве́ка
tarsitis 1. воспале́ние предплюсневы́х косте́й 2. тарзи́т (*воспале́ние хряща́ ве́ка*)
tarsoplasty тарзопла́стика
tarsus (*pl* tarsi) 1. предплю́сна 2. хрящ ве́ка
tartar зубно́й ка́мень
taste вкус, вкусово́е ощуще́ние ‖ ощуща́ть вкус
taste-blindness поте́ря вкусово́го восприя́тия
taxis 1. вправле́ние (*напр. вы́виха*) 2. *биол.* та́ксис
tea 1. чай; сбор 2. настóй *или* отва́р из лека́рственных трав
  breast ~ грудно́й сбор
  diuretic ~ мочего́нный чай
  green ~ зелёный чай
  herb ~ сбор трав
  laxative ~ слаби́тельный чай
  nervine ~ успокои́тельный чай
teach учи́ть, обуча́ть
team брига́да, гру́ппа
  cardiac ~ кардиологи́ческая

TEAM

бригáда *(напр. скорой пóмощи)*
emergency ~ бригáда экстренной пóмощи
mobile ~ выезднáя бригáда
primary care ~ бригáда пéрвой пóмощи
shock ~ (противо)шóковая бригáда
surgical ~ хирургíческая бригáда
tear [tiə] I слезá
tear [teə] II разрыв ‖ разрывáть
~ of perineum разрыв промéжности
tearing слезоотделéние
tea-spoon чáйная лóжка *(дóза)*
technique 1. тéхника; мéтод, спóсоб 2. технолóгия 3. оборýдование; аппаратýра
Amos ~ микролимфоцитотоксíческий тест Амó
culture ~ мéтод культивíрования *(напр. клéток)*
cup-plate ~ чáшечный мéтод *(определéния чувствíтельности к антибиóтикам)*
Dean-Webb ~ мéтод Дíна — Уэ́ба *(титрования антисывороток)*
dual dilution ~ мéтод серíйных разведéний
ELISA ~ мéтод твёрдофáзного иммунофермéнтного анáлиза
fingerprinting ~ мéтод «отпечáтков пáльцев»
flotation ~ мéтод флотáции
fluorescent antibody ~ иммунофлюоресцéнтный мéтод

immunoassay ~ мéтод иммунологíческого анáлиза
immunodiffusion ~ мéтод иммунодиффýзии
labeling ~ спóсоб мéчения
paraffin-embedding ~ тéхника залíвки в парафíн
radioimmunoassay ~ радиоиммунологíческий мéтод
random sampling ~ метóдика случáйной вы́борки
Rebuck's ~ мéтод Рéбука, мéтод «кóжного окóшка»
rosetting ~ мéтод розеткообразовáния
surgical ~ хирургíческая метóдика
tracer ~ изотóпный мéтод
teeth *pl (sing* tooth) зýбы
Fournier's ~ зýбы Фурньé
Hutchinson's ~ зýбы Гéтчинсона *(при врождённом сифилисе)*
opposing ~ зýбы-антагонíсты
teething прорéзывание зубóв
tegmen (sing tegmina) *анат.* покрóвная структýра; кры́ша
tela *гист.* 1. сетевíдная структýра 2. тóнкая сетевíдная ткань
telangiectasia телеангиэктазíя
teleradiography телерентгенографíя
telereceptor телерецéптор, рецéптор, воспринимáющий на удалéнии
temperature температýра ◇ to bring the ~ down снижáть температýру; to take ~ измеря́ть температýру

TEST

alternating ~ перемежающаяся температура
high ~ высокая [повышенная] температура
indoor ~ температура в помещении
normal ~ нормальная температура
rectal ~ ректальная температура
room ~ температура в комнате
subnormal ~ пониженная температура
temple висок
temporal 1. височный 2. временный, преходящий
temulence опьянение; отравление алкоголем
tenacity вязкость
tenaculum держатель; расширитель
tend ухаживать (*за больным*)
tendency тенденция
tender 1. слабый (*о здоровье*) 2. болезненный (*напр. при дотрагивании*)
tenderness болезненность
tendinitis тендинит
insertion ~ энтесопатия
tendinous сухожильный
tendon сухожилие
flexor ~ сухожилие сгибателя
heel ~ ахиллово сухожилие
tendovaginitis тендовагинит
crepitant [crepitating] ~ крепитирующий тендовагинит
stenosing ~ стенозирующий тендовагинит, болезнь де Кервена
tenesmus тенезмы
tenoplasty тенопластика
tenosuture сухожильный шов
tense натянутый, тугой; напряжённый
tension 1. давление 2. натяжение 3. напряжение
~ of fontanelles напряжение родничков
~ of the pulse напряжение пульса
arterial ~ артериальное давление
intraocular ~ внутриглазное давление
oxygen ~ напряжение кислорода
tensor напрягающая мышца
tent 1. палатка 2. тампон ‖ тампонировать
oxygen ~ кислородная палатка
tentative 1. опытный, пробный, экспериментальный 2. гипотетический, предполагаемый
teratic уродливый
teratogenecity тератогенность
teratom(a) тератома
ovarian ~ тератома яичника
tergal дорсальный, спинной; тыльный
term 1. предел, срок 2. *pl* месячные, менструация
terminal конечный, терминальный
terror:
night ~s ночные страхи
test тест, проба; испытание; опыт ‖ пробовать; испытывать ◊ ~ for sterility проба на стерильность
~ of significance тест достоверности

TEST

Addis ~ проба Áддиса — Какóвского *(для исследования осадка мочи)*
allergic ~ аллергúческий тест, аллергúческая прóба
Apt-Downer's ~ прóба Áпта — Дáунера *(исследование крови в кале новорождённых)*
Bárány's ~ прóба Бáрани *(для исследования вестибулярного аппарата)*
bench ~ лаборатóрный тест, лаборатóрное испытáние
caloric ~ калорúческая прóба
Carhart ~ прóба Кáрхарта *(метод аудиометрии)*
Cattler ~ прóба Кáттлера *(для исследования водно-солевого обмена)*
compatibility ~ прóба на совместúмость *(напр. при переливании крови)*
complement fixation ~ реáкция свя́зывания комплемéнта
Coombs' ~ реáкция Кýмбса *(при некотóрых аутоиммунных заболеваниях)*
Doppler ultrasound ~ дóпплеровское ультразвуковóе исслéдование
erythrocyte resistance ~ исслéдование резистéнтности эритроцúтов
Evans ~ прóба Эванса *(для обнаружения лютеинизирующего гóрмона)*
exercise ~ прóба с физúческой нагрýзкой
Fölling's ~ прóба Фёллинга *(для диагностики фенилкетонурии)*
glucose tolerance ~ прóба на переносúмость глюкóзы
Ham's ~ тест Хэма *(при пароксизмальной гемоглобинурии)*
hearing ~ прóба для исслéдования слýха
hemagglutination inhibition ~ тест ингибúции гемагглютинáции
Hines-Brown's ~ прóба Хáйнеса — Брáуна *(для диагностики гипертензии)*
histamin ~ гистамúновый тест *(для исследования секреции желудка)*
Huddleson's ~ реáкция Хáддлсона *(для диагностики бруцеллёза)*
intelligence ~ тест на ýровень интеллéкта
intracutaneous [intradermal] ~ внутрикóжная прóба
Kahn's ~ реáкция Кáна, реакция флоккуля́ции при диагнóстике сúфилиса
Kety ~ прóба Кéти *(для оценки проницаемости кровеносных сосудов)*
kidney function ~ мéтод исслéдования фýнкции пóчек
knee-heel ~ колéнно-пя́точная прóба
Landis ~ прóба Лéндиса *(для определения проницаемости капилляров)*
latex ~ лáтекс-тест
leukocyte migration inhibition ~ тест ингибúции мигрáции лейкоцúтов
Lewis ~ прóба Льюиса *(при*

TEST

эндартериите нижних конечностей)
loading ~ проба с нагрузкой
lymphocyte transformation ~ тест (бласт)трансформации лимфоцитов
lymphocytotoxicity ~ тест лимфоцитотоксичности
macrophage migration inhibition ~ тест ингибиции миграции макрофагов
Mantoux ~ кожная проба Манту (*для диагностики туберкулёза*)
Master's ~ проба Мастера, двухступенчатая проба при коронарной недостаточности
Matas ~ проба Матаса (*для исследования коллатерального кровообращения в головном мозге*)
maximal exercise ~ проба с максимальной нагрузкой
McClure-Aldrich's ~ проба Мак-Клюра — Олдрича, гидрофильная [волдырная] проба
Nelson(-Mayer's) ~ реакция Нелсона — Мейера (*в диагностике сифилиса*)
neutralization ~ тест нейтрализации
occult blood ~ проба на скрытую кровь
orthostatic ~ ортостатическая проба
patch ~ аппликационная проба
Paul ~ проба Пауля (*для диагностики оспы*)
Paul-Bunnell(-Davidsohn) ~ реакция Пауля — Буннеля (— Дейвидсона) (*для диагностики инфекционного мононуклеоза*)
Perthes' ~ проба Пертеса, маршевая проба (*для исследования глубоких вен нижней конечности*)
Pirquet's ~ проба Пирке (*для диагностики туберкулёза*)
pointing ~ пальце-носовая проба
postural ~ ортостатическая проба
pregnancy ~ тест на беременность
provocative ~ провокационная проба
qualitative ~ качественная проба
quantitative ~ количественная проба
Queckenstedt ~ проба Квёккенштедта (*для исследования шейных вен*)
quick ~ срочная [экстренная] проба
Quick's ~ проба Квика, протромбиновая проба, протромбиновое время
rapid ~ *см.* quick test
Rivers' histamin ~ двойная проба Риверса, двойная гистаминовая проба
rotatory ~ вращательная проба
Samuels ~ проба Самюэлса (*при нарушении кровообращения в нижних конечностях*)
Schick's ~ реакция Шика, кожная проба с дифтерийным токсином
Schirmer's ~ проба Ширме-

ра (*для диагностики синдрома Шегрена*)
Schultz-Charlton ~ феномен Шультца — Чарлтона, феномен гашения сыпи
skin ~ кожная проба
Stewart-Hamilton ~ метод Стюарта — Хамилтона, метод определения минутного объёма сердца
susceptibility ~ проба на чувствительность (*напр. микроорганизма к антибиотику*)
Takata-Ara ~ реакция Таката — Ара, коагуляционная проба
Takayama's ~ проба Такаямы (*для выявления крови в пятне*)
Thomas ~ метод Томаса, метод исследования дыхательных движений диафрагмы
three-glass ~ трёхстаканная проба
tolerance ~ проба для определения толерантности
Trendelenburg's ~ проба Тренделенбурга (*при варикозном расширении вен нижних конечностей*)
vision ~ проба для определения остроты зрения
Volhard's ~ проба Фольгарда (*для исследования функции почек*)
Waaler-Rose ~ проба Ваалера — Роуза (*для определения ревматоидного фактора*)
water elimination ~ водовыделительная проба
Wilder's ~ проба Уайлдера, печёночно-водная проба
Wilkins' ~ проба Уилкинса (*для диагностики болезней гипофиза надпочечников*)

testicle *см.* testis
testing испытание; исследование ‖ испытательный
electrophysiologic ~ электрофизиологическое исследование
rapid ~ быстрое [срочное] исследование
testis (*pl* **testes**) *анат.* яичко
inverted ~ перекрученное яичко
undescended ~ неспустившееся яичко, крипторхизм
tetanic 1. столбнячный 2. тетанический
tetanus 1. столбняк 2. тетанус, тетаническое сокращение
generalized ~ общий столбняк
local ~ местный столбняк
tetany тетания, судорожный синдром
hyperventilation ~ тетания при гипервентиляции
neonatal ~ тетания новорождённых
tetrad тетрада (*совокупность четырёх элементов*)
Fallot's ~ тетрада Фалло, сложный врождённый порок сердца
tetraplegy тетраплегия, паралич всех четырёх конечностей
tetter *разг.* болезнь кожи (*напр. лишай, экзема*)

dry ~ сухая экзема
moist ~ влажная экзема
scaly ~ псориаз
texture строение, текстура
thalamus (*pl* thalami) таламус, зрительный бугор
thalassemia талассемия, средиземноморская анемия
thalassotherapy талассотерапия, морелечение
thanatopsy аутопсия, вскрытие трупа
theater 1. операционная 2. аудитория; демонстрационный зал
theca *анат.* оболочка; капсула
thenar тенар, возвышение большого пальца кисти
theoretical теоретический
theory теория
therapeutics терапия, консервативное лечение
therapeutist врач, применяющий консервативные (*не хирургические*) методы лечения
therapy терапия, лечение (*см. тж* treatment 1.)
  adjuvant ~ адъювантная терапия
  ambulant ~ амбулаторное лечение
  anticoagulant ~ антикоагулянтное лечение
  combination ~ комбинированная терапия
  effective ~ эффективная [успешная] терапия
  electroconvulsive ~ электросудорожное лечение
  emergent ~ неотложная терапия
  estrogen ~ лечение эстрогенами
  immunization ~ иммунотерапия
  infrared ~ лечение инфракрасными лучами
  initial ~ инициальная [начальная] терапия
  intensive ~ интенсивная терапия
  labor ~ трудовая терапия, трудотерапия
  laser ~ лазерная терапия
  mud ~ грязелечение
  multidrug ~ лечение многими лекарственными средствами одновременно
  occupational ~ *см.* labor therapy
  orthodontic ~ ортодонтическое лечение
  physical ~ физиотерапия
  radiation ~ лучевая терапия
  replacement ~ заместительная терапия
  salvage ~ спасительная терапия
  shock ~ шоковая терапия
  sleep ~ лечение сном
  substitution ~ заместительная терапия
  sunlight ~ гелиотерапия, лечение солнечным светом
  supporting ~ поддерживающая терапия
  systemic ~ системная терапия, общее лечение
  tissue ~ тканевая терапия
  work ~ *см.* labor therapy
  X-ray ~ рентгенотерапия
thermoalgesia повышенная чувствительность к тепловому раздражителю

THERMOANESTHESIA

thermoanesthesia термоанестезия, отсутствие температурной чувствительности
thermography термография, тепловидение
thermolabil термолабильный, нестойкий по отношению к теплу
thermometer термометр
  maximum ~ максимальный (медицинский) термометр
thermometry термометрия
  oral ~ оральная термометрия
  rectal ~ ректальная термометрия
  skin ~ измерение кожной температуры
thermonuclear термоядерный
thermoplegia тепловой удар
thermoradiotherapy терморадиотерапия
thermoreceptor терморецептор, температурный рецептор
thermotherapy термотерапия, лечение температурным воздействием
thermotolerant теплостойкий
thesaurismosis болезнь накопления, тезаурисмоз
  cholesterol ~ болезнь накопления холестерина
  glycogen ~ болезнь накопления гликогена, гликогеноз
  lipid ~ липидоз, липидный тезаурисмоз, болезнь накопления липидов
thesis (*pl* **theses**) диссертация
thiamin тиамин, аневрин, витамин B$_1$
thickening 1. утолщение 2. сгущение
  intima ~ утолщение интимы
thigh бедро; бедренная кость
thick толстый; плотный, густой
thickening утолщение
thin 1. худощавый 2. тонкий 3. редкий (*напр. о волосах*) 4. разрежённый 5. водянистый, разбавленный, жидкий
thinking мышление
  abstract ~ абстрактное мышление
  autistic ~ аутистичное мышление
  incoherent ~ бессвязное мышление
  paralogic ~ паралогическое мышление
  sticky ~ вязкое мышление
thinning истончение
thin-walled тонкостенный
thirst жажда ‖ испытывать жажду
thoracic грудной
thoracocentesis торакоцентез, плевральная пункция
thoracoplasty торакопластика
  intrapleural ~ интраплевральная торакопластика
thorax грудная клетка
  barrel-shaped ~ бочкообразная грудная клетка
  pigeon ~ куриная [килевидная] грудная клетка
thread нить; волокно
threshold 1. порог, пороговая величина 2. предел, граница
  ~ **of sensitivity** порог чувствительности, порог восприятия

THYROTOXICOSIS

auditory ~ поро́г слухово́го восприя́тия
differential ~ поро́г различе́ния
hearing ~ слухово́й поро́г, поро́г слухово́го восприя́тия
ischemic ~ поро́г ишеми́и
pain ~ поро́г болево́й чувстви́тельности
stimulus ~ поро́г раздраже́ния
thrill дрожа́ние; дрожь, тре́пет ‖ дрожа́ть, трепета́ть
diastolic ~ диастоли́ческое дрожа́ние
purring ~ «коша́чье мурлы́кание» *(при пороке сердца)*
systolic ~ систоли́ческое дрожа́ние
throat горта́нь; го́рло
throb бие́ние, пульса́ция ‖ би́ться, пульси́ровать
throe 1. си́льная боль 2. бо́ли (во вре́мя ро́дов) 3. аго́ния
thrombangiitis тромбангии́т
obliterating ~ облитери́рующий тромбангии́т, боле́знь Бю́ргера
thrombocyte тромбоци́т, кровяна́я пласти́нка
thrombo(cyto)penia тромбо(цито)пени́я
thromboembolism тромбоэмболи́я
thrombophilia:
essential ~ эссенциа́льная тромбофили́я
thrombophlebitis тромбофлеби́т ◇ ~ **migrans** мигри́рующий тромбофлеби́т
thrombosis тромбо́з

arterial ~ артериа́льный тромбо́з
deep (venous) ~ тромбо́з глубо́ких вен
hemorrhoidal ~ тромбо́з геморроида́льных вен
leg vein ~ тромбо́з ве́ны ни́жней коне́чности
mesenteric ~ тромбо́з сосу́дов брыже́йки
venous ~ тромбо́з ве́ны
thrombus тромб
organized ~ организо́ванный тромб
parietal ~ присте́ночный тромб
red ~ кра́сный тромб
saddle ~ тромб-нае́здник
white ~ бе́лый тромб
through че́рез, сквозь
thrush моло́чница
milk ~ моло́чница
thumb большо́й па́лец руки́
thymic ти́мусный, относя́щийся к ви́лочковой железе́
thymocyte тимоци́т, кле́тка ти́муса
thymus ти́мус, ви́лочковая железа́
fetal ~ ти́мус плода́
thyrocele о́пухоль щитови́дной железы́
thyroid щитови́дная железа́
thyroiditis тиреоиди́т *(воспаление щитовидной железы)*
Hashimoto's ~ зоб Хасимо́то, хрони́ческий лимфомато́зный тиреоиди́т
thyrotomy 1. тиреотоми́я, ларинготоми́я 2. рассече́ние щитови́дной железы́
thyrotoxicosis тиреотоксико́з

THYROXIN

thyroxin тирокси́н
tibia большеберцо́вая кость
tic тик
  facial ~ тик лицевы́х мышц
tick клещ
tie завя́зывать; перевя́зывать
tight пло́тный; туго́й; те́сный
  gas ~ газонепроница́емый
tightness сжима́ние ◇ to have a sense of ~ чу́вствовать стесне́ние (напр. в области сердца)
tilt накло́н ‖ наклоня́ть(ся)
time вре́мя; пери́од
  bleeding ~ вре́мя кровотече́ния
  breath holding ~ вре́мя заде́ржки дыха́ния
  circulation ~ вре́мя циркуля́ции; ско́рость кровото́ка
  clotting ~ вре́мя образова́ния сгу́стка
  delivery ~ срок ро́дов
  life ~ продолжи́тельность жи́зни
  prothrombin ~ протромби́новое вре́мя
timer та́ймер, отме́тчик вре́мени
timetable расписа́ние
tinction окра́ска, окра́шивание
tincture 1. насто́йка 2. подкра́шивать; окра́шивать
tinea 1. грибко́вое заболева́ние ко́жи 2. опоя́сывающий лиша́й
tingling пока́лывание; пощи́пывание
tinnitus шум в уша́х
tip верху́шка, ко́нчик; остриё
  finger ~ ко́нчик па́льца
  nose ~ ко́нчик но́са

tired уста́лый, утомлённый
tiredness уста́лость, утомля́емость
tisic больно́й тяжёлым туберкулёзом лёгких, разг. «чахо́точный»
tissue ткань
  adipose ~ жирова́я ткань
  compact ~ пло́тная ткань
  connective ~ соедини́тельная ткань
  fat(ty) ~ жирова́я ткань
  fibrous ~ фибро́зная ткань
  glandular ~ желе́зистая ткань
  granular [granulation] ~ грануляцио́нная ткань
  hemopoietic ~ кроветво́рная ткань
  host ~ ткань хозя́ина (напр. для паразита)
  interstitial ~ интерстициа́льная [межу́точная] ткань
  lining ~ выстила́ющая ткань
  lymphatic ~ лимфати́ческая ткань
  muscular ~ мы́шечная ткань
  nervous ~ не́рвная ткань
  scar ~ рубцо́вая ткань
  soft ~ мя́гкая ткань
  subcutaneous ~ подко́жная клетча́тка
  subcutaneous connective ~ подко́жная соедини́тельная ткань
  supportive ~ опо́рная ткань
  underlying ~ подлежа́щая ткань
titer титр
titrimetry титрова́ние

TOOTH

titubate 1. спотыкáться 2. заикáться
tocography токографи́я
tocology акушéрство
toe пáлец стопы́
  big [great] ~ большóй пáлец стопы́
  little ~ мизи́нец стопы́
togavirus тогави́рус
tolerance 1. выно́сливость; толерáнтность, переноси́мость 2. допусти́мая дóза
  glucose ~ толерáнтность к глюкóзе, способность усвáивать глюкóзу
  immunologic ~ иммунологи́ческая усто́йчивость, иммунологи́ческая сопротивля́емость
tomography томогрáфия
  computed ~ компью́терная томогрáфия
  emission ~ эмиссиóнная томогрáфия
  high resoluted computed ~ компью́терная томогрáфия с высóким разрешéнием
  positron emission ~ позитрóнная эмиссиóнная томогрáфия
tone 1. тон 2. тóнус
  heart ~ тон сéрдца, сердéчный тон
  vascular ~ сосу́дистый тóнус
tongs *pl* щипцы́, клéщи
tongue язы́к
  bald ~ «лакирóванный» язы́к
  burning ~ чу́вство жжéния в языкé
  coated ~ облóженный язы́к
  dry ~ сухóй язы́к
  hair ~ «волосáтый» язы́к
  moist ~ влáжный язы́к
  raspberry ~ мали́новый язы́к
tongue-tied косноязы́чный
tonometer тонóметр
tonsil минда́лина
tonsillectomy тонзиллэктоми́я
tonsillitis тонзилли́т, воспалéние минда́лин
  acute ~ анги́на, óстрый тонзилли́т
  follicular ~ фолликуля́рная анги́на
  lacunar ~ лакунáрная анги́на
  Vincent's ~ анги́на Плáута — Венсáна
tonus тóнус
  muscle [muscular] ~ тóнус мышц, мы́шечный тóнус
tooth (*pl* teeth) зуб
  anterior ~ перéдний зуб
  artificial ~ иску́сственный зуб
  baby ~ молóчный зуб
  bicuspid ~ премоля́р, мáлый кореннóй зуб
  buccal ~ кореннóй зуб
  calf ~ молóчный зуб
  canine ~ клык
  cheek ~ моля́р, большóй кореннóй зуб
  cuspid ~ клык
  cutting ~ резéц
  deciduous ~ молóчный зуб
  denture ~ протéзный зуб
  eye ~ вéрхний клык
  filled ~ запломбирóванный зуб
  hollow ~ зуб с дуплóм
  incisive ~ резéц
  late ~ зуб му́дрости

TOOTH

Logan's ~ штифтовóй зуб Лóгана
loose ~ шатáющийся зуб
milk ~ молóчный зуб
missing ~ недостающий зуб
molar ~ кореннóй зуб
permanent ~ постоянный зуб
premolar ~ премоляр, мáлый кореннóй зуб
second(ary) [succedaneous] ~ постоянный зуб
temporary ~ молóчный зуб
tricuspid ~ моляр, большóй кореннóй зуб
wisdom ~ зуб мýдрости
toothache зубнáя боль
toothdrawing удалéние зýба
toothing прорéзывание зубóв
tophus (*pl* tophi) тóфус, подагрический ýзел
gouty ~ подагрический тóфус
topic(al) мéстный, топический
tormina кóлика; кишéчная кóлика
torpid торпидный; вялый; бездéятельный
torpor вялость; инéртность
torsion 1. скрýчивание, перекрýчивание 2. перекрýт (*органа*)
ovary ~ перекрýт яичника
torticollis кривошéя
tortuosity извилистость; скрýченность
torulosis торулёз, европéйский бластомикóз
total óбщий, тотáльный
touch 1. осязáние; прикосновéние ‖ осязáть 2. пальпáция; пальцевóе *или* ручнóе исслéдование

rectal ~ пальцевóе исслéдование прямóй кишки
tourniquet турникéт, сосýдистый зажим
towel полотéнце
towlette мáрлевая салфéтка
toxemia токсемия
~ of pregnancy токсикóз берéменности
toxic токсичный, ядовитый
toxicity токсичность
toxicodermatosis, toxicodermia токсикодермия
toxicology токсикология
toxicosis токсикóз
gestational ~ токсикóз берéменности
toxigenic токсигéнный
toxin токсин
bacterial ~ бактериáльный токсин
plant ~ растительный токсин
toxocarosis токсокарóз
toxoid токсóид
toxoplasmosis токсоплазмóз
congenital ~ врождённый токсоплазмóз
ocular ~ токсоплазмóз глаз
trabecula (*pl* trabeculae) трабéкула
trabeculoplasty трабекулопластика
trabeculotomy трабекулотомия
trace 1. след, отпечáток 2. минимáльное [следовóе] колИчество 3. зáпись (*регистрирующего прибора*) 4. мéтить; маркировáть
tracer мéченый áтом
trachea трахéя
tracheitis трахеит

tracheloplasty пластика шейки матки
trachelotomy рассечение шейки матки
tracheobronchitis трахеобронхит
tracheotomy трахеотомия
trachoma трахома
track 1. след 2. раневой канал
tract путь, тракт
  alimentary [digestive] ~ пищеварительный тракт
  biliary ~ желчевыводящие пути
  gastrointestinal ~ желудочно-кишечный тракт
  genitourinary ~ мочеполовой тракт
  intestinal ~ кишечный тракт, кишечник
  outflow ~ путь оттока
  pyramidal ~ пирамидный путь
  respiratory ~ дыхательные пути
  upper respiratory ~ верхние дыхательные пути
  wound ~ раневой канал
traction вытяжение
  constant ~ длительное вытяжение
  Kirschner's ~ проволочное вытяжение по Киршнеру
  leg ~ вытяжение голени
  skeletal ~ скелетное вытяжение
  underwater ~ подводное вытяжение
  weight ~ вытяжение грузом
train:
  hospital ~ санитарный поезд

TRANSLOCATION

training 1. тренировка 2. подготовка, обучение
  autogenous ~ аутогенная тренировка
  postgraduate ~ последипломное обучение, повышение квалификации
tranquil(l)izer транквилизатор
transaminase трансаминаза
transcutaneous чрескожный
transduction трансдукция, превращение
transfer перенос; перемещение || переносить; перемещать {NB: *произношение сущ.* ['trænsfə:], *гл.* [træns'fə:]}
  adoptive ~ адоптивный перенос
  tissue ~ пересадка ткани
transformation трансформация, превращение
  malignant ~ злокачественное перерождение, малигнизация
transfusion трансфузия, переливание *(крови)*
  blood ~ переливание крови
  direct ~ прямое переливание
  full-blood ~ переливание цельной крови
  immediate ~ прямое переливание
  replacement ~ замещающее [заместительное] переливание
transient 1. мимолётный, преходящий 2. тон *(сердца)*
translation *ген.* трансляция
translocation транслокация

transmission перенос; передача
  aerial ~ воздушный перенос (*инфекционного начала*)
  human-to-human ~ передача (*напр. инфекции*) от человека к человеку
  insect ~ передача (*напр. инфекции*) через насекомых
  man-to-man ~ передача (*напр. инфекции*) от человека человеку
  neuromuscular ~ нервномышечная передача
  placental ~ трансплацентальная передача (*инфекции*)
  sexual ~ перенос (*инфекции*) половым путём
  transovarial ~ трансовариальный перенос (*инфекции*)
transmitter 1. *биол.* медиатор 2. переносчик (*возбудителя инфекции*)
transesophageal чреспищеводный
transparent прозрачный
transplant трансплантат ‖ трансплантировать, делать пересадку
  free ~ свободный трансплантат
transplantation трансплантация, пересадка
  autogenous ~ аутотрансплантация
  bone marrow ~ пересадка костного мозга
  cardiac [heart] ~ пересадка сердца
  kidney [renal] ~ пересадка почки *или* почек
transport транспорт, перенос
  cholesterol ~ транспорт холестерина
transposition 1. перемещение; перестановка 2. транспозиция
transsection поперечный разрез
transudate транссудат
transvaginal трансвагинальный, чрезвлагалищный
transverse поперечный
trapezium кость-трапеция (*запястья*)
trapezius трапециевидная мышца
trauma травма
  abdominal ~ травма живота
  acute ~ острая травма
  birth ~ родовая травма
  head ~ травма головы
  nonpenetrating ~ непроникающая травма
  penetrating ~ проникающая травма
  psychic ~ психическая травма
  recent ~ свежая травма
traumatic травматический
traumatize 1. травмировать 2. ранить
travail роды; родовой акт ‖ рожать
tray тазик, лоток; поддон
treat 1. лечить 2. обрабатывать (*напр. препарат*)
treated:
  specially ~ специально обработанный, подвергнутый специальной обработке
treatment 1. лечение, терапия (*см. тж* therapy) 2. обработка (*напр. препарата*) ◊ ~ by laser лазерная терапия, лечение лазером; ~ by

medication лека́рственное [медикаменто́зное] лече́ние; ~ by sleep лече́ние сном; to give ~ лечи́ть, проводи́ть лече́ние; to put under ~ подве́ргнуть лече́нию *или* обрабо́тке; to require ~ нужда́ться в лече́нии
abortive ~ аборти́вное лече́ние
adequate ~ адеква́тное лече́ние
causal ~ причи́нная [этиотро́пная] терапи́я
climatic ~ климатотерапи́я
combined ~ комбини́рованное лече́ние
conservative ~ консервати́вное лече́ние
drug ~ лека́рственное [медикаменто́зное] лече́ние
external ~ нару́жное лече́бное возде́йствие
gratuitous ~ беспла́тное лече́ние
hemoperfusion ~ (лече́бная) гемоперфу́зия
home ~ лече́ние на дому́
hospital ~ стациона́рное лече́ние
immediate ~ сро́чное лече́ние
irradiation ~ лучева́я терапи́я
light ~ светолече́ние
medicinal ~ лека́рственное [медикаменто́зное] лече́ние
modern ~ совреме́нное лече́ние
nonpharmacological ~ немедикаменто́зное лече́ние
outdoor ~ внебольни́чное лече́ние
outpatients ~ лече́ние амбулато́рных больны́х
pathogenetic ~ патогенети́ческое лече́ние
percutaneous ~ чреско́жное лече́бное возде́йствие
pharmacological ~ лека́рственное [медикаменто́зное] лече́ние
preventive ~ профилакти́ческое лече́ние
radical ~ радика́льное лече́ние
sanatorium ~ санато́рное лече́ние
serum ~ серотерапи́я
successful ~ успе́шное лече́ние
supportive ~ подде́рживающая терапи́я
surgical ~ хирурги́ческое лече́ние
thrombolytic ~ тромболити́ческая терапи́я
ward ~ стациона́рное лече́ние
water ~ водолече́ние
tree:
bronchial ~ бронхиа́льное де́рево
genealogic ~ генеалоги́ческое де́рево
trembling дрожа́ние, дрожь
~ of the aged ста́рческое дрожа́ние
tremor тре́мор, дрожа́ние
alcoholic ~ алкого́льный тре́мор
fine ~ ме́лкий тре́мор
kinetic ~ тре́мор при движе́нии
limb ~ дрожа́ние [тре́мор] коне́чностей

TREMOR

muscular ~ мы́шечное дрожа́ние
senile ~ ста́рческое дрожа́ние
trend направле́ние *(напр. хо́да реа́кции)*; скло́нность, тенде́нция
trepan трепа́н *(хирурги́ческий инструме́нт)* ‖ трепани́ровать
trepanation трепана́ция
trepanize трепани́ровать
treponema трепоне́ма, спирохе́та
treponematosis трепонемато́з
triad *см.* trias
trial испыта́ние; о́пыт; про́ба
  clinical ~ клини́ческое испыта́ние
  comparative ~ сравни́тельное испыта́ние *(напр. ме́тода лече́ния)*
  double-blind ~ двойно́е слепо́е испыта́ние *(лека́рственного вещества́)*
  double-crossover ~ двойно́е перекрёстное испыта́ние *(лека́рственного вещества́)*
  multicentric ~ многоцентрово́е иссле́дование
triangle треуго́льник
  Einthoven's ~ треуго́льник Эйнтхо́вена *(в электрокардиогра́фии)*
  Garland's ~ треуго́льник Га́рланда при экссудати́вном плеври́те
  Grocco's ~ треуго́льник Гро́кко — Ра́ухфуса, паравертебра́льный треуго́льник при экссудати́вном плеври́те
trias триа́да

Bezold's ~ триа́да Бе́цольда *(при отоскле́розе)*
Bleuler's ~ триа́да Бле́йлера *(при шизофрени́и)*
Sabin's ~ триа́да Се́йбина *(при токсоплазмо́зе)*
Still's ~ триа́да Сти́лла *(лимфаденопати́я, спленомега́лия, артри́т)*
triceps три́цепс, трёхгла́вая мы́шца
trichinosis трихино́з
trichomoniasis трихомониа́з
trichomycosis трихомико́з, *(грибко́вое пораже́ние во́лос)*
tricipital трёхгла́вый *(о мы́шце)*
trickle стру́йка ‖ ка́пать, сочи́ться
tricuspid 1. трёхство́рчатый *(о кла́пане)* 2. трёхбугорко́вый *(о зу́бе)*
trigeminal тройни́чный *(о не́рве)*
trigeminy *кард.* тригемини́я
trismus тризм *(тони́ческая су́дорога жева́тельной мускулату́ры)*
trisomy *ген.* трисоми́я
triturate растира́ть в порошо́к
troc(h)ar троака́р *(инструме́нт)*
trolley ◇ ~ for newborn теле́жка для новорождённых
trophic трофи́ческий
trophoblast трофобла́ст
tropical тропи́ческий
tropism тропи́зм
  selective ~ избира́тельный тропи́зм
  specific ~ специфи́ческий тропи́зм

TUBEROSITY

trouble 1. тревóга, беспокóйство 2. болéзнь, недýг
true настоя́щий, и́стинный
trunk 1. тýловище 2. ствол *(нéрва, сосýда)*
  main ~ глáвный ствол
  nerve ~ ствол нéрва
truss бандáж
  hernia ~ грыжевóй бандáж
try пытáться ◇ **to** ~ **in** подгоня́ть *(напр. зубнóй протéз)*
Trypanosome трипаносóма
trypanosomiasis трипаносомиáз, трипаносомóз
  Gambian ~ гамби́йский трипаносомóз, сóнная болéзнь, летарги́ческий энцефали́т
trypsin трипси́н
tubage тюбáж, зонди́рование ‖ зонди́ровать
tube 1. трубá, трýбка 2. проби́рка
  ~ **of medium** проби́рка с питáтельной средóй
  agar ~ проби́рка с агáром *(в микробиолóгии)*
  alimentary ~ пищевари́тельный тракт
  auditory ~ евстáхиева трубá
  centrifuge ~ центрифýжная проби́рка
  dropping ~ пипéтка
  duodenal ~ дуоденáльный зонд
  endotracheal ~ эндотрахеáльная трýбка, интубáтор
  Fallopian ~ фаллóпиева трубá
  feeding ~ зонд для искýсственного кормлéния
  flatus ~ газоотвóдная трýбка
  glass ~ стекля́нная трýбка; проби́рка
  intubation ~ трýбка для интубáции
  tracheal ~ трахеотоми́ческая трýбка
  tracheostomy ~ трахеостоми́ческая трýбка
  X-ray ~ рентгéновская трýбка
tuber:
  calcaneal ~ пя́точный бугóр
  frontal ~ лóбный бугóр
tubercle 1. бугорóк, тубéркул 2. туберкулёзный бугорóк, туберкулёзная гранулёма
tuberculin туберкули́н
  Koch's old ~ стáрый туберкули́н [альт-туберкули́н] Кóха
tuberculosis туберкулёз
  cavitary ~ кавернóзный туберкулёз
  closed ~ закры́тый туберкулёз
  disseminated ~ диссемини́рованный туберкулёз
  glandular ~ туберкулёз желёз
  hilar ~ туберкулёзный очáг у кóрня лёгких
  laryngeal ~ туберкулёз гортáни
  miliary ~ милиáрный туберкулёз
  primary ~ перви́чный туберкулёз
  pulmonary ~ туберкулёз лёгких
  renal ~ туберкулёз пóчек
tuberosity *анат.* бугри́стость
  ischial ~ седáлищный бугóр

tubule:
  renal ~s почечные канальцы
tuft кончик пальца; верхушка
tularemia туляремия
tumor новообразование, опухоль
  ~ of the uterus опухоль матки
  benign ~ доброкачественная опухоль
  bone ~ костная опухоль
  bone-marrow ~ опухоль костного мозга
  Brenner ~ опухоль Бреннера, аденофиброма яичника
  colorectal ~ опухоль толстой и прямой кишки
  desmoid ~ десмоидная опухоль
  epithelial ~ эпителиальная опухоль
  Ewing's ~ опухоль Юинга, омобластома
  fatty ~ жировик, липома
  gastric ~ опухоль желудка
  giant cell ~ гигантоклеточная опухоль
  glomus ~ гломусная опухоль, гломангиома
  growing ~ растущая опухоль
  innocent ~ доброкачественная опухоль
  intracranial ~ внутричерепная опухоль
  intraocular ~ внутриглазная опухоль
  islet cell ~ инсулинома
  Koenen's ~ опухоль Кенена, околоногтевая фиброма
  Krukenberg's ~ опухоль Крукенберга, рак желудка с метастазами в яичники
  malignant ~ злокачественная опухоль
  Masson's ~ опухоль (Барре —) Массона, гломусная опухоль, ангионеврома
  metastatic ~ метастатическая опухоль, метастаз
  odontogenic ~ одонтогенная опухоль
  ovary ~ опухоль яичника
  palpable ~ пальпируемая опухоль
  pedunculated ~ опухоль на ножке
  plasma-cell ~ плазмоклеточная опухоль, плазмоцитома
  primary ~ первичная опухоль
  recurrent [relapsing] ~ рецидивная опухоль
  soft-tissue ~ опухоль мягких тканей
  solid ~ плотная опухоль
  teratoid ~ ператоидная опухоль, тератома
  testicular ~ опухоль яичка
  tongue ~ опухоль языка
  Warthin's ~ опухоль Уортина, аденолимфома
  Wilms' ~ опухоль Вильмса, аденомиосаркома, аденосаркома почки
tunic оболочка, покров
tunnel:
  carpal ~ карпальный [запястный] канал
TUR см. transuretral resection
turbidity мутность; помутнение
turbinate 1. носовая раковина 2. спиралеобразный

turgescence 1. набуха́ние, припу́хлость 2. плето́ра
turgor ту́ргор
  ~ **of the skin** ту́ргор ко́жи
turn оборо́т; поворо́т ‖ повора́чивать(ся) ◇ **to ~ into** превраща́ть(ся)
  ~ **of bandage** ход бинта́
  ~ **of life** перехо́дный во́зраст
turpentine скипида́р ‖ растира́ть скипида́ром
turunda туру́нда
tussis ка́шель
tussive кашлево́й; вы́званный ка́шлем
tweezers *pl* пинце́т; щи́пчики
twice два́жды ◇ ~ **as large** вдво́е бо́льше
twins *pl* близнецы́
  biovular ~ двуяйцо́вая дво́йня
  dizygotic ~ дизиго́тные близнецы́
  fraternatal ~ двуяйцо́вая дво́йня
  similar ~ иденти́чные близнецы́
  uniovular ~ однояйцо́вые близнецы́
twisted перекру́ченный
twitch су́дорога; конву́льсия
  muscle ~ сокраще́ние мы́шц(ы)
tyle, tyloma мозо́ль
tympanites метеори́зм
tympanum бараба́нная по́лость
type 1. тип, класс 2. гру́ппа (*крови*)
  body ~ конститу́ция
  clinical ~ клини́ческий тип
typhlitis тифли́т, воспале́ние слепо́й кишки́

ULCER

typhoid брюшно́й тиф ‖ брюшнотифо́зный
  abdominal ~ брюшно́й тиф
typhus тиф; сыпно́й тиф
  endemic ~ энде́мический тиф
  epidemic ~ эпидеми́ческий тиф
  exanthematic [exanthematous] ~ сыпно́й [вши́вый] тиф
  flea-borne ~ блоши́ный тиф
  louse-borne ~ вши́вый [сыпно́й] тиф
  Malayan ~ лихора́дка цуцугаму́ши
  murine ~ мыши́ный тиф
  tick ~ клещево́й тиф
typical типи́чный
typing типи́рование, определе́ние ти́па *или* гру́ппы
  blood ~ определе́ние гру́ппы кро́ви
  phage ~ фаготипи́рование
  serologic ~ серологи́ческое типи́рование, серотипи́рование
  tissue ~ типи́рование тка́ни
tyrosine тирози́н
tyrosinosis тирозино́з, боле́знь накопле́ния тирози́на

U

ubiquity повсеме́стный
ulcer я́зва
  ~ **of the stomach** я́зва желу́дка
  bleeding ~ кровоточа́щая я́зва

ULCER

callous ~ каллёзная язва
cancerous ~ раковая [канкрóзная] язва
cicatrizing ~ рубцующаяся язва
corneal ~ язва роговицы
creeping ~ ползучая язва
Cushing's ~ язва Кушинга, язва желудка или двенадцатиперстной кишки при поражении центральной нервной системы
decubital ~ изъязвлённый пролежень
esophageal ~ язва пищевода
hard ~ твёрдый шанкр
healing ~ заживающая язва
hollow ~ глубокая язва
leg ~ язва голени
nomadic ~ ползучая язва
penetrating ~ пенетрирующая язва
peptic ~ пептическая язва
perforating ~ прободная язва
pressure ~ изъязвлённый пролежень
radiation ~ лучевая язва
round ~ круглая язва
serpiginous ~ «ползучая» язва
shallow ~ поверхностная язва
soft ~ мягкий шанкр
stress ~ язва вследствие стресса
trophic ~ трофическая язва
varicose ~ варикозная язва
weak ~ вяло заживающая язва
ulcerated изъязвлённый
ulceration изъязвление
ulcerous язвенный

ulna (*pl* **ulnae**) локтевая кость
ulnar локтевой
ulotic способствующий рубцеванию
ultimate конечный
ultracentrifuge ультрацентрифуга
ultrafiltration ультрафильтрация
ultramicroscopy ультрамикроскопия, электронная микроскопия
ultramicrotome:
  freezing ~ замораживающий ультрамикротом
ultrared инфракрасный
ultrashort ультракороткий
ultrasonics ультразвук
ultrasonography ультрасонография, эхография
ultrasound ультразвук
ultrastructure ультраструктура
ultrathin сверхтонкий
ultraviolet ультрафиолетовый
ultravirus фильтрующийся вирус
umbilical пупочный
umbilicus (*pl* **umbilici**) пупок
  weeping ~ «мокнущий» пупок
unaffected непоражённый, незатронутый
unaided беспомощный
unaltered неизменённый
unbalanced неуравновешенный; несбалансированный
unbloody бескровный
unbranched неразветвлённый
unconditioned безусловный
unconscious бессознательный
unconsciousness бессознательное состояние ◇ **to**

lapse into ~ впадать в бессознательное состояние
unction смазывание мазью
uncurable неизлечимый
uncus (*pl* unci) 1. *анат.* образование в виде крючка 2. крючок (*головного мозга*)
undercooling переохлаждение
underdeveloped недоразвитый, неполноценный
undergo подвергаться, испытывать
underjaw нижняя челюсть
undernourishment, undernutrition пониженное [недостаточное] питание
undescended неопустившийся (*напр. о яичке*)
undetected необнаруженный
undeveloped неразвитый
undifferentiated недифференцированный
undigested непереваренный
undiluted неразведённый; неразбавленный
undress разбинтовать; обнажить
undulations *pl*:
  respiratory ~ дыхательные колебания
unfavorable неблагоприятный
unfit непригодный (*по состоянию здоровья*)
ungual ногтевой
unguent(um) мазь
unhealthy 1. нездоровый 2. вредный (*для здоровья*)
unicellular одноклеточный
uniformity однородность
unilateral односторонний
uninfected неинфицированный

uninjured неповреждённый
uninuclear одноядерный
union соединение; сращение; заживление
  delayed ~ замедленная консолидация (*напр. перелома*)
  immediate ~ заживление первичным натяжением
  incomplete ~ неполная консолидация
  primary ~ заживление первичным натяжением
unipolar униполярный, однополюсный
unisexual однополый
unit 1. единица 2. отделение; палата (*напр. специализированная*) 3. аппарат; прибор
  ~ of urgent surgery отделение неотложной хирургии
  antitoxic ~ антитоксическая единица
  burns ~ ожоговое отделение
  hemodialysis ~ отделение гемодиализа
  intensive care ~ отделение интенсивной терапии
  international ~ международная единица
  medical ~ медицинское учреждение
  mouse ~ мышиная единица (*в эксперименте*)
  neurological ~ неврологическое отделение
  ophthalmological ~ офтальмологическое отделение
  psychosomatic ~ психосоматическое отделение
  rat ~ крысиная единица
  resuscitation ~ реанимационное отделение

sedimentation ~ константа седиментации

surgical ~ хирургическое отделение

violent patients ~ отделение для беспокойных психиатрических больных

univalent одновалентный

universal общий, универсальный

unknown неизвестный; неизученный

unmyelinated безмиелиновый

unnatural неестественный; искусственный

unoxydizable неокисляемый

unpainful безболезненный

unpenetrable непенетрирующий, непроницаемый

unpreparedness неподготовленность

unpurified неочищенный

unrecognized нераспознанный

unreduced невправленный (*о грыже*); нерепонированный (*при переломе*)

unrest беспокойство, волнение

unspecific неспецифический

unstable неустойчивый; нестойкий; нестабильный

unsterile нестерильный

unstriated неисчерченный, гладкий (*о мышце*)

untreated 1. нелеченый 2. необработанный

unusual необычный

unviable, unvital нежизнеспособный

upper верхний, высший

upset 1. недомогание; нарушение 2. опрокидывать(ся) {NB: *произношение сущ.* ['ʌpset], *гл.* [ʌp'set]}

uptake усвоение; поглощение ‖ усваивать; поглощать {NB: *произношение сущ.* ['ʌpteik], *гл.* [ʌp'teik]}

urachus *эмбр.* мочевой проток, урахус

uraniscorraphy стафилорафия, зашивание расщелины твёрдого нёба

uraniscus нёбо

uratemia уратемия (*повышение содержания мочевой кислоты в крови*)

uraturia уратурия (*выделение уратов с мочой*)

urea мочевина

ureaplasma уреаплазма

uremia уремия

ureter мочеточник

ureterocele уретероцеле, грыжа устья мочеточника

ureterolith конкремент [камень] в мочеточнике

ureteroplasty пластическая операция на мочеточнике

urethra мочеиспускательный канал, уретра

urethritis уретрит

urethrorrhea выделения из мочеиспускательного канала

urgent срочный, неотложный

uricemia урикемия (*содержание мочевой кислоты в крови*)

urinanalysis анализ мочи

urinate мочиться

urination мочеиспускание

difficult ~ затруднённое мочеиспускание

frequent ~ частое мочеиспускание

involuntary ~ непроизвольное мочеиспускание
nocturnal ~ ночное мочеиспускание
painful ~ болезненное мочеиспускание
urine моча ◇ to collect ~ собирать мочу *(напр. суточную)*
  acid ~ кислая моча
  alkaline ~ щелочная моча
  chilous ~ хилёзная моча
  cloudy [nebulous] ~ мутная моча
  nocturnal ~ ночная моча
  residual ~ остаточная моча
urine-glass мочеприёмник
urinometer ареометр для измерения плотности мочи
urobilin уробилин
urobilinogen уробилиноген
urogenital мочеполовой
urogram урограмма
urography урография
  excretory ~ экскреторная урография
  intravenous ~ внутривенная урография
  plan ~ обзорная урография
urolith уролит, мочевой камень
urolithiasis уролитиаз, мочекаменная болезнь
urology урология
urosepsis уросепсис, урогенный сепсис
urtica 1. волдырь 2. крапива
urticaria крапивница
  cold ~ холодовая крапивница
  giant ~ гигантская крапивница
  medicamentous ~ медикаментозная крапивница
  Milton's ~ крапивница Милтона, ангионевротический отёк, отёк Квинке
  solar ~ солнечная крапивница
use употребление, применение || употреблять, применять, использовать {NB: *произношение сущ.* [ju:s], *гл.* [ju:z]} ◇ to make ~ пользоваться, применять
  long-term ~ длительное применение
  safe ~ безопасное применение
user:
  drug ~ наркоман
usual обычный
uta американский [кожно-слизистый] лейшманиоз
uterine маточный, относящийся к матке
uterogestation маточная беременность
uterography *рентг.* метрография, гистерография
uteropexy гистеропексия, подшивание матки
uterus (*pl* uteri) матка
  infantile ~ инфантильная матка
utricle эллиптический мешочек, маточка *(вестибулярного лабиринта)*
uvea увеальный тракт, сосудистая оболочка глаза
uveoparotitis увеопаротит
uvula (*pl* uvuli) (нёбный) язычок

V

vaccina *см.* vaccinia

VACCINATE

vaccinate вакцини́ровать
vaccination вакцина́ция
  compulsory ~ обяза́тельная всео́бщая вакцина́ция
  Jennerian ~ (противоо́спенная) вакцина́ция по Дже́ннеру
  preventive ~ профилакти́ческая вакцина́ция
  renewed ~ ревакцина́ция
  scheduled ~ календа́рные приви́вки
vaccine вакци́на
  adsorbed ~ адсорби́рованная вакци́на
  allergen-free ~ безаллерге́нная вакци́на
  attenuated ~ осла́бленная [аттенуи́рованная] вакци́на
  autogenous ~ аутовакци́на
  complex ~ ко́мплексная вакци́на
  diphtheria ~ (противо)дифтери́йная вакци́на
  dry ~ суха́я вакци́на
  formalin-killed ~ вакци́на, уби́тая формали́ном
  Haffkine's ~ противочу́мная вакци́на Ха́вкина
  inactivated ~ инактиви́рованная вакци́на
  Jenner's ~ противоо́спенная вакци́на Дже́ннера
  killed ~ инактиви́рованная [уби́тая] вакци́на
  live ~ жива́я вакци́на
  measles ~ противокоревая вакци́на
  measles-mumps-rubella ~ тривакци́на про́тив ко́ри, эпидеми́ческого пароти́та и красну́хи
  mixed ~ сме́шанная вакци́на
  multipartial ~ поливале́нтная вакци́на
  mumps ~ вакци́на про́тив эпидеми́ческого пароти́та
  Pasteur's ~ сибиреязвенная вакци́на Пасте́ра
  pertussis ~ коклю́шная вакци́на
  polio ~ полиомиели́тная вакци́на
  polyvalent ~ поливале́нтная вакци́на
  quadriple ~ тетравакци́на
  rabies ~ антираби́ческая вакци́на
  Sabin's ~ вакци́на Сэ́бина (*против полиомиелита*)
  Salk's ~ вакци́на Со́лка (*против полиомиелита*)
  smallpox ~ противоо́спенная вакци́на
  TAB ~ брюшнотифо́зно-паратифо́зная вакци́на
  tetanus ~ противостолбня́чная вакци́на
  triple ~ тривакци́на
  weaked ~ осла́бленная вакци́на
  Weigl's louse ~ риккетсио́зная вакци́на Ве́йгля
vaccinia 1. вакци́ния, вакцина́льная боле́знь 2. коро́вья о́спа
vaccinotherapy вакцинотерапи́я
vacuole 1. *цитол.* вакуо́ль 2. небольша́я по́лость (*в тка́ни*)
  phagocytic ~ фаголизосо́ма
vacuum ва́куум; разреже́ние
  ultimate ~ преде́льное разреже́ние

vagal вагусный, относящийся к блуждающему нерву
vagina (*pl* **vaginae**) влагалище
vaginismus спазм влагалища, вагинизм
vaginitis вагинит, кольпит
  bacterial ~ бактериальный вагинит, бактериальный кольпит
vaginomycosis микоз [грибковое поражение] влагалища
vaginoplasty пластика влагалища
vagotomy ваготомия, перерезка блуждающего нерва
  complete ~ полная перерезка блуждающего нерва, полная ваготомия
  incomplete ~ неполная ваготомия
  proximal ~ перерезка блуждающего нерва в проксимальном отделе
  selective ~ селективная [избирательная] ваготомия
  truncal ~ перерезка ствола блуждающего нерва
vagotony ваготония
vagotropic ваготропный
vagus (*pl* **vagi**) блуждающий нерв
valence, valency валентность
vallecula *анат.* углубление; жёлоб; выемка
valley жёлоб, желобок
valuable ценный, важный
value:
  caloric ~ калорийность
  diagnostic ~ диагностическая ценность
  nutritive ~ питательная ценность
  prognostic ~ прогностическое значение
  survival ~ показатель выживаемости
  tabular ~ величина, приведённая в таблице
valve *анат.* клапан; заслонка
  aortic ~ аортальный клапан
  bicuspid ~ дву(х)створчатый [митральный] клапан
  cardiac ~ клапан сердца
  ileocecal ~ илеоцекальная [баугиниева] заслонка
  inflating ~ клапан вдоха (*при аппаратном дыхании*)
  mitral ~ *см.* bicuspid valve
  pinch ~ клапан с зажимами
  prosthetic ~ протез клапана
  safety ~ предохранительный клапан
  semilunar ~ полулунный клапан
  tricuspid ~ трёхстворчатый клапан
valvular клапанный
valvulitis вальвулит, воспаление клапана
valvuloplasty вальвулопластика
  balloon ~ баллонная вальвулопластика
vaporization 1. испарение 2. выпаривание
vaporize 1. испарять(ся) 2. выпаривать
vaporizer испаритель
variability изменчивость
variation 1. вариация, колебание 2. изменение
  daily ~s циркадные изменения

phenotypic ~s фенотипи́ческие вариа́ции
seasonal ~s сезо́нные колеба́ния (напр. заболева́емости)
varicectomy иссече́ние варико́зного узла́
varicella ветряна́я о́спа
varicocele варикоце́ле, варико́зное расшире́ние вен семенно́го кана́тика
varicosity 1. варико́з 2. варико́зный у́зел
variety разнови́дность, вид
variola о́спа, натура́льная о́спа
variolation, variolization противоо́спенная вакцина́ция
varioloid вариоло́ид
various разли́чный, разнообра́зный
varix (*pl* **varices**) варико́зный у́зел
vary меня́ться, изменя́ться
vascular сосу́дистый
vascularization васкуляриза́ция
vasculitis васкули́т, ангии́т
widespread ~ распространённый [генерализо́ванный] васкули́т
vaseline вазели́н
vasitis воспале́ние семявыноси́щего прото́ка, вази́т
vasoactive вазоакти́вный
vasoconstriction вазоконстри́кция, сокраще́ние сосу́да
vasodila(ta)tion дилята́ция [расшире́ние] сосу́да
vasodilator сосудорасширя́ющее сре́дство
vasography ангиогра́фия
vasoligation, vasoligature перевя́зка сосу́да, перевя́зка семявыноси́щего прото́ка
vasomotor вазомото́рный, сосудодви́гательный
vasopressin вазопресси́н (*гормо́н за́дней до́ли гипо́физа*)
vasospasm спазм сосу́дов
cerebral ~ спазм мозговы́х сосу́дов
ocular ~ спазм глазны́х сосу́дов
vasotomy вазотоми́я
vasotribe кровооста́навливающий зажи́м, зажи́м на сосу́д
vast обши́рный
vault *анат.* свод, сво́дчатое образова́ние
~ of skull свод че́репа
vector 1. ве́ктор 2. перено́счик (*возбуди́теля инфе́кции*)
vectorcardiography векторкардиогра́фия
vegetable расти́тельный; овощно́й
vegetarian вегетариа́нец ∥ вегетариа́нский
vegetatian вегета́ция, разраста́ние
vehicle среда́ (*при приготовле́нии медикаме́нтов*); наполни́тель
veil:
posterior ~ of soft palate нёбная заве́ска
vein ве́на
azygous ~ непа́рная ве́на
central retinal ~ центра́льная ве́на сетча́тки (*глаза*)
jugular ~ я́ремная ве́на
portal ~ воро́тная ве́на
saphenous ~ сафе́на

varicose ~ варико́зно расши́ренная ве́на
velocity ско́рость
  blood ~ ско́рость кровото́ка
  reaction ~ ско́рость реа́кции
velum *анат.* 1. па́рус *(напр. клапана)* 2. нёбная занаве́ска
venenous ядови́тый
venepuncture пу́нкция ве́ны, венепу́нкция
venereal венери́ческий
venesection веносе́кция, венесе́кция
venography флебографи́я
venom яд
  bee ~ пчели́ный яд
  scorpion ~ яд скорпио́на
  snake ~ змеи́ный яд
venostasis веноста́з, засто́й кро́ви в ве́нах
venous вено́зный
ventilation вентиля́ция
  assisted ~ вентиля́ция с испо́льзованием вспомога́тельных средств
  controlled ~ управля́емая вентиля́ция
  forced ~ уси́ленная вентиля́ция, уси́ленное вне́шнее дыха́ние
  mouth-to-mouth ~ иску́сственное дыха́ние «рот в рот»
ventricle 1. желу́док 2. желу́дочек
  ~ **of the brain** желу́дочек мо́зга
  fourth ~ четвёртый желу́дочек *(мозга)*
  heart ~ желу́дочек се́рдца
  third ~ тре́тий желу́дочек *(мозга)*
ventricular желу́дочковый, вентрикуля́рный
ventrotomy чревосече́ние, лапаротоми́я
venule ве́нула
verbigeration *псих.* вербигера́ция
verify верифици́ровать; удостове́рить(ся)
vermicide, vermifuge противоглистное сре́дство
vermix червеобра́зный отро́сток, аппе́ндикс
verruca (*pl* verrucae) борода́вка
version *акуш.* поворо́т
  Braxton Hicks ~ поворо́т Бре́кстона Ги́кса
  cephalic ~ поворо́т на голо́вку
  external ~ нару́жный поворо́т
  podalic ~ поворо́т на но́жку
  spontaneous ~ спонта́нный [самопроизво́льный] поворо́т
vertebra (*pl* vertebrae) позвоно́к
  butterfly ~ расщеплённый позвоно́к в фо́рме ба́бочки
  cervical ~ ше́йный позвоно́к
  cleft ~ расщеплённый позвоно́к
  collapsed ~ сплю́щенный позвоно́к
  lumbar ~ поясни́чный позвоно́к
  odontoid ~ зубови́дный позвоно́к, эпистрофе́й
vertebral позвоно́чный
vertex 1. верху́шка, ве́рхняя часть 2. те́мя
vertigo головокруже́ние

height ~ высо́тное головокруже́ние, головокруже́ние на высоте́
vesical пузы́рный
vesicant ко́жно-нарывно́е вещество́
vesication образова́ние пузыре́й
vesicle вези́кула, пузырёк
  germinal ~ заро́дышевый пузырёк
  phagocytotic ~ фагосо́ма
vessel 1. *анат.* сосу́д 2. сосу́д; резервуа́р
  collateral ~ коллатера́льный сосу́д
  coronary ~ корона́рный [вене́чный] сосу́д
  graduated ~ градуи́рованный сосу́д *(напр. цили́ндр)*
  great ~ кру́пный сосу́д
  mesenteric ~ сосу́д брыже́йки
vessel-suture сосу́дистый шов
vestibule *анат.* преддве́рие
  oral ~ преддве́рие ротово́й по́лости
vestigial рудимента́рный
viable жизнеспосо́бный
vial апте́чный пузырёк, флако́н
vibration вибра́ция
  sound ~s звуковы́е колеба́ния
vibrio вибрио́н
vicarious вика́рный, замести́тельный; компенси́рующий
vicious поро́чный; непра́вильный; патологи́ческий
view:
  side ~ вид сбо́ку
villi (*pl om* villus) *анат.* ворси́нки

  intestinal ~ кише́чные ворси́нки
  synovial ~ ворси́нки синовиа́льной оболо́чки
villose волоса́тый; волосяно́й; ворси́нчатый
villosity ворси́нчатость
villous *см.* villose
viral ви́русный
virgin де́вственный; чи́стый, нетро́нутый
virginity де́вственность
virile мужско́й
virion вирио́н
virulence вируле́нтность
  microbial ~ вируле́нтность микро́бов
virulent вируле́нтный
virus ви́рус
  adeno-associated ~ аде́ноассоции́рованный ви́рус
  AIDS ~ ви́рус СПИДа
  arthropod(e)-borne ~ арбови́рус
  attenuated ~ аттенуи́рованный ви́рус
  cancer ~ ви́рус ра́ка
  defective ~ дефе́ктный ви́рус
  epidemic parotitis ~ *см.* mumps virus
  Epstein-Barr ~ ви́рус Эпста́йна — Ба́рра
  filter-passing ~ фильтру́ющийся ви́рус
  fixed ~ фикси́рованный ви́рус
  hepatitis ~ ви́рус гепати́та
  herpes simplex ~ ви́рус просто́го ге́рпеса
  human immunodeficiency ~ ви́рус иммунодефици́та челове́ка
  influenza ~ ви́рус гри́ппа

Lassa ~ вирус Ласса
latent ~ латентный вирус
measles ~ вирус кори
mumps ~ вирус свинки, вирус эпидемического паротита
neurotropic ~ нейротропный вирус
Newcastle's ~ вирус Ньюкасла, вирус псевдочумы птиц
oncogenic ~ онкогенный вирус
papilloma ~ вирус папилломы
rabies ~ вирус бешенства
rubella ~ вирус краснухи
smallpox [variola] ~ вирус оспы человека, вирус натуральной оспы
weakened ~ ослабленный вирус

viscera (*sing* viscus) внутренние органы
visceral висцеральный, относящийся к внутренним органам
visco(si)metry вискозиметрия
viscosity вязкость
  blood ~ вязкость крови
visible видимый
vision зрение
  binocular ~ бинокулярное зрение
  chromatic [color] ~ цветовое зрение
  daylight ~ зрение при дневном свете
  near ~ видение вблизи
  night ~ ночное зрение
  shaft ~ «трубчатое» зрение (*поле зрения только перед глазом*)
  solid ~ стереоскопическое зрение
  twilight ~ зрение в сумерках
visit:
  doctor's ~ врачебный обход
visual визуальный; зрительный
vital витальный; жизненный
vitality жизнеспособность
vitamin витамин
  antineurinic ~ витамин B_1, тиамин, аневрин
  antipernicious-anemia ~ витамин B_{12}
  antirachitic ~ витамин D, кальциферол
  antiscorbutic ~ витамин C, аскорбиновая кислота
  antisterility ~ витамин E
  antixerophthalmic ~ витамин A, ретинол
  coagulation ~ витамин K
vitelline *эмбр.* желточный
vitiligo витилиго
vitrectomy витрэктомия, экстирпация стекловидного тела (*глаза*)
vitreoretinochorioidopathy витреоретинохориоидопатия
vitreous 1. стекловидное тело (*глаза*) 2. стеклянный 3. стекловидный
voice голос
volar ладонный
volatile летучий; испаряющийся
volume объём; ёмкость
  ~ of movements объём движений
  blood ~ объём крови
  cell ~ объём клетки

VOLUME

circulating blood ~ объём циркулирующей крови
corpuscular ~ объём клеток (*крови*), показатель гематокрита
gastric ~ объём желудка
intravascular ~ внутрисосудистый объём
minute ~ минутный объём (*напр. сердца*)
minute ventilation ~ минутный объём вентиляции (*напр. лёгких*)
regurgitation [regurgitant] ~ регургитационный объём
reserve ~ резервный объём (*напр. воздуха*)
residual ~ остаточный объём (*напр. воздуха после выдоха*)
stroke ~ ударный [систолический] объём сердца
ventricular ~ объём желудочка (*напр. сердца*)
voluminous объёмистый, имеющий большой объём
voluntary 1. произвольный 2. добровольный
volvulus заворот (*кишок*)
   colon ~ заворот толстой кишки
vomit рвать, страдать рвотой
vomiting рвота ◇ to induce ~ вызывать рвоту
   bilious ~ рвота жёлчью
   black ~ рвота «кофейной гущей»
   bloody ~ рвота кровью
   fecal ~ рвота калом
   violent ~ сильная рвота
vomitive рвотный (*напр. средство*)
vulnerability ранимость; предрасположенность
vulnerable ранимый, уязвимый
vulnerate ранить
vulva вульва
vulvitis вульвит
vulvovaginitis вульвовагинит

W

waist:
   ~ of the heart талия сердца
wait ждать, ожидать
wakefulness 1. бодрствование 2. бессонница, инсомния
walk ходить
walking 1. походка 2. ходячий (*о больном*)
wall *анат.* стенка; перегородка
   abdominal ~ брюшная стенка
   aortic ~ стенка аорты
   bladder ~ стенка (мочевого) пузыря
   bowel ~ стенка кишки
   cell ~ клеточная стенка
   chest ~ грудная стенка
   gastric ~ стенка желудка
   inferior ~ нижняя стенка
   inner ~ внутренняя стенка
   vascular [vessel] ~ стенка сосуда
wander блуждать, бродить
wandering подвижный; блуждающий (*напр. об органе*)
war:
   germ ~ бактериологическая война

ward больничная палата; отделение больницы
  isolation ~ палата для изоляции, бокс, изолятор
  maternity ~ родильное отделение
  medical ~ терапевтическая палата
  reception ~ 1. приёмный покой 2. регистратура
  recovery ~ отделение для выздоравливающих
wardmaid санитарка *(в стационаре)*
warfare:
  bacterial ~ бактериологическая война
warm тёплый ‖ согревать
warm-blooded теплокровный
warming согревание; нагревание
warning предвестник; предостережение
wart бородавка
  common ~ обычная бородавка
  fig ~ остроконечная бородавка, остроконечная кондилома
  flat ~ плоская бородавка
  horny ~ ороговевшая бородавка
  juvenile ~ юношеская бородавка
  plantar ~ подошвенная бородавка
  pointed ~ *см.* fig wart
  senile ~ старческая бородавка
  soft ~ мягкая бородавка
warty бородавчатый
wash мытьё; промывание; полоскание ‖ мыть; промывать ◇ to ~ out a stomach промывать желудок
  throat ~ полоскание горла
washing промывание
  gastric ~ промывание желудка
waste выделения; отходы; отбросы
  agricultural ~s сельскохозяйственные отходы
  industrial ~s отходы промышленного производства
  metabolic ~ продукт обмена
  radioactive ~ радиоактивные отходы
watch наблюдение ‖ наблюдать
  night ~ ночное дежурство
water вода
  bidistilled ~ бидистиллированная вода
  drinking ~ питьевая вода
  extracellular ~ внеклеточная жидкость
  ground ~ подземные воды
  joint ~ синовиальная жидкость
  lead ~ свинцовая примочка
  oxygenated ~ перекись водорода
  potable ~ питьевая вода
  raw ~ сырая вода
  tap ~ водопроводная вода
  washing ~s промывные воды
  waste ~ сточная вода
  well ~ вода, разрешённая к потреблению
waterbath водяная баня
waterborne передающийся через воду *(об инфекции)*
water-cure гидротерапия, водолечение
waterless безводный

WATERPROOF

waterproof непромокаемый; водонепроницаемый
waters *pl* плодные воды
water-soluble водорастворимый
wave волна; колебание; зубец *(напр. ЭКГ)*
  diphasic ~ двухфазная волна
  downward ~ нисходящая волна
  electromagnetic ~s электромагнитные волны
  flat ~ плоский [низкий] зубец
  high ~ высокая волна; высокий зубец
  negative ~ отрицательный зубец
  positive ~ положительный зубец
  pulse ~ пульсовая волна *(сфигмограммы)*
  split ~ расщеплённый зубец
  upward ~ восходящая волна
waveform форма волны *или* зубца *(напр. ЭКГ)*
wavelength длина волны
wax воск; парафин
  ear ~ ушная сера
waxy восковидный
way путь, способ ◇ **by the natural** ~s естественными путями
weak слабый; болезненный
weaken ослаблять; ослабевать
weakness слабость
  ~ **of pains** слабость родовой деятельности
  heart ~ слабость сердечной деятельности
  muscular ~ мышечная слабость
  sphincter ~ слабость [недостаточность] сфинктера
weaning отнятие от груди
weanling искусственно вскармливаемый ребёнок
weariness утомление
weary утомлённый
web *анат.* ткань; мембрана; перепонка
webbed имеющий соединительнотканную оболочку
weighing взвешивание
weight 1. вес; тяжесть 2. груз; нагрузка ◇ ~ **for traction** груз для вытяжения
  birth ~ вес при рождении
  body ~ вес тела
  molecular ~ молекулярный вес
  traction ~ вес груза *(при вытяжении)*
welfare:
  child ~ охрана младенчества *или* детства
well хорошо ◇ **to be** ~ чувствовать себя хорошо
wen стеатома, атерома
wet смачивать, увлажнять ‖ мокрый, сырой
wettability смачиваемость
wetting смачивающий; увлажняющий
wheal волдырь
wheelbarrow больничная коляска-носилки
wheelchair кресло-каталка
wheezy задыхающийся
whirlpool вихревая ванна
white:
  ~ **of the eye** склера
whites *pl* бели

blood stained ~ бёли с примесью крови
whoop приступ кашля
wide широкий
widen расширять(ся)
widening расширение
  heart ~ расширение сердца
  mediastinal ~ расширение средостения
widespread широко распространённый
wind 1. ветер 2. дыхание 3. метеоризм 4. проветривать 5. виток; оборот
windburn обветренный
windness метеоризм
window:
  oval ~ овальное окно (между предсердиями)
windpipe дыхательное горло
wink мигание || моргать; мигать
wiping обтирание
wire 1. проволока; провод 2. бактериологическая петля ◇ ~ for skeletal traction спица для костного вытяжения
wolfjaw волчья пасть
womb матка
wool:
  absorbent cotton ~ гигроскопическая вата
  asbestos ~ асбестовая вата
  cotton ~ вата
  surgical ~ хирургическая вата
work работать ◇ to ~ out разрабатывать
worker:
  case ~ патронажная медсестра
  medical social ~ медико-социальный работник

work-up обследование
worm червь; глист
  bladder ~ финна, цистицерк
  flat ~ плоский глист
  maw ~ аскарида
  seat ~ острица
wound рана; ранение || ранить
  bite ~ рана от укуса
  burn ~ ожоговая рана
  chopped ~ рубленая рана
  contaminated ~ загрязнённая рана
  crushed ~ размозжённая рана
  facial ~ рана лица
  flesh ~ поверхностная рана
  incised ~ резаная рана
  knife ~ ножевая рана
  lacerated ~ рваная рана
  missile ~ огнестрельная рана
  open ~ открытая рана
  penetrating ~ проникающая [пенетрирующая] рана
  punctured ~ колотая рана
  severe ~ тяжёлая рана
  shell [shotgun] ~ огнестрельная рана
  slash ~ резаная рана
  stab ~ колотая рана
  torn ~ рваная рана
wounded раненый
  badly ~ тяжелораненый
  light [minor, walking] ~ легкораненый
wrench вывихнуть
wrinkle складка; морщина
wrist лучезапястный сустав; запястье
wryneck кривошея
wuchereria вухерерия

X

xanthelasma ксантела́зма (*век*)
xanthine ксанти́н
xanthinoxydase ксантиноксида́за
xanthodermia ксантодерми́я
xanthogranulomatosis ксантогрануломато́з
xanthoma ксанто́ма
xanthomatosis ксантомато́з
  chronic idiopathic ~ хрони́ческий идиопати́ческий ксантомато́з
xanthopsin жёлтый зри́тельный пу́рпур, ксантопси́н
xenoantibody ксеноантите́ло
xenogenic ксеноге́нный, гетерологи́чный, чужеро́дный
xenograft ксеногра́фт, чужеро́дный транспланта́т
xenotransplantation ксенотрансплантация, переса́дка чужеро́дной тка́ни
xeroderma ксероде́рма, «перга́ментная» ко́жа
xerophthalmia ксерофтальми́я, су́хость гла́з(а)
xerosis ксеро́з; патологи́ческая су́хость (*напр. кожи*)
  conjunctival ~ су́хость конъюнкти́вы
X-linked Х-сце́пленный
X-radiation рентге́новское излуче́ние
X-ray рентге́новский луч

Y

yawn зево́та ‖ зева́ть
yawning зево́та
yaws фрамбези́я, тропи́ческая гранулёма
yeast дро́жжи; дрожжевы́е грибки́
yellowness желту́шность (*напр. кожи*)
yolk *цитол.* дейтеропла́зма; желто́к
young молодо́й

Z

zona 1. *анат.* зо́на; по́яс; о́бласть 2. опоя́сывающий лиша́й
zone *анат.* зо́на; по́яс; о́бласть
  hemolysis ~ зо́на гемо́лиза (*в микробиологии*)
  hysterogenic ~ истероге́нная зо́на
  Mackenzie's ~s зо́ны Маке́нзи
  radiation danger ~ зо́на радиацио́нной опа́сности
zoografting ксеропла́стика (*пластическая операция с использованием ткани животного*)
zoonosis зооно́з
zooparasit парази́т живо́тных, зоопарази́т
zoosperm сперматозо́ид
zoster опоя́сывающий лиша́й
zygoma скулова́я кость
zygote зиго́та, оплодотворённая яйцекле́тка
zyme ферме́нт, энзи́м
zymosis броже́ние, фермента́ция
zymozan зимоза́н, антикомплемента́рный фа́ктор

РУССКО-АНГЛИЙСКИЙ МЕДИЦИНСКИЙ СЛОВАРЬ

Около 10 500 терминов

RUSSIAN-ENGLISH MEDICAL DICTIONARY

About 10 500 terms

РУССКИЙ АЛФАВИТ

Аа	Жж	Нн	Фф	Ыы
Бб	Зз	Оо	Хх	Ьь
Вв	Ии	Пп	Цц	Ээ
Гг	Йй	Рр	Чч	Юю
Дд	Кк	Сс	Шш	Яя
Ее	Лл	Тт	Щщ	
Ёё	Мм	Уу	Ъъ	

А

абитуриéнт *m* university entrant, applicant
абóрт *m* abort(ion), embryotocia
абортцáнг *m* abort [ovum] forceps
абстинéнция *f* withdrawal state, abstinence
абсцéсс *m* abscess
~, перитонзиллярный quinsy abscess
авиáция *f*, санитáрная flying doctor service
авирулéнтный avirulent
автоклáв *m* autoclave, steam sterilizer
авторадиогрáфия *f* tracer analysis, autoradiography
агаммаглобулинемия *f* agammaglobulinemia
агáр *m* agar ◇ ~ с глицерином glycerin agar
~, глюкóзный glucose agar
~, жёлчный bile salt agar
~, кровянóй blood agar
~, мясопептóнный plain agar
~, полужидкий semisolid agar
агарóза *f* agarose
агглютинáция *f* agglutination
~, группoвáя group agglutination
~, неполная partial agglutination
~, самопроизвóльная spontaneous agglutination
агглютинин *m* agglutinin
~, холодóвый cold agglutinin
аггравáция *f* aggravation
агенезия *f* agenesia, agenesis
агéнт *m* agent
~, денатурирующий denaturant
~, инфекциóнный infectious agent
~, хелатирующий chelator
~, цитоцидный cytocide
агломерáция *f* agglomeration
аглоссия *f* aglossia
агонáльный agonal
агонист *(мышца) m* agonist
агóния *f* agony (of death), death-throes
агранулоцит *m* agranulocyte
агранулоцитóз *m* agranulocytosis, malignant granulocytopenia
агрегáция *f* aggregation
~ (клéток) в монослóе monolayer aggregation
агрессивность *f* aggression
адгезивность *f* adhesiveness
аденогипóфиз *m* antehypophysis, adenohypophysis

АДЕНОКАРЦИНОМА

аденокарцинома *f* adenocarcinoma, acinar carcinoma
аденофиброма *f* adenofibroma
~ яичника Brenner's tumor, ovarian adenofibroma
адинамичный adynamic
адинамия *f* adynamia
адреналин *m* adrenalin(e), epinephrine
азооспермия *f* azoospermia
азот *m* nitrogen, N
~, белковый protein nitrogen
~, жидкий liquid nitrogen
~, остаточный residual nitrogen
азурофильный azurophilic
айнгум *m* см. аньюм
акинезия *f* akinesia
аксолемма *f* axolemma
аксон *m* axon(e)
АКТГ см. гормон, адренокортикотропный
активатор *m* activator, promoter
активация *f* activation, promotion
акушерка *f* maternity nurse, obstetrics, midwife
акушерство *n* tocology
алгезия *f* algesia
алейкемия *f* aleukemia
алексия *f* alexia
алкалоз *m* alkalosis, alkalemia
~, высотный altitude alkalosis
~, декомпенсированный uncompensated alkalosis
~, дыхательный respiratory alkalosis
~, метаболический metabolic alkalosis

алкоголик *m* drunkard, drinker
алкоголизм *m* alcoholism
алкоголь *m* alcohol
аллели *m pl* alleles
~, доминантные dominant alleles
~, рецессивные recessive alleles
~ совместимости compatibility alleles
аллелосомальный allelosomal
аллелотип *m* allelotype
аллельность *f* allelism
аллельный allelic
аллерген *m* allergen
аллергенность *f* allergenicity
~, перекрёстная cross allergenicity
аллергид *m* allergid
аллергизация *f* allergization
аллергизированный allergen-challenged, allergizated
аллергический allergic
аллергия *f* allergy ◇ ~ к домашней пыли house dust allergy
~, бактериальная bacterial allergy
~, кожная dermal allergy
~, контактная contact allergy
~, лекарственная drug allergy
~, пищевая dietary [food] allergy
~, профессиональная workplace [occupational] allergy
~, холодовая cold allergy
аллергология *f* allergology
аллоантиген *m* alloantigen
аллоантитело *n* alloantibody

аллогéнный allogenic
аллоиммунизáция *f* alloimmunization
аллотрансплантáт *m* homograft, allogenic graft, allograft
аллотрансплантáция *f* homotransplantation, homografting, allografting
аллоэпитóп *m* alloepitope
алопéция *f* alopecia
~, гнёздная alopecia areata
~, краевáя marginal alopecia
~, рентгéновская roentgen alopecia
~, рубцóвая cicatrical alopecia
~, стáрческая senile alopecia
альбинúзм *m* albinism
альбумúн *m* albumin
~ молокá lactalbumin
~, сывороточный seralbumin
альбумúновый albuminous
альвеóла *f* alveole
~, зубнáя tooth socket
~, лёгочная air sac
альвеолúт *m* alveolitis
альвеолярный alveolar
альгоменорéя *f* algomenorrhea
альдостерóн *m* aldosterone
альтерáция *f* alteration
альтернáция *f* alternation
альтернúрующий alternating
áльфа-излучéние *n* alpha-radiation
áльфа-фетопротеúн *m* alpha-fetoprotein
амаврóз *m* amaurosis
амблиопúя *f* amblyopia

АМПЛИТУ́ДА

амбулатóрный ambulatory, ambulant
амёбиáз *m* amebiasis
~ пéчени hepatic amebiasis
амёбовúдный ameboid
амёбоцúт *m* amebocyte
амелобláст *m* ameloblast
амелогенéз *m* amelogenesis
аменорéя *f* amenorrhea
~, гипоталамúческая hypothalamic amenorrhea
~, лактациóнная lactation amenorrhea
~, психогéнная emotional amenorrhea
амилáза *f* amylase
амилазурúя *f* amylasuria
амилóид *m* amyloid
амилоидóз *m* amyloidosis
амитóз *m* amitosis
аммиáк *m* ammonia
амнезúя *f* amnesia, loss of memory
~, антерогрáдная anterograde amnesia
~, периодúческая episodic amnesia
амниóн *m* amnion
амнионúт *m* amnionitis
амниорéя *f* amniorrhea
амниоцентéз *m* amniocentesis
~, влагáлищный vaginal amniocentesis
~ по генетúческим показáниям genetic amniocentesis
~, чрезбрюшúнный transabdominal amniocentesis
амóрфный amorphous
ампелотерапúя *f* ampelotherapy
амплитýда *f* amplitude

АМПУЛА

а́мпула *f* 1. *анат.* ampulla 2. *фарм.* amp(o)ule
~ ма́точной трубы́ ampulla of the uterine tube
ампутацио́нный amputating
ампута́ция *f* amputation
~ (стопы́) по Пирого́ву Pirogoff's (foot) amputation
~ ше́йки ма́тки hysterotrachelectomy
ампути́ровать amputate
амфоте́рный amphoteric
анабио́з *m* anabiosis
анаболи́зм *m* anabolism
анаболи́т *m* anabolite
анаболи́ческий anabolic
анавакци́на *f* anavaccine
аналгези́я *f* analgesia
анале́птик *m* analeptic
ана́лиз *m* assay, analysis (*pl* analyses)
~, агрегацио́нный aggregation assay
~, адгезио́нный adhesion assay
~, активацио́нный activation analysis
~, антиге́нный antigenic analysis
~, бактериологи́ческий bacterial examination
~, биологи́ческий biological assay
~ выжива́емости survival study
~, идиотипи́ческий idiotypic analysis
~, иммуногенети́ческий immunogenotypic analysis
~, иммунологи́ческий immunoassay
~, иммуносорбе́нтный immunosorbent assay
~, иммунофлуоресце́нтный fluoroimmunoassay, immunofluorescence assay
~, иммуноэлектрофорети́ческий immunoelectroassay
~, кла́стерный cluster analysis
~, колориметри́ческий colorimetric analysis
~, контро́льный check analysis
~ кро́ви blood examination
~ кро́ви, клини́ческий complete blood count
~, лине́йно-регрессио́нный linear regression analysis
~ ме́тодом бло́ттинга в ге́ле gel-blotting analysis
~ ме́тодом электро́нного микрозо́нда electron microprobe analysis
~ мочи́ urinanalysis
~, после́довательный sequential analysis
~, прото́чный цитометри́ческий flow cytometric analysis
~, радиоизото́пный radioassay
~, радиоимму́нный immunoradiometric assay
~, радиоиммуносорбе́нтный radioimmunosorbent assay
~, рентгенографи́ческий X-ray analysis
~, рентгенострукту́рный X-ray diffraction analysis
~, спектроскопи́ческий spectroscopic analysis
~, ферме́нтный enzyme analysis
анализа́тор *m* :
~, кислоро́дный oxygen detector

анализи́ровать analyze
ана́льный anal
ана́мнез *m* antecedent [case, past] history, anamnesis ◇ в ~е in the past; собира́ть ~ to take the history
~ жи́зни personal [life] history
~, профессиона́льный occupational history
~, семе́йный familial history
~, социа́льный social history
анамнести́ческий anamnestic
анаплази́я *f* anaplasia
анаса́рка *f* anasarca
анастомо́з *m* anastomosis
~, артериовено́зный arteriovenous anastomosis
~ «бок в бок» side-to-side anastomosis
~ «бок в коне́ц» side-to-end anastomosis
~, кише́чный intestinal anastomosis
~ «коне́ц в бок» end-to-side anastomosis
~ «коне́ц в коне́ц» end-to-end anastomosis
ана́том *m* anatomist
анатоми́ческий anatomic(al)
анато́мия *f* anatomy
~, описа́тельная descriptive anatomy
~, патологи́ческая pathological anatomy
~, прикладна́я applied anatomy
~, сравни́тельная comparative anatomy
~, топографи́ческая региона́льный anatomy
анафа́за *f* anaphase
анафилакси́я *f* anaphylaxis

анафилакти́ческий anaphylactic
анаэро́б *m* anaerobe
~, облига́тный obligate anaerobe
~, факультати́вный facultative anaerobe
анаэробио́з *m микр.* anaerobiosis
анаэро́бный anaerobic
ангидро́з *m* an(h)idrosis
ангии́т *m* angi(i)tis, vasculitis
~, аллерги́ческий ко́жный allergic cutaneous angiitis
~, висцера́льный visceral angiitis
~, некротизи́рующий necrotizing angiitis
анги́на *f* angina, acute tonsillitis
~, агранулоцита́рная agranulocytic angina
~, лакуна́рная lacunar tonsillitis
~ Фила́това infectious mononucleosis
~, фолликуля́рная follicular tonsillitis, follicular angina
ангино́зный anginal
ангиобла́ст *m* angioblast
ангиобласто́ма *f* angioblastoma
ангиогене́з *m* angiogenesis
ангиогра́фия *f* angiography, vasography
~, церебра́льная cerebral angiography
ангиокардиогра́фия *f* angiocardiography
ангиоло́гия *f* angiology
ангио́ма *f* angioma
ангиомато́з *m* angiomatosis

АНГИОНЕВРОЗ

ангионевроз *m* angioneurosis
ангиопарез *m* angioparesis
ангиопатия *f* angiopathy
ангиопоэз *m* angiopoiesis
ангиорексис *m* angiorrhexis
ангиоспазм *m* vascular spasm
ангиотензин *m* angiotensin
ангиотриб *m* angiotribe
ангиотрофоневроз *m* angiotrophoneurosis
ангиохолит *m* angiocholitis
ангиэктазия *f* angiectasia, angiectasis
андроген *m* androgen
андрология *f* andrology
аневризма *f* aneurysm
~ аорты aortic aneurysm
~, артериовенозная arteriovenous aneurysm
~, веретенообразная fusiform aneurysm
~, истинная primary [true] aneurysm
~, ложная spurious aneurysm
~, расслаивающая dissecting aneurysm
~ сердца cardiac aneurysm
аневризматический aneurysmatic
аневризмэктомия *f* aneurysmectomy
анемичный anemic
анемия *f* anemia
~, алиментарная deficiency anemia
~, апластическая aplastic anemia
~, ботриоцефальная bothriocephalus anemia
~, гемолитическая hemolytic anemia
~, гемолитическая аутоиммунная hemolytic autoimmune anemia
~, геморрагическая hemorrhagic anemia
~, гипохромная hypochromic anemia
~, железодефицитная iron deficiency [sideropenic, hypoferric] anemia
~ Кули Cooley's anemia, thalassemia major
~, микроцитарная microcytic anemia
~, нормоцитарная normocytic anemia
~, пернициозная Addison's anemia
~, постгеморрагическая posthemorrhagic anemia, anemia after bleeding
~, серповидно-клеточная drepanocytemia, drepanocytosis, sickle-cell disease
~, спленогенная splenic anemia
анергия *f* anergy
анестезиология *f* anesthesiology
анестезия *f* anesthesia; loss of sensation
~, внутривенная infusion [intravenous] anesthesia
~, инфильтрационная infiltration anesthesia
~, каудальная caudal anesthesia
~, местная local [topical] anesthesia
~, общая general anesthesia
~, полная total anesthesia
~, проводниковая conduction [block] anesthesia
~, регионарная regional anesthesia

~, сакра́льная sacral anesthesia
~, сегмента́рная segmental anesthesia
~, спинномозгова́я spinal [lumbar] anesthesia, rachianesthesia
~, субарахноида́льная subarachnoid anesthesia
~, эпидура́льная epidural anesthesia
анесте́тик *m* anesthetic
анизометропи́я *f* anisometropia
анизотро́пный anisotropic
анизоцито́з *m* anisocytosis
анкило́з *m* ankylosis
~, ко́стный bony ankylosis
анкилосто́ма *f* ankylostoma, hookworm
аннулопла́стика *f* (*напр. митрального клапана*) annuloplasty
ановуля́ция *f* anovulation
анома́лия *f* anomaly
~, врождённая congenital anomaly
анома́льный anomalous
анорексиге́нный anorexigenic
анорекси́я *f* anorexia
аноректа́льный anorectal
аносми́я *f* anosmia
антагони́зм *m* antagonism
антаци́дный ant(i)acid
антиаллерги́ческий antiallergic
антибактериа́льный antibacterial
антибио́тик *m* antibiotic
~ широ́кого спе́ктра де́йствия broad-spectrum antibiotic
антиви́русный antiviral

антигельми́нтный antihelmintic
антиге́н *m* antigen
~, австрали́йский Australia antigen
~, бактериа́льный bacterial antigen
~ гепати́та В, пове́рхностный hepatitis B surface antigen, HBsAg
~ гистосовмести́мости histocompatibility antigen
~ гру́ппы кро́ви blood group substance
~, карциноэмбриона́льный oncofetal antigen
антиге́нность *f* antigenicity
антигистами́нный antihistaminic
антидиурети́ческий antidiuretic
антидо́т *m* antidote
антиимму́нный anti-immune
антикоагуля́нт *m* anticoagulant
антикомплемента́рность anticomplementarity
антимикро́бный antimicrobial
антиоксида́нт *m* antioxidant
антираби́ческий antirabic
антиревмати́ческий antirheumatic
антисепти́ческий antiseptic
антисы́воротка *f* antiserum
антитела́ *n pl* antibodies
~, агреги́рованные aggregated antibodies
~, комплементсвя́зывающие complement-fixing antibodies
~, ме́ченые labeled antibodies

АНТИТЕЛА

~, преципитирующие precipitating antibodies
~, сенсибилизирующие sensitizing antibodies
~, спермагглютинирующие sperm-agglutinating antibodies
антителозависимый antibody-dependent
антителообразующий antibody-producing
антитоксин *m* antitoxin
антракоз *m* anthracosis
антральный antral
антропогенез *m* anthropogenesis
анурия *f* anuria
анус *m* anus
аньюм *m* ainhum, spontaneous dactylolysis
аорта *f* aorta
  ~, брюшная abdominal aorta
  ~, грудная thoracic aorta
аортография *f* aortography
апикальный apical
апирексия *f* apyrexia
апиретический apyretic
апитерапия *f* apitherapy
аплазия *f* aplasia
апноэ *n* apnea
апокринный apocrine
апоневроз *m* aponeurosis
апоплексия *f* apoplexy
аппарат *m* apparatus
  ~, вестибулярный vestibular apparatus
  ~, голосовой vocal apparatus
  ~ Гольджи Golgi apparatus
  ~, опорно-двигательный locomotor apparatus
  ~, слуховой hearing aid, hearing apparatus, otophone
  ~, сшивающий stapler
аппаратура *f* equipment
аппендикс *m* (vermicular) appendix, apityphlon
аппендикулярный *(относящийся к червеобразному отростку)* appendic(e)al
аппендицит *m* appendicitis
аппендэктомия *f* appendectomy
аппетит *m* appetite
  ~, извращённый pica, parorexia, perverted appetite
  ~, повышенный limosis, lycorexia, hyperorexia
  ~, пониженный hyporexia
апраксия *f* apraxia
  ~, акинетическая akinetic apraxia
  ~, амнестическая amnestic apraxia
  ~, идеокинетическая ideokinetic apraxia
  ~, иннервационная innervation apraxia
  ~, конструктивная constructional apraxia
  ~, кортикальная cortical apraxia
аптека *f* pharmacy, drugstore, chemist's (shop)
аптекарь *m* chemist
аптечка *f* drug box, medicine chest
  ~ первой помощи first-aid chest, first-aid set
  ~, походная ambulance box
арахноидальный arachnoidal
арахноидит *m* arachnoiditis
  ~, слипчивый adhesive arachnoiditis
арбовирус *m* arbovirus

аргентаффи́нный argentaffin
аргири́я f argyria, argyriasis, argyrism, argyrosis
арео́ла f areola
ареоли́т m areolitis
арео́метр m areometer
аритми́я f dysrhythmia, arrhythmia
~, дыха́тельная respiratory arrhythmia
~, си́нусовая sinus arrhythmia
а́рка f arch
аромати́ческий aromatic
артериализа́ция f arterialization
артериа́льный arterial
артерии́т m arteritis
~, гигантокле́точный giant-cell arteritis
~, ревмати́ческий rheumatic arteritis
~, сифилити́ческий syphilitic arteritis
артериографи́я f arteriography
~, селекти́вная selective arteriography
артерио́ла f arteriola, arteriole
артериоли́т m (*воспаление артериол*) arteriolitis
артериолонекро́з m arteriolonecrosis
артериопати́я f arteriopathy
артериопла́стика f arterioplasty
артериосклеро́з m arteriosclerosis
артериотоми́я f arteriotomy
артериэктоми́я f arteriectomy
арте́рия f artery
~, бе́дренная femoral artery
~, локтева́я ulnar artery
~, лучева́я radial artery
~, малоберцо́вая fibular artery
~, ма́точная uterine artery
~, о́бщая печёночная common hepatic artery
~, плечева́я brachial artery
~, подключи́чная subclavian artery
~, подколе́нная popliteal artery
~, подкрыльцо́вая axillary artery
~, позвоно́чная vertebral artery
~, по́чечная renal artery
артралги́я f arthrodynia, joint pain, arthralgia
артри́т m arthritis
~, адъюва́нтный adjuvant-induced arthritis
~, гемофили́ческий hemophilic arthritis
~, гно́йный arthrempyesis, pyogenic arhritis
~, гоноре́йный blennorrhagic [gonococcal] arthritis
~, грибко́вый arthritis fungosa, mycotic arthritis
~, дизентери́йный dysenteric arthritis
~, инфекцио́нный infective arthritis
~, климактери́ческий climacteric [menopausal] arthritis
~, мутили́рующий arthritis mutilans
~, о́стрый acute arthritis
~, подагри́ческий gouty [uratic] arthritis
~, псориати́ческий psoriatic

arthropathy, psoriatic arthritis
~, реакти́вный reactive arthritis
~, ревмато́идный rheumatoid arthritis
~, сифилити́ческий syphilitic arthritis
~, туберкулёзный tuberculous arthritis
~, экссудати́вный exudative arthritis
~, ювени́льный ревмато́идный juvenile rheumatoid arthritis
~, ювени́льный хрони́ческий juvenile chronic arthritis
артрити́зм *m* arthritism
артрити́ческий arthritic
артрогра́фия *f* arthrography
артроде́з *m* arthrodesis, artificial ankylosis
артро́з *m* arthrosis
~, деформи́рующий arthrosis deformans
артро́лиз *m* arthrolysis
артроли́т *m* arthrolith, joint stone
артроло́гия *f* arthrology
артропати́я *f* arthropathy
~, нейроге́нная neurogenic arthropathy
артропла́стика *f* arthroplasty
артроско́п *m* arthroscope
артроскопи́я *f* arthroscopy
артрото́м *m* arthrotome
артротоми́я *f* arthrotomy
артроце́ле *n* arthrocele
артроцентез *m* (*пункция сустава*) arthrocentesis
артрэктоми́я *f* (*удаление сустава*) arthrectomy

архитекто́ника *f невр.* architectonics
асбесто́з *m* asbestosis
асе́птика *f* asepsis
асепти́ческий aseptic
асимметри́я *f* asymmetry
асинклити́зм *m* asynclitism
асистоли́я *f* asystole, asystolia
аскари́да *f* Ascaris, maw worm
аскаридо́з *m* ascariasis, maw worm invasion
аспараги́н *m* asparagine
аспарта́за *f* aspartase
аспе́кт *m* aspect
аспергиллёз *m* aspergillosis
аспергилло́ма *f* aspergilloma
асперми́я *f* aspermia
аспира́нт *m* post-graduate (student)
аспира́т *m* aspirate
~, тонкоиго́льный fine needle aspirate
аспира́ция *f* aspiration
~, меко́ниевая meconium aspiration
асплени́я *f* asplenia
ассимиля́ция *f* assimilation
ассисте́нт *m* assistant
ассоции́рованный associated
астени́я *f* asthenia
астигмати́зм *m* astigmatism
а́стма *f* asthma
~, бронхиа́льная bronchial asthma
астрогли́я *f* astroglia
асфикси́я *f* asphyxia
~, бе́лая white asphyxia
~, внутриутро́бная fetal asphyxia
~ новорождённого asphyxia neonatorum
~, си́няя blue asphyxia

~, травмати́ческая traumatic asphyxia
асфикти́ческий asphyxial
асци́т m ascites, hydroperitoneum, peritoneal [abdominal] dropsy
атакси́я f ataxia
ателекта́з m atelectasis
атерогене́з m atherogenesis
атеро́ма f atheroma
атеросклеро́з m atherosclerosis
атето́з m athetosis
атипи́чный atypical
атла́нт m (*первый шейный позвонок*) atlas
атлантозаты́лочный atlantooccipital
атмосфе́ра f atmosphere
атмосфе́рный atmospheric
атони́ческий atonic
атопи́я f atopic allergy, atopy
атрези́я f atresia
атрети́ческий atresic, atretic
атриовентрикуля́рный (*предсердно-желудочковый*) atrioventricular
атрофи́я f atrophy ◇ ~ от безде́йствия atrophy of disuse
~, бу́рая brown atrophy
~, о́страя жёлтая acute yellow atrophy (of the liver)
аудито́рия f lecture-room, lecture-hall
а́ура f aura
аускульта́ция f auscultation
аутоагре́ссия f self-aggression
аутоаллерги́я f autoallergy
аутоантиге́н m autoantigen, self-antigen
аутоантите́ло n autoantibody
аутовакци́на f autogenous vaccine
аутогапте́н m self-hapten
аутогемотрансфу́зия f autohemotransfusion
аутоге́нный autogenous
аутоиммуните́т m autoimmunity
аутоинтоксика́ция f autointoxication
~, кише́чная scatemia
аутоинфе́кция f self-infection
ауто́лиз m autolysis, self-digestion
аутолити́ческий autolytic
аутологи́ческий autologous
аутопла́стика f autoplasty
аутопси́я f autopsy, postmortem examination, necropsy, necrotomy
ауторадиогра́фия f autoradiography
аутосенсибилиза́ция f autosensitization
аутосо́ма f autosoma
аутосо́мный autosomal
аутосы́воротка f autoserum
аутотрансплантат m autograft
аутотранспланта́ция f autografting, autotransplantation
аутотрансфу́зия f autotransfusion
аутофаги́я f autophagy
аутоцитотокси́чность f autocytotoxicity
аутоэпито́п m autoimmune epitope
афази́я f aphasia
афаки́я f aphakia, absence of the lens
афебри́льный afebrile
а́фта f aphtha

АФТЫ

а́фты *f pl* aphthae
~, тропи́ческие moniliasis, tropical aphthae
аффе́кт *m* affect
аффекти́вный affective
афферéнтный afferent
аффините́т *m* affinity
ахиллобурси́т *m* (бурсит пя́точного сухожи́лия) Achilles bursitis
ацидо́з *m* hyperacidity
аэра́ция *f* aeration
аэроаллерге́н *m* aeroallergen, inhalant allergen
аэро́б *m* aerobe
аэро́бный aerobian, aerobic
аэродонталги́я *f* aerodontalgia
аэрозо́ль *m* aerosol, spray
аэротерапи́я *f* air cure
аэрофаги́я *f* aerophagy

Б

базалио́ма *f* basal cell carcinoma, basal cell epithelioma
база́льный basal
базиля́рный basilar
базофи́л *m* basophil, basophilic cell
базофили́я *f* high basophil count, basophilia
базофи́льный basophilic
бактериа́льный bacterial
бактериеми́я *f* bacteremia
бакте́рии *f pl* bacteria (*sing* bacterium)
~, анаэро́бные anaerobic bacteria
~, ацидофи́льные acidophilic bacteria
~, аэро́бные aerobic bacteria
~, грамотрица́тельные gram-negative bacteria
~, грамположи́тельные gram-positive bacteria
~, дифтериеподо́бные coryneform bacteria
~, кислотоусто́йчивые acid-fast bacteria
~, колиподо́бные coliform bacteria
~, палочкови́дные rodlike bacteria
~, патоге́нные pathogenic bacteria
бактерио́лиз *m* bacteriolysis
бактериолизи́н *m* bacteriolysin
бактериолити́ческий bacteriolytic
бактерио́лог *m* bacteriologist
бактериологи́ческий bacteriologic(al)
бактериоло́гия *f* bacteriology
бактериоскопи́я *f* bacterioscopy
бактериостати́ческий bacteriostatic
бактериофа́г *m* bacteriophage
~, дизентери́йный dysenteric bacteriophage
бактериофаги́ческий bacteriophagic
бактериофаги́я *f* bacteriophagia
бактериури́я *f* bacilluria
бактерици́дный bactericidal, bacillicidal, microbicidal
балани́т *m* balanitis

БЕЗОПА́СНОСТЬ

баланопла́стика *f* balanoplasty
баланопости́т *m* balanoposthithis
баланорраги́я *f* balanorrhagia
бала́нс *m* balance
 ~, азо́тистый nitrogen balance
 ~, во́дно-солево́й fluid-and-electrolyte balance
 ~, во́дный water balance
 ~, отрица́тельный negative balance
 ~, положи́тельный positive balance
 ~, теплово́й heat balance
баллоти́рование *n* (*напр. плода в матке*) ballottement, repercussion
бальза́м *m* balm, balsam (*pl* balsami)
 ~, кана́дский Canada balsam
бальзами́ческий balmy, balsamic
бальнеологи́ческий balneologic, balneal
бальнеоло́гия *f* balneology
бальнеотерапи́я *f* balneotherapy, balneation
банда́ж *m* belt, bandage, binder, brace
 ~, грыжево́й (hernial) truss
банк *m*:
 ~ ге́нов gene bank
 ~ кло́нов clone library
 ~ кро́ви blood bank
 ~ спе́рмы semen bank
ба́нки *f pl*, медици́нские cupping glass, wet cups
ба́ня *f*, водяна́я water bath
барестези́я *f* baresthesia

барока́мера *f* pressure [altitude] chamber
барооти́т *m* barotitis
бароререце́птор *m* baroreceptor, pressure receptor
баросинуси́т *m* barosinusitis
барота́ксис *m* barotaxis
баротерапи́я *f* barotherapy
баротра́вма *f* barotrauma
 ~, декомпрессио́нная decompression barotrauma
баротропи́зм *m* barotropism
бартолини́т *m* bartholinitis
барье́р *m* barrier
 ~, гематоэнцефали́ческий blood-brain barrier
 ~, защи́тный protective barrier
 ~, плацента́рный placental barrier
бассе́йн *m*, пла́вательный swimming bath, swimming pool
бахро́мчатый fimbriated
баци́лла *f* bacillus (*pl* bacilli)
бациллоноси́тель *m* (bacilli) carrier
бе́дренный femoral
бедро́ *n* femur, thigh, hip
безболе́зненность *f* indolence
безболе́зненный unpainful, indolent, painless
безво́дный waterless, anhydrous
безвре́дный harmless
безде́тность *f* childlessness
безжелту́шный anicteric
безжи́зненный lifeless
безмиели́новый amyelinic
безмикро́бный amicrobic
безопа́сность *f* security, safety
 ~ медикаме́нта drug safety

БЕЗОПА́СНОСТЬ

~, радиацио́нная radiation safety
безопа́сный non-hazardous
безу́мие *n* madness, folly
бе́ли *pl* leucorrhea, leucorrhagia, whites
~, кровяни́стые blood stained whites
белковоподо́бный albuminoid
бело́к *m* protein
~, денатури́рованный denatured protein
~ кро́ви blood protein
~, расти́тельный vegetable protein
~, специфи́ческий specific protein
~, чужеро́дный foreign protein
~, шо́ковый shock protein
бельмо́ *n* leukoma
бензо́л *m* benzene, benzol
бере́менная gravid, pregnant
бере́менность *f* pregnancy, gestation, gravidity, graviditas
~, внема́точная extrauterine [ectopic] pregnancy, eccyesis
~ двойне́й gemellary pregnancy
~, доно́шенная term pregnancy
~, ма́точная uterogestation, uterine pregnancy
~, многопло́дная multiple pregnancy
~, ре́зус-несовмести́мая Rh-incompatible pregnancy
~, тру́бная tubal pregnancy
бе́ри-бе́ри *n* beri-beri
бескле́точный cell-free, acellular

бескро́вный bloodless, unbloody, exsanguinate
беспло́дие *n* infertility, sterility, acyesis, infecundity
~, же́нское atocia
~, обрати́мое reversible sterility
беспло́дный infertile, sterile, acyetic
беспоко́йный restless
беспоко́йство *n* anxiety
беспоко́ящийся anxious
бесси́лие *n*, полово́е loss of sexual power, impotence, impotency
бесси́льный impotent, powerless, weak
бессимпто́мный asymptomatic, silent, symptom-free
бессо́нница *f* insomnia, hyposomnia, loss of sleep
бесстра́стный passionless
бесфо́рменный shapeless
бе́шенство *n* rabies, lyssa
библиоте́ка *f* library
~ ге́нов gene library
бигемини́я *f* bigeminal pulse, bigeminy
бикс *m* dressing box
биле́т *m*, экзаменацио́нный examination card
биливерди́н *m* biliverdin
билируби́н *m* bilirubin
~, непрямо́й indirect bilirubin
~, о́бщий total bilirubin
~, прямо́й conjugated bilirubin
билирубинеми́я *f* bilirubinemia
билирубинури́я *f* bilirubinuria
бимануа́льный bimanual
бинокуля́рный binocular

БЛАСТОМАТÓЗНЫЙ

бинт *m* bandage, roller ◇ скáтывать ~ to roll a bandage

~, эласти́чный elastic bandage

биодóза *f* biological dose
биокатáлиз *m* biocatalysis
биологи́ческий biologic(al)
биолóгия *f* biology

~, молекуля́рная molecular biology

~, радиацио́нная radiation biology

~ человéка human biology

~, эксперимента́льная experimental biology

биомáсса *f* biomass
биометри́ческий biometric
биометри́я *f* biometry
биомехани́зм *m* biomechanism
биомехáника *f* biomechanics
биооксидáнт *m* biooxidant
биопотенциáл *m* biopotential
биопси́я *f* biopsy

~, аспирацио́нная aspiration [suction] biopsy

~, напрáвленная guided biopsy

~, операцио́нная open biopsy

~ пéчени, чреско́жная percutaneous hepatic aspiration

~, прицéльная target biopsy

~, пункцио́нная needle [punch] biopsy

~, щёточная brush biopsy

~, эндоскопи́ческая endoscopic biopsy

биори́тм *m* biorhythm
биоси́нтез *m* biosynthesis
биосовмести́мость *f* biocompatibility

биоспектроскопи́я *f* biospectroscopy
биотéхника *f* biological engineering
биоти́н *m* biotin, vitamin H
биоти́п *m* biotype
биотрансформáция *f* biotransformation
биофизи́ческий biophysical
биофлавонóиды *m pl* bioflavonoids
биохими́ческий biochemical
биохи́мия *f* biochemistry

~, клини́ческая clinical biochemistry, clinical [medical] chemistry

~, молекуля́рная molecular biochemistry

биоэколóгия *f* bioecology
биоэлектри́ческий bioelectric
биоэлемéнт *m* bioelement
бипариетáльный biparietal
биполя́рность *f* bipolarity
бисексуáльный bisexual
бифидобактéрия *f* bifid bacterium
бифуркáция *f* bifurcation
би́цепс *m* biceps
благоприя́тный favorable
благотвóрный beneficial
бланк *m* blank, form

~, рецепту́рный prescription blank

бластогéн *m* blastogene
бластогенéз *m* blastogenesis
бластогéнный blastogenic
бластодéрма *f* blastoderm
бластодермáльный blastodermal
бластоди́ск *m* blastodisk
бластóма *f* blastoma
бластоматóзный blastomatous

БЛАСТОМИКО́З

бластомико́з *m* blastomycosis
~, брази́льский Brazilian [South American] blastomycosis
~, глубо́кий deep blastomycosis
~, европе́йский European blastomycosis
~, кело́идный keloidal blastomycosis
~, ко́жный cutaneous blastomycosis
~, лёгочный pulmonary blastomycosis
~, пове́рхностный superficial blastomycosis
~, североамерика́нский North American blastomycosis
~, систе́мный systemic blastomycosis
~, тропи́ческий tropical blastomycosis
~, южноамерика́нский Brazilian [South American] blastomycosis
бластомогене́з *m* blastomogenesis
бластомоге́нный blastomogenic
бластопо́р *m* blastopore
бластотоми́я *f* blastotomy
бластоци́ста *f* blastocyst
бластоци́т *m* эмбр. blastocyte
бластоцито́ма *f* blastocytoma
бла́стула *f* эмбр. blastula
бле́дность *f* paleness, pallor
~, восковáя waxy pallor
бле́дный pale, pallid
блефари́т *m* blepharitis
блефароспа́зм *m* blepharospasm, winking spasm
близнецы́ *pl* twins

~, дизиго́тные dizygotic twins
~, монозиго́тные [одноя́йцо́вые] monozygotic twins, co-twins
близору́кость *f* myopia, shortsightedness, nearsightedness
~, высо́кая myopia of high degree
~, прогресси́рующая progressive myopia
блок *m* block
~, криоста́тный snap-frozen block
~, операцио́нный surgery block
блока́да *f* blocking
~, внутрижелу́дочковая intraventricular block
~, синоаурикуля́рная sino-auricular block
бло́ттинг *m* иммун. blotting
блужда́ющий (напр. об органе) floating
блюдцеобра́зный saucer-shaped
бля́шка *f* patch
~, кровяна́я plaque, thrombocyte
бобови́дный bean-shaped
бо́дрствование *n* wakefulness
бокс *m* box
болево́й algetic
боле́зненный painful
болезнетво́рный nosogenic, pathogenic
боле́зни *f pl*:
~, вну́тренние internal diseases
~, коллаге́новые collagenoses
~ наруше́ния обме́на metabolic diseases

болéзнь *f* affection, affliction, illness, disease, morbus
~, аддисóнова Addison's disease
~, базéдова Basedow's disease, Basedow's goiter
~ Бéхтерева Bechterew's disease, Marie-Strümpell disease, ankylosing spondylitis
~ Бéхчета Behçet's disease
~, брóнзовая bronze disease, Addison's disease
~, вакцинáльная vaccinia
~ Васи́льева — Вéйля Weil's disease, icterohemorrhagic leptospirosis
~ Ви́льсона Wilson's disease
~, высóтная altitude sickness
~, гóрная mountain sickness
~ Дéйчлендера march foot, Deutschlender's disease
~, желчнокáменная chole(cysto)lithiasis
~ Кви́нке angioneurotic [Quincke's] edema
~, кессóнная caisson disease, decompression illness
~ Крóна regional enteritis, Krohn's disease
~, лучевáя radiation disease
~ Мику́лича Mikulicz's disease
~, морскáя sea sickness
~, мочекáменная urolithiasis
~ накоплéния гликогéна glycogen thesaurismosis
~ накоплéния холестери́на cholesterol thesaurismosis
~, паразитáрная parasitic disease
~ передвижéния kinetosis
~ почечнокáменная nephrolithiasis
~ психи́ческая mental malady, mental disease
~ Рейнó Raynaud's disease
~ Рéйтера (*уретро-окуло-синовиальный синдром*) Reiter's disease
~ Реклингхáузена (*1. нейрофиброматоз 2. паратиреоидная остеодистрофия*) Recklinghausen's disease
~, сóнная sleeping sickness, trupanosomiasis
~ Сти́лла Still's disease
~, сыворóточная serum disease
~ Такая́су (*болезнь отсутствия пульса*) Takayasu's disease
~ Уи́ппла (*липогранулематоз брыжейки*) Whipple's disease
~ уку́са крыс sodoku
~ Хóджкина (*злокачественный лимфогранулематоз*) Hodgkin's disease
~ Хóртона (*гигантоклеточный артериит*) Horton's arteritis
~ Шéгрена Sjögren's disease, sicca syndrome

бóли *f pl*:
~ в плечевóм сустáве omalgia
~ в поясни́це lumbar pains
~, голóдные fasting pains
~, дáвящие pressing pains
~, жгу́чие burning pains

БОЛИ

~, иррадии́рующие radiating pains
~, кинжа́льние lancinating pains
~, коликообра́зные colicky pains
~, ко́лющие piercing pains
~, ме́стные local pains
~, мучи́тельные troublesome pains
~, невыноси́мые unbearable pains
~, ночны́е nyctalgia, nocturnal pains
~, но́ющие aching [dull] pains
~, опоя́сывающие girdle pains
~, о́стрые sharp pains
~, о́стрые внеза́пные pains
~, постоя́нные permanent pains
~ при глота́нии odynophagia
~ при движе́нии kinesalgia
~ при нада́вливании pressure pain
~, сверля́щие terebrant pains
~, си́льные severe pains
~, стреля́ющие shooting pains
~, тупы́е aching [dull] pains
~, уме́ренные moderate pains
боль *f* pain, dolor ◇ вызыва́ть ~ to cause the pain
~ в желу́дке stomach-ache
~ в животе́ abdominal pain
~ в крестцо́во-поясни́чной о́бласти low back pain
~ в о́бласти се́рдца cardiac pain
~ в поко́е rest pain
~ в спине́ backache
~ в эпигастри́и epigastric pain
~, головна́я headache, head pain, cephalalgia, cephalodynia
~, загруди́нные sternalgia, retrosternal pains
~, зубна́я odontalgia, toothache
больни́ц/а *f* hospital ◇ обраща́ться в ~у to apply to the hospital
~, ба́зовая teaching hospital
~, благотвори́тельная charity hospital
~, гинекологи́ческая hospital for women
~, госуда́рственная public hospital
~, де́тская children's hospital
~, многопро́фильная multifield hospital
~ о́бщего про́филя general hospital
~, однопро́фильная onefield hospital
~, психиатри́ческая mental hospital
~, райо́нная district hospital
~, специализи́рованная special hospital
~, ча́стная private hospital
больно́й *m* patient
~, амбулато́рный out-patient, ambulatory patient
~, госпитализи́рованный *см.* больно́й, стациона́рный
~, лежа́чий recumbent patient
~, находя́щийся на под-

держивающем гемодиализе maintenance hemodialysis patient
~, психиатри́ческий mental patient
~, стациона́рный hospital [indoor] patient, in-patient
~, терапевти́ческий medical patient
~, хирурги́ческий surgical patient
~, ходя́чий walking patient
бо́люс *m* bolus
бор *m* bur; drill
бормаши́на *f* drill, drilling [boring] machine
борода́вка *f* verruca, wart
~, вульга́рная common wart
~, мя́гкая soft wart
~ на но́жке, кру́пная sycoma
~, ороговéвшая horny wart
~, остроконéчная fig [pointed] wart, condyloma acuminatum
~, пло́ская flat wart
~, подо́швенная plantar wart
~, ста́рческая senile wart
борода́вчатый warty
борозда́ *f* *анат.* sulcus, groove
~, странгуляцио́нная line of depression
боро́здчатый furrowed
боррéлии *f pl* *(род спирохет)* Borrelia
борьба́ *f* fight
ботули́зм *m* botulism
брадикарди́я *f* bradycardia
~, си́нусовая sinus bradycardia
брадикини́н *m* bradykinin

брахиалги́я *f* *(боль в плече)* brachialgia
бред *m* delirium, delusion rave
~, алкого́льный delirium tremens
~, бу́йный violent delirium
бредово́й delusive, delirious
брига́да *f* team
~, выездна́я mobile team
~, кардиологи́ческая cardiac team
~ пéрвой пóмощи primary care team
~, противошо́ковая shock team
~, хирурги́ческая surgical team
~ экстренной пóмощи emergency team
бровь *f* (eye)brow
брожéние *n* fermentation
бром *m* bromine, Br
бромидро́з *m* bromidrosis
броми́зм *m* bromism
бронх *m* bronchus (*pl* bronchi)
бронхиа́льный bronchial
бронхио́ла *f* bronchiole
бронхиоли́т *m* bronchiolitis, capillary bronchitis
~, облитери́рующий obliterating bronchiolitis
бронхи́т *m* bronchitis
~, астмати́ческий asthmatic bronchitis
~, геморраги́ческий hemorrhagic bronchitis
~, гни́лостный putrid bronchitis
~, засто́йный congestive bronchitis
~, катара́льный catarrhal bronchitis

БРОНХИТ

~, крупо́зный croupous bronchitis
~, механи́ческий mechanic bronchitis
~, пласти́ческий plastic bronchitis
~, продукти́вный productive bronchitis
~, псевдомембрано́зный pseudomembranous bronchitis
~, фибрино́зный fibrinous bronchitis
~, экссудати́вный exudative bronchitis
бронхоадени́т *m* bronchoadenitis
бронхоальвеоля́рный bronchoalveolar
бронхоге́нный bronchogenic
бронхогра́мма *f* bronchogram
бронхогра́фия *f* bronchography
бронхоли́т *m* broncholith
бронхолитиа́з *m* broncholithiasis
бронхоло́гия *f* bronchology
бронхомико́з *m* bronchomycosis
бронхопати́я *f* bronchopathy
бронхоплевра́льный bronchopleural
бронхопневмони́я *f* bronchopneumonia
бронхоре́я *f* bronchorrhea
бронхоско́п *m* bronchoscope
бронхоскопи́ческий bronchoscopic
бронхоскопи́я *f* bronchoscopy
бронхоспа́зм *m* bronchospasm
бронхоспирогра́фия *f* bronchospirography
бронхотоми́я *f* bronchotomy
бронхофони́я *f* bronchophony
бронхоэкта́зия *f* bronchiectasis
бруцеллёз *m* brucellosis, goat [Malta] fever
бруцеллёзный brucellar
брыже́ечный mesenteric
брыже́йка *f* mesentery
~ кише́чника bowel mesentery
~ ма́точной трубы́ mesosalpinx
~ ободо́чной кишки́ mesocolon
~ то́нкого кише́чника jejuno-ileal mesentery
~ червеобра́зного отро́стка mesoappendix
брюши́на *f* peritoneum
брюшко́ *n* (*мышцы*) belly
бубо́н *m* bubo(n)
бубо́нный bubonic
буго́р *m*:
~, ло́бный frontal tuber
~, пя́точный calcaneal tuber
~, седа́лищный tuber of the ischium
бугоро́к *m* tubercle
бугри́стость *f* *анат.* tuberosity
буж *m* bougie
бужи́рование *n* bougi(e)nage
булавови́дный clubbed
булими́я *f* excessive appetite
буллёзный bullous, blebby
бульба́рный bulbar
бульо́н *m* broth ◇ ~ с глицери́ном glycerol broth
~, мясопепто́нный beef-extract broth

бурси́т *m* bursitis
бурсэктоми́я *f* (*иссечение синовиальной сумки*) bursectomy
буты́лочка *f* для кормле́ния (*грудного ребёнка*) feeding bottle
буты́ль *f* bottle
бу́фер *m* buffer
бу́ферный buffered
бюре́тка *f* buret(te), dropping glass
~, градуи́рованная volume buret(te)

В

вагини́т *m* vaginitis, colpitis
ваго́н *m*:
~, для ра́неных hospital ward car
~, санита́рный hospital [medical] car
ваготоми́я *f* vagotomy
~, избира́тельная selective vagotomy
~, проксима́льная proximal vagotomy
ваготони́я *f* vagotony
ваготро́пный vagotropic
ва́гусный vagal
ва́жность *f* importance
вазели́н *m* mineral butter, vaseline
вазоакти́вный vasoactive
вазомото́рный vasomotor
вазопресси́н *m* antidiuretic hormone, vasopressin
вазотоми́я *f* vasotomy

ваку́оль *f* vacuole
ва́куум *m* vacuum
ва́куум-або́рт *m* suction [aspiratory] curettage
вакци́на *f* vaccine
~, адсорби́рованная adsorbed vaccine
~, антираби́ческая rabies vaccine
~, безаллерге́нная allergen-free vaccine
~, жива́я live vaccine
~, инактиви́рованная инактивированная inactivated vaccine
~, коклю́шная pertussis vaccine
~, ко́мплексная complex vaccine
~, осла́бленная attenuated vaccine
~ Пасте́ра Pasteur's vaccine
~, поливале́нтная polyvalent [multipartial] vaccine
~, противокорева́я measles vaccine
~, противоо́спенная smallpox [jennerian] vaccine
~, противостолбня́чная tetanus vaccine
~ про́тив эпидеми́ческого пароти́та mumps vaccine
~, сибирея́звенная anthrax vaccine
~, сме́шанная mixed vaccine
~, суха́я dry vaccine
~, уби́тая killed vaccine
~, формали́новая formalin-killed vaccine
вакцина́ция *f* vaccination
~, обяза́тельная compulsory [mandatory] vaccination
вакцини́ровать vaccinate

ВАКЦИ́НИЯ

вакци́ния *f* vaccinia
вакцинопрофила́ктика *f* vaccinal prevention
вакцинотерапи́я *f* vaccinotherapy
вале́нтность *f* valence, valency
ва́лик *m*, ногтево́й nail fold
вальвули́т *m* valvulitis
вальвулопла́стика *f* valvuloplasty
~, балло́нная balloon valvuloplasty
ва́нна *f* bath ◇ принима́ть ~y to take a bath
~, возду́шная air bath
~, гигиени́ческая hygienic bath
~, горчи́чная mustard bath
~, горя́чая hot bath
~, грязева́я mud bath
~, жемчу́жная pearl [bubble] bath
~, кислоро́дная oxygen bath
~, контра́стная contrast [alternating] bath
~, минера́льная mineral bath
~, морска́я sea-(water) bath
~, ра́доновая radon bath
~, светова́я light bath
~, сероводоро́дная sulfurated hydrogen bath
~, сидя́чая sitting [half] bath
~, со́лнечная sun bath
~, углеки́слая carbon dioxide bath
~, успока́ивающая sedative bath
~, хво́йная pine needle bath
ва́нночка *f* pan

вариа́ции *f pl*, фенотипи́ческие phenotypic variabilities
варико́з *m* вен varicose veins
вариоло́ид *m* varioloid
васкули́т *m* vasculitis
~, генерализо́ванный widespread vasculitis
васкуляриза́ция *f* vascularization
ва́та *f* cotton wool
~, асбе́стовая asbestos wool
~, гигроскопи́ческая absorbent [purified] cotton (wool)
~, негигроскопи́ческая raw cotton
~, хлопчатобума́жная cotton wool
введе́ние *n* introduction
вводи́ть introduce
вдавле́ние *n* pit, impression
вда́вленный foveate
вдох *m* inspiration, breath
~ но́сом sniff
вдува́ние *n* insufflation
вдыха́ть inhale, breathe in
вегетариа́нец *m* vegetarian
вегета́ция *f* vegetation
веде́ние *n*:
~, предоперацио́нное preoperative management
~ ро́дов management of labor
веду́щий leading
вези́кула *f* vesicle
ве́ко *n* eyelid, palpebra
ве́ктор *m* vector
векторкардиогра́фия *f* vectorcardiography
величина́ *f* magnitude, value
~, приведённая в табли́це tabular value
велоэрго́метр *m* bicycle ergometer

велоэргометрия *f* bicycle exercise
вена *f* vein
~, варикозно расширенная varicose vein
~, воротная portal vein
~, непарная azygous vein
~ ноги, подкожная saphena
~, полая cava
~ сетчатки, центральная central retinal vein
~, яремная jugular vein
венепункция *f* venepuncture
венерический venereal
венесекция *f* phlebotomy, venesection
венозный venous
веностаз *m* venostasis
вентиляция *f* ventilation
~, управляемая controlled ventilation (*e.g. of the lung*)
~, усиленная forced ventilation
венула *f* venule
вербигерация *f* *псих.* verbigeration
веретено *n* *ген.* spindle
веретенообразноклеточный fusocellular
веретенообразный fusiform
верифицировать verify
вероятность *f* probability
верхний superior, upper
верхушка *f* apex, vertex
~ сердца apex of the heart
вес *m* weight
~, избыточный overweight
~, молекулярный molecular weight
~ при рождении birth weight
~ тела body weight

веснушка *f* freckle, ephelis, lenticula, sunspot
вестерн-блоттинг *m* Western-blotting
весы *pl* balance, scales
~, аптекарские pharmaceutical scale
~ для грудных детей baby balance
ветвь *f* branch, ramus
вещество *n* substance, matter
~, бактерицидное bactericide
~, боевое отравляющее war gas
~, вазоактивное vasoactive substance
~, инородное foreign substance
~, кожно-нарывное vesicant
~, контрастное contrast medium, contrast substance
~ кости, губчатое cancellous bone
~, межклеточное intercellular substance
~, питательное nutrient
~, серое (*головного и спинного мозга*) gray matter
~, флюоресцирующее fluorescent substance
~, химическое chemical substance
взаимодействие *n*, межклеточное cell-cell collaboration, cell-cell cooperation
взаимосвязь *f* interrelation
взбалтывание *n* agitation
взвесь *f* suspension
взвешивание *n* weighing
вибрация *f* vibration
вибрион *m* vibrio
вид *m*:

ВИД

~, вне́шний appearance
~ сбо́ку side view
ви́дение *n*, ночно́е night vision
ви́деть see
ви́димый visible
видоспецифи́чность *f* species specificity
визуализа́ция *f* imaging
вика́рный vicarious
винт *m* screw
вирио́н *m* virion
вируле́нтность *f* virulence
ви́рус *m* virus
~, адено-ассоции́рованный adeno-associated virus
~, аттенуи́рованный attenuated virus
~ бе́шенства rabies virus
~ гепати́та hepatitis virus
~ гри́ппа influenza virus
~, дефе́ктный defective virus
~ иммунодефици́та челове́ка human immunodeficiency virus, HIV
~ ко́ри measles virus
~ красну́хи rubella virus
~, лате́нтный latent virus
~, нейротро́пный neurotropic virus
~, онкоге́нный oncogenic virus
~, осла́бленный weakened [attenuated] virus
~ о́спы smallpox [variola] virus
~ папилло́мы papilloma virus
~ полиомиели́та poliovirus
~ просто́го ге́рпеса herpes simplex virus
~ сви́нки *см.* ви́рус эпидеми́ческого пароти́та
~, СПИ́Да *см.* ви́рус иммунодефици́та челове́ка
~, Т-лимфотро́пный T-lymphotropic virus
~, фикси́рованный fixed virus
~, фильтру́ющийся filter-passing virus, ultravirus
~ эпидеми́ческого пароти́та epidemic parotitis [mumps] virus
ви́русный viral
вискозиметри́я *f* viscosimetry
ви́смут *m* bismuth, Bi
висо́к *m* temple
висо́чный temporal
висцера́льный visceral
витами́н *m* vitamin
~ A vitamin A, antixerophthalmic vitamin
~ B_1 vitamin B_1, antineuritic vitamin, thiamine
~ B_2 vitamin B_2, riboflavin
~ B_3 vitamin B_3, pantothenic acid
~ B_6 vitamin B_6, pyridoxine
~ B_{12} vitamin B_{12}, cyancobalamine
~ C vitamin C, antiscorbutic vitamin
~ D vitamin D, antirachitic factor
~ E vitamin E, antisterility factor, tocopherol
~ H vitamin H, biotin
~ K vitamin K, antihemorrhagic factor
витили́го *n* vitiligo, white leprosy, piebald skin
ВИЧ *см.* ви́рус иммунодефици́та челове́ка
взаимоде́йствие *n* collaboration, cooperation, interaction

включа́ть incorporate, include
включе́ние n incorporation, inclusion
~, внутрикле́точное inclusion body
включённый included
вколо́ченный (о переломе) impacted
вкус m gustation, taste
вкусово́й gustative, gustatory
влага́лище n sheath; vagina
 ~ не́рва nerve sheath
 ~, синовиа́льное synovial sheath
 ~, сухожи́льное tendon sheath
вла́жность f (воздуха) humidity
вла́жный humid, moist
влече́ние n, полово́е sexual drive
влива́ние n infusion
 ~, внутриартериа́льное arterial infusion
 ~, внутривéнное (intravenous) infusion
влива́ть infuse
влия́ние n influence
вме́сто in place of
вмеша́тельство n intervention
 ~, хирурги́ческое surgical intervention
вме́шиваться interfere
внеза́пный sudden
внезаро́дышевый extraembryonic
внекле́точный extracellular
внема́точный extrauterine
внесосу́дистый extravascular
внесуставно́й extra-articular
вне́шний external, outside
вну́тренний inner, internal

внутриартериа́льный intra-arterial
внутрибронхиа́льный intra-bronchial
внутривéнный intravenous, endovenous
внутриглазно́й intraocular
внутрижелу́дочный intragastric
внутрикле́точный intracellular, endocellular
внутрико́жный intradermal
внутрима́точный intrauterine
внутримы́шечный intramuscular
внутрипечёночный intrahepatic
внутрисуставно́й intra-articular
внутриутро́бный intrauterine
внутричерепно́й intracranial
внутрия́дерный intranuclear
внуше́ние n suggestion
во́гнутый concave
вода́ f water
 ~, бидистилли́рованная bi-distilled water
 ~, водопрово́дная tap water
 ~, питьева́я potable [drinking] water
 ~, сто́чная waste water
 ~, сыра́я row water
води́тель m:
 ~ ри́тма pacemaker
 ~ ри́тма, эндокардиа́льный endocardial pacemaker
 ~ ри́тма, эпикардиа́льный epicardial pacemaker
во́дный hydrous
водобоя́знь f hydrophobia
водолече́бница f balneary
водолече́ние n water-cure, water treatment

водопрово́д *m анат.* aqueduct
  ~, си́львиев Sylvian aqueduct
водораствори́мый water-soluble
водоро́д *m* hydrogen, H
во́ды *f pl*:
  ~, околопло́дные waters
  ~, промывны́е washing waters
  ~, сто́чные sewage
водя́нка *f* dropsy, hydrops
водя́ночный hydropic
возбуди́мость *f* excitability
  ~, повы́шенная hyperexcitability
возбуди́тель *m* инфе́кции infectious agent, germ
возбужда́ть excite, stimulate
возбужда́ющий excitant
возбужде́ние *n* excitation, agitation
  ~, не́рвное nervous agitation
возбуждённый excited
возвра́тный recurrent
возвраще́ние *n* return
возвыше́ние *n анат.* eminence
  ~ большо́го па́льца руки́ ball of thumb
возде́йствие *n*, однокра́тное single exposure
во́здух *m* air
  ~, атмосфе́рный ambient air
  ~, вдыха́емый inspired air
  ~, выдыха́емый expired air
воздухоно́сный aeriferous
возду́шно-ка́пельный *(перенос инфекции)* airborne, droplet
возмо́жность *f* possibility
  ~ выздоровле́ния possibility of recovery

возмо́жный possible
возника́ть arise
возобновле́ние *n* renewal
во́зраст *m* age
  ~, в кото́ром ребёнок на́чал ходи́ть walking age
  ~, гестацио́нный gestational age
  ~, детеро́дный childbearing age
  ~, календа́рный chronological age
  ~, ко́стный *рентг.* bone age
  ~ культу́ры *(клеток)* culture age
  ~, морфологи́ческий anatomical age
  ~, пенсио́нный retirement age
  ~, сре́дний middle age
  ~, физиологи́ческий physiological age
  ~, шко́льный school age
возрастно́й age-dependent
война́ *f*, бактериологи́ческая germ [bacterial] warfare
волды́рь *m* bulla, blister
волна́ *f* wave
  ~, двухфа́зная diphasic wave
  ~, нисходя́щая downward wave
  ~, пульсова́я pulse wave
волне́ние *n* agitation
во́лны *f pl*, электромагни́тные electromagnetic waves
волокни́стый fibrous
воло́кна *n pl*:
  ~, адренерги́ческие *(нервные)* adrenergic fibers
  ~, аргентофи́льные argentophilic [reticular] fibers

~, коллагéновые collagen(ic) [collagenous] fibers
~, холинергические (нервные) cholinergic fibers
волокнó *n* fiber
~, безмякотное (нервное) unmyelinated fiber
~, двигательное (нервное) motor fiber
~, миелиновое (нервное) myelinated fiber
~, мышечное muscular fiber
~, эфферентное (нервное) efferent fiber
вóлос *m* hair, pilus
волосáтый hairy
вóлосы *m pl*:
~, густые thick hair
~, пушкóвые lanugo hair
волосянóй villose, villous
волчáнка *f* lupus
~, дискóидная discoid lupus
~, крáсная системная systemic lupus erythematosus, LE
~, простáя lupus vulgaris
вопрóс *m* question
вопрóсник *m* questionnaire
ворóнка *f* funnel, infundibulum
~, делительная separating [dropping] funnel
ворóта *pl* hilus
~, грыжевые hernial ring
~, инфекции entry of infection
ворóтный portal
ворсинка *f* villus
ворсинки *f pl* villi
~, кишечные intestinal villi
~ синовиáльной оболóчки synovial villi
ворсинчатость *f* villosity
воск *m* wax
восковидный waxy

ВОССТАНОВЛЕНИЕ

воспалéние *n* inflammation
~ гортáни laryngitis
~ груднóй железы mastitis
~ мáтки metritis
~ миндáлин tonsillitis
~ надкóстницы periostitis
~ ногтевóго лóжа onychia
~ пищевóда esophagitis
~ прямóй кишки proctitis
~ пупкá omphalitis
~ роговóй оболóчки глáза keratitis
~ сáльника omentitis
~ серóзных оболóчек serositis
~ слепóй кишки typhlitis
~ сосцевидного отрóстка mastoiditis
воспалительный inflammatory
восприимчивость *f* sensitiveness, sensitivity, receptivity, susceptibility
восприятие *n* reception, perception
~, вкусовóе taste perception
~, прострáнственное space perception
~ рéчи speech perception
~ свéта light perception
воспроизведéние *n* reproduction
воспроизводимость *f* reproducibility
воспроизводить replicate, reproduce
восстанáвливать 1. *хим.* редуce 2. restore
восстановлéние *n* 1. *хим.* reduction 2. restitution, restoration
~ вéса recovery of weight
~, хирургическое surgical repair

ВОСХОДЯЩИЙ

восходя́щий ascending
вошь f louse
~, головна́я head louse
~, лобко́вая pubic louse
~, платяна́я body louse
впа́дина f cavity
~, вертлу́жная cotyle, cotyloid cavity
вправи́мый reducible
вправле́ние n (*грыжи, вывиха*) taxis
вправля́ть reset
враста́ть (*напр. о ногте*) ingrow
врач m doctor, physician ◇ вы́звать ~á to call in a doctor; посети́ть ~á to see a physician
~, гла́вный head doctor
~, зубно́й dentist
~, ле́чащий attending doctor
~ о́бщей пра́ктики generalist
~, пала́тный ward doctor
~, се́льский country doctor
~, семе́йный family doctor
~ стациона́ра hospital physician
~, участко́вый district doctor
~, частнопрактику́ющий private practitioner
врач-аллерго́лог m allergologist, allergist
врач-анестезио́лог m anesthesiologist
врач-дието́лог m dietitian
враче́бный iatric(al)
врач-интéрн m intern
врач-консульта́нт m consultant, medical adviser
врач-лабора́нт m doctor-laboratory assistant

врач-стажёр m resident, junior doctor
вред m harm
вре́дный detrimental, harmful, noxious
вре́менный temporal
вре́мя n time ◇ в настоя́щее ~ at present
~ заде́ржки дыха́ния breath-holding spell, breath-holding time
~ кровотече́ния bleeding time
~ образова́ния сгу́стка clotting time
~ поступле́ния (*больно́го*) time of admission
~ приёма пи́щи meal-time
~, протромби́новое prothrombin time
~, рабо́чее labor hours
~ циркуля́ции circulation time
врождённый congenital, inborn
вса́сывание n resorption
вска́рмливание n feeding
~, грудно́е breast feeding
~, иску́сственное artificial [bottle] feeding
вскры́тие n section
~, патологоанатоми́ческое autopsy, autopsia, obduction
вспомога́тельный ancillary
вспы́шка f:
~ гне́ва aggressive outburst, tantrum
~ эпиде́мии outbreak
вста́вочный (*напр. о нейро́не*) intercalary
встреча́ться 1. occur 2. meet
втори́чный secondary
втяже́ние n соска́ retraction
ву́льва f vulva

ВЫПАРИВАНИЕ

вульви́т *m* vulvitis
вульвовагини́т *m* vulvovaginitis
вход *m* entrance
входи́ть enter
вши́вость *f* pediculosis, lousiness
вы́борка *f* sample, sampling
~, группова́я cluster sample
~, контро́льная check sample
~, случа́йная random sample
~, сопостави́мая comparable sample
выбра́сывание *n*, вы́брос *m* ejection
вы́вих *m* dislocation, luxation
~, врождённый congenital dislocation
~, осложнённый complicated dislocation
~, откры́тый compound dislocation
~, привы́чный habitual dislocation
вы́вихнуть wrench
вы́вод *m* conclusion
вы́ворот *m* (*напр. века*) eversion
вы́глядеть look ◇ ~ бле́дным to look pale; ~ больны́м to look ill
выдаю́щийся outstanding, prominent
выделе́ние *n* elimination
~ жёлчи bile flow, biliation
выделе́ния *n pl* discharge
~, влага́лищные vaginal discharge
~, водяни́стые watery discharge
~, гно́йные purulent discharge
~, оби́льные profuse discharge
~, творо́жистые caseous discharge
вы́дох *m* expiration
~, форси́рованный forced expiration
выдыха́ть breathe out, expire, exhale
выжива́ние *n* survival
выжива́ть survive
выздора́вливать convalence, recover
выздора́вливающий convalescent
выздоровле́ние *n* convalescence, recovery
~, по́лное complete recovery
вы́зов *m* call
~ (врача́) к больно́му sick call
~ ско́рой медици́нской по́мощи emergency call
выка́чивать pump out
вы́кидыш *m* fetal loss, misbirth, miscarriage
~, самопроизво́льный spontaneous abortion, misbirth, miscarriage
вылу́щивать shell out
выно́сливость *f* fitness
вынося́щий deferent
выпаде́ние *n* prolapse, procidentia
~ воло́с loss of hair
~ геморроида́льных узло́в hemorrhoidal prolapse
~ ма́тки uterine prolapse
~ по́ля зре́ния visual field defect
~ прямо́й кишки́ rectal prolapse
выпа́ривание *n* evaporation, vaporization

ВЫПА́РИВАТЬ

вы́па́ривать vaporize
выпи́сывать *(больно́го)* discharge
выполня́ть perform, carry out
вы́пот *m* effusion
~, перикардиа́льный pericardial effusion
~, плевра́льный pleural effusion
~, серо́зный serous effusion
выпрямля́ть straighten
вы́пуклый convex
выпя́чивание *n* bulge, bulging
выпя́чиваться evaginate
вы́работка *f* elaboration
выра́внивание *n* alignment
выска́бливание *n* curage, curettage, curettement, scraping
выслу́шивать ◇ ~ больно́го to auscultate; ~ се́рдце to listen to the heart
высокоакти́вный high-activity
высококалори́йный high-caloric
высокотокси́чный high-toxic
выстила́ть line
вы́стилка *f* lining
вы́ступ *m* projection, prominence, protuberance
выступа́ющий prominent
вы́сушенный на во́здухе air-dried
высу́шивание *n* dehumidification
высыпа́ние *n* eruption
~, герпети́ческое herpetic eruption
~ на лице́ facial rash
высыпа́ть *(о сыпи)* break out
высыха́ние *n* desiccation
выта́лкивание *n* extrusion

вытяже́ние *n* extension, traction, stretching
~ гру́зом weight traction
~, подво́дное underwater traction
~, скеле́тное skeletal traction
выха́живать (больно́го) foster
выявле́ние *n* (*напр. заболева́ния*) detection
выявля́емый detectable
выявля́ть detect
вя́зкость *f* viscosity
~ кро́ви blood viscosity
~, повы́шенная hyperviscosity
вя́лый *(о боле́зни)* inactive, torpid; *(о мы́шцах)* flaccid

Г

газ *m* gas
газонепроница́емый gas tight
галакторе́я *f* galactorrhea
галактоста́з *m* galactostasia
галлюцина́ции *f pl* hallucinations
~, зри́тельные visual hallucinations
~, слухо́вые auditory hallucinations
гальваниза́ция *f* galvanization
гамарто́ма *f* hamartoma
гаме́та *f* gamete
гамети́ческий gametal, gametic

гаметогенез *m* gametogenesis
гаметоцит *m* gametocyte
гамма-глобулин *m* gamma-globulin
гамма-излучение *n* gamma-radiation, gamma-rays
гамма-камера *f* gamma-chamber
гаммапатия *f* gammapathy
~, моноклональная monoclonal gammapathy
ганглий *m* ganglion (*pl* ganglia)
ганглиоблокатор *m* ganglio-blocker
ганглиозиды *m pl* gangliosides
ганглионарный ganglionary
гангрена *f* gangrene, sphacelation
~, влажная humid gangrene, moist necrosis
~, газовая gaseous [gas] gangrene, gas phlegmon
гаплоидия *f* haploidy
гаплоидный haploid
гаплотип *m* haplotype
гаплофаза *f* haplophase
гаптен *m* hapten
гаптоглобин *m* haptoglobin
гастралгия *f* gastralgia, gastrodynia
гастрин *m* gastrin
гастрит *m* gastritis
гастрогенный gastrogenic
гастродуоденоскопия *f* gastroduodenoscopy
гастрология *f* gastrology
гастропатия *f* gastropathy
гастроптоз *m* gastroptosis
гастроррагия *f* gastrorrhagie
гастроскоп *m* gastroscope
гастроскопия *f* gastroscopy
гастростомия *f* gastrostomy
гастротомия *f* gastrotomy
~, диагностическая exploratory gastrotomy
гастроэнтеролог *m* gastroenterologist
гастроэнтерология *f* gastroenterology
гастроэнтеропатия *f* gastroenteropathy
гастроэнтероптоз *m* gastroenteroptosis
гастроэнтеростомия *f* gastroenterostomy
гаструла *f* эмбр. gastrula
гаструляция *f* эмбр. gastrulation
гастрэктомия *f* gastrectomy
гвоздь *m* nail
~ для лечения перелома fracture nail
~, интрамедулярный intramedullary nail
гебефрения *f* hebephrenia
гектический hectic
гелиотерапия *f* sunlight therapy
гель *m* gel
~, агарозный agarose gel
~, крахмальный starch gel
~, плотный firm gel
~, рыхлый loose gel
гельминтология *f* helminthology
гель-хроматография *f* gel chromatography
гель-электрофорез *m* gel-electrophoresis
гем *m* heme
гемагглютинация *f* hemagglutination
гемагглютинин *m* hemagglutinin
гемангиома *f* hemangioma
гемартроз *m* hemarthrosis

ГЕМАТЕМЕ́ЗИС

гематеме́зис *m* hematemesis
гемати́н *m* hematin
гематоге́нный hematogenic, hematogenous
гематокри́т *m* hematocrit
гематоксили́н *m* hematoxylin
~, желе́зный iron hematoxylin
гематоло́гия *f* hematology
гемато́ма *f* hematoma
~, субарахноида́льная subarachnoid hematoma
гематохро́м *m* hematochrome
гематури́я *f* hematuria
~, ло́жная false hematuria
гемианопси́я *f* hemianopsia
гемикрани́я *f* hemicrania
гемипаре́з *m* hemiparesis
гемиплеги́я *f* hemiplegia
гемоглоби́н *m* hemoglobin
~ зре́лый adult hemoglobin
~ пупови́нной кро́ви cord hemoglobin
~, фета́льный fetal hemoglobin
гемоглобинопати́я *f* hemoglobinopathy
гемоглобинури́я *f* hemoglobinuria
~, ночна́я пароксизма́льная paroxysmal nocturnal hemoglobinuria
геногра́мма *f* blood count, hemogram
гемодиа́лиз *m* renal dialysis, hemodialysis
~, хрони́ческий long-term hemodialysis
гемодиализа́т *m* hemodialysate
~, безбелко́вый protein-free hemodialysate
гемодилю́ция *f* hemodilution
гемокульту́ра *f* *микр.* blood culture, hemoculture
гемо́лиз *m* hemolysis
гемолиза́т *m* hemolysate
гемолизи́н *m* hemolysin, erythrolysin
гемолизи́ровать hemolyze
гемолити́ческий hemolytic, hematolytic
гемоперфу́зия *f* hemoperfusion
гемопоэ́з *m* hemopoiesis
~, фета́льный fetal hemopoiesis
~, экстрамедулля́рный extramedullary hemopoiesis
гемопоэти́н *n* hemopoietin
гемопоэти́ческий hemopoietic
геморраги́ческий hemorrhagic
геморро́й *m* hemorrhoid
~, ущемлённый strangulated hemorrhoid
гемоста́з *m* hemostasis
~ скру́чиванием арте́рии arteriostrepsis
гемостати́ческий hemostatic
гемотокси́ческий hemotoxic
гемото́ракс *m* hemothorax
гемофи́лик *m* hemophiliac
гемофили́я *f* hemophilia
гемохромато́з *m* hemochromatosis
гемоциани́н *m* hemocyanin
гемоцитобла́ст *m* hemo(cyto)blast
гемоцито́метр *m* blood-counting chamber, hemocytometer
ген *m* gene
~, алле́льный allelic gene
~, гомозиго́тный homozygous gene

ГЕТЕРОАНТИГЕ́ННЫЙ

~, доба́вочный additive gene

~, дополни́тельный supplementary gene

~, лета́льный lethal gene

~, мультиалле́льный multiallelic gene

~, ограни́ченный по́лом sex-limited gene

~ предрасполо́женности к заболева́нию disease-susceptibility gene

~, рецесси́вный recessive gene, allogen

~ систе́мы HLA HLA-linked gene

~, структу́рный structural gene

~, супрессо́рный suppressor gene

~, сце́пленный с по́лом sex-linked gene

гене́з *m* genesis

генерализа́ция *f* generalization

генерализо́ванный general(ized)

гене́тик *m* geneticist

гене́тика *f* genetics

~, молекуля́рная molecular genetics

~, радиацио́нная radiogenetics

генети́ческий genetic(al)

гено́м *m* genome

~, ви́русный viral genome

ген-опера́тор *m* operating gene

геноти́п *m* genotype

~, гетерозиго́тный heterozygous genotype

~, гомозиго́тный homozygous genotype

генофо́нд *m* genofond, gene pool

ген-регуля́тор *m* regulatory gene

ге́ны *m pl*, сце́пленные closely-linked genes

гепариниза́ция *f* heparinization

гепати́т *m* hepatitis

~ А *см.* гепати́т, инфекцио́нный

~, аутоиммýнный autoimmune hepatitis

~ В *см.* гепати́т, сыворо́точный

~, инфекцио́нный infectious jaundice

~, сыворо́точный serum hepatitis, posttransfusion jaundice

гепато́лог *m* hepatologist

гепато́ма *f* hepatoma

гепатомегали́я *f* hepatomegaly

гепатопати́я *f* hepatopathy

гепатотокси́ческий hepatotoxic

гепатотокси́чность *f* hepatotoxicity

гепатоци́т *m* hepatocyte

гепатэктоми́я *f* hepatectomy

гериатри́я *f* geriatrics

герметиза́ция *f* seal

гермети́чный airproof

геронтоло́гия *f* gerontology

ге́рпес *m* herpes

герпетифо́рмный herpetiform

герпети́ческий herpetic

гесто́з *m* gestosis

гетероантиге́н *m* heteroantigen

гетероантиге́нный heteroantigenic

ГЕТЕРОАНТИТЕЛО

гетероантитело *n* heteroantibody
гетерогенность *f* heterogeneity
гетерогенный heterogenous
гетерозигота *f* heterozygote
гетерозиготный heterozygous
гетерохромия *f* heterochromia
гетероэпитоп *m* heteroepitope
гиалин *m* hyalin(e)
гиалиновый hyalin(e)
гиалиноз *m* hyalinosis
гиалоплазма *f* hyaloplasm
гиалуронидаза *f* hyaluronidase
гибкость *f* flexibility
гибрид *m* crossbreed, hybrid
гибридизация *f* hybridization
гибридность *f* hybridity
гибридный crossbred
гигантизм *m* somatomegaly
гигиена *f* hygiene, hygienics
~, личная personal hygiene
~ окружающей среды environmental health
~ питания food hygiene
~, промышленная industrial hygiene
~, радиационная radiation hygiene
~, социальная social hygiene
~ труда occupational hygiene
~, школьная school health
гигиенист *m* hygienist
гигиенический hygienic
гигроскопический hygroscopic
гигроскопичность *f* water-absorbing quality, hygroscopicity

гидраденит *m* hydradenitis
гидрартроз *m* articular dropsy, hydrarthrosis
гидратация *f* hydration
гидроксид *m* hydroxide
гидролиз *m* hydrolytic degradation, hydrolysis
гидролизировать hydrolyze
гидромассаж *m* hydromassage
гидронефроз *m* hydronephrosis
гидроперикард *m* hydrocardia, hydropericarditis
гидропневмоперитонеум *m* hydropneumoperitoneum
гидросальпинкс *m* hydrosalpinx
гидротерапия *f* hydriatrics, hydrotherapy, hydrotherapeutics
гидротубация *f* hydrotubation
гидрофильный hydrophilic
гидрофобный hydrophobic
гидроцеле *n* hydrocele
гидроцефалия *f* dropsy of brain, hydrocephaly, hydrocephalus
гимен *m* hymen
гимнастика *f* gymnastics
~, гигиеническая hygienic gymnastics
~, дыхательная breathing exercises
гингивит *m* gingivitis
гинеколог *m* gynecologist
гинекологический gynecologic
гинекология *f* gynecology
гиперактивность *f* hyperactivity
гипербилирубинемия *f* hyperbilirubinemia

ГИПЕРТОНИЯ

гипервариабельность *f* hypervariability
гипервентиляция *f* hyperventilation
гипервитаминоз *m* hypervitaminosis
гиперволемия *f* plethora, hypervolemia
гипергаммаглобулинемия *f* hypergammaglobulinemia
гипергидроз *m* hyperhidrosis
гипергликемия *f* hyperglycemia
гиперемезис *m* hyperemesis
гиперемия *f* congestion, hyperemia
~, активная [артериальная] active congestion
~, венозная [застойная] passive congestion
гиперергия *f* hyperergy
гиперестезия *f* hyperesthesia
гипериммунизация *f* hyperimmunization
гиперинсулинемия *f* hyperinsulinemia
гиперкалиемия *f* hyperkal(i)emia
гиперкальциемия *f* hypercalcemia
гиперкапния *f* hypercapnia
гиперкератоз *m* hyperkeratosis
гиперкинез *m* hyperkinetic disorder
гиперкоагуляция *f* hypercoagulability
гиперменорея *f* hypermenorrhea
гипернефрома *f* hypernephroma
гипероксия *f* hyperoxia
гиперосмия *f* hyperosmia
гиперосмотический hyperosmotic
гиперостоз *m* (*разрастание костной ткани*) hyperostosis
гиперпаратиреоз *m* hyperparathyroidism
гиперпигментация *f* hyperpigmentation
гиперпирексия *f* hyperpyrexia
гиперпиретический hyperpyretic
гиперплазия *f* hyperplasia
~, лимфоретикулярная lymphoreticular hyperplasia
гиперпротеинемия *f* hyperproteinemia
гиперреактивность *f* hyperreactivity
гиперсаливация *f* hyperptyalism
гиперсекреция *f* hypersecretion
гиперсомния *f* hypersomnia
гиперспленизм *m* hypersplenism
гиперстенический hypersthenic
гипертензивный hypertensive
гипертензия *f* hypertension
~, портальная portal hypertension
~, транзиторная transient hypertension
гипертермия *f* hyperthermia
~, искусственная artificial fever
~, лечебная therapeutic fever
гипертиреоз *m* hyperthyroidism
гипертонический hypertonic
гипертония *f* hypertonia

гипертрихо́з *m* hypertrichosis
гипертрофи́я *f* hypertrophy
~, вика́рная vicarious hypertrophy
~, рабо́чая work hypertrophy
гиперфу́нкция *f* hyperfunction
гиперхлоргидри́я *f* hyperchlorhydria
гиперхолестеринеми́я *f* hypercholesterolemia, hypercholesterinemia
гиперхромато́з *m* hyperchromatism
гиперчувстви́тельность *f* hypersensitivity
~ заме́дленного ти́па delayed hypersensitivity
~, иммуноко́мплексная immune complex hypersensitivity
~ неме́дленного ти́па immediate hypersensitivity
~, холодо́вая cold hypersensitivity
гипестези́я *f* hypesthesia
гипнотерапи́я *f* hypnotherapy
гипнотизёр *m* hypnotist
гиповентиля́ция *f* (*лёгких*) hypoventilation
гиповитамино́з *m* vitamin deficiency, hypovitaminosis
гиповолеми́ческий hypovolemic
гиповолеми́я *f* hypovolemia
гипогалакти́я *f* hypogalactia
гипогаммаглобулинеми́я *f* hypogammaglobulinemia
гипога́стрий *m* hypogastrium
гипогидрата́ция *f* hypohydration
гипогликеми́я *f* hypoglycemia
~, алимента́рная dietary hypoglycemia
гипогонади́зм *m* hypogonadism
гиподе́рма *f* hypoderma
гиподинами́я *f* hypodynamia
гипокинези́я *f* hypokinesis, hypokinesia, hypomotility
гипокинети́ческий hypokinetic
гипокомплементеми́я *f* hypocomplementemia
гипокортици́зм *m* hypocorticism
гипоксанти́н *m* hypoxanthine
гипоксеми́я *f* hypoxemia
гипокси́я *f* hypoxia, anoxia
~, засто́йная stagnant hypoxia
~, тканева́я tissue hypoxia
~, циркулято́рная circulatory hypoxia
гипоменоре́я *f* hypomenorrhea
гипомнези́я *f* hypomnesia
гипони́хий *m* hyponychium
гипопигмента́ция *f* hypochromatism, hypopigmentation
гипопитуитари́зм *m* hypopituitarism
гипоплази́я *f* hypoplasia
гипопласти́ческий hypoplastic
гипопротеинеми́я *f* hypoproteinosis
гипопротромбинеми́я *f* hypoprothrombinemia
гипореакти́вность *f* hyporesponsiveness, hyporeactivity
гипосалива́ция *f* hyposalivation

ГЛАВНЫЙ

гипосекре́ция *f* hyposecretion
гипосенсибилиза́ция *f* deallergization, desensibilization
гипосми́я *f* hyposmia
гипоспади́я *f* hypospadia, hypospadias
гипостенури́я *f* hyposthenuria
гипотала́мус *m* hypothalamus
гипо́теза *f* hypothesis
гипоте́нар *m* hypothenar
гипотензи́вный hypotensive, antihypertensive
гипоте́нзия *f* hypotension, hypotonia
~, внутричерепна́я intracranial hypotension
~, ортостати́ческая postural hypotension
~, сто́йкая refractory hypotension
гипотерми́ческий hypothermal
гипотерми́я *f* hypothermia
~, глубо́кая profound [deep] hypothermia
~, о́бщая total body hypothermia
гипотирео́з *m* hypothyroidism
гипотони́ческий hypotonic
гипотони́я *см.* гипоте́нзия
гипотрихи́я *f* hypotrichosis
гипофа́ринкс *m* hypopharynx
гипо́физ *m* pituitary gland, pituitary body, hypophysis
гипофизэктоми́я *f* hypophysectomy
гипофу́нкция *f* hypoactivity, hypofunction

~ яи́чников hypovaria, hypovarianism
гипохлоргидри́я *f* hypoacidity, hypochlorhydria
гипохлореми́я *f* chloropenia
гипс *m* plaster, gypsum
гирсути́зм *m* hirsutism
гистами́н *m* histamine
гистамина́за *f* histaminase
гистеро́граф *m* hysterograph
гистерогра́фия *f* uterography, hysterography
гистерокольпоско́п *m* hysterocolposcope
гистероофорэктоми́я *f* hystero-oophorectomy
гистеропекси́я *f* hysteropexy
гистеросальпингогра́фия *f* hysterosalpingography
гистероскопи́я *f* hysteroscopy
гистеротоми́я *f* hysterotomy
гистероце́ле *n* hysterocele
гистерэктоми́я *f* hysterectomy
гистиди́н *m* histidine
гистиоци́т *m* histiocyte
гистиоцито́з *m* histiocytosis
~, злока́чественный malignant histiocytosis
гистоге́нный histogenous
гисто́лог *m* histologist
гистологи́ческий histologic(al)
гистоло́гия *f* histology
гисто́н *m* histone
гистоплазми́н *m* histoplasmin
гистоплазмо́з *m* histoplasmosis
гистохи́мия *f* hystochemistry, histological chemistry
гифе́ма *f* hyphema
гла́вный chief, main

ГЛАДКИЙ

гла́дкий smooth
глаз *m* eye
глазни́ца *f* orbit, orbital cavity
глазно́й ophthalmic, ocular
глазодви́гательный oculomotor
глауко́ма *f* glaucoma
~, закрытоуго́льная closed-angle glaucoma
~, открытоуго́льная open-angle glaucoma
глиа́льный glial
гликеми́я *f* glycemia
гликоге́н *m* glycogen
гликогене́з *m* glycogenesis
гликозили́рование *n* glycosylation
гликозури́я *f* glycosuria
гликока́ликс *m* glycocalyx
гликбли́з *m* glycolysis
гликолипи́д *m* glycolipid
гликопепти́д *m* glycopeptide
гликопротеи́н *m* glycoprotein
гликури́я *f* см. гликозури́я
гли́на *f*, бе́лая kaolin
глибма *f* glioma
глист *m* worm
~, кру́глый round worm
~, ле́нточный taenia
~, пло́ский flat worm
глицери́н *m* glycerol, glycerin
гли́я *f* glia
глобули́н *m* globulin
~, сы́вороточный seroglobulin, serum globulin
глобулинури́я *f* globulinuria
гломерулонефри́т *m* glomerulonephritis
~, иммуноко́мплексный immune complex-mediated glomerulonephritis
~ с гипокомплементеми́ей hypocomplementemic glomerulonephritis
гломерулопати́я *f* glomerulopathy
глосси́т *m* glossitis
глоссодини́я *f* glossodynia
глота́ние *n* deglutition, swallowing, ingestion
~, затруднённое difficult swallowing
глота́ть ingest
гло́тка *f* pharynx
глото́к *m* swallow
глубина́ *f* depth
глубо́кий profound; deep
глухо́й deaf
глухонемо́й deaf-and-dumb, deaf-mute, surdomute
глухонемота́ *f* deaf-dumbness, deaf-mutism
глухота́ *f* deafness, surdity
глюко́за *f* glucose
глюкозури́я *f* см. гликозури́я
глюкокортикои́д *m* glucocorticoid
гни́да *f* nit
гние́ние *n* putrification, putrefaction, rot
гни́лостный ichorous
гнои́ться suppurate
гной *m* pus
гно́йный purulent, suppurative
го́лень *f* cnemis, crus, leg, shin
~, саблеви́дная saber leg, saber shin
голова́ *f* head
голо́вка *f* анат. head
головно́й cephalic
головокруже́ние *n* vertigo, dizziness, giddiness, staggers

ГОТОВЫЙ

голода́ние *n* starvation, fasting, deprivation, hunger

~, лече́бное starvation cure

го́лос *m* voice, vox

гомеопа́т *m* homeopathist

гомеопати́ческий homeopathic

гомеопа́тия *f* homeopathy

гомеоста́з *m* steady state, homeostasis

~, имму́нный immunological homeostasis

гомеостати́ческий homeostatic

гомогена́т *m* homogenate

~, кле́точный whole cell homogenate

гомогениза́тор *m* homogenizer

гомогениза́ция *f* homogenization

гомоге́нность *f* homogeneity

гомоге́нный homogeneous

гомозиго́та *f* homozygote

гомологи́ческий homologous

гомоло́гия *f* homology

гомосексуа́льный homosexual

гона́да *f* gonad

гонадотропи́н *m* gonadotrop(h)in

~, хориони́ческий chorionic gonadotrop(h)in

гонадотро́пный gonadotrop(h)ic

гонартри́т *m* gonarthritis

гониоско́п *m* gonioscope

гониотоми́я *f* goniotomy

гоноко́кковый gonococcal

гоноре́йный gonorrheal

гоноре́я *f* gonorrhea, blennorrhea

гоноци́т *m* gonocyte

горб *m* gibbus, hump

горе́лка *f* burner

~, га́зовая gas burner

го́рло *n* throat

гормо́н *m* hormone

~, адренокортикотро́пный adrenocorticotrop(h)ic hormone, corticotropin, ACTH

~, андроге́нный androgenic hormone

~, антидиурети́ческий antidiuretic hormone, vasopressin

~, лютеинизи́рующий luteinizing hormone, LH

~, паратирео́идный parathyroid hormone

~, половой sex hormone

~, соматотро́пный somatotrop(h)in

~, стеро́идный steroid hormone

~, тиреостимули́рующий [тиреотро́пный] thyroid-stimulating hormone

~, фолликулостимули́рующий follicle-stimulating hormone, FSH

гормона́льный hormonal

горта́нь *f* larynx

горчи́чник *m* mustard leaf, sinapism, mustard plaster

го́рький bitter

горя́чка *f*, бе́лая delirium tremens

госпитализа́ция *f* hospitalization

госпитализи́ровать hospitalize

го́спиталь *m* (*военный*) hospital

~, полево́й camp hospital, ambulance

гото́вый к употребле́нию ready to use

ГРАДИЕНТ

градие́нт *m* gradient
~ пло́тности density gradient
гра́дус *m* degree
грамотрица́тельный gram-negative
грамположи́тельный gram-positive
грани́ца *f* bound(ary)
гра́нулы *f pl* granules, beads, spheres
~, ацидофи́льные acidophilic granules
~, база́льные basal granules
~, ла́тексные latex beads
~, цитоплазмати́ческие cytoplasmic granules
гранулёма *f* granuloma
~ Ашоффа — Талала́ева (*при ревматизме*) Aschoff's body
гранулемато́з *m* granulomatosis
гранулоци́т *m* granulocyte
гранулоцитопени́я *f* granulocytopenia
~, реакти́вная rebound granulocytopenia
гре́бень *m анат.* crest
гре́лка *f* hot-water bag, hot-water bottle
грибко́вый fungal, mycotic, fungous
грибови́дный fungiform
грипп *m* grip(pe), flu, influenza
гриппо́зный grippal
гроздеви́дный racemose
гро́мкий loud
гру́бый coarse
груди́на *f* sternum, breast bone, brisket
груди́но-ключи́чно-сосцеви́дный sternocleidomastoid

грудна́я кле́тка *f* chest, thorax
~, астени́ческая asthenic chest
~, бочкообра́зная barrel-shaped thorax
~, воронкообра́зная funnel chest, koilosternia
~, килеви́дная keeled chest, pigeon thorax
~, кифоти́ческая kyphotic chest
~, лордоти́ческая lordotic chest
~, пло́ская flat chest
~, рахити́ческая rachitic chest
~, сколиоти́ческая scoliotic chest
~, эмфиземато́зная barrel [emphysematous] chest
грудно́й pectoral, thoracic
груз *m* для вытяже́ния weight for traction
гру́ппа *f* group
~, возрастна́я year class
~, контро́льная control set
~ кро́ви blood group
~ кро́ви MNS MNS blood group
~ кро́ви P P blood group
~ кро́ви Да́ффи Duffy blood group
~ кро́ви Ке́лла Kell blood group
~ кро́ви Ки́дда Kidd blood group
~ кро́ви Лютера́на Lutheran blood group
~ кро́ви по ре́зус-фа́ктору Rhesus blood group
~ кро́ви Са́ттера Sutter blood group

~ риска по СПИДу AIDS risk group
группирова́ние *n* grouping
группиро́вка *f* да́нных data pooling
гру́ша *f*, рези́новая rubber bag
гры́жа *f* hernia
 ~, бе́дренная femoral hernia, femorocele
 ~ бе́лой ли́нии *(живота)* epigastrocele
 ~ брюшно́й сте́нки ventral hernia
 ~, вправи́мая reducible hernia
 ~, и́стинная true hernia
 ~ межпозвоно́чного ди́ска hernia of intervertebral disk
 ~ мочево́го пузыря́ cystocele
 ~, невправи́мая irreducible hernia
 ~, па́ховая inguinal hernia
 ~ пищево́дного отве́рстия hiatal hernia
 ~, пупо́чная umbilical hernia, omphalocele
 ~, седа́лищная gluteal hernia
 ~, скользя́щая sliding hernia
 ~, ущемлённая incarcerated [strangulated, constricted] hernia
 ~, черепно́-мозгова́я cephalocele
грыжево́й hernial
грыжесече́ние *n* celotomy, herniotomy
грязелече́ние *n* mud cure, mud therapy, fangotherapy
грязь *f*, лече́бная mud, fango
губа́ *f* lip
~, полова́я vulvar lip
гу́бка *f* sponge
губно́й labial
гумора́льный humoral

Д

давле́ние *n* pressure, tension
 ◊ измеря́ть ~ to take pressure
 ~, артериа́льное arterial tension
 ~, вено́зное venous pressure
 ~ в конце́ вы́доха end-expiratory pressure
 ~, внутриглазно́е intraocular tension
 ~, внутригрудно́е intrathoracic pressure
 ~, внутрижелу́дочковое intraventricular pressure
 ~, внутричерепно́е intracranial pressure
 ~ в плевра́льной по́лости intrapleural pressure
 ~, высо́кое high pressure
 ~, капилля́рное intracapillary pressure
 ~, кровяно́е blood pressure
 ~, ни́зкое low pressure
 ~, онкоти́ческое oncotic pressure
 ~, осмоти́ческое osmotic pressure
 ~, отрица́тельное negative pressure
 ~, повы́шенное raised pressure
 ~, положи́тельное positive pressure

ДАВЛЕНИЕ

~, систоли́ческое systolic pressure
дакриоадени́т *m* dacryoadenitis
дакриоли́т *m* (*слёзный конкремент*) dacryolith, lacrimal calculus
дакриоцисти́т *m* dacryocystitis
дактилогрипо́з *m* (*врождённое искривление пальцев*) dactylogryposis
дактилоскопи́я *f* dactyloscopy
дальнозо́ркость *f* longsightedness, hypermetropia, hyperopia, presbytism
~, ста́рческая presbyopia
дальтони́зм *m* daltonism
да́нные *pl* data, findings, evidence
 ~ ана́лиза analysis findings
 ~ вскры́тия autopsy [postmortem] findings
 ~, исхо́дные basic data
 ~, клини́ческие medical data, clinical findings, clinical evidence
 ~ лаборато́рных иссле́дований laboratory findings
 ~, макроскопи́ческие gross findings
 ~ микроскопи́ческого иссле́дования microscopic findings
 ~, операцио́нные operative findings
 ~, рентгенологи́ческие radiologic evidence, X-ray findings
 ~, эпидемиологи́ческие epidemiological evidence
да́та *f* date
 ~ поступле́ния day of entry
да́тчик *m* sensor, transducer, pick-up
дви́гательный motor, locomotory
дви́гать(ся) move
движе́ние *n* movement, motion
 ~, перистальти́ческое peristaltic movement
движе́ния *n pl*:
 ~, акти́вные active movements
 ~ глаз, бы́стрые rapid eye movements
 ~, дыха́тельные respiratory movements
 ~, маятникообра́зные pendular movement
 ~, непроизво́льные involuntary movements
 ~, пасси́вные passive movements
 ~ плода́ fetal movements
 ~, произво́льные voluntary movements
 ~, содру́жественные associated movements
двое́ние *n* (*в глазах*) diplopia
двойно́й duplicate
дво́йня *f* twins
 ~, двуяйцо́вая binovular twins
 ~, однояйцо́вая monovular [monozygotic, uniovular] twins
двубрю́шный digastric
двугла́вый bicipital
двуразде́льный bipartite
двуро́гий (*напр. о матке*) bicornuate

двуство́рчатый bicuspid
двусторо́нний bilateral
двухдо́льный bilobate
двухка́мерный bilocular
двухспира́льный *(напр. о ДНК)* double-stranded
двухъя́дерный binuclear
двуяйцо́вый binovular
деаэра́ция f deaeration
деби́льность f debility
девиа́ция f deviation
де́вственность f virginity, maidenhood
де́вственный virgin
дегенерати́вный degenerative
дегенера́ция f degeneration, degradation
~, гепатолентикуля́рная Wilson's disease
дегенери́ровать degenerate
дёгтеобра́зный tarry
дедифференциро́вка f dedifferentiation
дежу́рный on-duty
дежу́рство n duty
~, ночно́е night watch
~, су́точное daily duty
дезактива́ция f deactivation, decontamination
дезамини́рование n desamidization
дезинсе́кция f disinsection
дезинтегра́ция f desintegration
дезинтоксика́ция f desintoxication
дезинфекцио́нный disinfectant
дезинфе́кция f disinfection
~, теку́щая current disinfection
~, заключи́тельная terminal disinfection
дезодора́нт m deodorant
дезодора́ция f deodorization
дезоксирибонуклеа́за f deoxyribonuclease
дезорганиза́ция f disorganization
деиониза́тор m deionizer
деиониза́ция f deionization
де́йствие n *(напр. лекарственного средства)* effect
~, нежела́тельное adverse effect
~, побо́чное side effect
дейтеранопи́я f deuteranopia
дейтеропла́зма f yolk
декальцина́ция f decalcification
дека́н m dean
декана́т m dean's office
декапити́ровать decapitate
декарбоксили́рование n decarboxylation
декомпенса́ция f decompensation
декомпре́ссия f decompression
дексаметазо́н m dexamethasone
декстра́н m dextran
декстро́за f dextrose
деле́ние n division
~ кле́тки, непрямо́е kariokinesis
деле́ция f deletion
~, антиге́нная antigenic deletion
~ кло́на clonal deletion
дели́рий m delirium
~, ста́рческий senile delirium
демарка́ция f demarcation
деме́нция f dementia
демиелиниза́ция f demyelin(iz)ation

деминерализа́ция f demineralization
демогра́фия f demography
демонстра́ция f (напр. больно́го) presentation
денатура́ция f denaturation
дендри́т m dendrite
дендри́тный dendritic
денерва́ция f denervation
денерви́ровать denervate
денти́н m dentine
день m day ⋄ в ~ per day; один раз в ~ once a day
депигмента́ция f depigmentation
депиля́торий m depilator(y)
депиля́ция f depilation
депо́ (напр. кро́ви) depot
~, жирово́е fat depot
~ кро́ви blood pool
деполимериза́ция f depolymerization
деполяриза́ция f depolarization
депресса́нт m depressant
депресси́вный depressive
депре́ссия f depression
депре́ссор m depressor
деприва́ция f deprivation
де́рево n, бронхиа́льное bronchial tree
держа́тель m holder, tenaculum, retractor
~ головы́ head holder
де́рма f dermis, derma, corium
дермати́т m dermatitis
~, аллерги́ческий allergic dermatitis
~, атопи́ческий atopic dermatitis
~, йо́дный iodine eruption
~, клещево́й mite dermatitis
~, конта́ктный contact dermatitis
~, лучево́й radiation dermatitis, radiodermatitis
~, профессиона́льный occupational dermatitis
~, эксфолиати́вный exfoliative dermatitis
дермато́з m dermatosis
дермато́лог m dermatologist
дерматоло́гия f dermatology
дерматомико́з m dermatomycosis
дерматомиози́т m dermatomyositis
дерматосклеро́з m dermatosclerosis
дермографи́зм m dermographism
дермо́ид m dermoid
дермопати́я f dermopathy
десенсибилизи́ровать deallergize, desensitize
десенсибилиза́ция f:
~, неспецифи́ческая nonspecific desensitization
~, специфи́ческая specific desensitization
десика́тор m desiccator
десмо́ид m desmoid
десмо́н m desmone
десмосо́ма f desmosome, intercellular bridge
десмоци́т m desmocyte
десмурги́я f desmurgy
десна́ f gingiva (pl gingivae), gum
деснево́й gingival
деструкти́вный destructive
destrúкция f destruction
дете́ктор m detector
детерге́нт m detergent
детермина́нта f determinant

ДИАГНОСТИКА

~, антигенная antigenic determinant
~, антигенная мигрирующая jumping antigenic determinant
~, антигенная основная principal antigenic determinant
~, антигенная скрытая hidden antigenic determinant
~, аутоантигенная self-epitope
~, гаптеновая haptenic determinant
детерминация *f* determination
детерминировать determine
дети *pl* children
 ~ с повышенным риском (заболевания) children of risk
детоксикация *f* detoxication
деторождение *n* childbearing
 ~, внебрачное illegitimate birth
детрит *m* detritus
детский infantile; puerile
детство *n* childhood
дефекация *f* defecation
дефект *m* defect
 ~, иммунологический immunologic defect
 ~ межпредсердной перегородки atrial septal defect
 ~ наполнения *рентг.* filling defect
дефектный defective
дефибриллятор *m* defibrillator
дефибрилляция *f* (*сердца*) defibrillation
дефибринирование *n* defibrination
дефицит *m* deficiency, deficit

 ~ пульса pulse deficit
 ~ стволовых клеток stem cell deficiency
деформация *f* deformity, deformation
~, костная bony deformity
деформирующий deforming
диабет *m* diabetes
~, аллоксановый alloxan diabetes
~, сахарный diabetes mellitus
~, скрытый occult diabetes
~, ювенильный early-onset diabetes
диабетид *m* diabetid
диабетический diabetic
диабетогенный diabetogenic
диагноз *m* diagnosis (*pl* diagnoses)
~, клинический clinical diagnosis
~, неясный indeterminate diagnosis
~, окончательный final diagnosis
~, операционный surgical diagnosis
~, основной predominant diagnosis
~, ошибочный misdiagnosis
~, патолого-анатомический pathologic diagnosis
~, предварительный provisional diagnosis
~, предположительный presumptive diagnosis
 ~ при поступлении больного admission diagnosis
~, сомнительный doubtful diagnosis
диагностика *f* diagnosis
~, бактериологическая bacteriodiagnosis

ДИАГНОСТИКА

~, дифференциа́льная differential diagnosis
~, компью́терная computer-assisted diagnosis
~ ме́тодом исключе́ния diagnosis by exclusion
~, ра́нняя early detection
~, серологи́ческая serum diagnosis, serodiagnosis
~, топи́ческая topical diagnosis
~, ультразвукова́я ultrasonic diagnosis
~, цитологи́ческая cytologic diagnosis
диагности́рованный diagnosed
~, впервы́е newly diagnosed
диагности́ровать diagnose
диагности́ческий diagnostic
диагра́мма *f* chart
диа́лиз *m* dialysis
  ~, перитонеа́льный peritoneal dialysis
диа́метр *m* diameter
  ~, бипариета́льный *(головки плода)* biparietal diameter
диапеде́з *m* diapedesis
диаре́я *f* diarrhea
диаста́за *f* diastase
диа́стола *f* diastole
диастоли́ческий diastolic
диате́з *m* diathesis
  ~, геморраги́ческий bleeding [hemorrhagic] diathesis
  ~, мочеки́слый uratic diathesis
  ~, экссудати́вный exudative diathesis
диатерми́я *f* diathermy
диа́физ *m* diaphysis *(pl* diaphyses)

диафиза́рный diaphyseal, diaphysial
диафра́гма *f* diaphragm, midriff
диафрагма́льный diaphragmatic
диверге́нция *f* divergence
диверти́кул *m* diverticulum
дие́т/а *f* diet ◇ соблюда́ть ~y to keep a diet
  ~, бессолева́я salt-free diet
  ~, вегетариа́нская vegetarian diet
  ~, высокобелко́вая high-protein diet
  ~, высококалори́йная high-calorie diet
  ~, низкокалори́йная low-calorie diet
  ~, разгру́зочная fasting diet
  ~, сбаланси́рованная balanced diet
  ~, стро́гая spare diet
  ~, щадя́щая protective [light] diet
диети́ческий dietary
диетоло́гия *f* dietetics
диетотерапи́я *f* dietotherapy, sitotherapy
дизентери́йный dysenteric
дизентери́я *f* dysentery
  ~, амёбная amebic dysentery, intestinal amebiasis
  ~, бактериа́льная bacillary dysentery
дизосми́я *f* (*нарушение обоняния*) dysosmia
дизури́ческий dysuric
дизури́я *f* dysuria
дикроти́я *f* dicrotism
дилата́тор *m* dilator
дилата́ция *f* dila(ta)tion
диокси́д *m* dioxide
  ~ углеро́да carbon dioxide

ДИФФЕРЕНЦИРО́ВКА

диоптри́я *f* dioptre, dioptry
диплеги́я *f* diplegia
дипло́идный diploid
диплоко́кк *m* diplococcus
диплопи́я *f* diplopia
дипсомани́я *f* dipsomania
дисбала́нс *m* imbalance
дисгенези́я *f* dysgenesia
диск *m* disk
  ~ A *см.* диск, анизотро́пный
  ~ I *см.* диск, изотро́пный
  ~, анизотро́пный A [anisotropic] disk
  ~, вста́вочный *гист.* intercalated disk
  ~, заро́дышевый embryonic [germinal] disk
  ~ зри́тельного не́рва optic disk
  ~, изотро́пный I disk
  ~, межпозвоно́чный intervertebral cartilage
  ~, суставно́й interarticular fibrocartilage
дискинези́я *f* dyskinesia
  ~ жёлчного пузыря́ dyskinesia of the gall bladder
диско́идный discoid
дискомфо́рт *m* discomfort
дискорда́нтный discordant
диск-электрофоре́з *m* disk-electrophoresis
дисменоре́я *f* dysmenorrhea
диспансе́р *m* dispensary
диспепси́я *f* dyspepsia, indigestion
диспепти́ческий dyspeptic
диспе́рсность *f* dispersity
дисплази́я *f* dysplasia
  ~, фибро́зная fibrous dysplasia
диспротеинеми́я *f* dysproteinemia

диссемина́ция *f* dissemination, seeding
диссемини́ровать disseminate
диссерта́ция *f* thesis
диссимиля́ция *f* dissimilation
диста́льный distal
дистанцио́нный remote
дистилля́тор *m* distiller
дистилля́ция *f* distillation
дистони́я *f* dystonia
дистре́сс *m* distress
  ~, респирато́рный respiratory distress
дистрофи́я *f* dystrophy, degeneration
  ~, адипозогенита́льная adiposogenital dystrophy
  ~, алимента́рная nutritional dystrophy
  ~, амило́идная amyloid [waxy] degeneration
  ~, белко́вая proteinosis
  ~, зерни́стая granular degeneration
  ~, мы́шечная muscular dystrophy
дисфаги́я *f* dysphagia
дисфази́я *f* dysphasia
дисфори́я *f псих.* dysphoria
дисфу́нкция *f* dysfunction, malfunction
дисци́т *m* discitis
диуре́з *m* diuresis
дифтери́йный diphtheritic
дифтери́я *f* diphtheria
  ~ зе́ва faucial diphtheria
дифференци́ровать differentiate
дифференциро́вка *f* differentiation
  ~, кле́точная cellular differentiation

ДИФФУ́ЗИЯ

диффу́зия *f* diffusion
диффу́зный diffuse
длина́ *f* length
~ волны́ wavelength
~ стопы́ foot length
дли́тельность *f* duration, length
дли́тельный long-lasting, prolonged
дневно́й diurnal
ДНК *см.* кислота́, дезоксирибонуклеи́новая
дно *n* fundus (*pl* fundi)
~, глазно́е fundus of eye, eyeground
~ желу́дка fundus of stomach
доброка́чественный benign
до́за *f* dose
~, дро́бная divided dose
~, лета́льная lethal [fatal] dose
~, лече́бная therapeutic dose
~, нача́льная initial dose
~, однокра́тная single dose
~, поглощённая absorbed dose
~, поддéрживающая maintenance dose
~, поро́говая threshold dose
~, преде́льно допусти́мая maximal tolerance dose
~, расчётная calculated dose
~, смерте́льная *см.* до́за, лета́льная
~, сре́дняя average dose
~, сублета́льная sublethal dose
~, сумма́рная accumulated [cumulative] dose
~, су́точная daily dose
~, уда́рная loading dose
~, цитопатоге́нная cytopathic dose
~, эпиляцио́нная epilation dose
~, эффекти́вная effective dose
дози́метр *m* dosimeter, radiation meter, radiation monitor
дозиметри́ческий dosimetric
дозиметри́я *f* dosimetry
дозиро́вка *f* dosage
докла́дывать report
долгожи́тельство *n* longevity
долево́й lobar
доле́чивание *n* aftertreatment
до́лька *f* lobule
до́льковый lobular
до́ля *f* lobe
~, ве́рхняя upper lobe
~ лёгкого lobe of the lung
~, ни́жняя inferior lobe
~, сре́дняя middle lobe
дом *m*:
~ престаре́лых geriatric [nursing] home
~, роди́льный maternity
домина́нта *f ген.* dominant
домини́рование *n* dominance
до́нор *m* donor
~ ко́стного мо́зга bone marrow donor
~ кро́ви blood donor
~, универса́льный universal donor
до́норство *n* donation
~ кро́ви blood donation
допуска́ть assume, permit
допусти́мый permissible
дородово́й antenatal, ante partum, prenatal
дорсалги́я *f* dorsodynia
дорса́льный dorsal

ДЫХАНИЕ

достаточный *(о дозе)* sufficient
достигать reach
достоверность *f* reliability
достоверный *(о диагнозе)* firm, true
доступ *m* approach, entrance, entry
~, оперативный surgical approach
~, чрескожный percutaneous entry
древовидный dendritic
дренаж *m* drainage
дренирование *n* drainage
~, аспирационное aspiration drainage
дрепаноцит *m* drepanocyte
дробление *n* cleavage
~ (яйцеклетки), полное total cleavage
дробный *(о дозировке)* divided
дрожание *n* tremor, fremitus, trembling, thrill, flutter
~, голосовое vocal fremitus
~, диастолическое diastolic thrill
~, мышечное muscular tremor
~, систолическое systolic thrill
дрожать shake, shiver, shudder
дрожжи *pl* yeast
дрожь *f* trembling, shivering
дряблый flaccid
дряхлый decrepit
дуга *f* arc, arch
~ аорты aortic arch
~, зубная dental arch
~ позвонка vertebral arch
~, рёберная costal arch
дугообразный arcual, arcuate

дуоденальный duodenal
дуоденография *f* duodenography
душ *m* douche, shower(-bath)
~, контрастный alternating douche
~ Шарко Charcot's douche
душевнобольной insane, mad
душить suffocate
дыхание *n* breath(ing), respiration
~, агональное agonal breathing
~, амфорическое amphoric respiration
~, бронхиальное bronchial breathing
~, брюшное abdominal [ventral] breathing
~, везикулярное vesicular respiration
~, грудное thoracic respiration
~, диафрагмальное diaphragmatic respiration
~, жёсткое harsh breathing
~, замедленное slow breathing
~, затруднённое hard breathing
~, искусственное artificial respiration
~, неравномерное irregular breathing
~, парадоксальное paradоxic respiration
~, периодическое periodic breathing
~ плода fetal respiration
~, поверхностное shallow breathing

ДЫХАНИЕ

~, прерывистое jerky respiration
~, ровное smooth breathing
~ «рот в рот» mouth-to-mouth ventilation
~, свистящее stredulous [whistling] breathing
~, стридорозное stridorous respiration, stridor
~, тканевое tissue respiration
~, управляемое automatic [controlled] breathing, assisted breath
~, учащённое hurried breathing, tachypnea
~ Чейна — Стокса Cheyne-Stokes respiration
дыхательный respiratory, breathing
дышать breathe

Е

единица f unit
~, антитоксическая antitoxic unit
~, крысиная rat unit
~, международная international unit
~, мышиная mouse unit
единичный solitary
ежедневный quotidian
ёмкость f capacity
~ лёгких, жизненная lung [vital] capacity
ёршик m (для мойки химической посуды) test-tube brush

естественный native; natural

Ж

жаберный branchial
жажда f thirst
жалоба f complaint
жаловаться (напр. на боль) complain
жаропонижающий febrifuge, antifebrile, antipyretic
жаропрочность f heat resistance
жар m, сухой dry heat
жгутик m, сперматозоида spermatic filament
жгутики m pl flagella
жевание n chewing, mastication
желатин m gelatin
желатиновый gelatinous
железа f gland
~, альвеолярная alveolar gland
~, апокринная apocrine gland
~, вилочковая thymus (gland)
~, мейбомиева tarsal gland
~, молочная mammary gland
~, околоушная parotid gland
~, паращитовидная parathyroid gland
~, поджелудочная pancreas
~, половая gonad
~, потовая sudoriparous [sweat] gland
~, предстательная prostate

ЖИДКОСТЬ

~, слёзная lacrimal gland
~, слюнная salivary gland
~, щитовидная thyroid (gland)
железистый 1. glandular 2. *хим.* ferrous
железо *n* iron, Fe
~, радиоактивное radioiron
желеобразный jelly-like
желток *m* yolk
желточный vitelline
желтуха *f* jaundice, icterus
~ беременных jaundice of pregnancy
~, механическая obstructive jaundice
~ новорождённых icterus neonatorum
~, ядерная nuclear icterus, kernicterus
желтушность *f* yellowness
желтушный icteric
желудок *m* stomach
~, каскадный cascade stomach
желудочек *m* ventricle
~ мозга ventricle of the brain
~ сердца heart ventricle
~, третий third ventricle (*of the brain*)
желудочковый ventricular
желудочно-кишечный gastroenteric, gastrointestinal
желудочно-пищеводный gastroesophageal
желудочный gastric, stomachic
желчегонный cholagogue, cholagogic
желчеобразование *n* biligenesis
желчеобразующий chologenic

жёлчный biliary, bilious
жёлчь *f* gall, bile, fel
~, белая white bile
~, печёночная C bile, hepatic bile
~, пузырная B-bile
женский feminine, female
женщина *f* woman
~, беременная gravida
жжение *n* burning
~ при мочеиспускании urethral burning, scalding
живой alive
живорождённый liveborn
живот *m* belly, venter, abdomen
животное *n* animal
~, безмикробное germfree animal
~, подопытное test animal
~, стерильное germfree animal
жидкий liquid, fluid
жидкость *f* fluid, liquor
~, амниотическая amniotic fluid
~, асцитическая ascitic fluid
~, внеклеточная extracellular fluid
~, внутриглазная aqueous humor
~ для полоскания рта mouthwash
~, культуральная culture fluid
~, лимфатическая lymphatic fluid
~, надосадочная supernatant fluid
~, промывная lavage fluid
~, семенная seminal fluid
~, серозная serous fluid

ЖИДКОСТЬ

~, синовиа́льная synovial [joint] fluid
~, спинномозгова́я cerebrospinal fluid
~, тканева́я interstitial [tissue] fluid
~, фолликуля́рная follicular fluid
жи́зненный vital
жизнеспосо́бность f vitality, viability
жизнеспосо́бный viable
жизнь f life
жир m fat
жирово́й fatty
журна́л m book, journal, register
~ для регистра́ции больны́х casebook, sick book
~ назначе́ний (врача́) order book

З

заболева́емость f disease incidence, morbidity, sickness rate
заболева́ние n illness, disease, morbus, sickness, affection
~, аллерги́ческое allergic disease
~, атопи́ческое atopic illness
~, аутоимму́нное autoimmune disease
~, грибко́вое mycosis
~, запу́щенное advanced disease
~, неизлечи́мое fatal illness
~, опа́сное dangerous illness
~, профессиона́льное occupation disease
~, психи́ческое mental illness
~, ревмати́ческое rheumatic disease
~, систе́мное systemic disease
~, сопу́тствующее associated illness
~, хрони́ческое chronic illness
~, ятроге́нное iatrogenic illness
заболе́ть fall sick, fall ill
забо́титься (о больно́м) attend
забрюши́нный retroperitoneal
зави́сеть depend
зави́симость f dependence
~, лека́рственная drug dependence, drug habit
завито́к m (ушно́й ракови́ны) helix
за́ворот m кишо́к volvulus
завши́вленность f lousiness
заги́б m kink(ing)
~ кза́ди (ма́тки) retroflexion
загруди́нный retrosternal
загрязне́ние n contamination, pollution, impurity
~, радиоакти́вное radioactive contamination
загрязнённый ◇ ~ бакте́риями bacteria-contaminated
загрязня́ть pollute, contaminate
заде́рживать retard; delay
заде́ржка f delay
~ жи́дкости fluid retention

~ менструа́ции delay of menses
~ мочи́ retention of urine, urinary retention
~ овуля́ции delay of ovulation
~ после́да secundines retention
~ разви́тия arrested development
~ со́ли salt retention
за́дний posterior
задыха́ться pant, strangle
задыха́ющийся wheezy
зае́да *f* angular cheilitis, perlèche
заживле́ние *n* healing, repair
~ втори́чным натяже́нием healing by second intension
~ перви́чным натяже́нием healing by first intension
~ ра́ны wound healing
~, спонта́нное self-healing
зажи́м *m* clamp, forceps
~, артериа́льный artery forceps
~, изо́гнутый curved forceps
~, кише́чный bowel forceps
~, кровоостана́вливающий hemostatic [clamp] forceps
~ Мику́лича Mikulicz' clamp
~ Па́йра Payr's clamp
~ Пеа́на, кровоостана́вливающий Péan's forceps
~, разда́вливающий crushing forceps
заика́ние *n* stutter, stammer(ing)
заключе́ние *n*, враче́бное medical comment
закры́тие *n* (*раны*) closure
закры́тый enclosed, close

закры́ть послойно to close in layers
заку́поривать occlude
заку́порка *f* obturation, occlusion, obstruction; stoppage
~ арте́рии artery occlusion
зал *m*, секцио́нный autopsy [dissecting] room
зало́женность *f*:
~ но́са stuffiness of the nose, stuffy nose
~ уше́й stuffiness of the ears
заме́дленный tardive, tardy
замени́тель *m* substitute
замести́тельный vicarious
заме́тный marked
замеще́ние *n* replacement, substitution
~ жи́дкости fluid replacement
замора́живание *n* congelation, freezing
заморо́женный frozen
зано́с *m*, пузы́рный hydatid mole
запа́с *m* reserve
за́пах *m* scent, odor, smell
за́пись *f* record
запо́й *m* drinking bout, drinking period, hard drinking
запо́р *m* constipation
~, атони́ческий atonic constipation
~, проктоге́нный proctogenic constipation
~, спасти́ческий spastic constipation
запыха́вшийся blown
запя́стный carpal
запя́стье *n* wrist
заро́дыш *m* germ
заро́дышевый germinal
засло́нка *f* valve

~, илеоцекáльная ileocaecal valve
застóй *m* congestion
застóйный congestive, congested
затемнéние *n* *рентг.* cloud, opacity, shadow
~, линéйное linear opacity
затруднéние *n* embarrassment
затумáнивание *n* (*зрения, сознания*) blurring
затухáние *n* (*напр. сыпи*) fading
затылок *m* occiput
затылочный occipital
затяжнóй protracted, prolonged
захвáт *m* catch
зачáтие *n* conception
зачáток *m* *эмбр.* bud
~, зубнóй tooth bud
зачáть conceive
зачёт *m* *амер.* credit; test
зашивáть sew
защи́та *f* defense
~, радиациóнная radiological defense
защи́тный protective
защищáть protect
звездообрáзный stellar, stellate
звон *m* в ушáх noises in the ears
звук *m* sound
~, амфори́ческий bottle sound
~, тимпани́ческий tympanic resonance
звуконепроницáемый soundproof
здорóвье *n* health, sanity
здорóв/ый healthy ◊

быть ~ым to be in good health
~, практи́чески apparently healthy
здравоохранéние *n* public health
зев *m* fauces
зевóта *f* yawn(ing), oscitation
зелёный *m*:
~, бриллиáнтовый brilliant green
~, бромкрезóловый bromocresol green
~, мети́ловый methyl green
зéркало *n* mirror, speculum
~, гортáнное laryngoscope
~, лóбное head reflector
~, ушнóе ear speculum
зерни́стость *f* granularity, stippling
~, базофи́льная basophilic stippling
зерни́стый granular
зернó *n* grain
зигóта *f* zygote
зимозáн *m* zymozan
зловóние *n* fetor, stink
зловóнный fetid, malodorous
злокáчественность *f* malignancy
злокáчественный malignant; pernicious
злоупотреблéние *n* misuse
знáния *n pl*, медици́нские knowledge of medicine
знáхарь *m* quack
значéние *n* significance
знáчимость *f*:
~, диагности́ческая diagnostic significance
~, прогности́ческая prognostic significance
значи́тельный significant

зоб *m* goiter, struma
зо́лото *n* gold, Au
золоту́ха *f* scrofula
зо́на *f* zone
~ гемо́лиза hemolysis zone
~ радиацио́нной опа́сности radiation danger zone
~ ро́ста region of growth
зонд *m* bougie, probe, sound
~ для иску́сственного кормле́ния feeding tube
~, дуодена́льный duodenal tube
~, желобова́тый grooved probe
~, желу́дочный stomach pump, gastric tube, stomach sound
~, направля́ющий guiding probe
~, пу́говчатый bulbous-end probe
~, серде́чный heart [cardiac] catheter
~ с расшире́нием на конце́ olive-tipped bougie
зонди́рование *n* tubage
зонди́ровать probe
зооно́з *m* zoonosis
зрачо́к *m* pupil
~, расши́ренный dilated pupil
~, су́женный constricted pupil
зре́лость *f* maturity
~ плода́ fetus maturity
~, полова́я puberty
зре́лый mature
зре́ние *n* vision
~, бинокуля́рное binocular vision
~ в су́мерках twilight vision
~ при дневно́м све́те daylight vision
~, стереоскопи́ческое solid [stereoscopic] vision
~, тру́бчатое shaft vision
~, цветово́е color vision
зри́тельный visual
зуб *m* tooth (*pl* teeth)
~, большо́й коренно́й molar
~, запломбиро́ванный filled tooth
~, карио́зный carious tooth
~, ма́лый коренно́й premolar
~, моло́чный baby [deciduous, milk, temporary] tooth
~ му́дрости late [wisdom] tooth
~, недоста́ющий missing tooth
~, пере́дний anterior tooth
~, постоя́нный permanent tooth
~, проте́зный denture tooth
~ с дупло́м hollow tooth
~, шата́ющийся loose tooth
зубе́ц *m* (*напр. электрокардиогра́ммы*) wave
~, высо́кий high wave
~, отрица́тельный negative wave
~, пло́ский flat wave
~, положи́тельный positive wave
~, расщеплённый split wave
зубно́й dental
зубча́тый serrate
зу́бы-антагони́сты *m pl* opposing teeth
зуд *m* itch, pruritus
~ бере́менных pruritus of pregnancy

~ в о́бласти за́днего прохо́да pruritus ani
зудя́щий itching, pruritic

И

игла́ *f* needle
~, атравмати́ческая atraumatic needle
~, дисцизио́нная knife needle
~ для подко́жных инъе́кций hypodermic needle
~ для стерна́льной пу́нкции sternal puncture needle
~ для сшива́ния ко́жи skin suture needle
~ для шпри́ца syringe needle
~, закруглённая curved needle
~, лигату́рная ligature needle
~, по́лая hollow needle
~, пряма́я straight needle
~, то́нкая fine needle
~, хирурги́ческая surgical needle
~, шо́вная suture needle
иглодержа́тель *m* needle holder
идентифика́ция *f* identification
иденти́чность *f* identity
иденти́чный identical
идеомото́рный ideomotor
идиопати́ческий idiopathic, self-existing
идиопла́зма *f* idioplasm
идиосинкрази́я *f* idiosyncrasy
идиоти́п *m* idiotype
идиотипи́рование *n* idiotype assay
идиоти́ческий idiotic
идиоти́я *f* idiocy
идиото́п *m* idiotope
избира́тельный selective
избы́ток *m* excess
изви́лина *f* (*коры полуша́рий головно́го мо́зга*) gyrus (*pl* gyri), convolution
изви́листость *f* tortuosity
изви́тый convolute
извлече́ние *n* draw
извраще́ние *n* perversion
~ обоня́ния perversion of olfaction
~, полово́е sexual perversion
изги́б *m* flexure, bend
~ ободо́чной кишки́, ле́вый splenic flexure
~ ободо́чной кишки́, пра́вый hepatic flexure
изгна́ние *n* expulsion
изжо́га *f* heartburn, pyrosis, brash
изле́чивание *n* healing, curing
изле́чивать heal, cure
излечи́мость *f* curability
излечи́мый curable, healable, sanable
излуча́тель *m* emitter
излуча́ть emit, radiate
излуче́ние *n* radiation
~, жёсткое hard radiation, hard rays
~, инфракра́сное infrared radiation, infrared rays
~, проника́ющее penetrating radiation
~, рентге́новское X-radiation
~, ультрафиоле́товое ultra-

violet rays, ultraviolet radiation
~, электромагни́тное electromagnetic radiation
измене́ние *n* change
 ~ ли́чности *псих.* personality disorder
 ~, посме́ртное postmortem change
изме́нчивость *f* changeability, variability, mutability
изменя́ть alter, change, vary
измере́ние *n* measurement
 ~ температу́ры thermometry, temperature measurement
измеря́ть measure, gauge
изнаси́лование *n* rape
изнуре́ние *n* exhaustion
изображе́ние *n* image
изоля́ция *f* sequestration *(of a patient)*
изоти́п *m* isotype
изотони́ческий isotonic
изото́п *m* isotope
 ~, радиоакти́вный radioisotope, radionuclide
изуче́ние *n* study
 ~ заболева́емости morbidity study
изъязвле́ние *n* ulceration
изъязвлённый ulcerated
ико́та *f* hiccough, hiccup
икра́ *f (ноги)* calf, sura
иле́ит *m* ileitis
 ~, регионарный regional ileitis
 ~, термина́льный distal ileitis
илеостоми́я *f* ileostomy
илеотоми́я *f* ileotomy
илеоцека́льный ileocecal
и́леус *m* ileus
 ~, спасти́ческий spastic ileus
имме́рсия *f* immersion
иммобилиза́ция *f* immobilization
иммобилизи́ровать immobilize
иммуниза́ция *f* immunization
 ~, лече́бная immunization therapy
иммуните́т *m* immunity
 ~, акти́вный active immunity
 ~, антисперма́льный antisperm immunity
 ~, врождённый congenital [native] immunity
 ~, гумора́льный humoral immunity
 ~, кле́точный cell-mediated [cellular] immunity
 ~, ме́стный local immunity
 ~, напряжённый hyperimmunity, high-grade immunity
 ~, нестойкий abortive immunity
 ~, пасси́вный passive immunity
 ~, перекрёстный cross immunity
 ~, приви́вочный postvaccinal immunity
 ~, приобретённый acquired immunity
 ~, противови́русный antiviral immunity
 ~, специфи́ческий specific immunity
 ~, тка́невый tissue immunity
имму́нный immune
иммуноана́лиз *m*, количест-

венный immunometric analysis
иммуноанализа́тор *m* immunoanalyzer
иммунобиологи́ческий immunobiological
иммунобиоло́гия *f* immunobiology
иммунобла́ст *m* immunoblast
иммуноблотт́инг *m* immunoblotting (assay)
иммуногене́з *m* immunogenesis
иммуногене́тика *f* immunogenetics
иммуноге́нность *f* immunogenicity
иммуноге́нный immunogenic
иммуноглобули́н *m* immunoglobulin
иммунодепресса́нт *m* immunologic depressant, immunosuppressant
иммунодепре́ссия *f* immunodepression, immunosuppression
иммунодефици́т *m* immune deficiency, immunodeficiency
~, врождённый congenital immunodeficiency
~, приобретённый acquired immunodeficiency
иммунодиффу́зия *f* immunodiffusion
иммунокомпете́нтность *f* immunocompetence
иммунокомпете́нтный immunocompetent
иммуно́лог *m* immunologist
иммунологи́ческий immunologic
иммуноло́гия *f* immunology

иммуномодуля́тор *m* immune response modifier
иммунопати́я *f* immunopathy
иммунопреципита́т *m* immunoprecipitate
иммунопреципита́ция *f* immunoprecipitation
иммунопролиферати́вный immunoproliferative
иммунопрофила́ктика *f* immunoprophylaxis
иммунорадиоавтогра́фия *f* immunoautoradiography
иммунореакти́вность *f* immunoreactivity
иммунорегуля́ция *f* immunoregulation
иммуносорбе́нт *m* immunosorbent, immunoadsorbent
иммуносо́рбция *f* immunoadsorption
иммуностимуля́тор *m* immunostimulant
иммуностимуля́ция *f* immunopotentiation, immunostimulation
иммунотерапи́я *f* immunotherapy
иммунофикса́ция *f* immunofixation
иммунофлюоресце́нция *f* immunofluorescence
~, непряма́я indirect immunofluorescence
иммунофлюорометри́я *f* immunofluorimetry
иммунохи́мия *f* chemoimmunity
иммуноци́т *m* immunocyte
иммуноцитоло́гия *f* immunocytology
иммуноэлектрофоре́з *m* immunoelectrophoresis, electroimmunodiffusion

ИНТОКСИКА́ЦИЯ

~, встре́чный counter immunoelectrophoresis
~, перекрёстный crossed immunoelectrophoresis
~, противото́чный counter immunoelectrophoresis
импети́го *n* impetigo
импланта́т *m* implant
импланта́ция *f* implantation
импоте́нция *f* impotence, sexual debility
импрегна́ция *f* impregnation
импрегни́ровать impregnate
и́мпульс *m* impulse
инактива́ция *f* inactivation
инбре́дный *ген.* inbred
инвагина́ция *f* intussusception, invagination
инва́зия *f* invasion
инвали́д *m* invalid, disabled, handicapped person
инвали́дность *f* disability
инволю́ция *f* involution
ингаля́ция *f* inhalation
ингиби́рование *n*, конкуре́нтное competitive inhibition
ингиби́ровать inhibit
ингиби́рующий inhibitory
ингиби́тор *m* inhibitor
ингиби́ция *f* inhibition
ингредие́нт *m* ingredient
и́ндекс *m*, митоти́ческий mitotic index
индивидуа́льный individual
индуктотерапи́я *f* inductotherapy
инду́кция *f* induction
индура́ция *f* induration
индуци́ровать induce
ине́ртность *f* inertia
ине́ртный inert
инжене́рия *f*, ге́нная gene engineering
иници́ировать initiate
инкапсули́ровать(ся) encyst
инкапсуля́ция *f* encapsulation
инкуба́тор *m* incubator
инкуба́ция *f* incubation
инкура́бельный immedicable
иннерва́ция *f* innervation
инокули́ровать *микр.* inoculate
иноро́дный foreign
институ́т *m*, медици́нский medical institute ◇ подава́ть заявле́ние в ~ to apply to a medical institute
инструкти́ровать instruct
инстру́кция *f* instruction
инструме́нт *m* instrument
~, вспомога́тельный accessory instrument
инсули́н *m* insulin
инсулино́ма *f* islet cell tumor
инсу́льт *m* insult, cerebral crisis
~, апоплекти́ческий apoplectic insult
~, тромботи́ческий thrombotic apoplexy
инта́ктный intact
интелле́кт *m* intellect, mental power
интенси́вность *f* intensity
~ радиа́ции radiation power
интерва́л *m* interval, span
~, довери́тельный *стат.* confidence interval
интеркурре́нтный intercurrent
интерлейки́н *m* interleukin
интернату́ра *f* internship
~, целева́я categorical internship
интерферо́н *m* interferon
интоксика́ция *f* intoxication

ИНТРАНАТА́ЛЬНЫЙ

интранатáльный intranatal
интубáтор *m* endotracheal tube
интубáция *f* intubation
интубировать intubate
инфáркт *m* infarct(ion)
 ~ кишéчника infarcted bowel
инфекциóнный infectious
инфéкция *f* infection
 ~, аденовирусная adenovirus infection
 ~, бактериáльная bacillosis
 ~, вирусная viral infection
 ~, вóдная waterborne infection
 ~, воздýшная airborne infection
 ~, воздýшно-кáпельная droplet infection
 ~, латéнтная latent infection
 ~, очагóвая focal infection
 ~, системная systemic infection
 ~, смéшанная concurrent [mixed] infection
инфильтрáция *f* infiltration
информáция *f* information
инфýзия *f* infusion
инъéкция *f* injection
 ~, внутривéнная intravenous injection
 ~, внутримышечная intramuscular injection
 ~, однокрáтная single injection
ион *m* ion
иридотомия *f* iridotomy
иридэктомия *f* iridectomy
искажáть distort
исключéние *n* exclusion
искýсственный artificial
искýсство *n* art

 ~ врачевáния art of healing
испарéние *n* vaporization
испаритель *m* vaporizer
испарять(ся) vaporize
испóльзование *n*, однорáзовое singleuse
исправлять correct
испытáние *n* proof, testing, trial
 ~, двойнóе перекрёстное double crossover trial
 ~, двойнóе слепóе double blind trial
 ~, клиническое clinical trial
 ~, лаборатóрное bench test
 ~, сравнительное comparative trial
испытывать жáжду thirst
иссекáть resect
иссечéние *n* exeresis, excision
 ~ варикóзного узлá varicectomy
 ~, пóлное total excision
 ~ ткáни excision of tissue
 ~, частичное local excision
 ~, ширóкое wide excision
исслéдование *n* investigation, exploration, research
 ~, бактериологическое bacteriological research
 ~, бимануáльное bimanual examination
 ~, гистологическое microscopic examination
 ~, двойнóе слепóе double blind study
 ~, двурýчное bimanual examination
 ~, клинико-анатомическое clinicopathological study
 ~, лаборатóрное laboratory study, laboratory research

~, многоцентровое multicentric trial
~, повторное reexamination
~, поисковое trial experiment, pilot study
~, популяционное population study
~, предварительное preliminary study
~ прямой кишки, пальцевое rectal touch
~, радиоиммунологическое radioimmunoassay
~, рентгенологическое X-ray examination
~, ретроспективное retrospective study
~, слепое blind study, blind investigation
~, срочное rapid testing
~, статистическое statistical study
~, хирургическое surgical research
~, цитологическое cytological examination
~, электрофизиологическое electrophysiologic testing
истерический hysteric
истерия *f* hysteria
истечение *n* issue, flux, effuse, escape
истончение *n* thinning
история *f* болезни case report, case record, medical [patient] history
источник *m* source
~ излучения radiation source
~, минеральный spa
~, минеральный горячий thermal spring
истощение *n* denutrition

~ комплемента complement depletion
~, общее cachexia
истощённый marantic, cachectic
исход *m* outcome
~, летальный fatal outcome
~, неблагоприятный poor outcome
исчёрченность *f* stippling
ихтиоз *m* ichthyosis
ишалгия *f* ischalgia, sciatica
ишемический ischemic
ишемия *f* local asphyxia
ишурия *f* ischuria

Й

йод *m* iodine, I
~, радиоактивный radioiodine

К

кабинет *m*, врачебный doctor's consulting room
каверна *f* cavern
~, костная osteal cavern
кавернозный cavernous
каверномa *f* cavernoma
каёмка *f* border
~, щёточная brush border
казеин *m* casein
казеоз *m* caseation
казеозный caseous
кал *m* feces

КАЛ

~, первичный meconium
кала-азар *m* kala-azar, visceral leischmaniasis
калека *f* cripple
калечить disable, cripple, lame
калий *m* potassium, K
калликреин *m* kallikrein
калорийность *f* caloric value, caloric content
калориметр *m* calorimeter
калория *f* calorie
калькулёзный calculous
кальмодулин *m* calmodulin
кальций *m* calcium, Ca
кальциноз *m* calcification, calcinosis
кальциурия *f* calciuria, calcariuria
камень *m* calculus (*pl* calculi), stone
~, жёлчный gallstone
~, зубной dental calculus, tartar
~ мочевого пузыря bladder stone
~ мочеточника urethral stone
~, оксалатный oxalate stone
~, почечный kidney stone
~ слёзного протока dacryolith, lacrimal calculus, tear stone
~, уратный urate stone
~, фосфатный phosphate stone
камера *f* chamber
~, влажная humidified box, moist [wet] chamber
~ глазного яблока, задняя camera posterior bulbi
~ глазного яблока, передняя camera anterior bulbi
~ глубокого замораживания deep-freeze chamber
~, дезинфекционная desinfection chamber
~, диффузионная diffusion chamber
~ для гибридизации *иммун.* hybridization chamber
~ для иммуноанализа immunoassay chamber
~, ионизационная ionization chamber
~, кислородная oxygen chamber
~, стерилизационная sterilization chamber
~, сцинтилляционная scintillation camera
~, счётная counting chamber
камнесечение *n* lithotomy
камфора *f* camphor
канал *m* *анат.* canal
~, бедренный femoral canal
~, гаверсов Haversian canal
~, карпальный carpal tunnel
~ лабиринта внутреннего уха cochlear duct
~ остеона Haversian canal
~, паховый abdominal [inguinal] canal
~, позвоночный spinal canal
~, раневой wound tract
~ улитки cochlear duct
~, цервикальный cervical canal of the uterus
каналец *m* canaliculus (*pl* canaliculi), channel
канальцы *m pl*, почечные renal tubules
канатик *m* cord
~, пупочный umbilical cord

~, семенной spermatic cord
кандидин *m* candidin
кандидоз *m* candidiasis
каннабизм *m* (*гашишная наркомания*) cannabism
канцероген *m* carcinogen
канцерогенез *m* carcinogenesis
канцерогенный carcinogenic
канюля *f мед. тех.* cannula
каолин *m* kaolin
каолиноз *m* kaolinosis
капать drip, drop
капельница *f* dropper, dropping glass, dropping bottle
капилляр *m* capillary
капилляроскоп *m* capillaroscope
капли *f pl* drops
~ в нос nasal drops
~, глазные eye drops
~ от кашля cough drops
~, ушные ear drops
капсула *f* capsule
~, почечная kidney capsule
~ селезёнки splenic capsule
~, суставная joint capsule
карандаш *m* pencil
~, квасцовый aluminous pencil
карантин *m* quarantine
карбоксилирование *n* carboxylation
карбункул *m* carbuncle
кардиалгия *f* cardialgia, cardiodynia
кардиальный cardiac
кардиогенный cardiogenic
кардиограмма *f* cardiogram
~ с нагрузкой exercise cardiogram
кардиографический cardiographic
кардиография *f* cardiography
~, радиоизотопная radiocardiography
кардиодефибриллятор *m* cardiac defibrillator
кардиолипин *m* cardiolipin
кардиолог *m* cardiologist
кардиология *f* cardiology
кардиомегалия *f* cardiomegaly
кардиомиопатия *f* cardiomyopathy
~, застойная congestive cardiomyopathy
~, рестриктивная restrictive cardiomyopathy
кардионекроз *m* cardionecrosis
кардиоспазм *m* cardiospasm
кардиостимулятор *m* cardiostimulator
кардиотокография *f* cardiotocography
кардиотомия *f* (*1. вскрытие сердца 2. резекция кардии желудка*) cardiotomy
кардия *f* cardia
кариес *m* caries
~ зубов dental caries
кариобласт *m* karyoblast
кариогамия *f* karyogamy
кариозный carious
кариокинез *m* kariokinesis
кариолемма *f* karyolemma, karyotheca
кариолизис *m* karyolysis
кариолимфа *f* karyolymph, karyoplasm
кариомитоз *m* karyomitosis
кариорексис *m* karyorrhexis
кариотип *m* karyotype
каркас *m* frame
карлик *m* dwarf, nanus, pigmy, pygmy

КА́РЛИКОВОСТЬ

ка́рликовость *f* dwarfism, nanosomia, nanism, microsomia

карма́н *m* pouch, pocket
~, деснево́й gingival pocket

кароти́дный carotic, carotid

ка́рта *f* card; map
~ вакцина́ции immunization record card
~, генети́ческая genetic map
~, медици́нская medical card
~, регистрацио́нная record card
~, хромосо́мная chromosome map
~ шко́льника, санита́рная school health card

карти́на *f*:
~, клини́ческая clinical picture
~ кро́ви blood picture
~, макроскопи́ческая gross appearance

карти́рование *n* mapping
~, мембра́нное cell surface mapping
~, мультило́кусное multipoint mapping
~, хромосо́мное chromosome mapping
~ эпито́пов epitope mapping

карцино́ид *m* carcinoid

карцино́ма *f* carcinoma

карциносарко́ма *f* carcinosarcoma

карциноэмбриона́льный carcinoembryonic

кастра́т *m* castrate

кастра́ция *f* castration
~, гормона́льная hormonal castration
~, рентгенологи́ческая X-rays castration
~, хирурги́ческая operative castration

катаболи́зм *m* catabolism

катаболи́т *m* catabolite

катаболи́ческий catabolic

катаге́н *m* catagen

катагене́з *m* catagenesis

катакро́та *f* catacrotism

катакроти́ческий catacrotic

катала́за *f* catalase

каталепси́я *f* catalepsy

каталепти́ческий cataleptic

ката́лиз *m* catalysis

催ализа́тор *m* catalyst, catalyzer

катализи́ровать catalyze

каталити́ческий catalytic

ката́мнез *m* catamnesis

катамнести́ческий catamnestic

катаплази́я *f* cataplasia

катаплекси́я *f* cataplexy

ката́р *n* catarrh

катара́кта *f* cataract
~, бу́рая black [brown] cataract
~, вене́чная coronary cataract
~, веретенообра́зная fusiform cataract
~, врождённая congenital [embryonal] cataract
~, втори́чная secondary cataract, after-cataract
~, гетерохро́мная heterochromic cataract
~, глаукомато́зная glaucomatous cataract
~, голуба́я blue cataract
~, диабети́ческая diabetic cataract

КАТЕТЕР

~, звёздчатая stellate cataract

~, зонулярная zonular cataract

~, зрелая ripe [mature] cataract

~, капсулярная capsular cataract

~, контузионная contusion cataract

~, коралловидная coralliform cataract

~, кортикальная cortical cataract

~, лентикулярная lenticular cataract

~, лучевая irradiation cataract

~, молочная lacteal [milky] cataract

~, морганиева morgagnian cataract

~, мягкая soft cataract

~, набухающая intumescent cataract

~, нафталиновая naphthalinic cataract

~, незрелая immature cataract

~, осложнённая complicated cataract

~, первичная primary cataract

~, перезрелая overripe [hypermature] cataract

~, перинуклеарная perinuclear cataract

~, периферическая peripheral cataract

~, пирамидальная pyramidal cataract

~, подростковая adolescent cataract

~, полная total [complete] cataract

~, полярная polar cataract

~, прогрессирующая progressive cataract

~, слоистая lamellar cataract

~ с синехиями adherent cataract

~, старческая senile cataract

~, субкапсулярная subcapsular cataract

~, токсическая toxic cataract

~, точечная punctate cataract

~, травматическая травматическая traumatic cataract

~, центральная axial [central] cataract

~, чашевидная cupuliform cataract

~, электрическая electric cataract

~, ядерная nuclear cataract

катарактный cataractous
катаральный catarrhal
кататонический catatonic
кататония *f* catatonia
катафазия *f псих.* cataphasia
катепсин *m* cathepsin
катетер *m* catheter

~, артериальный artery cannula

~, аспирационный suction catheter

~, баллонный balloon catheter

~, гибкий flexible catheter

~ для эмболизации embolization catheter

~, мочеточниковый ureteral catheter

КАТЕТЕР

~ Нелатóна, эластичный Nélaton's catheter
~ Пеццéра Pezzer catheter
~, постоянный permanent catheter
~, сосýдистый intravascular catheter
катéтер-баллóн *m* Фолéя Foley catheter
катетеризáция *f* catheterization, cannulation
~, избирáтельная [селективная] selective catheterization
~ сéрдца cardiac catheterization
катехоламин *m* catecholamine
каудáльный caudal
каустический caustic
кахексия *f* cachexia
~, гипофизáрная hypophyseal cachexia
~, малярийная malarial cachexia
~, надпóчечниковая cachexia suprarenalis
~, рáковая cancerous cachexia
~, свинцóвая saturnine cachexia
~, струмипривная cachexia strumipriva
~, уремическая uremic cachexia
кахектический cachectic
кáчество *n* quality
~ жизни quality of life
кáшель *m* cough, tussis
~, влáжный productive cough
~, лáющий barking cough
~, мучительный troublesome cough
~, непродуктивный *см.* кáшель, сухóй
~, нéрвный nervous cough
~, рефлектóрный reflex cough
~, сухóй dry [nonproductive, unproductive] cough
квалифицированный qualified
кейлóн *m* chalon
келóид *m* keloid
келóидный keloidal
кератин *m* keratin
кератит *m* keratitis
~, герпетический herpes [simplex] keratitis
~, глубóкий deep keratitis
~, микотический mycotic keratitis
~ при несмыкáнии век lagophthalmic keratitis
~, трофический trophic keratitis
кератоакантóма *f* keratoacanthoma
кератоглóбус *m* keratoglobus
кератодермия *f* keratoderma
кератóз *m* keratosis
~, стáрческий senile keratosis
кератокóнус *m* keratoconus
кератоконъюнктивит *m* keratoconjunctivitis
~, весéнний vernal keratoconjunctivitis
кератолитический keratolytic
кератомаляция *f* keratomalacia
кератопатия *f* keratopathy
кератоплáстика *f* keratoplasty

КИШКА

~, проникающая penetrating keratoplasty
кератоскопия *f* keratoscopy
кератотомия *f* keratotomy
~, радиальная radial keratotomy
кератэктомия *f* keratectomy
керион *m* kerion
кесарево сечение *n* cesarean (section), cesarean operation
~, абдоминальное abdominal cesarean section
~, низкое low cesarean section
кетгут *m* catgut
кетоацидоз *m* ketoacidosis
кетоацидурия *f* ketoaciduria
кетогенез *m* ketogenesis
кетоз *m* ketosis
кетон *m* ketone
кетонемия *f* ketonemia
кетонурия *f* ketonuria
киллер *m* (*клетка*) killer
~, естественный natural killer
киназа *f* kinase
кинескоп *m* kinescope
кинетика *f* kinetics
кинетокардиография *f* kinetocardiography
кинетосома *f* basal corpuscle, kinetosome
кинин *m* kinin
кининоген *m* kininogen
кипение *n* boiling
кислород *m* oxygen, O ◇ насыщаться ~ом to oxygenate
кислота *f* acid
~, адениловая adenylic acid
~, аскорбиновая ascorbic acid
~, винная tartaric acid

~, дезоксирибонуклеиновая desoxyribonucleic acid, DNA
~, жёлчная bile acid
~, камфорная camphoric acid
~, молочная lactic acid
~, мочевая uric acid
~, рибонуклеиновая информационная messenger ribonucleic acid
кислотность *f* acidity
~, повышенная superacidity
~, пониженная subacidity
киста *f* cyst
~, амниотическая amniotic cyst
~, гидатидная hydatid cyst
~, дермоидная dermoid cyst
~, зубная dental cyst
~, кишечная enterocyst
~, ретенционная retention cyst
~, сальная sebaceous cyst
~, синовиальная synovial cyst
~, слизистая mucous cyst
~, фолликулярная follicular cyst
~, эхинококковая hydatid cyst
кистоз *m* почек nephrocystosis
кистозный cystic
кистома *f* cystoma
кисть *f* (*руки*) hand
кит *m* (*лабораторный*) kit
кишечнорастворимый (*о таблетке*) enteric-coated
кишечный intestinal
кишка *f* intestine; gut; bowel
~, двенадцатиперстная duodenum
~, ободочная colon

КИШКА

~, ободо́чная восходя́щая ascending colon
~, ободо́чная нисходя́щая descending colon
~, ободо́чная попере́чная transverse colon
~, подвздо́шная ileum
~, пряма́я rectum
~, сигмови́дная sigmoid colon
~, слепа́я blind intestine, cecum, typhlon
~, то́лстая large intestine
~, то́нкая small intestine
~, то́щая jejunum
клазмато́з *m цитол.* clasmatosis
клазматоци́т *m* clasmatocyte
кла́пан *m* valve
~, аорта́льный aortic valve
~ вдо́ха *(в аппарате)* inflating valve
~, двуство́рчатый bicuspid valve
~, митра́льный mitral valve
~, полулу́нный semilunar valve
~, предохрани́тельный safety valve
~ се́рдца cardiac valve
~ с зажи́мом pinch valve
~, трёхство́рчатый tricuspid valve
кла́панный valvular
класс *m* class
классифика́ция *f* classification
кла́стер *m* cluster
~ ге́нов gene cluster
клебсие́лла *f* Klebsiella
клеёнка *f* oilcloth
клей *m* glue
клептома́ния *f* kleptomania

кле́тка *f* 1. cell; cellule 2. cage
~, адвентициа́льная adventitional cell
~, аргентофи́льная argentaffin cell
~, аргирофи́льная argyrophilic cell
~, ацидофи́льная *(передней доли гипофиза)* acidophilic cell
~, ацина́рная acinar cell
~, бла́стная blast cell
~, бокалови́дная goblet [caliciform] cell
~, вакуолизи́рованная vacuolated cell
~, веретенообра́зная spindle cell
~, вкусова́я taste [gustatory] cell
~, гига́нтская giant cell
~, гладкомы́шечная smooth muscle cell
~, глиа́льная glia cell
~, грудна́я *см.* грудна́я кле́тка
~, дви́гательная motor cell
~, деля́щаяся dividing cell
~, децидуа́льная decidual cell
~ для иммобилиза́ции *(лабораторных живо́тных)* restraining cage
~, дрожжева́я yeast cell
~, жирова́я adipose [fat] cell
~, зерни́стая *(яичника)* granulosa cell
~, иммунокомпете́нтная immunocompetent cell
~, инта́ктная intact cell
~ Кла́ра Clara cell

КЛЕТКИ

~ костного мозга marrow cell
~ крови blood cell
~ Купфера (*звездчатый эндотелиоцит*) Kupffer's cell
~ лёгочной альвеолы alveolar cell
~, лимфоидная lymphoid cell
~, мезангиальная mesangial cell
~, меченая labeled cell
~, многоядерная multinucleated cell; polykaryocyte
~, мононуклеарная mononuclear cell
~, мутантная mutant cell
~, нейросекреторная neurosecretory cell
~, нервная nerve cell
~, нулевая null cell
~, обкладочная (*желудка*) oxyntic cell
~, оксифильная *см.* клетка, ацидофильная
~, опухолевая neoplastic [tumor] cell
~, островковая islet cell
~, осязательная tactile cell
~ памяти memory cell
~, пенистая foam cell
~, плазматическая plasma cell
~, плюрипотентная pluripotential cell
~, половая sex [germ] cell
~, половая первичная gonocyte, primordial germ cell
~, пылевая dust cell
~, секреторная secretory cell
~, сенсибилизированная sensitized cell
~, слизистая mucous cell
~, соматическая somatic cell
~, стволовая stem cell
~, столбовая (*кортиева органа*) pilar cell
~, стромальная stromal cell
~, тучная mastocyte, labrocyte, mast cell
~, фагоцитарная phagocytic cell
~, цилиндрическая columnar cell
~, шванновская Schwann cell, lemmocyte
~, эндокринная endocrine cell
~, эозинофильная *см.* клетка, ацидофильная
~, эпидермальная epidermal cell
~, эпителиальная epithelial cell
клетка-киллер *f* killer cell
~, естественная natural killer cell
клетка-мишень *f* target cell
клетка-предшественник *f* precursor cell
клетка-супрессор *f* suppressor cell
клетка-хелпер *f* helper cell
клетки *f pl*:
~, консервированные preserved cells
~ красной волчанки LE-cells
~ Лангерганса Langerhans cells
~, розеткообразующие rosette-forming cells

КЛЕ́ТКИ

~ серде́чных поро́ков heart disease cells
~ соедини́тельной тка́ни connective tissue cells
кле́точный cellular
клещ *m* tick, mite
~ дома́шней пы́ли house dust mite
~, чесо́точный scab [itch] mite
кли́зм/а *f* enema, clysma, clyster ◇ ста́вить ~у to give an enema
~, ба́риевая barium enema
~, высо́кая enteroclysis
~, гипертони́ческая saline enema
~, ка́пельная proctoclysis
~, лека́рственная medicinal enema
~, очисти́тельная purgative [cleansing] enema
~, послабля́ющая lubricating enema
~ с двойны́м контрасти́рованием double contrast enema
~, сифо́нная siphon enema
кли́макс *m* climacterium, climacteric, menopause
кли́мат *n* climate
климати́ческий climatic
климатоло́гия *f* climatology
кли́ника *f* clinic
~, психиатри́ческая mental health clinic
клиници́ст *m* clinician
клини́ческий clinical
клинови́дный cuneate, cuneiform; clinoid; sphenoid(al)
кли́ренс *m* clearance
~, имму́нный immune clearance

~ креатини́на creatinine clearance
~, тка́невый tissue clearance
кли́тор *m* анат. clitoris
клон *m* цитол. clone
~, аутореакти́вный autoreactive [self-maintaining] clone
~, мута́нтный aberrant clone
~, неопласти́ческий malignant clone
~, пролифери́рующий proliferating clone
~, рекомбина́нтный recombinant clone
клони́рование *n* cloning
клони́ческий clonic
клоноге́нность *f* clonogenicity
клоноге́нный clonogenic
клоноти́п *m* clonotype
кло́нус *m* clonus
клоп *m* bug
клубо́к *m* glome
клубо́чек *m* анат. glomerule, glomerulus
~, мальпи́гиев Malpighian body
клубо́чковый glomerular
клык *m* canine tooth
~, ве́рхний eye tooth
клювови́дно-ключи́чный coracoclavicular
клювови́дно-плечево́й coracohumeral
клювови́дный coracoid
ключи́ца *f* clavicle, clavicula, collar bone
ключи́чный clavicular
кля́тва *f* Гиппокра́та Hippocratic oath
коагглютина́ция *f* coagglutination

коагглютинин *m* coagglutinin
коагрегация *f* coaggregation
коагулировать coagulate
коагулирующийся coagulable
коагулограмма *f* coagulogram
коагулопатия *f* coagulopathy
коагулянт *m* coagulant
коагуляция *f* coagulation
коадаптация *f биол.* coadaptation
коарктация *f* coarctation
коацерват *m биохим.* coacervate
коацервация *f биохим.* coacervation
код *m (напр. генетический)* code
кодон *m ген.* codon
~, **инициирующий** initiation [start] codon
~, **терминирующий** stop codon
кожа *f* skin, cutis
~, «**гусиная**» gooseflesh skin
~, **мраморная** marble skin
кожица *f* pellicle
кожный cutaneous, dermal, dermatic
коиммунизация *f* coimmunization
коиммунопреципитация *f* coimmunoprecipitation
коитус *m* coitus, copulation
койка *f* bed
~, **стационарная** ward bed
койко-день *m* bed day
кокаин *m* cocaine
кокаинизм *m* cocainism
кокаиномания cocainomania
кокарциноген *m* cocarcinogen
кокарциногенез *m* cocarcinogenesis
кокк *m* coccus (*pl* cocci)
кокковый coccal
коклюш *m* whooping cough, pertussis
коксалгия *f* coxalgia, coxodynia
коксартроз *m* osteoarthrosis of the hip, coxarthrosis
коксодиния *f* coxalgia, coxodynia
кокцидиоидомикоз *m* coccidioidomycosis
колба *f* flask
~ **Бунзена** Bunsen's flask
~ **Краузе** *(чувствительное нервное окончание)* Krause's terminal bulb
~, **мерная** graduated [delivery, volumetric] flask, measuring bottle
~, **перегонная** distilling flask
~, **плоскодонная** flat-bottomed flask
колбочка *f (сетчатки)* cone
колебания *n pl* oscillations
~, **дыхательные** respiratory undulations
~, **звуковые** sound vibrations
~, **сезонные** seasonal variabilities
~, **циркадные** daily variation
колено *n* genu (*pl* genua), knee
колика *f* colic(a); tormina
~, **аппендикулярная** appendicular colic

КОЛИКА

~, жёлчная biliary [gallstone] colic
~, кишечная intestinal colic
~, почечная renal colic
~, свинцовая lead [saturnine, painter's] colic
колит *m* colitis
~, гранулематозный granulomatous colitis
~, ишемический ischemic colitis
~, псевдомембранозный pseudomembranous colitis
~, язвенный ulcerative colitis
количество *n* quantity; number
коллаген *m* collagen
коллагеназа *f* collagenase
коллагеновый collagenous
коллагеноз *m* collagenose
коллапс *m* collapse
коллатеральный collateral
колликвационный (*о некрозе*) colliquative
коллодий *m* collodion
колониеобразование *n* *микр.* colony formation
колониеобразующий colony-forming
колония *f* colony
~, доминирующая dominant colony
~ злокачественных опухолевых клеток neoplastic colony
~, истинная pure colony; genuine colony
~, клональная clonal colony
~ кроветворных клеток hemopoietic colony
~ R-типа rough colony
колоноскоп *m* colonoscope
колопексия *f* colopexy
колопроктит *m* coloproctitis
колориметр *m* colorimeter
колориметрический colorimetric
колостомия *f* colostomy
колоть stab; prick
колпачок *m* cap
~, цервикальный cervical cap
кольпит *m* colpitis, vaginitis
кольпоптоз *m* colpoptosis, elytroptosis
кольпоскоп *m* colposcope
кольпостомия *f* colpostomy
кольцевидный annular, circular, circinate
кольцо *n* anulus, ring
~, бедренное femoral ring
~, клапанное valvular ring
~, контракционное retraction ring
~, лимфоидное глоточное lymphoid ring
~, паховое inguinal ring
~, пупочное umbilical ring
~, фиброзное fibrous ring
коляска *f*, инвалидная bath chair, wheelchair
кома *f* coma
~, алкогольная alcoholic coma
~, диабетическая diabetic coma
~, печёночная hepatic coma
~, уремическая uremic coma
коматозный comatose
комедон *m* comedo (*pl* comedones)
комиссия *f*, медицинская medical board
комиссуротомия *f* commissurotomy

~, митра́льная mitral commissurotomy
компенса́ция f compensation
компете́нция f competence
ко́мплекс m complex
~, авиди́н-биоти́новый avidin-biotin complex
~ антиге́н — антите́ло antigen-antibody complex
~ Го́льджи, пласти́нчатый Golgi complex
~, желу́дочковый QRS-complex, ventricular complex
~, имму́нный immune complex
~, перви́чный туберкулёзный primary tuberculous complex
~, предсе́рдный atrial complex
~ СПИД-ассоции́рованный AIDS-related complex
~, циркули́рующий имму́нный circulating immune complex
~ HLA HLA-complex, major histocompatibility complex
комплеме́нт m *иммун.* complement
компоне́нт m component
компре́сс m compress
~, вла́жный wet compress
~, сухо́й dry compress
~, холо́дный cold compress
конверта́за f convertase
конглютини́н m *иммун.* conglutinin
конглютиноге́н m *иммун.* conglutinogen
кондило́ма f condyloma
~, остроконе́чная fig [pointed] wart, pointed condyloma, condyloma acuminatum
~, пло́ская [сифилити́ческая, широ́кая] flat condyloma
коне́ц m end ◇ ~ в ~ *хир.* end-to-end
коне́чность f extremity, limb, member
~, ве́рхняя upper limb
~, ни́жняя lower limb
коне́чный terminal
companyиза́ция f cone biopsy, conization
кониофа́г m coniophage
конканавали́н m A concanavallin A
конкорда́нтность f *ген.* concordance
конкорда́нтный concordant
конкреме́нт m concrement; calculus
~, жёлчный cholelith, biliary calculus
~ мочево́го пузыря́ cystolith, urinary calculus
~, панкреати́ческий pancreatic calculus
конкуре́нция f competition
~, антиге́нная antigenic competition
консервати́вный conservative
консерва́ция f *(органов и тканей)* banking
конси́лиум m 1. board of doctors 2. consultation
консисте́нция f consistence
консолида́ция f consolidation
~, заме́дленная delayed union
~, непо́лная incomplete union
конста́нта f constant

КОНСТА́НТА

~ ассоциа́ции association constant
~, аффи́нная affinity constant
~ диссоциа́ции dissociation constant
~ равнове́сия equilibrium constant
~ седимента́ции sedimentation constant
конститу́ция *f* (*телосложение*) body type, constitution
констри́ктор *m* constrictor
консульта́ция *f* :
~, же́нская maternity welfare center, women's dispensary
консульти́ровать(ся) consult
контагио́зный contagious
конта́кт *m* contact
~, пло́тный tight junction
~, щелево́й gap junction
контракту́ра *f* contracture
~ Дюпюитре́на Dupuytren's contracture
~, разгиба́тельная extensive contracture
~, сгиба́тельная flexion contracture
контралатера́льный contralateral
контра́ст *m* contrast
контрацепти́в *m* contraceptive
~, внутрима́точный intrauterine contraceptive
~, ора́льный oral contraceptive
контраце́пция *f* contraception
контро́ль *m* control
~, постоя́нный monitoring
конту́зить contuse
ко́нус *m* conus; cone

конфере́нция *f*, враче́бная medical meeting
конфигура́ция *f* configuration
концентра́т *m* concentrate
концентра́ция *f* concentration
ко́нчик *m* tip
~ ножа́ knife point
~ но́са nose tip
~ па́льца finger tip
конъюга́ция *f* conjugation
конъюги́ровать conjugate
конъюнкти́ва *f* conjunctiva
конъюнктива́льный conjunctival
конъюнктиви́т *m* conjunctivitis
~, аллерги́ческий allergic conjunctivitis
~, гоноко́кковый gonococcal conjunctivitis
~ при сенно́й лихора́дке hay fever conjunctivitis
~ с включе́ниями inclusion conjunctivitis
~, эпидеми́ческий epidemic conjunctivitis
коопера́ция *f* (*напр. клеток*) cooperation
координа́ция *f* coordination
копроантите́ло *n* coproantibody
копроге́нный coprogenous
копроли́т *m* coprolith
копроста́з *m* coprostasia
копуля́ция *f* copulation
ко́пчик *m* соссух, coccygeal bone
ко́пчиковый coccygeal
кора́ *f* cortex
~ головно́го мо́зга cerebral cortex
ко́рень *m* root

~ во́лоса hair root
корешко́вый radicular
корешо́к m, не́рвный nerve root
ко́рка f scab
корми́лица f wet nurse
корми́ть nourish
кормле́ние n feeding; alimentation
~ гру́дью nursing
~, ло́жное [мни́мое] sham feeding
~, перора́льное oral alimentation
~, принуди́тельное forced feeding
корнца́нг m dressing forceps, packer
коронави́рус m coronavirus
коронари́т m coronaritis
корона́рный coronary
коро́нка f (зуба) crown
корпускуля́рный corpuscular
корре́кция f correction
~, напра́вленная targeted correction
~, ортопеди́ческая orthopedic correction
корреля́ция f correlation
~, ло́жная spurious correlation
~, мно́жественная multiple correlation
~, обра́тная invert correlation
~, прямолине́йная linear correlation
корро́зия f corrosion
кортизо́л m cortisol
кортизо́н m cortisone
ко́ртико-висцера́льный corticovisceral
кортикопета́льный corticipetal

кортико-спина́льный corticospinal
кортикостеро́ид m corticosteroid
кортикостеро́идный corticosteroid
кортикостеро́н m corticosterone
ко́ртико-талами́ческий corticothalamic
кортикофуга́льный (направленный от коры головного мозга) corticifugal
корти́н m cortin
корь f measles
~, митиги́рованная mitigated measles
косметоло́гия f cosmetology
косноязы́чный tongue-tied
косогла́зие n strabismus, squint, heterotropia
~, расходя́щееся divergent squint
~, сходя́щееся convergent squint
косо́й oblique
косола́пость f clubfoot
ко́сточки f pl, слуховы́е auditory ossicles, ear bones
кость f bone
~, большеберцо́вая shinbone, tibia
~, висо́чная temporal bone
~, голо́вчатая capitatum, capitate bone
~, гу́бчатая trabecular bone
~ запя́стья carpal bone
~, заты́лочная occipital bone
~, кубови́дная (плюсны) cuboid bone
~, ладьеви́дная navicular bone
~, лобко́вая pubic bone

КОСТЬ

~, локтевая ulna, elbow bone
~, лучевая radius
~, малоберцовая calf [peroneal] bone, fibula
~, плечевая humerus
~, подвздошная iliac [flank] bone
~, подъязычная hyoid bone
~, пяточная heel bone, calcaneus, calcaneum
~, седалищная ischial bone
~, скуловая zygomatic [malar] bone
~, таранная ankle bone, talus, astragalus
~, теменная parietal bone
~, трубчатая long [cylindrical] bone

костыль *m* crutch
котиледон *m* cotyledon
кофактор *m* cofactor
кофеин *m* caffeine
кошмар *m*, ночной nightmare
коэкспрессия *f* coexpression
коэффициент *m* coefficient, quotient

~, дыхательный respiratory quotient
~, интеллектуальный intelligence quotient
~ обратной связи feedback factor
~ поглощения absorption coefficient, uptake factor
~, поправочный correction factor
~ потерь loss factor

край *m* edge, margin; border

~ большеберцовой кости, передний shin
~ века margin of the eyelid
~, внутренний medial margin
~ входа в таз, верхний pelvic brim
~, наружный lateral margin

краниальный cranial
краниография *f* craniography
краниоклазия *f* cranioclasis
краниокласт *m* (*акушерские костные щипцы*) cranioclast, skull-breaker
краниометр *m* craniometer
краниометрия *f* craniometry
краниопаг *m* craniopagus
краниопластика *f* cranioplasty
краниотабес *m* craniotabes
краниотом *m* *мед. тех.* cephalotome, craniotome
краниотомия *f* *акуш.* craniotomy
краниоцеле *n* craniocele
крапивница *f* urticaria

~, гигантская giant urticaria
~, лекарственная medicamentous urticaria
~, солнечная solar urticaria
~, холодовая cold [congelation] urticaria

красавка *f* belladonna
краситель *m* dye; stain
краснота *f* redness
краснуха *f* rubella
крауроз *m* kraurosis
крахмал *m* amylum, starch
крахмалистый amylaceous
креатин *m* creatin
креатинин *m* creatinine
креатинурия *f* creatinuria
крепитация *f* crepitation, crackling

КРОВАТЬ

кре́сло *n*, зубоврачебное dental chair

кре́сло-ката́лка *n* bath chair, wheelchair

крестец *m* sacrum

крестцо́во-ко́пчиковый sacrococcygeal

крестцо́во-подвздо́шный sacroiliac

крестцо́вый sacral

кретини́зм *m* cretinism

крива́я *f* curve

~ выжива́емости survival curve

~ до́зовой зави́симости dose-response curve

~ кли́ренса антиге́на antigen elimination curve

~ преципита́ции precipitation curve

~ свя́зывания binding curve

~, температу́рная temperature curve

кривизна́ *f* (*напр. желудка*) flexure, curvature, bending

кривоше́я *f* torticollis, wryneck, stiff-neck, accessory cramp

криз *m* crisis

~, апласти́ческий aplastic crisis

~, астмати́ческий asthmatic crisis, status asthmaticus

~, бла́стный blastic crisis

~ оттop же́ния (*трансплантата*) rejection episode

~ оттоpже́ния, о́стрый acute rejection episode

кри́зис *m* crisis

~ боле́зни turning point of a disease

кризотерапи́я *f* chrysotherapy

крик *m* cry

кримина́льный (*напр. об аборте*) illegal

криоагглютина́ция *f* cold agglutination

криоглобули́н *m* cryoglobulin

криоглобулинеми́я *f* cryoglobulinemia

криозо́нд *m* cryoprobe

криокри́т *m* cryocrit

криопреципита́ция *f* cryoprecipitation

криоста́т *m* cryostat

криотерапи́я *f* cryotherapy; cold cautery

криофибриногенеми́я *f* cryofibrinogenemia

криофикса́ция *f* cryofixation

криофильтра́ция *f* cryofiltration

криохирурги́я *f* cryosurgery

криоэкстра́кция *f* cryoextraction

кри́пта *f* crypt

криптококко́з *m* cryptococcosis

крипторхи́зм *m* undescended testis, cryptorchi(di)sm

криста́лл *m* crystal

кристаллиза́ция *f* crystallization

кристалли́ческий crystalline

крите́рии *m pl* criteria

~, диагности́ческие diagnostic criteria

крити́ческий critical

крича́ть ◇ ~ от бо́ли to cry with pain

крова́ть *f* bed

~ для роже́ниц labor bed

КРОВОЗАМЕНИТЕЛЬ

кровезаменитель *m* blood substitute
кроветворение *n* blood formation, hem(at)opoiesis, sanguification
кровоизлияние *n* hemorrhage, apoplexy; bleeding
~ в мозг cerebral hemorrhage
кровообращение *n* (blood) circulation
~, искусственное artificial [assisted] circulation, heart-lung bypass
~, капиллярное capillary circulation
~, коллатеральное collateral circulation
~, контролируемое controlled circulation
~, коронарное coronary circulation
~, мозговое cerebral circulation
кровопотеря *f* blood loss, loss of blood, hemorrhage
кровоснабжение *n* blood supply
кровотечение *n* hemorrhage, bleeding
~, артериальное arterial bleeding
~, атоническое atonic hemorrhage
~, влагалищное vaginal bleeding
~, внутреннее internal hemorrhage
~ из варикозно расширенных вен variceal hemorrhage
~ из мочевого пузыря cystorrhagia
~, капиллярное capillary hemorrhage
~, кишечное enterorrhagia
~, носовое epistaxis
~, опасное troublesome bleeding
~, повторное rebleeding
~, позднее delayed bleeding
~, профузное profuse bleeding
~, скрытое occult bleeding
~, экстракорпоральное extracorporeal circulation
кровопускание *n* exsanguination
кровоток *n* blood flow
~, кожный cutaneous blood flow
~, коронарный coronary blood flow
кровоточивость *f* матки metrostaxis
кровохарканье *n* hemoptysis, emptysis, bloody expectoration
кровь *f* blood, sanguis
~, венозная blue [venous] blood
~, гемолизированная laky blood
~, гепаринизированная heparinized blood
~, дефибринированная defibrinated blood
~, донорская donor blood
~, консервированная ampuled [banked, conserved, stored, preserve] blood
~, насыщенная кислородом oxygenated blood
~, несовместимая incompatible blood
~, пуповинная cord blood

КУЛЬТУ́РА

~, ре́зус-отрица́тельная Rh-negative blood

~, ре́зус-положи́тельная Rh-positive blood

~, свежезагото́вленная fresh blood

~, сверну́вшаяся clotted blood

~, скры́тая occult blood

~, сме́шанная *(от нескольких доноров)* pooled blood

~, совмести́мая compatible blood

~, тру́пная cadaveric blood

~, це́льная whole blood

~, цитра́тная citrated blood

кровяно́й sanguin(e)ous, bloody, hemic, hemal

кроссинго́вер *m* ген. crossing-over

круг *m* circle; circuit

~, вилли́зиев *(артериальный круг большого мозга)* circle of Willis

~ кровообраще́ния, большо́й systemic [greater] circulation, systemic circuit

~ кровообраще́ния, ма́лый lesser [pulmonary] circulation, pulmonary circuit

кру́глый round

круп *m* croup

~, дифтери́йный membranous [diphtheritic] croup, laryngeal diphtheria

~, ло́жный false [catarrhal] croup

крупо́зный croupous

кры́ша *f* roof

~ че́репа roof of the skull

крючкова́тый hook-shaped

крючо́к *m* hook

~ головно́го мо́зга uncus

ксантела́зма *f* xanthelasma

ксанти́н *m* xanthine

ксантодерми́я *f* xanthodermia

ксанто́ма *f* xanthoma

ксантомато́з *m* xanthomatosis

ксеноантите́ло *n* xenoantibody

ксенопла́стика *f* zoografting

ксенотрансплант́ация *f* heterografting, xenotransplantation

ксеродерма *f* xeroderma

ксерофтальми́я *f* xerophthalmia

куб *m* для дистилля́ции воды́ distilling tank

ку-лихора́дка *f* Queensland fever, Q fever

кульдоско́п *m* culdoscope

кульдоскопи́я *f* culdoscopy

культу́ра *f (напр. бактерий)* culture

~, ага́ровая agar culture

~, анаэро́бная anaerobic culture

~, аэро́бная aerobic culture

~, бактериа́льная bacterial culture

~, ка́пельная droplet culture

~ кле́ток cell culture

~ кле́ток, сме́шанная mixed-cell culture

~ лимфоци́тов, сме́шанная mixed lymphocyte culture

~, микро́бная germ culture

~, монослойная monolayer culture

~ на предме́тном стекле́ slide culture

КУЛЬТУ́РА

~, непреры́вная continuous culture
~, пересева́емая passaged culture
~, перфузио́нная perfusion culture
~, стабилизи́рованная established culture
~, ста́рая aging culture
~ тка́ни tissue culture
культура́льный cultural
культя́ *f* stump
~, ампутацио́нная amputation stump
~ желу́дка gastric stump
кумуля́ция *f* cumulation
куре́ние *n* smoking
кури́льщик *m* smoker
куро́рт *m* resort
~, морско́й seaside resort
курс *m* обуче́ния course of training
куса́чки *pl* Ли́стона, ко́стные Liston's forceps
кути́кула *f* cuticle
кюве́та *f* cuvette; pan
~, пло́ская shallow pan
кюре́тка *f* curette
~, гинекологи́ческая uterine spoon
кюритерапи́я *f* curietherapy
~, аппликацио́нная application curietherapy
~, внутриполостна́я intracavitary curietherapy

Л

лаби́льность *f*, эмоциона́льная emotional lability
лаби́льный labile
лабири́нт *m* labyrinth
лабиринти́т *m* labyrinthitis
лабора́нт *m* laboratory assistant
лаборато́рия *f* laboratory
~, бактериологи́ческая bacteriological [microbiological] laboratory
~, клини́ческая clinical laboratory
~, нау́чно-иссле́довательская scientific research laboratory
лаброци́т *m* labrocyte
ладо́нный volar, palmar
ладо́нь *f* palm
ладьеви́дный scaphoid, navicular
ла́зер *m* laser
~, аргоновый argon laser
ла́кмус *m* litmus
лакта́за *f* lactase
лакта́т *m* lactate
лактатдегидрогена́за *f* lactatdehydrogenase
лакта́ция *f* lactation, lactogenesis, galactosis, galactopoiesis
лакто́за *f* lactose
лактотерапи́я *f* lactotherapy
ламинотоми́я *f* laminotomy
ламинэктоми́я *f* laminectomy
ла́мпа *f* lamp
~, бактерици́дная germicidal lamp
~, ква́рцевая quartz lamp
~, щелева́я slit lamp
ланце́т *m* lancet
лапароско́п *m* laparoscope, celioscope
лапароскопи́я *f* laparoscopy, celioscopy
лапаротоми́я *f* laparotomy,

ЛЕКА́РСТВО

celiotomy, abdominal section
~, диагности́ческая exploratory celiotomy, exploratory laparotomy
ларинги́т *n* laryngitis
~, сухо́й dry laryngitis
ларингоскопи́я *f* laryngoscopy
~, непряма́я indirect laryngoscopy
~, пряма́я direct laryngoscopy
ларингоспа́зм *m* laryngospasm
лате́нтный latent
латера́льный lateral
лева́тор *m* levator
левокардиогра́мма *f* levocardiogram
левору́кий left-handed
ле́вый left
легионеллёз *m* legionellosis
лёгкие *n pl*, «желе́зные» *мед. тех.* iron lungs, Drinker respirator
лёгкое *n* lung
~, засто́йное congested lung
~, спа́вшееся collapsed lung
легкора́неный light wounded
лёгочный pulmonary
лёд *m* ice
лежа́ть lie ◇ ~ (больны́м) в посте́ли to keep one's bed
ле́звие *n* (*ножа́, бри́твы*) blade
лейкафере́з *m* leukapheresis
лейкеми́я *f*, бла́стная blast-cell leukemia
лейкоде́рма *f* white leprosy
лейко́з *m* leukemia
~, волосатокле́точный hairy-cell leukemia

~, лимфати́ческий lymphatic leukemia
~, мегакариоцита́рный megakaryocytic leukemia
~, сублейкеми́ческий subleukemic leukemia
лейкоплаки́я *f* leukoplakia
лейкопла́стырь *m* adhesive tape
лейкота́ксис *m* leukotaxis
лейкоци́т *m* leukocyte, white blood cell
~, грануля́рный granulocyte
~, иммунокомпете́нтный immune leukocyte
~, осе́длый resident [tissue] leukocyte
~, палочкоя́дерный rod nuclear cell
~, полимо́рфно-я́дерный polymorphonuclear leukocyte
~, сегменти́рованный segmented leukocyte
лейкоцито́з *m* leukocytosis
лейкоцитопени́я *f* leuko(cyto)penia
лейомио́ма *f* leiomyoma
лейомиосарко́ма *f* leiomyosarcoma
лейшманио́з *m* leishmaniasis
~, америка́нский *см.* лейшманиоз, кожно-слизистый
~, висцера́льный visceral leishmaniasis, tropical splenomegaly
~, ко́жно-сли́зистый uta
лека́рственно-усто́йчивый drug-fast
лека́рственный (*вызванный лека́рственным препара́том*) drug-induced
лека́рство *n* drug, medica-

ЛЕКА́РСТВО

ment, medicine ◇ принима́ть ~ to take a medicine
~, патенто́ванное proprietary medicine
ле́кция *f* lecture ◇ ~ на плена́рном заседа́нии plenary lecture
лентец́ *m*, широ́кий broad tapeworm; fishworm, Diphyllobothrium latum
лентиви́рус *m* lentivirus
ле́пра *f* lepra, leprosy
~, лепромато́зная cutaneous [lepromatous] leprosy
лепрозо́рий *f* leper-house, leprosarium, leper colony
лептоменинги́т *m* leptomeningitis
лептоспиро́з *m* leptospirosis
~, безжелту́шный anicteric leptospirosis, harvest [mud] fever
~, желту́шный icteric leptospirosis, Weil's disease
лета́льность *f* lethality
летарги́я *f* lethargy
лету́чий volatile
лецити́н *m* lecithin
лече́бный remedial, therapeutic, curative, iatric
лече́ни/е *n* cure, treatment, therapy ◇ назнача́ть ~ to prescribe treatment; не поддаю́щийся ~ю resistant to treatment
~, адеква́тное adequate treatment
~, амбулато́рное outpatient treatment
~, внебольни́чное outdoor treatment
~ го́лодом peinotherapy, fasting [hunger, starvation] cure

~, гормона́льное hormone therapy
~ инфракра́сными луча́ми infrared therapy
~ кислоро́дом oxygenotherapy
~, консервати́вное conservative treatment
~, лека́рственное medication, drug therapy, pharmacotherapy
~ минера́льными во́дами crenotherapy
~ на дому́ home treatment
~, немедикаменто́зное nonpharmacological treatment
~, ортодонти́ческое orthodontic therapy
~ поко́ем rest cure
~, профилакти́ческое preventive treatment
~, радика́льное radical treatment
~ сном sleep therapy
~, совреме́нное modern treatment
~, стациона́рное hospital cure, hospital [inpatient, ward] treatment
~, успе́шное successful treatment
~, хирурги́ческое surgical management, surgical treatment
~, эффекти́вное effective treatment
либи́до *n* libido
ли́ведо *n* livedo
лига́нд *m* ligand
~, раствори́мый fluid-phase ligand
лигату́р/а *f* ligature ◇ накла́дывать ~у to ligate
лиза́т *m* lysate

ли́зис *m* lysis
~, имму́нный immune destruction
~, осмоти́ческий osmotic lysis
~, преждевре́менный premature lysis
лизоге́нный lysogenic
лизосо́ма *f* lysosome
лизоци́м *m* lysozyme
ли́мфа *f* lymph
лимфадени́т *m* lymphadenitis
~, па́ховый inguinal lymphadenitis
лимфаденопати́я *f* lymphadenopathy
лимфанг(и)и́т *m* lymphangiitis
лимфангио́ма *f* lymphangioma
лимфати́ческий lymphatic
лимфеде́ма *f* lymphedema
лимфобла́ст *m* lymphoblast
лимфогранулемато́з *m* lymphogranulomatosis
лимфогра́фия *f* lymphography
лимфоки́ны *m pl* lymphokines
~, иммунорегуля́торные immunoregulatory lymphokines
~, эффекто́рные efferent lymphokines
лимфо́ма *f* lymphoma
~, генерализо́ванная агресси́вная diffuse aggressive lymphoma
~, злока́чественная malignant lymphoma
~, иммунобла́стная immunoblastic lymphoma
~, крупнокле́точная large-cell lymphoma
~, недифференци́рованная indifferentiated lymphoma
~, незре́лая immature lymphoma
~, нехо́джкинская non-Hodgkin's lymphoma
~, поликлона́льная polyclonal lymphoma
~, пролимфоцита́рная prolymphocytic lymphoma
лимфопени́я *f* lymphopenia
лимфопоэти́н *m* lymphopoietin
лимфопункта́т *m* node aspirate
лимфоста́з *m* lymphostasis, lymphedema
лимфотокси́н *m* lymphotoxin
лимфотокси́чность *f* lymphotoxicity
лимфоци́т *m* lymphocyte
~, адгези́вный adherent lymphocyte
~, аутоагресси́вный anti-self lymphocyte
~, ма́лый small lymphocyte
~, «нулево́й» null lymphocyte
~, «покоя́щийся» quiescent lymphocyte
~, розеткообразу́ющий rosetting lymphocyte
~, цитотокси́ческий cytotoxic lymphocyte
лимфоцито́з *m* lymphocytosis
лимфоцитопени́я *f* lymphocytopenia
лимфоци́ты *m pl*, циркули́рующие circulating lymphocytes
ли́нза *f* lens

ЛИНЗА

~, внутриглазная intraocular lens
~, лазерная laser lens
~, призматическая prismatic lens
~, роговичная corneal lens
линимент *m* liniment
линия *f* line
~, белая *анат.* white line
~, демаркационная line of demarcation
~, инбредная inbred line
~, клеточная cell line
~, клеточная клональная cloned cell line
~, косая oblique line
~ преципитации precipitation line
~, сосковая mammary [nipple] line
~, срединная median line
~, срединно-ключичная midclavicular line
~, среднегрудинная midsternal line
~, чистая *ген.* pure line
лиофилизация *f* cool dehumidification, lyophilization
липаза *f* lipase
липидоз *m* lipid thesaurismosis, lipidosis
~ кожи и слизистых оболочек lipidosis cutis et mucosae, Urbach-Wiethe's disease
~, фосфатидный phosphatide lipidosis, Niemann-Pick's disease
липогранулематоз *m* xanthogranulomatosis, lipogranulomatosis
~, подкожный subcutaneous lipogranulomatosis, Rothmann-Makaï's disease

липодистрофия *f* lipodystrophy
~, кишечная intestinal lipodystrophy, Whipple's disease
~, прогрессирующая progressive lipodystrophy, Barraquer's disease
липоид *m* lipoid
липолиз *m* steatolysis, lipolysis
липома *f* lipoma, steatoma
липоматоз *m* lipomatosis
~, болезненный lipomatosis dolorosa, Dercum's disease
липонекроз *m* fat necrosis
липополисахарид *m* lipopolysaccharid
липопротеинлипаза *f* lipoprotein lipase
липопротеины *m pl* lipoproteins
~ высокой плотности high density lipoproteins
~ низкой плотности low density lipoproteins
~, сывороточные serum lipoproteins
липосаркома *f* liposarcoma
липосома *f* liposome
липотропный lipotropic
липофаг *m* lipophage
липофусцин *m* lipofuscin
липохондродистрофия *f* lipochondrodystrophy
липоцит *m* (*жировая клетка*) adipose cell, lipocyte
лист *m*, больничный certificate of incapacity of work, medical [seekness] certificate ⬦ находиться на больничном ~е to be on a sick leave

листереллёз *m* listerellosis, lister(i)osis
листок *m*:
~, зародышевый germinal layer
~, температурный temperature chart
литический lytic
литотомия *f* lithotomy
литотриптор *m* lithotriptor
литоцистотомия *f* lithocystotomy
лихенификация *f* lichenification
лихорадка *f* fever
~, алиментарная food fever
~, гектическая hectic fever
~, геморрагическая hemorrhagic fever
~, герпетическая herpetic fever
~ денге breakbone fever, dengue
~, железистая infectious mononucleosis
~, жёлтая yellow [jungle] fever
~, идиопатическая essential fever
~, изнуряющая hectic fever
~, интермиттирующая intermittent [undulant] fever
~, клещевая tick fever
~, лекарственная drug fever
~, марсельская Marseilles fever
~, окопная trench fever
~, послеродовая puerperal fever, lochiopyra
~, постоянная continued fever
~, раневая traumatic [wound] fever
~, ревматическая rheumatic fever
~, резорбтивная absorption fever
~, семейная средиземноморская periodic fever, familial Mediterranean fever
~, сенная pollen [hay] fever, pollinosis, hay catarrh
~, септическая septic fever
~, средиземноморская клещевая Marseilles fever
лихорадочный febrile, pyretic
лицевой facial
лицензия *f* license
лицо *n* face, facies
~, аденоидное adenoid facies
~ Гетчинсона Hutchinson's facies
~, кахектическое cachectic face
~ Корвизара *(при сердечной недостаточности)* Corvisart's facies
~, лунообразное moon face
~, «львиное» *(при лепре)* leonine facies
~, маскообразное masklike face
личинка *f* larva
личность *f*, истерическая hysterical personality
лишай *m* lichen
~, опоясывающий herpes zoster, zone, shingles, girdle
лоб *m* forehead
лобарный lobar
лобно-теменной frontoparietal
лобный frontal

лобо́к *m* pubis
логоре́я *f* logorrhea
лоды́жка *f* ankle
ло́же *n* bed
  ~, ногтево́е nail bed
ло́жка *f* 1. spoon 2. *хир.* scoop
  ~, столо́вая table spoon
  ~, ча́йная tea spoon
ложноотрица́тельный false-negative
ложноположи́тельный false-positive
ло́жный spurious
локализа́ци/я *f* seat, localization, location ◇ определя́ть ~ю to locate
локализова́ть(ся) localize
лока́льный local
ло́коть *m* elbow
  ~, те́ннисный tennis elbow
локтево́й cubital; ulnar
ло́кус *m* *ген.* locus
  ~ имму́нного отве́та immune-related locus
  ~, марке́рный marker locus
лонге́та *f* splint
лопа́тка *f* shoulder-blade, scapula
лопа́точка *f* spatula
лордо́з *m* lordosis
ло́скут *m* (*ткани*) flat, graft
  ~ для отсро́ченной пла́стики delayed graft
  ~, ко́жный cutis graft, cutaneous flap
  ~, ко́жный полносло́йный skin flap
  ~, мы́шечный muscle flap
  ~ на двух но́жках bipedicle flap
  ~ на но́жке pedicle flap, pedicle graft
  ~, расщеплённый split-thickness flap
  ~, свобо́дный free graft
  ~, стра́нствующий jump flap
  ~, тканево́й tissue graft
лосьо́н *m* lotion
лото́к *m* tray
лоха́нка *f*, по́чечная kidney [renal] pelvis
ло́хии *pl* lochia
лу́ковица *f* *анат.* bulb
  ~ ао́рты bulb of aorta
  ~, вкусова́я taste bulb
  ~, волося́на́я bulb of hair
  ~ двенадцатипе́рстной кишки́ duodenal bulb
  ~, обоня́тельная olfactory bulb
лунати́зм *m* somnambulism
луна́тик *m* lunatic
лу́нка *f* (*напр. предметного стекла́*) cavity
луч *m* beam, ray
  ~, ла́зерный laser beam
  ~, рентге́новский X-ray
лучево́й radial
лучезапя́стный radiocarpal
лучепреломле́ние *n* refraction
  ~, двойно́е birefringence
люмба́го *n* lumbago
люмбализа́ция *f* lumbalization
лю́пус-нефри́т *m* lupus nephritis
лютеи́н *m* lutein
лямблио́з *m* giardiasis, lambliasis

М

магне́зия *f* magnesium

МАРКЁР

магнитокардиография *f* magnetocardiography
магнитотерапия *f* magnetotherapy
мазок *m* smear
~, влагалищный vaginal smear
~ гноя pus smear
~ крови blood smear
~ мокроты sputum smear
~, окрашенный stained smear
~, свежий fresh smear
~, сухой dried smear
~, фиксированный fixed smear
мазохизм *m* masochism
мазь *f* ointment, salve, unguent(um), liniment
~, глазная eye ointment
~, жидкая liniment
~, летучая volatile liniment
макрогематурия *f* macrohematuria
макроглобулин *m* macroglobulin
макроглобулинемия *f* macroglobulinemia
~ Вальденстрема Waldenström's macroglobulinemia
макромолекулярный macromolecular
макросомия *f* hypersomia
макрофаг *m* macrophage
~, активированный elicited macrophage
~ брюшины peritoneal macrophage
~, оседлый resident [stable] macrophage
макроцит *m* macrocyte
малакоплакия *f* malakoplakia, malacoplakia

малигнизация *f* malignant change, malignancy
малоберцовый fibular
малокровие *n* anemia
~, злокачественное malignant [pernicious] anemia
мальабсорбция *f* malabsorption
мальтоза *f* maltose
малярия *f* paludal fever, paludism, malaria
~, ежедневная quotidian malaria
~, привитая induced malaria
~, трёхдневная tertian malaria
~, тропическая malaria falciparum, tropical malaria
~, четырёхдневная quartan malaria
маммография *f* mammography
мандрен *m* mandrin, pin
манжетка *f мед. тех.* cuff
~ сфигмоманометра blood pressure cuff
маниакальный phrenetic, maniacal, manic
манипуляция *f* manipulation
~, лечебная therapy manipulation
мания *f* mania
маразм *m* marasmus
маркёр *m* marker
~, дополнительный complementary marker
~, изотопный isotopic marker
~, клональный clonal marker
~ опухоли tumor marker
~, поверхностный surface marker

МАРКЁР

~, сывороточный seromarker
~, флюоресцéнтный fluorescent marker
маркирование *n* tagging
маркированный marked
маркировать trace, label
марля *f* gauze
 ~, гемостатическая hemostatic gauze
 ~, гигроскопическая absorbent gauze
 ~, стерильная sterile gauze
марциальный martial
маска *f* mask
 ~ Гиппократа Hippocratic face
 ~, хирургическая surgical mask
маскированный masked
масло *n* oil
 ~, арахисовое peanut [groundnut] oil
 ~, горчичное oil of mustard
 ~, кедровое oil of cedar, oleum cedrelae
 ~, мятное oil of (pepper)mint
 ~, оливковое olive oil
 ~, персиковое peach-kernel oil
 ~, прованское olive oil
 ~, эфирное ethereal oil
масса *f* mass
 ~, эритроцитарная packet red cells
массаж *m* massage
 ~, вакуумный vacuum massage
 ~, вибрационный vibratory massage
 ~, глубокий deep massage
 ~, поверхностный superficial massage
 ~ сéрдца cardiac massage
 ~ сéрдца, прямой open chest cardiac massage
массажист *m* masseur
массивный massive
массировать massage
мастит *m* mastitis
 ~, гнойный purulent mastitis
 ~, лактационный lactation mastitis, milk fever
 ~ новорождённых mastitis of the newborn
 ~, флегмонозный phlegmonous mastitis
мастоидит *m* mastoiditis
мастопатия *f* mastopathy
 ~, кистозная cystic mastopathy
 ~, фиброзная fibrous mastopathy
мастоцит *m* mastocyte
мастоцитома *f* mastocytoma
мастэктомия *f* mastectomy, mammectomy
 ~, радикальная radical mastectomy
материал *m* material
 ~, генетический genetic material
 ~, шовный suture material
материнский maternal
материнство *n* maternity
материя *f* matter
матка *f* uterus, womb
 ~, двурогая bifid uterus
 ~, инфантильная infantile uterus
маточно-пузырный hysterocystic
маточный uterine
матрас *m* (*для культивирования клеток*) flask
матрица *f* matrix

МЕНИНГИТ

мацерация *f* maceration
машина *f* скорой помощи ambulance car
мегакариоцит *m* megakariocyte
мегаколон *m* giant colon, megacolon
мегалобласт *m* megaloblast
медиатор *m* (neuro)transmitter, mediator
~, ключевой key mediator
медицина *f* medicine
~, клиническая clinical medicine
~, космическая space medicine
~, профилактическая preventive medicine
~, страховая insurance medicine
~, судебная legal [forensic] medicine
медицинский medical
медсестра *f* nurse, sister
~, дежурная nurse on duty
~, дипломированная registered nurse
~, младшая junior sister
~, постовая ward nurse
~, старшая head sister
медь *f* copper, Cu
межвертельный intertrochanteric
межжелудочковый interventricular
межклеточный intercellular
межпозвоночный intervertebral
межрёберный intercostal
мезаортит *m* mesaortitis
мезенхима *f* mesenchyme
мезодерма *f* mesoderm
мезотелий *m* mesothelium
мезотелиома *f* mesothelioma
~ плевры pleural mesothelioma
мезофрагма *f* mesophragma
мейоз *m* meiosis
меконий *m* meconium
мел *m* chalk
меланин *m* black pigment, melanin
меланоз *m* melanosis
меланома *f* melanoma
~, злокачественная malignant melanoma
меланосаркома *f* melanosarcoma
меланхолия *f* melancholy
мелена *f* melena
мелкозернистый fine-grained, microgranular
мембрана *f* membrane
~, базальная basement membrane
~, внутренняя internal membrane
~, ионообменная ion-exchanger membrane
~, наружная outer membrane
~, пограничная boundary membrane
~, полупроницаемая semipermeable membrane
~, пористая porous membrane
~ эритроцита red-cell membrane
~, ядерная nuclear membrane
мембранозный membraneous
мензурка *f* graduate glass
менингеальный meningeal
менингизм *m* meningism
менингит *m* meningitis
~, базальный basilar meningitis

МЕНИНГИТ

~, бактериальный bacterial meningitis
~, менингококковый meningococcal meningitis
~, туберкулёзный tuberculous meningitis
~, эпидемический цереброспинальный epidemic cerebrospinal meningitis
менингококк *m* meningococcus
менингококкемия *f* meningococcemia
менингоэнцефалит *m* encephalomeningitis, meningoencephalitis
мениск *m* meniscus
~ коленного сустава meniscus of the knee
менискотомия *f* meniscotomy
менискэктомия *f* meniscectomy
менисцит *m* meniscitis
менопауза *f* menopause
меноррагия *f* menorrhagia
менструальный catamenial, menstrual
менструация *f* catamenia, menses, menstruation
~, болезненная painful menses
~, викарная vicarious menses
меню *n* menu
~, диетическое dietary menu
меньшинство *n* minority
меркуриализм *m* (*хроническое отравление ртутью*) mercurial cachexia
мерокринный merocrine
мертворождённость *f* stillbirth

мертворождённый deadborn, stillborn, mortinatus
мёртвый dead, lifeless
меры *f pl* предосторожности precautionary [safety] measures
местный local
место *n* locus, place
~ инъекции site of injection
~ перелома site of fracture
~ прикрепления (*напр. связки*) insertion
~, уязвимое place of less resistance, locus minoris resistentiae
месяц *m* month
метаболизм *m* metabolism
метаболит *m* metabolite
метаболический metabolic
метамиелоцит *m* metamyelocyte
метаплазия *f* metaplasia
метастаз *m* metastasis
~ в кость bone metastasis
~ в лёгкое lung metastasis
~ в мозг brain [cerebral] metastasis
~ в печень liver metastasis
~ на отдалении distant metastasis
~, одиночный single metastasis
~, региональный regional metastasis
метастазировать metastasize
метафиз *m* metaphysis
метгемоглобин *m* methemoglobin
метгемоглобинемия *f* methemoglobinemia
метеоризм *m* meteorism, tympanism, tympanitis, flatulence
метеопатия *f* meteo(ro)pathy

ме́тка *f* label
~, имму́нная immunolabel
ме́тод *m* technique, method
~, апроби́рованный approved method
~ вы́бора method of choice
~ глубо́кого замора́живания deep freeze method
~, графи́ческий graphical method
~ двойны́х антите́л double-antibody assay
~ диффу́зии в ага́ре agar-diffusion method
~, изото́пный tracer technique
~ имму́нной преципита́ции immunoprecipitation method
~ иммунологи́ческого ана́лиза immunoassay technique
~, иммуноферме́нтный immunoenzyme method
~, иммунофлюоресце́нтный fluorescent antibody technique
~ каска́дной иммуниза́ции cascade immunization method
~ ко́жного око́шка skin window technique
~, колориметри́ческий colorimetric method
~ культиви́рования culture technique
~ культу́ры в монослое́ surface culture method
~, ла́текс-агглютина́ции latex agglutination method
~ лече́ния method of treatment
~, люминесце́нтный luminescence method
~ микроскопи́и в тёмном по́ле dark field method
~ обесцве́чивания bleaching method
~ окра́ски (бакте́рий) по Гра́му Gram's staining method
~ отпеча́тков па́льцев fingerprinting technique
~ подавле́ния бляшкообразова́ния plaque inhibition method
~, радиоиммунологи́ческий radioimmunoassay technique
~ сери́йных разведе́ний serial dilution technique
~, серологи́ческий serological method
~ флота́ции flotation technique
метрейри́нтер *m* obstetrical bag, metreurynter, hystereurynter
метри́т *m* metritis, hysteritis
метропто́з *m* metroptosis
метрорраги́я *f* metrorrhagia
метротоми́я *f* metrotomy
механи́зм *m* mechanism
~ ро́дов mechanism of labor
механорецептор *m* mechanoreceptor
механотерапи́я *f* mechanotherapy
ме́ченый labeled
меша́лка *f* agitator
мешки́ *m pl* под глаза́ми bags under one's eyes
мешо́к *m* bag; sac; pouch
~, аневризмати́ческий aneurismal sac
~, грыжево́й hernial sac
~, желто́чный vitelline [yolk] sac

~, слёзный lacrimal [tear] sac, dacryocyst
мешо́чек *m* saccule
миалги́я *f* myalgia
миастени́я *f* myasthenia
миатрофи́я *f* my(o)atrophy
мигра́ция *f* migration
  ~ кле́ток cell migration
  ~ макрофа́гов macrophage migration
  ~, спонта́нная random migration
мигре́нь *f* sick headache, migrain
мигри́ровать migrate
миели́н *m* myelin
миели́т *m*, попере́чный transverse myelitis
миелогра́мма *f* myelogram
миелографи́я *f* myelography
миелодисплази́я *f* myelodysplasia
миелолейко́з *m* myeloleukemia
миело́ма *f* myeloma
  ~, мно́жественная multiple myeloma
миелопероксида́за *f* myeloperoxidase
миелофибро́з *m* myelofibrosis
миелофти́з *m* myelophthisis
миелоци́т *m* myelocyte
мизи́нец *m*:
  ~ ки́сти little finger
  ~ стопы́ little toe
микобакте́рия *f* Mycobacterium
  ~ туберкулёза Mycobacterium tuberculosis, Koch's [tubercle] bacillus
мико́з *m* mycosis
  ~ влага́лища vaginomycosis
миколо́гия *f* mycology
микопла́зма *f* mycoplasma
микроагглютина́ция *f* microagglutination
микроадено́ма *f* microadenoma
микроальбуминури́я *f* microalbuminuria
микроана́лиз *m* microassay
микроаневри́зма *f* microaneurism
микро́б *m* microbe
микробиоло́гия *f* microbiology
микробюре́тка *f* microburet(te)
микроворси́нки *f pl* microvilli
микроинфа́ркт *m* microinfarct
микрока́псула *f* microcapsule
микроме́тод *m* microtechnique
микрооргани́зм *m* microorganism
микропипе́тка *f* micropipette
микроско́п *m* microscope
  ~, скани́рующий электро́нный scanning electron microscope
  ~, флюоресце́нтный fluorescence microscope
микроскопи́я *f* microscopy
  ~, светова́я light microscopy
  ~, скани́рующая электро́нная scanning electron microscopy
  ~, трансмиссио́нная электро́нная transmission electron(ic) microscopy
  ~, электро́нная electron(ic) microscopy, ultramicroscopy
микрососу́д *m* microvessel
микросфероцито́з *m* microspherocytosis

микросфе́ры *f pl* microspheres
микрото́м *m* histotome, microtome
~, замора́живающий freezing microtome, cold knife
микрофа́г *m* microphage
микрофильтра́ция *f* microfiltration
микрофло́ра *f* microflora
микрохирурги́я *f* microsurgery
микроцефали́я *f* microcephaly
микроциркуля́ция *f* microcirculation
микроци́т *m* microcyte
микроцито́з *m* microcytosis
микроэлеме́нт *m* trace element
микседе́ма *f* myxedema
миксови́рус *m* myxovirus
миксо́ма *f* myxoma
миксту́ра *f* myxture
минда́лина *f* tonsil, amygdala
минерал(о)кортико́ид *m* mineralocorticoid
мину́т/а *f* minute ◇ в ~у per minute
миоглоби́н *m* myoglobin
миоглобинури́я *f* myoglobinuria
мио́з *m* myosis
миози́н *m* myosin
миози́т *m* myositis
~, инфекцио́нный infectious myositis
~, оссифици́рующий myositis ossificans
~, эпидеми́ческий epidemic myositis
миока́рд *m* myocardium

миокардиопати́я *f* myocardiopathy
~, свинцо́вая lead myocardiopathy
миокардиофибро́з *m* myocardiofibrosis
миокарди́т *m* myocarditis
~, идиопати́ческий idiopathic myocarditis
~, интерстициа́льный interstitial myocarditis
~, очаго́вый focal myocarditis
мио́ма *f* myoma
~ ма́тки uterine myoma
миопати́я *f* myopathy
~, кортикостеро́идная corticosteroid myopathy
~, метаболи́ческая metabolic myopathy
~, паранеопласти́ческая paraneoplastic myopathy
~, тиреотокси́ческая thyreotoxic myopathy
миопи́я *f* myopia
миорелакса́нт *m* muscle relaxant
миотони́я *f* myotonia
миофибри́лла *f* myofibril(la)
миринготоми́я *f* myringotomy
митоге́н *m* mitogen
мито́з *m* mitosis, karyokinesis
митохо́ндрия *f* chondriosome, mitochondrion (*pl.* mitochondria)
митра́льный mitral
младе́нец *m* infant, baby
младе́нческий infantile, babyish
младе́нчество *n* babyhood, infancy
мне́ние *n* judgement

многово́дие *n* hydramnion
многока́мерный multilocular
многофа́кторный multifactorial
многочи́сленный numerous
многоя́дерный polynuclear
мно́жественный multiple
моде́ль *f* model
~, лине́йная linear model
модифика́тор *m ген.* modifier
модифика́ция *f* modification
модифици́рованный modified
модуля́ция *f* modulation
моза́ичный mosaic
мозг *m*:
~, головно́й brain; encephalon; cerebrum
~, ко́стный bone marrow
~, спинно́й spinal cord, spinal marrow
~, сре́дний midbrain
мозгови́дный cerebriform
мозгово́й cerebral, encephalic; medullar(y)
мозжечко́вый cerebellar
мозжечо́к *m* cerebellum
мозо́ль *f* callus, corn; clavus, callosity; tyle, tyloma
~, водяна́я soft corn
~, твёрдая hard corn
мокро́та *f* spit, sputum, expectoration
~, вя́зкая viscid sputum, viscous expectoration
~, кровяни́стая bloody sputum
~, пе́нистая foamy sputum
~, ржа́вая rusty sputum
~, сли́зистая mucous expectoration
мо́крый wet
моле́кула *f* molecule

молниено́сный *(о течении болезни)* fulminant
молодо́й young
моло́зиво *n* colostrum, foremilk, beestings
молоко́ *n* milk
~, грудно́е [же́нское] breast milk
~, коро́вье cow's milk
~, матери́нское mother's milk
~, пастеризо́ванное pasteurized milk
молокоотсо́с *m* breast pump
молото́к *m мед. тех.* hammer
~, неврологи́ческий reflex hammer
молото́чек *m* hammer, malleus
моло́чница *f* soor, (milk) thrush
моля́р *m* molar
~, двухкорнево́й two-root molar
моме́нт *m* сме́рти point of death
монголи́зм *m* mongolism
монилиа́з *m* moniliasis
монито́р *m* monitor
монито́ринг *m* monitoring
~, иммунологи́ческий immunological monitoring
~, радиацио́нный radiation monitoring
моноаминоксида́за *f* monoaminoxydase
моновакци́на *f* monovaccine
моноклона́льный monoclonal
мононеври́т *m* mononeuritis
~, мно́жественный mononeuritis multiplex
мононуклео́з *m* mononucleosis

МУТА́ЦИЯ

~, инфекцио́нный infectious mononucleosis
моносахари́д *m* simple sugar, monosaccharide
моноци́т *m* monocyte
моноцито́з *m* monocytosis
морга́ть wink, blink, nictate
морфогене́з *m* morphogenesis
морфоло́гия *f* morphology
морщи́на *f* fold, ruga, ridge, wrinkle
моски́т *m* mosquito
мост *m* *анат.* pons
мо́стик *m* bridge
~, антиге́нный antigen bridge
~, межкле́точный cell bridge
моч/а́ *f* urine ◇ собира́ть ~у́ to collect urine
~, ки́слая acid urine
~, му́тная nebulous [cloudy] urine
~, ночна́я nocturnal urine
~, оста́точная residual urine
~, хилёзная chylous urine
~, щелочна́я alkaline urine
мочеви́на *f* urea
мочевыделе́ние *n* urinary excretion
мочего́нный (di)uretic, emictory
мочеиспуска́ние *n* emiction, urination, micturition, miction
~, боле́зненное painful urination
~, затруднённое difficult urination, dysuria
~, непроизво́льное enuresis, nycturia
~, ночно́е nocturnal urination
~, ча́стое frequent urination, pollakiuria, thamuria
мочеполово́й genitourinary, urogenital
мочеприёмник *m* urineglass, urinal
мочето́чник *m* ureter
мочи́ться urinate, micturate
мо́чка *f* у́ха ear lobe
мошо́нка *f* scrotum
мо́щность *f* energy; power
~ излуче́ния radiation power
мужеподо́бный android
мужско́й masculine, virile, male
муковисцидо́з *m* mucoviscidosis
мукополисахари́д *m* mucopolysaccharide
мукопротеи́н *m* mucoprotein
мумифика́ция *f* mummification
мура́шки *pl* creeps
«мурлы́канье *n*, коша́чье» (*аускультативный феномен*) purring [cardiac] thrill, «cat's purr», bruissement
мускулату́ра *f* musculature
~ коне́чностей limb musculature
~ ту́ловища trunk musculature
мутаге́н *m* mutagen
мутагене́з *m* mutagenesis
мута́нт *m* mutant
мута́ция *f* mutation
~, ге́нная gene mutation
~, заро́дышевая germinal mutation

МУТАЦИЯ

~, лета́льная lethal mutation
~, случа́йная chance mutation
~, хромосо́мная chromosome mutation
му́тность f turbidity
мы́ло n soap
  ~, дегтя́рное tar soap
  ~, зелёное green soap
  ~, туале́тное toilet soap
мытьё n рук пе́ред опера́цией scrubbing
мы́шечный muscular
мышле́ние n ideation, thinking
  ~, абстра́ктное abstract thinking
  ~, аутисти́чное autistic thinking
  ~, бессвя́зное incoherent thinking
  ~, вя́зкое sticky thinking
  ~, паралоги́ческое paralogic thinking
мы́шца f muscle
  ~, враща́ющая rotator
  ~, гла́дкая smooth muscle
  ~, жева́тельная chewer
  ~, напряга́ющая tensor
  ~, непроизво́льная involuntary muscle
  ~, попере́чно-полоса́тая striated [striped] muscle
  ~, произво́льная voluntary muscle
  ~ се́рдца myocardium
  ~, скеле́тная skeletal muscle
  ~, трапециеви́дная trapezius (muscle)
  ~, трёхгла́вая triceps
  ~, черпалови́дная arytenoideus
  ~, щёчная buccinator

мы́шца-разгиба́тель f extensor muscle
мы́шца-сгиба́тель f flexor muscle
мы́шцы f pl:
  ~, дыха́тельные respiratory muscles
  ~, папилля́рные papillary muscles
мышь f mouse
  ~, суставна́я joint mouse
мышья́к m arsenic, As
мы́щелковый condylar
мы́щелок m анат. condyle
мя́гкий 1. mild (e. g. disease) 2. soft
мя́та f mint

Н

наблюде́ние n observation, supervision
  ~, дли́тельное [катамнести́ческое] long-term observation
  ~, после́дующее враче́бное follow-up
набо́р m set, kit
  ~ для пе́рвой по́мощи first-aid kit
  ~ инструме́нтов set of instruments
  ~ очко́вых стёкол spectacle-box
  ~, секцио́нный dissecting kit
  ~ хромосо́м chromosome set
набуха́ние n swelling

НАРКОТИЗИРОВАТЬ

~, осмотическое osmotic swelling
нагнаиваться suppurate
нагрубание *n* молочных желёз breast engorgement
нагружать load
нагрузка *f* load, weight
~, дозированная dosed load
~, сахарная glucose challenge
надавливание *n* pressure ◇ при ~и on pressure
надгортанник *m* epiglottis
надгрудинный episternal
наддиафрагмальный epiphrenic
надёжность *f* reliability
наджелудочковый supraventricular
надклапанный supravalvular
надколенник *m* patella
~, баллотирующий floating patella
надкостница *f* periosteum
надмыщелок *m* epicondyle
надпереносье *n* glabella
надпочечник *m* adrenal gland, epinephros
надпочечниковый adrenal
надпочечный suprarenal
надрез *m* incision, cut
надсуставной epiarticular
нажимать press
назначать appoint, order; prescribe
назначение *n* appointment; prescription
наименование *n*, коммерческое (*лекарства*) trade name
наклейка *f* adhesive bandage; label
наконечник *m* *мед.* *тех.* head; nozzle
~, влагалищный vaginal nozzle
налёт *m*:
~ в горле patch
~, зубной dental deposit
~ на языке fur
наличие *n* ◇ при ~и (*напр. симптома*) in the presence
наложение *n* application
~ щипцов (*при родах*) application of forceps
нанизм *m* dwarfism, nanism
наполняться (*жидкостью*) engorge
направление *n* 1. direction 2. appointment ◇ ~ на анализ appointment for analysis, appointment for examination
напряжение *n* (*физическое*) exertion; tension
~ кислорода oxygen tension
~ мышц брюшной стенки rigidity of abdominal muscles
~ пульса tension of the pulse
~ родничков tension of fontanelles
напряжённый tense
наркоз *m* general anesthesia, narcosis
~, ингаляционный inhalation anesthesia
~, смешанный mixed anesthesia
~, эндобронхиальный endobronchial anesthesia
~, эндотрахеальный endotracheal anesthesia
наркология *f* narcology
наркоман *m* drug addict
наркотизировать narcotize

НАРКО́ТИК

нарко́тик *m* drug; narcotic
нару́жн/ый external, exterior, outer ⬥ для ~ого испо́льзования for external use
наруше́ние *n* disorder; disturbance
~ зре́ния dysop(s)ia
~ кисло́тно-осно́вного равнове́сия acid-base disturbance
~ мозгово́го кровообраще́ния, динами́ческое functional apoplexy
~ обме́на веще́ств metabolic disorder
~ овуля́ции ovulatory failure
~ пита́ния dysnutrition, nutritional disorder
~ пищеваре́ния maldigestion
~ познава́тельной спосо́бности cognitive deficit
~ свёртываемости кро́ви coagulation failure, clotting disorder
~ слу́ха hearing disorder
~ цветово́го зре́ния color-vision defect
нарыва́ть gather
населе́ние *n* population
~, о́бщее general population
насле́дование *n* inheritance
~, аутосо́мно-домина́нтное autosomal dominant inheritance
насле́дственность *f* heredity
насле́дственный hereditary
насле́дуемый heritable, hereditable
на́сморк *m* rhinitis, common cold; coryza
~, злово́нный ozena

насо́с *m* pump
~, водостру́йный water-suction pump
насто́йка *f* tincture
настоя́щий true
настрое́ние *n* mood
насыще́ние *n* saturation
нато́птыш *m* clavus
на́трий *m* sodium, Na
натрийуре́з *m* natriuresis
натяже́ние *n* tension
нау́ка *f* science
нау́чный scientific
нача́ло *n* onset
~ боле́зни disease onset
~ родово́й де́ятельности onset of parturition
нача́льный initial
неблагоприя́тный disadvantageous
нёбный palatal, palatine
нёбо *n* palate
~, мя́гкое soft palate
~, расщеплённое cleft palate
~, твёрдое hard palate
невоспри́имчивый insusceptible
невралги́я *f* neuralgia
~ тройни́чного не́рва trigeminal neuralgia
неврастени́я *f* neurasthenia, nervous exhaustion
невринома *f* neurinoma
неври́т *m* neuritis
~ зри́тельного не́рва optic neuritis
невро́з *m* neurosis
~ вое́нного вре́мени war neurosis
~, климактери́ческий climacteric neurosis
~ стра́ха anxiety neurosis
невро́лог *m* neurologist

невро́ма *f* neuroma
невропато́лог *m* neurologist, neuropathologist
не́вус *m* nevus
негативи́зм *m* negativism
негно́йный nonpurulent
негоспитализи́рованный nonhospitalized
неде́ля *f* week
недержа́ние *n* incontinence
~ мочи́ incontinence of urine, urinary incontinence
~ мочи́, ночно́е nocturnal enuresis
недифференци́рованный undifferentiated
недомога́ние *n* ailment, malaise
недоно́шенный premature
недоразви́тие *n* underdevelopment
недора́звитый underdeveloped
недоста́ток *m* deficiency; disadvantage; handicap
недоста́точность *f* insufficiency, failure
~, дыха́тельная respiratory failure
~, кислоро́дная anoxia
~ комплеме́нта complement deficiency
~, корона́рная coronary insufficiency
~ кровообраще́ния circulatory failure, circulatory deficiency
~, левожелу́дочковая left ventricular failure
~, лёгочная pulmonary insufficiency
~, митра́льная mitral insufficiency
~ мозгово́го кровообраще́ния cerebrovascular insufficiency
~, печёночная hepatic insufficiency, hepatic failure
~, поликлона́льная иммуноглобули́новая polyclonal immunoglobulin deficiency
~, по́чечная renal failure
~, правожелу́дочковая right ventricular failure
~, серде́чная cardiac insufficiency, heart failure
~, серде́чно-сосу́дистая cardiovascular insufficiency
~ сократи́тельной спосо́бности се́рдца power failure of the heart
недоста́точный deficient
неесте́ственный unnatural
нежизнеспосо́бность *f* nonviability
нежизнеспосо́бный unviable
нездоро́вый unhealthy
незре́лость *f* immaturity, dismaturity
незре́лый immature
неизлечи́мость *f* incurability
неизлечи́мый incurable, cureless, nonhealing
неизменённый unaltered
неинфекцио́нный non-infectious
неинфици́рованный uninfected
нейробласто́ма *f* neuroblastoma
нейроге́нный neurogenous
нейрогипо́физ *m* neurohypophysis
нейрогли́я *f* neuroglia
нейродерми́т *m* neurodermite
нейромиотони́я *f* neuromyotonia

НЕЙРОПАТИЯ

нейропати́я *f* neuropathy
~, диабети́ческая diabetic neuropathy
~, сенсо́рная врождённая hereditary sensory neuropathy
нейропепти́д *m* neuropeptide
нейропсихологи́ческий neuropsychological
нейросифилис *m* neurosyphilis
нейрофибро́ма *f* neurofibroma
нейрофиброматоз *m* neurofibromatosis, Recklinghausen's disease
нейрохирурги́я *f* neurosurgery
нейротокси́чность *f* neurotoxicity
нейтрализа́ция *f* neutralization
~ антите́л antibody neutralization
нейтрализова́ть neutralize
нейтропени́я *f* neutropenia
нейтрофи́л *m* neutrophil(e)
~, полиморфно-я́дерный polymorphonuclear neutrophil
~, розеткообразу́ющий rosette-forming neutrophil
~, сегментоя́дерный segmented neutrophil
нейтрофилёз *m* neutrophilia
нека́тор *m* (*возбудитель некатороза*) American hookworm
некомпете́нтность *f* incompetence
некорре́ктный incorrect
некробио́з *m* necrobiosis
некро́з *m* necrosis

~, асепти́ческий aseptic necrosis
~, вла́жный *см.* некро́з, колликвацио́нный
~, ишеми́ческий ischemic necrosis
~ кле́ток cell death
~, колликвацио́нный liquefactive [colliquative] necrosis
~, о́стрый кана́льцевый acute tubular necrosis
~, очаго́вый focal necrosis
~ поджелу́дочной железы́ pancreatonecrosis, pancreonecrosis
~, фибрино́идный fibrinoid degeneration
~ эпифи́за epiphyseal necrosis
некро́лиз *m* necrolysis
некротоми́я *f* necrotomy
неле́ченный untreated
немота́ *f* dumbness, mutism
необнару́женный undetected
необрабо́танный (*о ране*) untreated
необрати́мый irreversible, nonreversible
необходи́мый necessary
необы́чный unusual
неоваскуляриза́ция *f* neovascularization
неодетермина́нта *f* neoantigenic determinant
неожи́данный sudden
неоки́сленный unoxidized
неопера́бельный inoperable, unoperative
неосложнённый simple, uncomplicated
неочи́щенный crude; unpurified

НЕТРУДОСПОСОБНОСТЬ

непа́рный *(напр. о сосуде)* azygous, unpaired
непатоге́нный nonpathogenic
непенетри́рующий unpenetrating
непереваренный undigested
непереноси́мость *f* intolerance
неповреждённый uninjured
неподви́жность *f* immobility, stiffness, fixity
неподви́жный nonmotile, motionless, immobile
неподгото́вленность *f* unpreparedness
неполноце́нность *f*, у́мственная mental disability, mental deficiency
непо́лный incomplete
непосре́дственный immediate
непреры́вность *f* continuity
непреры́вный continuous
непрозра́чный cloudy; opaque
непроизво́льный involuntary
непромока́емый waterproof
непроника́ющий unpenetrating
непроница́емый для излуче́ния radiodense
непроходи́мость *f* obstruction, impassability
~ кише́чника ileus, enterocleisis, intestinal obstruction
~ кише́чника, динами́ческая dynamic ileus
~ кише́чника, механи́ческая occlusive ileus
~ кише́чника, паралити́ческая paralytic [adynamic] ileus
~ кише́чника, по́лная generalized ileus
~ кише́чника, спасти́ческая spastic ileus
непрямо́й indirect
неравноме́рный irregular
неразведённый undiluted
неразветвлённый unbranched
нераспо́знанный unrecognized
нераствори́мый insoluble
нерв *m* nerve
~, блужда́ющий vagus
~, глазодви́гательный oculomotor nerve
~, дви́гательный motor nerve
~, зри́тельный optic nerve
~, лицево́й facial nerve
~, перифери́ческий peripheral nerve
~, подъязы́чный hypoglossus
~, тройни́чный trifacial [trigeminal] nerve
~, центростреми́тельный afferent nerve
~, черепно-мозгово́й cranial nerve
~, чувстви́тельный sensory nerve
не́рвный nervous
несво́йственный extrinsic
несоверше́нный imperfect
несовмести́мость *f* incompatibility
несовмести́мый incompatible
неспецифи́ческий nonspecific
несуще́ственный non-essential
нетокси́чный nontoxic
нетрудоспосо́бность *f* incapacity, disability; disablement

НЕТРУДОСПОСОБНОСТЬ

~, вре́менная temporary disability
неуравнове́шенный unbalanced
неусто́йчивый unstable
нефелометри́я f nephelometry
нефри́т m nephritis
~, волча́ночный lupus nephritis
~, интерстициа́льный interstitial nephritis
~, очаго́вый focal nephritis
нефро́з m nephrosis
~ амило́идный amyloid nephrosis
~, липо́идный lipoid nephrosis
нефролитотоми́я f nephrolithotomy
нефролитотрипси́я f nephrolithotripsy
нефро́н m nephron
нефропати́я f nephropathy
~ бере́менных nephropathy of pregnancy
~, диабети́ческая diabetic nephropathy
~, подагри́ческая gouty kidney, gouty nephropathy
нефропто́з m nephroptosis
нефросклеро́з m nephrosclerosis
нефротоми́я f nephrotomy
нефрэктоми́я f nephrectomy
нефункциони́рующий afunctional
нечёткость f blurring
нечувстви́тельный insensitive, insensible
неэффекти́вность f ineffectiveness
неэффекти́вный ineffective

нея́сность f зре́ния blurring of vision
нея́сный (напр. о диагнозе) ambiguous
ни́зкий low
ниста́гм m ocular ataxia, nystagmus
~, вертика́льный vertical nystagmus
~, вестибуля́рный vestibular nystagmus
~, горизонта́льный horizontal nystagmus
~, железнодоро́жный railway nystagmus
~, лабири́нтный labyrinthine nystagmus
~, маятникообра́зный pendular nystagmus
~, рота́торный rotatory nystagmus
~, уста́лостный fatigue nystagmus
нистагмогра́фия f nystagmus recording
нисходя́щий descending
нитеви́дный filamentous, filiform
нить f filament, thread
~, осева́я axial filament
ни́ша f niche
~, я́звенная ulcer niche
новообразова́ние n neoplasm, tumor
~, метастати́ческое metastatic neoplasm
новорождённый neonate, newborn, neonatus
~, гипотрофи́чный small-for-date baby
~, доно́шенный mature newborn
~, недоно́шенный premature newborn

446

ноги *f pl* legs
  ~, О-образные bandy legs, *genu varum*
  ~, Х-образные baker's legs, *genu valgum*
ноготь *m* onyx, nail
  ~, вросший ingrown nail
ногтевой ungual
нож *m* knife
  ~, ампутационный amputation knife
  ~, брюшистый bellied knife
  ~, лазерный laser scalpel
  ~, хирургический operating [surgery] knife
ножка *f* peduncle
ножницы *pl* scissors, shears
ноздря *f* nostril, naris
нозология *f* nosology
номенклатура *f* nomenclature
номер *m* number
нонсенс-кодон *m ген.* nonsense codon
норадреналин *m* norepinephrine
норма *f* norm; standard
  ~ радиационной безопасности radiation standard
нормальный normal
нормобласт *m* normoblast
нос *m* nose
  ~, заложенный stuffy nose
  ~, седловидный saddle nose
носилки *pl* stretcher
носитель *m* carrier
  ~, близкородственный related carrier
носительство *n (напр. бактерий)* carriage
носоглотка *f* nasopharynx
носоглоточный epipharyngeal
носослёзный nasolacrimal

ночной nocturnal
нуждаться need, require
нуклеокапсид *m* nucleocapsid
нуклеопротеин *m* nucleoprotein
нюхать smell
няня *f* nurse, nursing aid, nurse's assistant

О

обветренный weather-beaten
обвитие *n* пуповины cord encirclement
обезболивание *n* anesthesia
  ~, местное local anesthesia
  ~ родов obstetric anesthesia
обезболивающий analgesic, analgetic
обезвоживание *n* dehydration
обезвоживать dehydrate
обезжиренный defatted
обезжиривание *n* defatting
обёртывание *n* pack
  ~, влажное wet bath
обеспечение *n* supply
  ~, метрологическое метрological provision
обеспечивать provide
обессоливание *n* desalting
обесцвечивание *n* bleaching, decolorization, decolorizing, destaining
обзор *m* review
обильный profuse
область *f* region, area, space, zone

ÓБЛАСТЬ

~, височная temporal region
~ живота abdominal region
~, надчревная epigastrium
~, паховая inguinal region
~, подрёберная hypochondrium
~, подчревная hypogastrium
~ притупления area of dullness
облегчать facilitate
облегчение *n* facilitation; easement
~, временное palliation
облитерация *f* obliteration
облитерирующий obliterating
обломки *m pl* debris
облучение *n* irradiation
~, дробное fractional irradiation
~, местное local irradiation
~, непрерывное continuous irradiation
облысение *n* alopecia
обмен *m*:
~, белковый protein metabolism
~ веществ metabolism
~, водный water metabolism
~, жировой fat metabolism
~, липидный lipid metabolism
~, (про)межуточный intermediary metabolism
~, углеводный carbohydrate metabolism
обменный metabolic
обморок *m* swoon, syncope; faint, faintness ◇ быть в ~e to be in a faint; падать в ~ to fall down in a faint
~, глубокий dead faint
обнажение *n* denudation

обнажённый naked
обнажить undress
обнаруживать reveal
обобщать summarize
обожжённый burned
оболочка *f* sheath, membrane, tunic, theca, envelope, coat
~, амниотическая amnion
~, белочная albuginea
~ вируса viral envelope
~, выстилающая lining membrane
~ глазного яблока, сосудистая uvea
~, децидуальная decidua
~ желудка, слизистая gastric mucosa
~, клеточная cell envelope, cellular membrane
~, липопротеиновая lipoprotein membrane
~, миелиновая myelin sheath
~, мозговая meninx (*pl.* meninges)
~, мягкая мозговая pia mater
~ носа, слизистая nasal mucosa
~, паутинная (*головного мозга*) arachnoid membrane
~, плацентарная placental membrane
~, плодная fetal membrane
~ полости рта, слизистая oral mucosa
~, серозная serosa, serous membrane
~, сетчатая retina
~, синовиальная synovial membrane
~, слизистая mucous membrane, mucous coat, mucosa

~, твёрдая мозговая dura mater
~ фага phage membrane
~, фиброзная fibrosal tunic
~ ядра nuclear membrane, nuclear envelope
обоня́ние n olfaction, osmesis, smell(ing)
обоня́ть scent, smell
оборо́т m turn
~ ко́йки bed turnover interval
обору́дование n facilities
~, больни́чное hospital facilities
обостре́ние n flare, exacerbation
обостря́ться (о болезни) aggravate
обраба́тывать treat
обрабо́тка f ра́ны, хирурги́ческая débridement
о́браз m, после́довательный after-image
образе́ц m sample, model, specimen
образова́ние n 1. formation 2. education
обрати́мый reversible
обра́тный inverse
обраща́ться (за помощью) apply
обсерва́ция f observation
обсле́дование n inspection; examination
~, амбулато́рное outpatient examination
~, о́бщее general examination
~ популя́ции population screening
обслу́живание n (больных) attendance

~, медици́нское medical attendance, medical care
обслу́живать serve
обстру́кция f:
~ бро́нха bronchial obstruction
~ лёгочной арте́рии pulmonary artery obstruction
~ трахе́и tracheal obstruction
обсужде́ние n discussion
обтура́ция f obturation
обусло́вленный conditioned
обуча́ть teach, train
обуче́ние n training, teaching
~, послediplо́мное postgraduate training
обхо́д m:
~, враче́бный ward [doctor's] round
~, ежедне́вный daily round
обши́рный vast; extensive
общежи́тие n hostel
~, студе́нческое students' hostel
о́бщество n society
~, нау́чное scientific society
~, нау́чное студе́нческое students' scientific society
~, терапевти́ческое society for internal medicine
о́бщий universal; general
объекти́в m objective
~, иммерсио́нный immersion objective
объём m volume
~ вентиля́ции, мину́тный minute ventilation volume
~, внутрисосу́дистый intravascular volume
~ во́здуха, дыха́тельный respiratory air volume
~ вы́деленной мочи́ urinary output

ОБЪЁМ

~ движе́ний volume of movements
~ желу́дка gastric volume
~ желу́дочка ventricular volume
~ кле́тки cell volume
~ кро́ви blood volume
~ кро́ви, норма́льный normovolemia
~ кро́ви, уда́рный stroke volume
~ лёгких оста́точный pulmonary residual volume
~, мину́тный minute volume
~, оста́точный residual volume
~, регургитацио́нный regurgitant volume
~, резе́рвный reserve volume
~ се́рдца, мину́тный cardiac output
~ циркули́рующей кро́ви circulating blood volume

объёмистый voluminous
обызвествле́ние *n* calcification, calcinosis
обызвествля́ться calcify
обыкнове́нный ordinary
обы́чный routine, usual
обяза́тельный obligate
овальбуми́н *m* egg albumin, ovalbumin
овариотоми́я *f* ovariotomy
оволосе́ние *n* pilosis
овоци́т *m* ovocyte
овуля́ция *f* ovulation
огиба́ющий circumflex
ограниче́ние *n* limitation; restriction
 ~, возрастно́е age limitation
 ~ жи́дкости fluid restriction
 ~ со́ли salt restriction

ограни́ченный по́лом *ген.* sex-limited
одино́чный solitary, single
одновале́нтный univalent
однокле́точный unicellular
однокурсник *m* fellow-student
одноно́лый unisexual
однополю́сный unipolar
одноро́дность *f* uniformity
одноро́дный smooth, homogeneous, uniform
однослойный single-layered
односторо́нний onesided, unilateral
однотя́жевый single-stranded
одноя́дерный uninuclear
одонтобла́ст *m* odontoblast
одонтогене́з *m* odontogenesis
 ~, неполноце́нный imperfect odontogenesis
одонтоге́нный odontogenic, dentogenous
одонтоло́гия *f* odontology
одутлова́тый puffy, swollen
оды́шка *f* dyspnea
 ~ при физи́ческой нагру́зке exertional dyspnea
 ~, экспирато́рная expiratory dyspnea
оживле́ние *n* reviving, reanimation
ожида́ть wait (for)
ожире́ние *n* obesity
 ~, алимента́рное alimentary obesity
 ~, гипоталами́ческое hypothalamic obesity
ожо́г *m* burn
 ~ кипя́щей жи́дкостью scald
 ~ крапи́вой sting
 ~, лучево́й radiation burn

ОЛИГОДАКТИЛИ́Я

~ пла́менем flame burn
~, со́лнечный solar burn
~, терми́ческий heat [thermal] burn
~, хими́ческий chemical burn
~ щёлочью alkali burn
оздоровле́ние *n* sanitation
озе́на *f* ozena
озно́б *m* chill
~, лихора́дочный febrile chill
ознобле́ние *n* pernio, kibe
озо́н *m* ozone
окаймлённый bordered
окисле́ние *n* oxydation
~, пе́рекисное peroxidation
окисли́тель *m* oxidant, oxidizer, oxygenator; acidifier
окисли́тельно-восстанови́тельный redox
окисля́ть(ся) oxidize
окклю́зия *f* occlusion
~, внутричерепна́я intracranial occlusion
~, непра́вильная malocclusion
~ центра́льной ве́ны сетча́тки central retinal vein occlusion
окно́ *n* window
~, ова́льное (*сердца*) oval window
околосуставно́й juxta-articular
оконча́ние *n* ending
~, не́рвное nerve ending
~, не́рвное дви́гательное motor nerve ending
~, не́рвное свобо́дное free nerve ending
~, не́рвное такти́льное tactile nerve ending
~, не́рвное чувстви́тельное sensory nerve ending
оконча́тельный ultimate, definitive
око́нчатый fenestrated
окостене́ние *n* ossification
окочене́вший numb
окочене́ние *n* stiffness, numbness
~, тру́пное cadaveric spasm, cadaveric rigidity, rigor mortis
окра́ска *f* color; coloration
~, избы́точная overstaining
~, контра́стная contrast stain
~, отрица́тельная negative staining
~, положи́тельная positive staining
~, прижи́зненная (intra)vital staining
окра́шиваемый stainable
окра́шивание *n* staining
~, контра́стное contrast stain
окрова́вленный blooded
окружа́ть surround, encircle
окружа́ющий surrounding
оксало́з *m* oxalosis
оксигемоглоби́н *m* oxyhemoglobin
оксигенотерапи́я *f* oxygenotherapy
оксипроли́н *m* hydroxyproline
оксипурино́л *m* oxypurinol
окситоци́н *m* oxytocin
окули́ст *m* oculist
окуломото́рный oculomotor
окуля́р *m* ocular, eyeglass
оли́ва *f* olive
олигеми́я *f* oligemia
олигодактили́я *f* oligodactyly

ОЛИГОДИНАМИЧЕСКИЙ

олигодинами́ческий oligodynamic
олигоменоре́я *f* oligomenorrhea
олигофрени́я *f* oligophrenia
олигури́я *f* oliguria
омалги́я *f* omalgia
оменти́т *m* omentitis
оментопекси́я *f* omentopexy
омертве́ние *n* necrosis, gangrene
омозоле́лость *f* callosity, heloma, helosis
омоложе́ние *n* rejuvenation
омфали́т *m* omphalitis
омыле́ние *n* saponification
онани́зм *m* onanism
онеме́вший numb, dead
онеме́ние *n* obdormition; numbness, dumbness
онири́зм *m* *псих.* oneirism
онихи́я *f* onychia
онихомико́з *m* onychomycosis
онихопати́я *f* onychopathy
онкогене́з *m* oncogenesis
онкоге́нность *f* oncogenicity
онкоге́нный oncogene
онко́лог *m* oncologist
онколо́гия *f* oncology
~, де́тская pediatric oncology
онтогене́з *m* ontogenesis, ontogeny
оофори́т *m* oophoritis
оофорэктоми́я *f* oophorectomy
опалесце́нция *f* opalescence
опа́сность *f* danger, hazard
~ для здоро́вья health hazard
~ лучево́го пораже́ния radiation risk
опа́сный dangerous

операцио́нная *f* operating room
операцио́нный operative
опера́ция *f* operation
~, бескро́вная bloodless operation
~ Богора́за Bogoraz phalloplasty
~, больша́я major operation
~ Бурде́нко (*метод ампутации ноги*) Burdenko's operation
~ вы́бора operation of choice
~ Гре́кова (*на кишечнике*) Grecov's operation
~ Гудушау́ри — Заце́пина (*вид тибиальной остеотомии*) Gudushauri-Zacepin's operation
~, двухэта́пная double-stage [two-stage] operation
~, космети́ческая cosmetic operation
~ на о́рганах грудно́й кле́тки chest operation
~, неотло́жная emergency [urgent] operation
~, одномоме́нтная one-stage [single-step] operation
~ О́ппеля (*при перидуодените*) Oppel's operation
~, паллиати́вная palliative operation
~ Пирого́ва (*ампутация*) Pirogoff's operation
~, пласти́ческая plastic operation
~ подтя́гивания ко́жи лица́ tuck-up operation
~ по жи́зненным показа́ниям life-saving [salvage] operation

~, радикáльная radical operation
~, реконструктúвная reconstructive [reparative] operation
~ Спасокукóцкого (*вид грыжесечения*) Spasokukozkij's operation
~, срóчная *см.* операция, неотлóжная
~ с цéлью реваскуляризáции revascularizating operation
~, хирургúческая surgical operation
~, экстренная emergency operation
оперúровать operate, perform an operation
оперóн *m ген.* operon
опиáты *m pl* opiates
описáние *n* description
~ слýчая case report
опистотóнус *m* opisthotonus
óпись *f* schedule
опúсывать describe
оплодотворéние *n* fertilization, insemination, fecundation
~, искýсственное artificial fecundation
опóра *f* support
опорожнéние *n* evacuation
опрáва *f* frame
опрáшивать question
определéние *n* determination; definition; detection
~ грýппы крóви blood typing, blood grouping
~, колúчественное quantification
~, колориметрúческое colorimetric determination
~, органолептúческое sensory determination
определённый definite
определя́ть define; determine; detect
опрóсник *m* interview schedule
опры́скивание *n* spray
опры́скиватель *m* sprayer
опры́скивать sprinkle, spray
опсонизáция *f* opsonization
опсонúн *m* opsonin
оптúческий optical
óпухоль *f* tumor, neoplasm
~, гигантоклéточная giant cell tumor
~, глóмусная glomus tumor
~, десмóидная desmoid tumor
~, доброкáчественная benign [innocent] tumor
~, злокáчественная malignant tumor
~, коллóидная colloid tumor
~ лимфóидной ткáни lymphoid tumor
~, метастатúческая metastatic tumor
~ на нóжке pedunculated tumor
~, пальпúруемая palpable tumor
~, первúчная primary tumor
~, плазмоклéточная plasma-cell tumor
~, растýщая growing tumor
~, тератóидная teratoid tumor
~, эпителиáльная epithelial tumor
опущéние *n* ptosis
~ вéрхнего вéка eyelid ptosis

ОПУЩЕ́НИЕ

~ вну́тренностей splanchnoptosis
~ ма́тки metroptosis
~ по́чки nephroptosis
о́пыт *m* trial, experiment
~, контро́льный check test, check experiment
о́пытный tentative
опьяне́ние *n* temulence
ора́льный oral
орби́та *f* orbit
о́рган *m* organ
~, живо́й living organ
~, криоконсерви́рованный cold-stored [iced-stored] organ
~, шо́ковый shock organ
организа́ция *f* здравоохране́ния, Всеми́рная World Health Organization
органи́зм *m* organism
органи́ческий organic
о́рган-мише́нь *m* target organ
органолепти́ческий organoleptic
о́рганы *m pl*:
~, вну́тренние viscera, internal organs
~ дыха́ния respiratory apparatus
~, пищевари́тельные digestive apparatus
~, половы́е genital organs
~ размноже́ния generative organs
оригина́льный original
орнито́з *m* ornithosis
ороговева́ть keratinize
орогове́ние *n* keratosis
ороша́ть irrigate
ороше́ние *n* irrigation
ортодонти́я *f* orthodontia
ортопеди́я *f* orthopedics

ортопно́э *n* orthopnoea
ортостати́ческий orthostatic
орхи́т *m* orchitis ◇ ~ при эпидеми́ческом пароти́те mumps orchitis
оса́док *m* residue, precipitate, sediment
~, мочево́й urinary sediment
~, промы́тый washed precipitate
осажда́ть precipitate
осажде́ние *n* setting, sedimentation
~, дро́бное fractional precipitation
освежа́ть refresh
«освеже́ние» *n* краёв ра́ны revivification of the wound
освети́тель *m* для микроско́па microscope lamp
освеще́ние *n* clarification
осветля́ть clarify
освобожда́ть liberate
осево́й axial
оско́лок *m* splinter
ослабева́ть weaken
ослабле́ние *n*:
~ бо́ли pain relief
~ вируле́нтности микроорганизмов attenuation
осла́бленный mitigated; impaired
ослабля́ть reduce; attenuate
осле́пнуть go blind
осложне́ние *n* complication, sequela (*pl* sequelae)
~, по́зднее late [delayed] complication
~, тромбоэмболи́ческое thromboembolic complication
осложнённый complicated
осложня́ть complicate

осмо́тр *m* survey; inspection; examination

~, враче́бный [медици́нский] medical examination

осно́ва *f* matrix, tela

основа́ние *n* basis, base

~ че́репа base of the skull

основа́тель *m* founder

основно́й main; primary; basic

осно́вывать found

осо́бенность *f* pattern; feature

осо́бенный particular

о́спа *f* (small) pox

~, бе́лая milkpox, alastrim

~, ветряна́я waterpox, chickenpox, varicella

~, натура́льная variola (vera)

~ ове́ц sheep pox

~ чёрная натура́льная black smallpox

оссифика́ция *f*:

~, гетерото́пная heterotopic ossification

~ мышц muscular ossification

остава́ться remain

остано́вка *f* standstill; arrest

~ дыха́ния respiratory arrest

~ кровотече́ния arrest of bleeding, hemostasis

~ се́рдца cardiac arrest

оста́ток *m* residue

оста́точный residual

остеоартро́з *m* osteoarthritis, osteoarthrose

~, узелко́вый nodal osteoarthritis

остеобла́ст *m* osteoblast

остеобласто́ма *f* osteoblastoma

остеогене́з *m* osteogenesis, bone formation

~, несоверше́нный imperfect osteogenesis

остеодисплази́я *f* osteodysplasia

остеодистрофи́я *f* osteodystrophy

~, генерализо́ванная фибро́зная osteodystrophia fibrosa generalisata, Recklinghausen's disease

~, деформи́рующая deforming osteodystrophy, Paget's disease

~, по́чечная renal osteodystrophy, pseudorickets

остеокласто́ма *f* osteoclastoma

остео́лиз *m* osteolysis

~, прогресси́рующий progressive osteolysis

остеоло́гия *f* osteology

остео́ма *f* osteoma

остеомаля́ция *f* osteomalacia

~, гипофосфатеми́ческая hypophosphatemic osteomalacia

остеомиели́т *m* osteomyelitis

~, гематоге́нный hematogenous osteomyelitis

остеомиелоскле́роз *m* osteomyelosclerosis, osteomyelofibrosis

остеонекро́з *m*, лучево́й osteoradionecrosis

остеопати́я *f* osteopathy

~, гипертрофи́ческая hypertrophic osteopathy

~, токси́ческая toxic osteopathy

остеопетро́з *m* osteopetrosis

остеопоро́з *m* osteoporosis
 ~, иммобилизацио́нный inactivity osteoporosis
 ~, медикаменто́зный medicamentous osteoporosis
 ~, перви́чный primary osteoporosis
 ~, ста́рческий senile osteoporosis
 ~, стеро́идный steroid osteoporosis
остеосарко́ма *f* osteosarcoma
остеоси́нтез *m* osteosynthesis
 ~ гвоздём nail osteosynthesis
 ~ про́волокой wire osteosynthesis
 ~, чреско́стный transosseous osteosynthesis
остеотоми́я *f* osteotomy
остеофи́т *m* osteophyte, (marginal) spur
остеохондро́з *m* osteochondrosis
 ~ позвоно́чника, ювени́льный juvenile vertebral osteochondrosis, Scheuermann's disease
остеохондропати́я *f* osteochondropathy
 ~, эндеми́ческая endemic osteochondropathy, Kashin-Bek's disease
остриё *n* point, nib, prick
остри́ца *f* pinworm, seatworm, oxyuris
островко́вый insular
острово́к *m* island
остроконе́чный pointed
о́стрый sharp; acute
осумко́ванный encapsulated, encysted
осуществля́ть perform

осциллогра́мма *f* oscillogram
осциллогра́фия *f* oscillography
ось *f* axis
 ~, зри́тельная [опти́ческая] optical axis
 ~, электри́ческая (*сердца*) electric(al) axis
осяза́ние *n* tactile sensation, (sense of) touch
оталги́я *f* earache, otalgia, otodynia
отбира́ть select
отбо́р *m* selection
 ~, генотипи́ческий genotypic selection
 ~, межвидово́й interspecific selection
 ~, напра́вленный directional selection
 ~, случа́йный random selection
отва́р *m* decoction
отведе́ние *n* lead
 ~, внутрисерде́чное intracardial lead
 ~, грудно́е chest lead
 ~ от коне́чностей extremity [standard] lead
 ~, пищево́дное esophageal lead
 ~, прекордиа́льное precordial lead
 ~, станда́ртное *см.* отведе́ние от коне́чностей
отведе́ния *n pl*, однопо́люсные unipolar leads
отве́рстие *n* hiatus, orifice, ostium, meatus; stoma
 ~, вну́треннее internal opening, internal orifice
 ~, входно́е inlet
 ~, диафра́гмы, пищево́дное esophageal hiatus

~, нару́жное external opening
~ прото́ка duct orifice
отве́т *m*:
~, имму́нный antibody [immune] responsiveness, immune response
~, перви́чный first-set [primary] reaction
~, сла́бый poor (immunological) reaction
отве́тственный responsible
отвлека́ющий revulsive
отврати́тельный nauseous
отгиба́ние *n* reflexion
отде́л *m*:
~ желу́дка, пилори́ческий pyloric portion of the stomach
~ позвоно́чника, грудно́й thoracic spine
~ позвоно́чника, поясни́чный lumbar spine
~ позвоно́чника, ше́йный cervical spine
отделе́ние *n* 1. department; unit 2. separation
~ гемодиа́лиза hemodialysis unit
~ для выздора́вливающих recovery ward
~ интенси́вной терапи́и intensive care unit
~, кардиологи́ческое cardiological unit
~, неврологи́ческое neurological unit
~ неотло́жной по́мощи emergency department
~ неотло́жной хирурги́и unit of urgent surgery
~ новорождённых newborn center
~, ожо́говое burns unit
~, офтальмологи́ческое ophthalmological unit
~ плаце́нты, преждевре́менное premature placental separation
~, поликлини́ческое outpatient department
~, приёмное admission department
~, реанимацио́нное resuscitation unit
~, роди́льное maternity ward
~, стациона́рное inpatient department
~, терапевти́ческое unit of internal medicine
~, хирурги́ческое surgical unit
отде́льный particular
отделя́емое *n* ра́ны wound secretions
о́тдых *m* rest
отёк *m* edema
~, ангионевроти́ческий angioneurotic [Quincke's] edema
~ век(а) eyelid edema
~, воспали́тельный inflammatory edema
~, кахекти́ческий cachectic edema
~ Кви́нке *см.* отёк, ангионевроти́ческий
~ лёгких pulmonary edema
~ мо́зга brain swelling, brain edema
~ подко́жной клетча́тки subcutaneous edema
~ пятна́ *(сетчатки)* macular edema
~ соска́ *(зрительного нерва)* papilloedema
отёчный edematous

ОТИТ

отит *m* otitis
~, наружный beach ear, external otitis
~, острый средний acute ear
~, слипчивый adhesive otitis
откачивать pump off
откашливать cough out, cough up
отклонение *n* deviation
~ кзади recumbency
~, стандартное standard deviation
открывать open
открытый open
отличительный distinctive
отложение *n* deposit(ion)
отметка *f* mark
отмечать note, notice
отморожение *n* cold injury, frostbite
относительный relative
отношение *n*:
~, ядерно-цитоплазматическое nuclear cytoplasmic ratio
отнятие *n* от груди weaning
отоларингология *f* otolaryngology
отосклероз *m* otosclerosis
отоскопия *f* otoscopy
ототоксичность *f* ototoxicity
отпадающий caducous
отпечаток *m* trace, imprint
~ пальцев fingerprint
отпуск *m*:
~, декретный maternity leave
~ по болезни sick leave
отравление *n* poisoning
~, алкогольное alcohol intоxication
~ газом gas poisoning
~ грибами mushroom poisoning
~ медикаментами drug poisoning
~ наркотиком narcotic poisoning
~, пищевое food poisoning
~ свинцом saturnine poisoning
~ удушающим газом gas suffocation
отражатель *m* reflector
отражать reflect
отражение *n* reflection
отрицательный negative
отросток *m* process, outgrowth
~, клювовидный coracoid process
~, мечевидный xiphoid process
~, сосцевидный mastoid process
~, червеобразный vermiform process
отрочество *n* boyhood
отрыжка *f* ructus, belch(ing), eructation
~, кислая sour eructation
отсасывание *n* suction
отслойка *f* separation, sublation, detachment
~ плаценты placental separation
~ сетчатки retinal detachment
отставание *n* delay
~ в развитии developmental delay
отсталость *f*, умственная mental retardation
отстойник *m* sedimentation tank

отсу́тствие *n* пу́льса pulselessness
отта́лкивание *n* repulsion
о́ттиск *m*, отде́льный offprint
отто́к *m* outflow, efflux
оторга́ть(ся) reject
оторже́ние *n* rejection
 ~ по́чки kidney rejection
 ~ транспланта́та graft rejection
 ~ транспланта́та из со́бственной тка́ни homograft rejection
отха́ркивать expectorate
отха́ркивающее *n* expectorant
отхо́ды *m pl* waste(s), waste products
 ~, промы́шленные industrial wastes
 ~, радиоакти́вные radioactive waste
 ~, сельскохозя́йственные agricultural wastes
отцо́вство *n* paternity
официна́льный officinal
офтальми́я *f* ophthalmia
 ~, весе́нняя spring ophthalmia, vernal conjunctivitis
 ~, мигри́рующая migratory ophthalmia
 ~, симпати́ческая sympathetic ophthalmia
 ~, электри́ческая electric ophthalmia
офтальмо́лог *m* ophthalmologist, oculist
офтальмоло́гия *f* ophthalmology
 ~, операти́вная eye [ophthalmic] surgery
офтальмоско́п *m* ophthalmoscope, eye speculum, fundoscope
офтальмоскопи́я *f* ophthalmoscopy
охва́т *m* медици́нским обслу́живанием medical coverage
охлажда́ть refrigerate, cool
охлажде́ние *n* refrigeration, cooling
 ~, водяно́е water cooling
 ~, ме́стное local cooling
 ~, пове́рхностное surface cooling
охра́на *f*:
 ~ де́тства child welfare
 ~ матери́нства maternity care
охри́плость *f* hoarseness
охроно́з *m* ochronosis
оце́нивать evaluate
оце́нка *f* assessment, evaluation
 ~, эти́ческая ethical opinion
оча́г *m* (*патологического процесса*) focus
 ~ гно́йный suppurative focus
 ~, инфекцио́нный focus of infection
очаго́вый focal
очеви́дный obvious
оче́рченный marginated
очи́стка *f* purification, cleaning, depuration
очища́ть purify; rectify; clean
очища́ющий depurative
очи́щенный purified
очки́ *pl* spectacles, eyeglasses
 ~ для бли́жнего зре́ния spectacles for near vision
 ~ для да́ли spectacles for distant vision

~ для чте́ния reading spectacles
ошиба́ться mistake
оши́бка *f* error, mistake
  ~ вы́борочного иссле́дования sampling error
  ~, диагности́ческая diagnostic error, diagnostic mistake
  ~ копи́рования *ген.* miscopying
  ~, случа́йная random error
  ~, станда́ртная bias
ощути́мый perceptible
ощуще́ние *n* sensation, sense
  ~, вкусово́е taste

П

па́дать fall
па́зуха *f анат.* sinus
  ~, верхнечелюстна́я [га́йморова] maxillary sinus
  ~, ло́бная frontal sinus
  ~ но́са, прида́точная paranasal sinus
паке́т *m* pack
пала́та *f*:
  ~, больни́чная ward, hospital room
  ~, терапевти́ческая medical ward
пала́та-изоля́тор *f* isolation ward
пала́тка *f* tent
  ~, кислоро́дная oxygen tent
па́лец *m*:
  ~, безымя́нный ring finger
  ~ ки́сти finger, dactyl
  ~ ки́сти, большо́й pollex, thumb
  ~ ки́сти, сре́дний long [middle, third] finger
  ~ стопы́ toe
  ~ стопы́, большо́й hallux, big [great] toe
  ~, указа́тельный index finger, forefinger
па́лочка *f* 1. rod 2. bacillus (*pl* bacilli)
  ~ брюшно́го ти́фа typhoid bacillus, Salmonella typhosa
  ~, дифтери́йная diphtheria [Loeffler's] bacillus, Corynebacterium diphtheriae
  ~, кислотоусто́йчивая acid-fast bacillus
  ~, кише́чная colon bacillus, Escherichia coli
  ~ прока́зы Hansen's [leprosy] bacillus, Mycobacterium leprae
  ~, сенна́я hay [grass] bacillus, Bacillus subtilis
  ~ сетча́тки rod cell
  ~, туберкулёзная tubercle [Koch's] bacillus, Mycobacterium tuberculosis
пальпа́ция *f* palpation
  ~, бимануа́льная bimanual palpation
  ~, глубо́кая deep palpation
  ~, скользя́щая sliding palpation
  ~, сравни́тельная comparative palpation
  ~, тща́тельная thorough palpation
пальпи́ровать palpate
пальпи́руемый palpable
па́льцы *m pl* в ви́де бараба́нных па́лочек clubbed fingers

па́мять f memory
~, долгосро́чная long-term memory
~, зри́тельная vision memory
~, иммунологи́ческая immune [immunological] memory
~, кратковре́менная immediate [short-term] memory
~ на отдалённые собы́тия remote memory
~, операти́вная см. па́мять, кратковре́менная
панаце́я f panacea
пандеми́я f pandemia
пане́ль f panel
панкарди́т m pancarditis
панкреанекро́з m pancreatolysis
панкреати́т m pancreatitis
~, кисто́зный cystic pancreatitis
панкреатэктоми́я f pancreatectomy
панмиелопати́я f panmyelopathy
панникули́т m panniculitis
~, рецидиви́рующий узлова́тый ненагна́ивающийся relapsing nodular nonsuppurative panniculitis, Weber-Christian's disease
~, узлова́тый nodular panniculitis
па́ннус m pannus
пансинуси́т m pansinusitis
панцитопени́я f pancytopenia
~, арегенерато́рная aregenerative pancytopenia
папилло́ма f papilloma
~, мя́гкая soft papilloma
~, твёрдая hard papilloma
па́пула f papula

папулёзный papular
пар m steam
па́ра f, алле́льная allelic pair
параби́оз m parabiosis
параби́онт m parabiont
парагри́пп m parainfluenza, paragrip(p)e
парадокса́льный paradoxic
парази́т m parasite
~ живо́тных zooparasite
~, кровососу́щий blood-sucking parasite
~, непатоге́нный harmless [nonpathogenic] parasite
~, облига́тный obligate parasite
~, факультати́вный facultative parasite
паразитоло́гия f parasitology
паракоклю́ш m parapertussis
парализова́ть palsy
парали́ч m palsy, paralysis
~, восходя́щий ascending palsy, Landry's paralysis
~, вя́лый flaccid palsy
~, де́тский infantile paralysis
~, де́тский церебра́льный infantile cerebral paralysis
~, дрожа́тельный shaking [trembling] palsy
~ от сдавле́ния compression palsy
~, семе́йный периоди́ческий familial periodic paralysis
пара́метр m parameter
параметри́т m pelvic cellulitis
парамиксови́рус m paramyxovirus
паранеопласти́ческий paraneoplastic
паранефри́т m paranephritis

ПАРАНО́ЙЯ

парано́йя *f* paranoia
параплеги́я *f* paraplegia
~, спасти́ческая spastic paraplegia
парапрокти́т *m* paraproctitis
парапротеинеми́я *f* paraproteinemia
парапсихоло́гия *f* parapsychology
парати́ф *m* paratyphoid
парафи́н *m* wax, paraffin
парафино́ма *f* paraffinoma
парацентéз *m* paracentesis
~ бараба́нной перепо́нки myringotomy
парвови́рус *m* parvovirus
парéз *m* paresis
парентера́льный parenteral
паренхи́ма *f* parenchyma
парестези́я *f* paresthesia
париета́льный parietal
паркинсони́зм *m* parkinsonism
пароти́т *m* parotitis
~, эпидеми́ческий epidemic parotitis, mumps
партеногенéз *m* parthenogenesis
партнёр *m* partner
~, гомосексуа́льный homosexual partner
па́рус *m* *(клапана)* velum
парша́ *f* honeycomb ringworm, favus
пасса́ж *m* *микр.* passage
пасто́зность *f* puffiness
пасть *f*, во́лчья cleft palate, palatoschisis
патогенéз *m* pathogenesis
патоге́нный pathogenic
патогномони́чный pathognomonic
патологи́ческий pathologic(al)

патоло́гия *f* pathology
~ вое́нного вре́мени war pathology
па́уза *f* pause
~, компенса́торная compensatory pause
пах *m* groin
пахидактили́я *f* pachydactyly
пахименинги́т *m* pachymeningitis
па́хнуть smell
па́ховый inguinal
пацие́нт *m* patient ◇ осма́тривать ~а to see a patient
~, амбулато́рный outdoor patient
~, лежа́чий recumbent patient
~, носи́лочный litter patient
~, стациона́рный indoor patient
педиа́тр *m* pediatrician
педиатри́я *f* pediatrics, pediatry
педикулёз *m* lousiness, pediculosis
пелёнка *f* napkin, diaper
~, подкладна́я drawsheet
пелла́гра *f* pellagra, maidism
пельвиоперитони́т *m* pelvic peritonitis, pelvi(o)peritonitis
пе́мфигус *m* pemphigus
пе́на *f* scum, foam
пенетри́ровать penetrate
пе́нящийся foamy
пепси́н *m* pepsin
пепти́д *m* peptide
~, натрийурети́ческий natriuretic peptide
пептида́за *f* peptidase
пепти́ческий peptic
перви́чный primary
первонача́льный primordial

первопричи́на *f* initial cause
первородя́щая *f* primapara
перева́ривать digest
перевозбужде́ние *n* superexcitation
перевя́зка *f* dressing
~ сосу́да vasoligation, vasoligature
перевя́зочная *f* dressing room
перевя́зывать dress, bandage, ligate
переги́б *m* kink, angulation
~ кза́ди retroversion, retroflexion
~ кпе́реди anteversion, anteflexion
перегоро́дка *f* septum
~, межжелу́дочковая interventricular septum
~, межпредсе́рдная interatrial septum
~, носова́я nasal septum
перегоро́дочный septal
перегрева́ние *n* overheating
перегру́женный overburden
перегру́зка *f* overload(ing)
~ кинети́ческая kinetic overloading
~, тони́ческая tonic overloading
переда́тчик *m* transmitter
переда́ча *f* (*инфекции*):
~ от челове́ка челове́ку person-to-person spread, man-to-man transmission
~, трансплацента́рная placental transmission
~ че́рез насеко́мых insect transmission
пере́дний anterior
передози́ровать overdose
перееда́ние *n* overeating
перезре́лый hypermature

ПЕРЕЛО́М

перека́рмливание *n* hyperalimentation, superalimentation, supernutrition, overfeeding
пе́рекись *f* peroxide
~ водоро́да hydrogen dioxide
перекрёст *m*, зри́тельный optic chiasm
перекрёстный overlap (*напр. синдром*)
перекру́т *m* torsion
~ яи́чника ovary torsion
перекру́ченный twisted
перелива́ние *n* transfusion
~, внутриартериа́льное intraarterial transfusion
~, ка́пельное drip transfusion
~ кро́ви blood transfusion, hemotransfusion
~ кро́ви, замести́тельное replacement transfusion
~, прямо́е direct [immediate] transfusion
~, стру́йное stream transfusion
~ це́льной кро́ви full-blood transfusion
перело́м *m* fracture
~, вколо́ченный impacted fracture
~, внутрисуставно́й intraarticular fracture
~, закры́тый closed fracture
~, компрессио́нный compression fracture
~, осложнённый complicated fracture
~, откры́тый open fracture
~, поднадко́стничный subperiosteal fracture
~, прямо́й direct fracture

ПЕРЕЛО́М

~, сло́жный compound fracture

~, сро́сшийся consolidated fracture

~, уста́лостный march [fatigue] fracture

~, эпифиза́рный epiphysial fracture

перемежа́ющийся remittent

перемеще́ние *n* displacement

~ зубо́в, ортодонти́ческое orthodontic tooth movement

перенапряже́ние *n* overstrain

перено́с *m* (*инфекции*) transmission, transfer

~, возду́шный aerial transmission

~ инфе́кции transmission of infection

~ половы́м путём sexual transmission

~, трансовариа́льный transovarial transmission

переноси́мость *f* tolerance

перено́сица *f* bridge of the nose

перено́сный mobile

перено́счик *m* (*инфекции*) transmitter, vector, carrier

~ боле́зни disease carrier

переобуче́ние *n* reeducation

переохлажде́ние *n* supercooling

перепо́нка *f* membrane

~, бараба́нная tympanic [drum] membrane

перепо́нчатый membraneous

перераздраже́ние *n* overirritation

перерастяже́ние *n* strain, overdistension, superdistension

перере́зка *f*:

~ блужда́ющего не́рва vagotomy

~ пупови́ны omphalotomy

перерожде́ние *n*:

~, жирово́е fatty change

~, злока́чественное malignant transformation

~, кисто́зное cystic degeneration

переса́дка *f* transplantation, grafting

~ ко́жи skin grafting

~ ко́стного мо́зга bone marrow transplantation

~ по́чки kidney transplantation

~ се́рдца cardiac [heart] transplantation

~ тка́ни tissue transfer

~ чужеро́дной тка́ни xenotransplantation

переутомле́ние *n* overfatigue, overwork, overstrain

периартерии́т *m* periarteritis

~, узелко́вый nodular periarteritis, periarteritis [polyarteritis] nodosa

периартри́т *m* periarthritis

~, плечелопа́точный humeroscapular periarthritis

периартропа́тия *f* periarthropathy

перибронхи́т *m* peribronchitis

периваскуля́рный perivascular

перика́рд *m* pericardium, heart sac

перикарди́т *m* pericarditis

~, констрикти́вный constrictive pericarditis

~, облитери́рующий obliterating pericarditis

~, сухо́й dry pericarditis

~, экссудативный exudative pericarditis
периметрия *f* perimetry
перинеотомия *f* perineotomy
период *m* period
~ беременности gestational period
~, инкубационный incubation period
~, климактерический climacteric period
~, латентный latency period
~ полураспада half-life period
~, послеродовой postnatal [puerperal] period, puerperium
~, продромальный prodromal period, prodromal stage
~, рефрактерный refractory period
периодически periodically
периодичность *f* periodicity
периодонт *m* periodontium
периодонтит *m* pericementitis, periodontitis
~, верхушечный apical periodontitis
периостит *m* periostitis
припроктит *m* periproctitis
перистальтика *f* peristaltic waves, peristalsis
~ желудка gastric peristalsis
~ кишечника intestinal peristalsis
~ пищевода esophageal peristalsis
перитендинит *m* peritendinitis
~, кальцифицирующий calcific peritendinitis
перитонит *m* peritonitis
~, гнойный purulent peritonitis
~, жёлчный bile peritonitis, choleperitonitis
~, каловый fecal peritonitis
~, туберкулёзный tuberculous peritonitis
периферический peripheral
перифлебит *m* periphlebitis
перкуссия *f* percussion
~, непосредственная [прямая] direct [immediate] percussion
~, сравнительная comparative percussion
перкуторно on percussion
перлеш *m* perlèche
пероксидация *f* липидов lipid peroxidation
перорально orally
персистенция *f* persistence
персистировать persist
персонал *m* personnel, staff
~, больничный hospital staff
~, вспомогательный медицинский auxiliary medical personnel
~, медицинский medical personnel, medical staff
~, младший медицинский junior medical personnel
~, руководящий медицинский head medical personnel
~, сестринский nursing staff
~, средний медицинский paramedical personnel
перфорация *f* perforation
~ головки плода fetal head perforation
~ кишки intestinal perforation

ПЕРФОРАЦИЯ

~ перегородки perforation of the septum
перфузия *f* perfusion
перхоть *f* scurf, dandruff
перчатки *f pl*, резиновые rubber gloves
песок *m* sand
~, мочевой urinary sand
пессарий *m* pessary
~, кольцевой ring pessary
петехия *f* petechia
петля *f* snare, loop, ansa
~ кишечника intestinal loop
~, проволочная wire loop
петрификация *f* petrification
печать *f* врача, личная doctor's personal seal
печёночный hepatic
печень *f* liver
~, амилоидная amyloid liver
~, жировая fatty liver
~, застойная congested liver
~, мускатная nutmeg liver
печь *f* oven
пигмент *m* pigment
~, жёлчный biliary [bile] pigment
~, кровяной blood pigment
~, чёрный black pigment
пигментация *f* pigmentation
пиелит *m* pyelitis
пиелография *f* pyelography
~, внутривенная intravenous pyelography
~, ретроградная retrograde pyelography
~, экскреторная excretion pyelography
пик *m* peak
пикорнавирус *m* picornavirus
пила *f* saw

~, ампутационная amputation saw
~ для гипса gypsum saw
~, листовая blade saw
~, проволочная wire saw
пилоропластика *f* pyloroplasty
пилюля *f* pill, pilule
пиноцитоз *m* pinocytosis
пинцет *m* pincers, tweezers
~ для предметных стёкол slide forceps
~, ушной ear forceps
~, хирургический surgical [tissue] forceps
пиодермия *f* pyoderm(i)a
~, гангренозная gangrenous pyoderma
пипетка *f* dropping tune, pipet, dropper
~, градуированная graduated pipet
~, дозирующая dosing pipet
пиридин *m* pyridin
пирогенный pyrogenic
пирофосфат *m* pyrophosphat
пирофосфатаза *f* pyrophosphatase
питание *n* nutrition, nourishment, alimentation
~, зондовое (gastro)gavage
~, искусственное artificial alimentation
~, пониженное undernourishment, subalimentation
~, принудительное forced alimentation
питать nourish
питириа *m* pityriasis
питуицит *m* pituicyte
пиурия *f* pyuria
пищ/а *f* food, meal ◇ принимать ~у to meal

ПЛОД

пищеварение *n* digestion
пищеварительный digestive
пищевод *m* esophagus, gullet
пиявка *f* leech
~, медицинская medical leech
плавание *n* swimming
плазма *f* plasma
~, иммунная immune plasma
~ крови blood plasma
плазмаферез *m* plasma depletion, plasmapheresis
плазмин *m* plasmin
плазминоген *m* plasminogen
плазмодий *m* plasmodium
плазмолемма *f* cytolemma, plasmolemma
плазмоцитома *f* plasmocytoma, plasmacytoma, plasmoma, plasma-cell myeloma
планирование *n* семьи family planning
пластика *f*:
~ бронха bronchoplasty
~ влагалища vaginoplasty
~ нёба palatoplasty
~ сфинктера sphincteroplasty
~ шейки матки tracheloplasty
пластинка *f* plate, lamella
~, концевая *анат.* endplate
~, ногтевая nail plate
пластырь *m* plaster, emplastrum
плата *f* charge
платить pay
плацебо *n* placebo
плацента *f* placenta, afterbirth, maza
плевать spit; expectorate
плевра *f* pleura

~, висцеральная visceral pleura
~, париетальная parietal pleura
плеврит *m* pleurisy
~, геморрагический hemorrhagic pleurisy
~, осумкованный blocked [encapsulated] pleurisy
~, серозный serous pleurisy
~, слипчивый adhesive pleurisy
~, сухой dry pleurisy
~, фибринозный fibrinous [plastic] pleurisy
~, экссудативный exudative pleurisy
плексит *m* plexitis
плёнка *f* film
~, дифтерийная diphtheritic membrane
плесень *f* must
плетизмография *f* plethysmography
~, пальцевая finger plethysmography
плетора *f* plethora
плечевой humeral, brachial
плечелопаточный humeroscapular
плечо *n* shoulder; brachium, arm
~, «замороженное» frozen shoulder
плешивость *f* baldness, alopecia
плод *m* fetus
~, гигантский huge [giant] fetus
~, гипотрофичный small-for-date fetus
~, доношенный term fetus
~, мацерированный macerated fetus

ПЛОД

~, недоно́шенный premature fetus
~, перено́шенный postmature fetus
плодови́тость *f* fecundity
пло́мба *f*:
  ~, зубна́я filling, stopping
  ~, зубна́я вре́менная provisional [temporary] filling
  ~, зубна́я постоя́нная permanent filling
пломбирова́ние *n* filling
пломбирова́ть *(зуб)* fill, stop
пло́ский flat, plane
плоскокле́точный planocellular
плоскосто́пие *n* platypodia, flatfoot
пло́тность *f* density
пло́тный thick, tight; dense
плоть *f*, кра́йняя prepuce, foreskin ◇ удаля́ть кра́йнюю ~ to remove prepuce
плохо́й poor, bad
пло́щадь *f* area
плюсна́ *f* metatarsus
пневмоко́кк *m* pneumococcus
пневмокониоз *m* pneumoconiosis
пневмони́т *m* pneumonitis
пневмони́я *f* pneumonia
  ~, ви́русная virus pneumonia
  ~, грибко́вая fungal [mycotic] pneumonia
  ~, гипостати́ческая hypostatic pneumonia
  ~, гриппо́зная influenzal [grippale] pneumonia
  ~, двусторо́нняя bilateral pneumonia
  ~, интерстициа́льная interstitial pneumonia
  ~, казео́зная caseous pneumonia
  ~, крупо́зная croupous pneumonia
  ~, мигри́рующая migratory pneumonia
  ~, очаго́вая focal pneumonia
  ~, эозинофи́льная eosinophilic pneumonia, Loeffler's syndrome
пневмото́ракс *m* pneumothorax ◇ накла́дывать ~ to apply pneumothorax
  ~, иску́сственный artificial [induced] pneumothorax
  ~, кла́панный valvular pneumothorax
  ~, односторо́нний unilateral pneumothorax
  ~, откры́тый open pneumothorax
  ~, спонта́нный spontaneous pneumothorax
  ~, травмати́ческий traumatic pneumothorax
побеле́ние *n* albication
поведе́ние *n* behavior
пове́рхностно-акти́вный surface-active
пове́рхностный superficial
пове́рхность *f* surface
  ~, бокова́я lateral surface
  ~, ве́рхняя upper surface
  ~, жева́тельная masticatory surface
  ~, за́дняя dorsal surface
  ~ ко́жи skin surface
  ~, ни́жняя inferior surface
  ~, откры́тая free surface
  ~, пере́дняя ventral surface
поворо́т *m* плода́ version
  ~ на голо́вку cephalic version

~ на ножку podalic version
~, наружный external version
~ органа кпереди anteversion
~ самопроизвольный spontaneous version
повреждать disturb, damage
повреждение *n* lesion, damage
повреждённый damaged
повсеместный ubiquity
повторный repeated
повторяемость *f* replication
повторяющийся recurrent
повторять repeat
повышать raise, elevate
повышение *n* elevation, rise
~ температуры temperature rise
повязк/а *f* dressing, bandage
◇ накладывать ~у to put on [to apply] a bandage; снять ~у to take off a bandage
~, антисептическая antiseptic dressing
~, асептическая aseptic dressing
~, всасывающая absorbent dressing
~, гипсовая plaster (of Paris) bandage
~, давящая pressure dressing, compressing bandage
~ для вытяжения traction bandage
~, иммобилизирующая immovable bandage, fixed dressing
~, колосовидная spica (bandage)
~, косыночная triangular bandage
~, крестообразная cross bandage
~, круговая circular bandage
~, марлевая gauze bandage
~, окончатая fenestrated bandage
~, поддерживающая sling
~, пращевидная fourtailed bandage
~, тугая tight bandage
погибать perish
поглаживание *n* (*приём массажа*) stroking massage
поглаживать palm
поглощение *n* intake
погрешность *f* error
~ измерения measuring error
~ прибора instrumental error
погружать immerse
подавление *n* suppression
подавлять suppress
подагра *f* podagra, gout
подагрический gouty
подбор *m* matching
подбородок *m* chin
подвергаться undergo
подвздошный ileac, ileal
подвид *m* subspecies
подвижность *f* motility, mobility, excursion
~, ограниченная limited excursion
~ сустава joint movement, joint mobility
подвижный mobile, motile; wandering
подвывих *m* subluxation
~ хрусталика subluxation of lens
подглазничный infraorbital, suborbital

ПОДГОЛОВНИК

подголо́вник *m* headrest
подгру́ппа *f* subgroup
подгу́зник *m* pilch
поддаю́щийся лече́нию medicable, curable
подде́рживать maintain; support
поддиафрагма́льный subdiaphragmatic, subphrenic
подзаты́лочный suboccipital
подкла́панный subvalvular
подключи́чный subclavian
подко́жный subcutaneous, subdermal, hypodermic
подколе́нный popliteal
подко́рковый subcortical
по́длинный original
подлопа́точный subscapular
подмы́шечный (sub)axillary
поднадко́стничный subperiosteal
поднима́ться lift, ascend
подногтево́й hyponychial
подно́с *m* tray
подо́бие *n* similarity
подозрева́ть suspect
подозре́ние *n* suspicion
подо́стрый subacute
подо́шва *f* pelma, planta
~ стопы́ sole
подо́швенный plantar
подплевра́льный subpleural
подпоро́говый subliminal, subthreshold
подрёберный subcostal
подсеро́зный subserous
подсли́зистый submucous
подсозна́тельный subconscious
подста́вка *f* stand
подтвержда́ть confirm
подти́п *m* subtype
поду́шка *f*, кислоро́дная oxygen bag

подхо́д *m* approach
подчелюстно́й submandibular
подчре́вный hypogastric
подшива́ние *n* са́льника omentopexy
подщела́чивание *n* alkalinization
подщела́чивать alkalify, alkalinize
подъём *m* rise
подъёмник *m* lift
подъязы́чный sublingual, hypoglossal
по́езд *m*, санита́рный hospital train
пожило́й elderly
позвоно́к *m* vertebra, spondyl(e)
~, зубови́дный odontoid vertebra, epistropheus
~, поясни́чный lumbar vertebra
~, расщеплённый butterfly vertebra
~, сплю́щенный collapsed vertebra
~, ше́йный cervical vertebra
позвоно́чник *m* backbone, rachis, spine, spinal [vertebral] column
позвоно́чный vertebral, spinal
по́здний late
позна́бливание *n* shivering, chilling
по́иск *m* search
пойкилоцито́з *m* poikilocytose
показа́ние *n* indication
показа́тель *m* index, rate
~ выжива́емости survival value

ПОЛОВОЙ

~ гематокрита packed cell volume
~ заболеваемости morbidity rate
~ материнской смертности maternal mortality rate
~ мёртворождаемости stillbirth rate
~ смертности mortality rate
показывать show
покалывание *n* tingling, tingle
покашливание *n* hacking cough, tussicalation
покой *m* 1. rest, quiescense 2. (*помещение*) room, ward
~, полный thorough rest
~, приёмный admission [reception] room, reception ward, reception office
поколачивание *n* (*приём массажа*) tapotement
покраснение *n* reddening
покров *m*, наружный integument
покрывать cover
покрытие *n* coating, covering
~, кишечнорастворимое (*таблетки*) enteric coating
поксвирус *m* poxvirus
пол *m* sex
полагать think, suppose
поле *n* field
~ зрения visual field, eyeshot
~ зрения микроскопа field of microscope
~, лёгочное lung field
~, тёмное dark field
полезный useful; salubrious
ползание *n* crawling
ползучий serpiginous

поливалентность *f* multivalency
полигенный polygenic
полидактилия *f* polydactyly
поликистозный multicystic
поликлиника *f* policlinic, polyclinic
~, детская child health center
полимиалгия *f* polymyalgia
~, ревматическая polymyalgia rheumatica
полимиозит *m* polymyosit
полиморфизм *m* polymorphism
полиневрит *m* polyneuritis
полиовакцина *f* poliovaccine
~, живая аттенуированная live attenuated poliovaccine
полиовирус *m* poliovirus
полиомиелит *m* poliomyelitis
полип *m* polyp
~, железистый adenomatous polyp
~ на ножке pedunculated polyp
полипептид *m* polypeptid
полиплоидия *f* multiploidy, polyploidy
полипоз *m* polyposis
~ кишечника intestinal polyposis
полипрагмазия *f* polypragmasy
полисерозит *m* polyserositis
полиурия *f* polyuria, hydruria
полицитемия *f* polycyth(a)emia
поллиноз *m* pollinosis, pollen allergy
полный profound, complete
половой sexual, genital

ПОЛОЖЕ́НИЕ

положе́ние *n* position; posture, lie *(of a fetus)*
~ больно́го patient's position
~, вертика́льное upright posture; erect position
~, горизонта́льное horizontal [supine] position
~, коле́нно-локтево́е knee-elbow position
~, косо́е oblique position
~, крити́ческое emergency
~ на боку́ side position, unilateral posture
~ на животе́ prone [ventricumbent] position
~, накло́нное tilted position
~, непра́вильное malposition, misplacement
~ плода́ fetal position, fetal lie
~ плода́, попере́чное transverse presentation, transverse lie
~ плода́, ущемлённое попере́чное impacted transverse lie
~, со́гнутое bent posture
положи́тельный positive
полоса́ *f* stria, stripe; band
~ поглоще́ния absorption band
полоса́тый striated
поло́ска *f* лейкопла́стыря strap
полоска́ние *n* rinse, gargle
~ го́рла throat wash
полоска́ть *(горло)* gargle
полостно́й cavitary
по́лость *f* cavity, chamber
~ абсце́сса abscess cavity
~, бараба́нная tympanum
~, брюшна́я abdominal cavity
~, грудна́я thoracic cavity
~, плевра́льная pleural cavity
~ рта oral cavity
~, суставна́я joint space, articular cavity
~ та́за pelvic cavity
полужи́дкий semifluid
полукру́жный semicircular
полулу́нный semilunar
полупрозра́чный semitranslucent
полупроница́емый semipermeable
получа́ть obtain, receive
полуша́рие *n* hemisphere
~ большо́го мо́зга cerebral hemisphere
по́льза *f* benefit
по́люс *m* pole
полюса́ *m pl*, разноимённые opposite poles
поляриза́ция *f* polarization
помеща́ть place
по́мнить remember
помо́щник *m* helper; assistant
по́мощь *f* help, aid, assistance
~ на дому́, медици́нская home health service
~, неотло́жная emergency [immediate] medical care
~, пе́рвая first aid
~, ско́рая ambulance
помутне́ние *n* opacity
поно́с *m* diarrhea
~, водяни́стый watery diarrhea
~, крова́вый bloodstained diarrhea
попере́чный transverse
популя́ция *f* population
~, гомоге́нная pure population

по́ра *f* osculum, pore
пораже́ние *n* lesion, affection, damage
~, лучево́е radiation damage, radiation injury
~ мо́лнией lightning burn
поражённый affected
поре́з *m* cut
~, глубо́кий slash
по́ристость *f* porosity
по́ристый spongy
поро́г *m* threshold
~ болево́й (чувстви́тельности) pain threshold, pain limit
~ восприя́тия threshold of sensitivity, reception threshold
~ различе́ния differential threshold
~ слухово́го восприя́тия [слухово́й] hearing threshold
~, чувстви́тельности sensitivity threshold
порожда́ть originate, generate
поро́к *m*:
~, врождённый congenital defect
~, митра́льный mitral valvular disease
~ разви́тия developmental defect, maldevelopment
~ се́рдца heart disease, vitium cordis, valvular defect
поро́чный vicious
порошо́к *m*:
~, ме́лкий powder
~, сло́жный compound powder
порта́льный portal
порфири́я *f* porphyria

~, по́здняя ко́жная porphyria cutanea tarda
поря́док *m* order
посе́в *m микр.* seeding; inculation; plating
~ на ча́шки Пе́три plating
посеща́ть *(больно́го)* attend
после́д *m* secundines, afterbirth
после́дний last
после́довательность *f* sequence
~ аминокисло́т amino-acid sequence
~ нуклеоти́дов nucleotide sequence
после́дствие *n* sequence, aftereffect
после́дующий subsequent
послеродово́й postnatal, postpartum, puerperal
по слу́чаю *(чего́-л.)* on the occasion of...
посме́ртный postmortal
посо́бие *n (напр. по боле́зни)* benefit
посре́дник *m* messenger
пост *m*:
~ медсестры́ nurse's station
постгеморраги́ческий posthemorrhagic
по́стер *m* poster
постоя́нный permanent; constant
посттравмати́ческий posttraumatic
поступле́ние *n* income
посыла́ть send
пот *m* sweat
~, ночно́й night sweat
поте́ние *n* perspiration, sudation
потенциа́л *m* potential

ПОТЕНЦИА́Л

~ де́йствия action potential
~, мембра́нный membrane potential
~, окисли́тельно-восстанови́тельный redox potential
~ поврежде́ния injury potential
~, следово́й afterpotential
поте́нция f potency
поте́ря f loss
  ~ аппети́та loss of appetite
  ~ ве́са weight loss
  ~ вкусово́го восприя́тия taste-blindness
  ~ воды́ water loss
  ~ жи́дкости fluid loss
  ~ зре́ния loss of vision, visual loss
  ~ па́мяти loss of memory
  ~ соле́й salt loss
  ~ чувстви́тельности loss of sensation, sense [sensory] loss
потни́ца f miliaria, sudamen
потого́нный hidrotic
пото́к m stream
пото́мок m offspring
пото́мство n posterity; progeny; offspring
потоотделе́ние n hidrosis, diaphoresis, sweating, sudation
потребле́ние n intake
потре́бность f requirement, need, demand
  ~ в пита́нии nutritional need
потрясе́ние n shake
поту́ги f pl (в родах) bearing-down, labors
похо́дка f gait
похуда́ние n weight loss
почесу́ха f prurigo
  ~, де́тская prurigo infantilis

~, ле́тняя prurigo estivalis, summer prurigo
по́чечный renal
по́чка f kidney
  ~, блужда́ющая floating [wandering] kidney
  ~, доба́вочная accessory kidney
  ~, кисто́зная cystic kidney
  ~, подковообра́зная horseshoe kidney
  ~, смо́рщенная contracted kidney
  ~, шо́ковая shock kidney
почкообра́зный kidney-shaped
появле́ние n сы́пи onset of the rash
по́яс m girdle
  ~, плечево́й thoracic girdle
  ~, та́зовый pelvic girdle, pelvic arch
поясни́ца f loin
пояснично-крестцо́вый sacrolumbal, lumbosacral
поясни́чный lumbar
пра́вильный right
праворукость f dextrality
пра́вый right, dextral
пра́ктика f practice
пребыва́ние n в стациона́ре hospital stay
превраща́ться(ся) turn, convert
превраще́ние n conversion
преддве́рие n vestibule, atrium
  ~ ротово́й по́лости oral vestibule
преде́л m limit, term ◇ в ~ах within the range; в ~ах но́рмы within normal limits
  ~ выно́сливости endurance limit, limit of fatigue

~ переносимости tolerance limit
~ слышимости audibility limit
предлагать offer
предлежание n presentation
~, головное head presentation
~, ножное foot presentation
~ плаценты placental presentation, placenta previa
~ плода, неправильное malpresentation
~, ягодичное breech presentation
предмет m subject
предоперационная f scrub-up room
предостережение n warning
предосторожность f precaution
предохранение n preservation; protection
предплечье n forearm
предплюсна f tarsus
предплюсневой tarsal
предполагаемый tentative
предполагать suggest, suppose
предпочитать prefer
предрасположение n predisposition
~, врождённое hereditary predisposition
~, генетическое genetic predisposition
предрасположенный к аллергии allergy-prone
предродовой prenatal
предсердие n atrium
предсердный atrial
предсмертный agonal, premortal
предупреждать prevent

предупреждение n prevention
предшественник m precursor
предшествовать precede
предшествующий previous, prior
преждевременный premature
презерватив m condom
преимущественно predominantly
преинкубация f preincubation
прекардиальный precardiac
преломление n refraction
преобладание n predominance
препарат m preparation, specimen
~, лекарственный medicinal preparation; drug
~, микроскопический slide
~, микроскопический окрашенный stained slide
~, неокрашенный unstained preparation
~ продлённого действия repository drug
~, учебный teaching specimen
прерывание n (напр. беременности) interruption
прерывать discontinue, interrupt
прерывистый discrete, intermittent
пресбиопия f presbyopia
преходящий transient
преципитация f precipitation
преципитин m precipitin
преэклампсия f pre-eclampsia
прибавлять в весе gain in weight
приблизительно approximately, nearly

ПРИВИВКИ

прививки *f pl* vaccination
~, календа́рные scheduled vaccination
~, профилакти́ческие preventive vaccination
приви́нчивать screw on
привлека́ть attract
приводи́ть *(к чему-л.)* result in, cause
привра́тник *m (желудка)* pylorus
привыка́ние *n* habituation
привы́чка *f* habit
~, вре́дная harmful habit
привы́чный habitual
приготовле́ние *n* preparation
приготовля́ть prepare
прида́ток *m* appendage, annexum
приём *m*, ручно́й maneuver
приёмная *f* waiting room
приживле́ние *n* трансплантата graft retention, engraftment
прижига́ние *n* cauterization
прижига́ть sear
при́знак *m* feature, sign; mark; stigma
~ боле́зни symptom
~, диагности́ческий diagnostic character
~, насле́дственный hereditary feature
~, неблагоприя́тный unfavorable sign
~, ограни́ченный по́лом sex-limited character
~, приобретённый acquired character
~, прогности́ческий prognostic marker
~, сце́пленный с по́лом sex-linked character

прико́ванный к посте́ли bedfast
прикоснове́ние *n* touch
прикрепле́ние *n* attachment
при́кус *m* bite, occlusion
прили́в *m (крови)* blushing, rush of blood, afflux
примене́ние *n* application, use, usage
~, безопа́сное safe use
~, дли́тельное long-term use
применя́ть use, apply
при́месь *f* contaminant
примо́чка *f*, свинцо́вая lead water
принима́ть receive, take
принося́щий afferent
приобрета́ть gain
припа́док *m* seizure; fit, attack
припа́рка *f* stupe
припо́днятый raised, elevated
припу́дривать powder
приро́да *f*:
~, аллерги́ческая allergic origin
~, токси́ческая toxic origin
приро́дный native, natural
присоединя́ть(ся) join
при́ступ *m* fit, attack, paroxysm; seizure, stroke
~ боле́зни spell of illness
~ бо́ли shoot
~ ка́шля fit [attack] of coughing
~ лихора́дки febrile attack
~ тошноты́ qualm
прису́тствие *n* presence
прису́тствовать be present
прито́к *m* inflow
притупле́ние *n* obtusion

~ перкуто́рного зву́ка dullness
притуплённый flat
притяже́ние *n* attraction
причи́н/а *f* cause ◇ устраня́ть ~у to remove the cause
~ наруше́ния source of trouble
~, неизве́стная unknown origin
~, непосре́дственная immediate cause
~, неустано́вленная unspecified cause
~ сме́рти cause of death
причи́нно-сле́дственный cause-and-effect
причи́нный causal, causative
про́ба *f* 1. sample 2. proof, assay; trial, test
~, аллерги́ческая allergic test
~, аппликацио́нная patch test
~, бензиди́новая benzidine test
~, биологи́ческая bioassay
~, внутрико́жная intracutaneous [intradermal] test
~, волды́рная blister test
~, враща́тельная rotatory test
~, гидрофи́льная hydrophilic [McClure-Aldrich's] test
~, гистами́новая двойна́я double histamin [Rivers'] test
~, двухступе́нчатая two-step test
~ для иссле́дования слу́ха hearing test
~ для определе́ния остроты́ зре́ния vision test
~, калори́ческая Bárány's caloric test
~, ка́чественная qualitative test
~, ко́жная skin test
~, ко́жная с туберкули́ном tuberculin skin [Pirquet's] test; Mantoux test
~, коле́нно-пя́точная knee-heel test
~, коли́чественная quantitative test
~ кро́ви blood sample
~ на бере́менность pregnancy test
~ на переноси́мость глюко́зы glucose tolerance test
~ на резисте́нтность эритроци́тов erythrocyte resistance test
~ на скры́тую кровь occult blood test
~ на совмести́мость compatibility test
~ на совмести́мость до́нора и реципие́нта donor-recipient matching test
~ на стери́льность test for sterility
~ на чувстви́тельность (*напр. к антибио́тикам*) susceptibility test
~, ортостати́ческая postural [orthostatic] test
~, па́льце-носова́я pointing test
~, провокацио́нная provocative [challenge] test
~, протромби́новая Quick's [prothrombin time] test
~ с во́дной нагру́зкой water test
~ с ла́тексом latex test

ПРО́БА

~ с максима́льной нагру́зкой maximal exercise test
~ с нагру́зкой loading test
~, сро́чная quick [rapid] test
~ с физи́ческой нагру́зкой exercise test
проби́рка f (glass) tube
~ с ага́ром agar tube
~ с пита́тельной средо́й tube of medium
~, центрифу́жная centrifuge tube
про́бка f plug, tap; stopper
~, се́рная wax plug
~, стекля́нная glass stopper
про́бный tentative
про́бовать test
прободе́ние n желу́дка perforation of the stomach
прове́рка f check, inspection
проверя́ть check, inspect
провитами́н m provitamin
проводи́мость f conduction, conductivity
проводи́ть (электричество) conduct; (звук) convey
про́волока f wire
прогла́тывать swallow
прогно́з m prognosis, prediction
~ боле́зни prognosis for disease
~ в отноше́нии жи́зни prognosis for life
~, индивидуа́льный personal prognosis
~, отдалённый long-term prognosis
прогнози́рование n prediction
програ́мма f:
~, нау́чная scientific program
~, скри́нинговая screening program
прогресси́вный progressive
прогресси́рование n progression
~ боле́зни disease progression
продлева́ть prolong
продлённый prolonged
продолжа́ться last
продолжи́тельность f жи́зни life time, life span
продолжи́тельный long-lasting
продо́льный longitudinal
продро́м m prodrome
продрома́льный prodromal
продува́ние n insufflation
произво́льный arbitrary
проду́кт m product
~ выделе́ния excretory product
~, коне́чный end [final] product
~ обме́на веще́ств metabolic product, metabolite
~, промежу́точный intermediate product
~ распа́да breakdown product
~ расщепле́ния split product
продукти́вный productive
проду́кция f антите́л antibody production
прозра́чный pellucid, transparent
~ для рентге́новских луче́й radiolucent
производи́тельность f performance
производи́ть produce, perform
произво́льный voluntary

происходи́ть occur; originate, result from...
происхожде́ние n origin
прока́за f leprosy, lepra
~, не́рвная anesthetic leprosy
прока́лывать pierce; perforate
прокла́дка f, мя́гкая pad
проко́л m piercing, puncture
проконверти́н m proconvertin
прокти́т m rectitis, proctitis
проктоло́гия f proctology
пролакти́н m prolactin, lactogenic factor
прола́пс m prolapse
~ митра́льного кла́пана mitral valve prolapse
~ прямо́й кишки́ rectal prolapse
про́лежень m sore spot, pressure [bed] sore, decubitus
~, изъязвлённый decubital [pressure] ulcer
пролифера́ция f proliferation
~ тка́ни tissue proliferation
прома́сленный oiled
проме́жностный perineal
проме́жность f perineum
промежу́ток m space
~, межзу́бный interdental space
~, межрёберный intercostal space
промежу́точный intermediate
промыва́ние n wash(ing), lavage, lavement
~ брюшно́й по́лости intraperitoneal lavage
~, влага́лищное vaginal irrigation
~ желу́дка gastric lavage, gastric washing
промыва́ть wash; bathe
проника́ющий penetrating
проница́емость f penetrability, permeability
~ для га́зов gas permeability
~ капилля́ров capillar permeability
~ мембра́ны membrane permeability
~ по́чечных клубо́чков glomerular permeability
~ эндоте́лия endothelial permeability
проница́емый permeable
пропа́ривать steam
проперди́н m properdin
пропи́сывать prescribe, order
про́пись f prescription
пропи́тывание n impregnation
проре́зывание n:
~ голо́вки (плода) delivery [crowning] of the head
~ зубо́в teething
проре́зываться (о зуба́х) erupt
просве́т m lumen
просветле́ние n clarification; clearing
просвеще́ние n, санита́рное health education
простагланди́н m prostaglandin
простати́т m prostatitis
просте́йшие n pl биол. protozoa
просто́й simple, ordinary
простра́нство n space
~, межкле́точное intercellular space
~, мёртвое dead space

прострáция *f* prostration
простýда *f* chill, cold
простудúться catch a chill, catch [take] a cold
простыня́ *f* sheet; drape
протеáза *f* protease
протéз *m* prosthesis, prothesis
~, деревя́нный wooden prosthesis
~, зубнóй denture, framework
~ клáпана prosthetic valve
~ колéнного сустáва knee prosthesis
~ нúжней конéчности artificial leg
~ тазобéдренного сустáва hip prosthesis
протезúрование *n* prosthetics, prosthesis
протеúн *m* protein
~ óстрой фáзы acute phase protein
протеинáза *f* proteinase
протеинкинáза *f* protein kinase
протеинóз *m* proteinosis
~ мышц muscle proteinosis
протеинурúя *f* proteinuria
~, лихорáдочная febrile proteinuria
протеогликáн *m* proteoglycan
протеóлиз *m* proteolysis
противовоспалúтельный antiinflammatory
противогáз *m* gas mask
противогрибкóвый antimycotic
противозавитóк *m* (*ушной раковины*) ant(i)helix
противозачáточный contraceptive
противоопухолевый antineoplastic
противопоказáние *n* contraindication
противополóжный opposite, contralateral
протóк *m* duct
~, артериáльный arterial canal
~, ботáллов Botallo's duct
~, выводнóй excretory duct
~, груднóй лимфатúческий thoracic duct
~, жёлчный bile duct
~, мочевóй *эмбр.* urachus
~, óбщий жёлчный common hepatic duct
~, пузы́рный cystic duct
~, семявынося́щий deferent duct
протокóлы *m pl* proceedings
протромбúн *m* prothrombin
протрýзия *f* protrusion
~ вертлýжной впáдины acetabular protrusion
профессионáльный occupational
профéссор *m* professor
профилáктика *f* prophylaxis
~, вторúчная secondary [recidive] prophylaxis
профилактúческий prophylactic, preventive
прóфиль *m*:
~, иммунологúческий immunological profile
~, психологúческий psychological profile
профýзный profuse
прохóд *m* meatus
~, зáдний anus
~, зáдний искýсственный preternatural anus

~, нару́жный слухово́й ear canal
~, слухово́й auditory meatus
проходи́мый patent, passable
проходи́ть pass ◇ ~ че́рез (что-л.) pass through (smth)
прохожде́ние n passage
~ пи́щи food passage
процеду́ра f procedure
проце́сс m process
~, атероге́нный atherogenic process
~, воспали́тельный inflammatory process
~, необрати́мый irreversible process
про́чность f stability
проявле́ние n 1. manifestation, presentation 2. development
~ боле́зни manifestation of the disease
~, клини́ческое clinical aspect
~, somatíческое somatic manifestation
~, факультати́вное facultative manifestation
проявле́ния n pl, мно́жественные multiple manifestations
проявля́ться manifest
пруриго n prurigo
прыщева́тый spotty
прямо́й straight
псевдоанеми́я f pseudoanemia
псевдокиста́ f pseudocyst
псевдопарали́ч m pseudoparalysis
псевдостенокарди́я f pseudoangina

пситтако́з m psittakosis, parrot fever
психастени́я f psychasthenia
психиа́тр m psychiatrist
психиатри́я f psychiatry
пси́хика f psyche; psychics; mentality, mind
психи́ческий mental
психогигие́на f mental hygiene
психо́з m psychosis, madness, alienation
~, алкого́льный alcoholic psychosis
~ бере́менных gestational psychosis
~, депресси́вный depressive psychosis
~, инволюцио́нный involutional psychosis
~, маниака́льный maniacal psychosis
~, парано́идный paranoid psychosis
~, ста́рческий senile psychosis
психоло́гия f psychology
психопати́я f psychopathy
психотерапи́я f psychotherapy, psychotherapeutics
~, интенси́вная intensive psychotherapy
психофармаколо́гия f psychopharmacology
псориа́з m psoriasis
~, монетови́дный psoriasis nummularis
птиали́н m ptyalin
птоз m ptosis
птома́ин m ptomaine
пузырёк m vesicle; bleb, bubble, follicle
~, заро́дышевый germinal vesicle

ПУЗЫ́РНЫЙ

пузы́рный vesical
пузырча́тка *f* pemphigus
  ~, обыкнове́нная pemphigus vulgaris
пузы́рчатый blistered
пузы́рь *m* cyst, bladder, vesicle; bulla
  ~, га́зовый (gastric) air bubble
  ~, жёлчный gall bladder, cholecyst
  ~, мочево́й (urinary) bladder
  ~, пло́дный bag of waters
  ~ со льдом ice-bladder
пул *m* pool
пульвериза́тор *m* sprayer
пульвериза́ция *f* pulverization
пу́льпа *f* pulp
  ~ зу́ба dental pulp
пульпи́т *m* pulpitis
пульпэкстра́ктор *m* pulp extractor
пульс *m* pulse ◊ пальпи́ровать ~ to feel [to take] pulse
  ~, капилля́рный capillar pulse
  ~, лихора́дочный febrile pulse
  ~ ма́лого наполне́ния low tension pulse
  ~, ме́дленный slow pulse
  ~, мя́гкий soft pulse
  ~, напряжённый tense pulse
  ~ на стопе́ foot pulse
  ~, непальпи́руемый impalpable pulse
  ~, неро́вный irregular pulse
  ~, нитеви́дный filiform [thready] pulse
  ~, перемежа́ющийся intermittent pulse
  ~, по́лный full pulse
  ~, ритми́чный rhythmic pulse
  ~, твёрдый hard pulse
пульса́ция *f* pulsation, throbbing, pulse
  ~, се́рдца cardiac pulsation, heart beating
  ~ ногтево́го ло́жа nail pulse
  ~ пе́чени hepatic pulse
  ~, эпигастра́льная epigastric pulse
  ~ яре́мных вен jugular venous pulse
пульси́ровать pulsate
пункт *m*:
  ~, до́норский blood donor center
  ~, медици́нский treatment station
  ~ пе́рвой по́мощи first-aid station
  ~, травматологи́ческий traumatology center
пункта́т *m* ко́стного мо́зга bone marrow aspirates
пу́нкция *f* puncture, centesis
  ~ брюшно́й сте́нки abdominal paracentesis
  ~ ве́ны venepuncture
  ~, диагности́ческая diagnostic puncture
  ~ кисты́ cyst puncture
  ~ ко́стного мо́зга bone marrow puncture
  ~ лимфати́ческого узла́ lymph node puncture
  ~, люмба́льная lumbar puncture
  ~, спинномозгова́я rachicentesis
пупови́на *f* umbilical cord
пупо́к *m* nawel, omphalos, umbilicus

~, «мокнущий» weeping umbilicus
пупочный umbilical
пурпур *m*:
~, жёлтый зрительный xanthopsin
~, зрительный visual purple, rhodopsin
пурпура *f* purpura
~, анафилактоидная anaphylactoid purpura
~, идиопатическая тромбо(цито)пеническая idiopathic thrombo(cyto)penic purpura
пустула *f* pustule
~, оспенная pock
~, сибиреязвенная malignant pustule
пути *m pl*:
~, дыхательные respiratory tract, airway
~, естественные natural way
~, жёлчные biliary tract
~, родовые birth canal
путресцин *m* putrescine
путь *m* way, path(way), tract
~, альтернативный alternative pathway
~ биосинтеза pathway of the biosynthesis
~ оттока outflow tract
~, пирамидный pyramidal tract
~, проводящий conduction tract
пучок *m* bundle, fascide, fascicle; beam; band
~ Гиса bundle of His
~ лучей (ray) beam
~ рентгеновских лучей X-ray beam
пыль *f* dust

~, радиоактивная radioactive dust
пыльца *f* растений pollen
пястный metacarpal
пятка *f* heel
пятна *n pl*:
~, пигментные pigmented spots
~, старческие senile spots
~, трупные cadaveric [postmortem] lividity, livores mortis
пятнистый spotted, spotty, macular
пятно *n* macula, spot, patch, blotch, stain
~, жёлтое yellow spot
~, кровяное blood stain
~, родимое nevus, mole, birthmark

Р

рабдомиома *f* rhabdomyoma
рабдомиосаркома *f* rhabdomyosarcoma
работа *f*, мышечная muscular work
работник *m*, медико-социальный medical social worker
работоспособность *f* working capacity
равновесие *n* equilibrium
~, генетическое genetic equilibrium
~, кислотно-щелочное acid-base equilibrium
рад *m* rad
радиальный radial

РАДИАЦИЯ

радиация *f* radiation
 ~, ионизирующая ionizing radiation
радикалы *m pl*, свободные free radicals
радикальный radical
радикулит *m* radiculitis
 ~, пояснично-крестцовый lumbosacral radiculitis
радиоактивность *f* radioactivity
 ~, естественная natural radioactivity
радиоиммунодиффузия *f* radioimmunodiffusion
радиология *f* radiology
 ~, медицинская medical radiology
радиопередатчик *m* radiotransmitter
радиопилюля *f* radiopill
радиохирургия *f* radiosurgery
радиус *m* действия range of action
радон *m* radon
радужка *f* iris
разбавление *n* dilution
разветвлённый ramous, branched
развивать develop
развивающийся developmental
развитие *n* development
 ~, внутриутробное prenatal development
 ~, половое sexual development
 ~, постнатальное postnatal development
 ~, спонтанное self-development
 ~, умственное mental development

разгибание *n* extension
разграничение *n* delimitation
раздавливание *n* crushing
раздавливать squash; crush
разделение *n* separation
раздражение *n* irritation
раздражитель *m* stimulus, stimulant, irritant
 ~, безусловный unconditioned stimulus
 ~, минимально воспринимаемый minimal stimulus
 ~, подпороговый subliminal stimulus
 ~, пороговый threshold stimulus
 ~, сверхмаксимальный supramaximal stimulus
раздражительность *f* irritability
раздробление *n* почечных камней nephrolithotripsy
разжижение *n* liquefaction
различать distinguish
различие *n* distinction, difference, discrepancy
различимый distinguishable
различный various, different, distinct
разложение *n* resolution
размер *m* size, dimension
 ~ инфаркта infarct size
 ~ камер *(сердца)* chamber size
разминание *n* kneading, petrissage; malaxation
разминать *(при массаже)* knead
размножать multiply
размозжение *n* crushing
размягчение *n* colliquation, ramollissement, malacia, maceration, softening
 ~ кости osteomalacia

~ мо́зга softening of the brain
разнови́дность *f* variety
разнообра́зие *n* diversity
~, большо́е wide range
разобща́ющий disjunctive
разобще́ние *n* disjunction
разраба́тывать work out
разраста́ние *n* vegetation
разреже́ние *n* rarefaction
~ ко́стной тка́ни osteoporosis
разрежённый rare
разре́з *m* incision, section, discission, cutting
~, попере́чный transsection, transverse incision
~, продо́льный longitudinal section
~, среди́нный midsection, median section
разруша́ть destroy
разруше́ние *n* кле́ток cellular breakdown
разры́в *m* disruption, rupture, rhexis, breaking
~ арте́рии arteriorrhexis
~ кишки́ enterorrhexis
~ ма́тки uterine rupture, metrorrhexis
~ пе́чени hepatorrhexis
~ пло́дных оболо́чек fetus membrane rupture, breaking of waters
~ проме́жности tear of perineum
~ се́рдца cardiorrhexis
~, то́чечный breakpoint
~, хромати́дный chromatid break
~, хромосо́мный chromosome break
разря́д *m* rank; class
разъеда́ющий phagedenic

рак *m* carcinoma, cancer
~, база́льно-кле́точный basal cell carcinoma
~, бессимпто́мный occult cancer
~, бронхоге́нный bronchogenic carcinoma
~, веретенокле́точный spindle cell carcinoma
~, колло́идный mucinous carcinoma
~, медулля́рный soft cancer
~, мелкокле́точный small-cell carcinoma
~, недифференци́рованный non-differentiated cancer
~, плоскокле́точный squamous cell carcinoma
~, светлокле́точный clear cell carcinoma
~, скиррозный scirrhous cancer
~, со́лидный solid carcinoma
~, эпидермо́идный epidermoid carcinoma
ра́ковина *f* concha; shell, sink
~, носова́я turbinate bone
~, ушна́я concha of auricle
ра́на *f* wound, vulnus, injury
~, глубо́кая gash
~, загрязнённая contaminated wound
~, ко́лотая stab [firearm] wound
~, ножева́я knife wound
~, огнестре́льная missile [shell, shotgun] wound
~, ожо́говая burn wound
~, откры́тая open wound
~ от уку́са bite wound
~, пове́рхностная flesh wound

~, проникающая penetrating wound
~, размозжённая crushed wound
~, рваная lacerated wound
~, резаная incised [slash] wound
~, рубленая chopped [sword-cut] wound
~, тяжёлая severe wound
рандомизация f randomization
ранение n wound, injury
раненый wounded
ранимый vulnerable
ранить wound, injure, vulnerate
ранний early
ранула f ranula
рапа f brine
распад m decomposition, disaggregation, dissociaton, degeneration, breakdown
~, биологический biodegradation
~ гемоглобина breakdown of hemoglobin
распиливать saw
расписание n schedule; timetable
распознавание n recognition
распознавать recognize
расположение n disposition, arrangement
~ духа mood
распределение n distribution
распределять distribute
распространение n spread
~, бронхогенное bronchogенic spread
~, гематогенное haematogenous spread
~, лимфогенное lymphogenous spread

распространённость f prevalence (rate), occurrence
~ в естественных условиях natural occurrence
распространённый common
распространяться 1. radiate, extend 2. (о болезни) invade
распылитель m sprayer
рассасывание n resolution, resorption
~ кости bone resorption
рассеивать(ся) scatter
рассекать ножом knife
рассечение n scission, section
~ гортани laryngotomy
~ матки metrotomy
~ пищевода esophagotomy
~ роговицы keratotomy
~ рубца ulotomy
~ шейки матки trachelotomy
расслабление m relaxation
~ миокарда myocardial relaxation
расслаблять(ся) relax
расслаивать dissect
расслаивающий dissecting
расслоение n dissection
~ аорты aortic dissection
расстояние n distance
расстройство n disturbance, disarrangement, disorder, decay
~, аффективное affective disorder
~ памяти memory defect
~ познавательной способности cognitive disorder
~, психическое mental disorder
раствор m solution
~, водный aqueous solution

~, изоосмотический isoosmotic solution
~, крепкий strong solution
~, молярный molar solution
~, насыщенный saturated solution
~, основной stock solution
~, солевой saline solution
~, стандартный test solution
~, физиологический physiological salt solution
растворение *n* dissolution
растворимость *f* solubility
растворимый soluble
 ~ в масле oil-soluble
 ~, умеренно sparingly soluble
растворитель *m* resolver, solvent, diluent
растворять dissolve
растение *n* plant
 ~, лекарственное drug [medicinal] plant
расти grow
растирание *n* (*приём массажа*) rubbing (massage), rub, friction
растирать в порошок triturate
растительный vegetable
растягивать(ся) dilate
растяжение *n* strain, spread; distention
 ~ связок ligamental strain
растяжимый distensible
расходовать spend
расхождение *n* (*напр. краёв раны*) dehiscence
расширение *n* widening, dilatation
 ~ вен семенного канатика, варикозное varicocele
 ~ пищевода esophagectasia
 ~ сердца heart widening
 ~ сосуда vasodilatation
 ~ средостения mediastinal widening
расширенный ectatic
расширитель *m* spreader, tenaculum, dilator
расширять(ся) widen
расщепление *n* **1.** splitting; decomposition **2.** *ген.* segregation
 ~ белка protein breakdown
 ~, геномное genome segregation
 ~ жиров fat splitting
 ~ тонов сердца splitting of the heart sounds
 ~ челюсти schizognathism
 ~ языка schistoglossia
рахиотомия *f* rachiotomy
рахит *m* rickets
 ~, поздний late rickets
 ~, почечный renal rickets, renal osteodystrophy
рваный (*о ране*) jagged, lacerated
рвот/а *f* vomiting, emesis, retching ◇ вызывать ~у to cause vomiting
 ~ беременных nausea of pregnancy
 ~ жёлчью bilious vomiting, cholemesis
 ~, каловая fecal vomiting
 ~ кровью bloody vomiting, haematemesis
 ~, неукротимая incoercible [uncontrollable] vomiting, hyperemesis
рвотный vomitive, vomitory, emetic
реабилитация *f* rehabilitation
реабсорбция *f* reabsorption

РЕАБСОРБЦИЯ

~ в почечных канальцах renal tubular reabsorption
реаге́нт *m* reagent
реаги́н *m* reagin
реаги́ровать react; respond
реактива́ция *f* reactivation
реакти́вность *f* reactivity, responsiveness
  ~, норма́льная normergy
  ~, перекрёстная cross reactivity
  ~, сосу́дистая vascular reactivity
реа́кция *f* reaction
  ~, аллерги́ческая allergic reaction
  ~, анамнести́ческая anamnestic [recall] reaction, memory response
  ~, анафилакти́ческая anaphylactic reaction
  ~, аутоиммунная autoimmune reaction
  ~ бласттрансформа́ции blast-transformation reaction
  ~, бу́йная rage reaction
  ~ Ве́йля — Фе́ликса Weil-Felix reaction
  ~ Вида́ля Widal's reaction
  ~, внутрико́жная intracutaneous reaction
  ~, воспали́тельная inflammatory reaction
  ~ гиперчувстви́тельности hypersensitivity reaction
  ~, дви́гательная motor response
  ~ заме́дленного ти́па, аллерги́ческая delayed-type reaction
  ~ зрачко́в на свет pupillary response to light
  ~, имму́нная immune reaction
  ~, имму́нная транзито́рная short-lived immune reaction
  ~, ко́жная skin reaction
  ~, ме́стная local reaction
  ~, нежела́тельная untoward reaction
  ~ неме́дленного ти́па early [immediate-type] reaction
  ~, обрати́мая reversible reaction
  ~, окисли́тельно-восстанови́тельная redox reaction
  ~, о́страя агресси́вная acute aggressive reaction
  ~, перекрёстная cross-reaction
  ~, пищева́я лейкоцита́рная food leukocytic response
  ~ присоедине́ния addition reaction
  ~ Ра́йта Wright's reaction
  ~ свя́зывания комплеме́нта complement fixation [complement binding] test
  ~, стре́ссовая stress reaction
  ~ «трансплантат против хозяина» graft-versus-host reaction
  ~ флоккуля́ции flocculation test
  ~, фотоаллерги́ческая photoallergic reaction
  ~, цепна́я chain reaction
  ~ цитотокси́чности cytotoxicity assay
реампута́ция *f* reamputation
реанима́ция *f* reanimation, revivescense, revivification
ребёнок *m* child; baby, infant

~, вскáрмливаемый искýсственно bottle baby
~, груднóй suckling, breast-fed infant
~, донóшенный mature [full-term] infant
~, маловéсный low birth weight infant
~ млáдшего вóзраста *(до 2 лет)* infant
~, недонóшенный premature [dysmature] infant
~, отнятый от грудú weanling
~, перенóшенный postmature infant
~, «пробúрочный» test-tube baby
~, родúвшийся в срок full-term baby
рёберный costal
ребрó *n* rib
~, лóжное false rib
~, рудиментáрное rudimentary rib
~, шéйное cervical rib
ревакцинáция *f* renewed vaccination, revaccination
реваскуляризáция *f* revascularization
ревматúзм *m* rheumatism
~, актúвный rheumatic fever
~, óстрый суставнóй acute rheumatic arthritis, acute articular rheumatism
~, палиндрóмный palindromic rheumatism
ревматúческий rheumatic
ревматóидный rheumatoid
ревматолóгия *f* rheumatology
регенерáция *f* regeneration

регенерúровать reclaim, regenerate
регидратáция *f* rehydratation
региональный regional
регистрáтор *m* registrator
регистратýра *f* registration office, record department
регистрáция *f* record
регистрúровать record
регоспитализáция *f* readmission
регрéссия *f* regression
регулúрование *n* рождáемости fertility control
регулúровать regulate
регулярный regular
регуляция *f* regulation
~, обрáтная feedback regulation
регургитáция *f* regurgitation
~, аортáльная aortic regurgitation
~ крóви blood regurgitation
~, митрáльная mitral regurgitation
~ пúщи food regurgitation
редрессáция *f* redressement
редýкция *f* reduction
режúм *m* regimen
~, постéльный bed rest, bed care
резéкция *f* resection
~, краевáя marginal excision
~ предстáтельной железы́, трансуретрáльная transuretral resection, TUR
~ ребрá costectomy
резéрв *m* reserve
резервуáр *m* tank, reservoir
резéц *m (зуб)* incisor
резецúровать resect
резúна *f* rubber
резистéнтность *f* resistance

РЕЗИСТЕ́НТНОСТЬ

~, капилля́ров capillary resistance
~, сни́женная lowered resistance
резисте́нтный resistant
ре́зко оче́рченный sharply marginate
резона́нс *m* resonance
~, я́дерный магни́тный nuclear magnetic resonance
резо́рбция *f* resorption
результа́т *m* result, outcome
~, отдалённый late result
~, отрица́тельный negative result
~, положи́тельный positive result
ре́зус-фа́ктор *m* Rhesus factor
реимпланта́ция *f* reimplantation
реинфе́кция *f* reinfection
реканализа́ция *f* (*тромба*) recanalization
рекомбина́нтный recombinant
рекомендова́ть recommend
ректоромоноскопи́я *f* rectoromanoscopy, anosigmoidoscopy
ректоскопи́я *f* rectoscopy
релакса́нт *m* relaxant
релакса́ция *f* relaxation
релакси́н *m* relaxin
реме́нь *m* (*напр. привязно́й*) strap
реминерализа́ция *f* remineralization
реми́ссия *f* remission
~, вре́менная temporary remission
рени́н *m* renin
реногра́фия *f* renography

рентгеногра́мма *f* roentgenogram, radiograph, film
~ в боково́й прое́кции lateral film
~ грудно́й кле́тки chest radiogram
~, контро́льная comparison film
~, обзо́рная survey roentgenogram
~, обы́чная conventional film
~ пере́дне-за́дней пло́скости anterioposterior film
~ по́чек nephrogram
рентгеногра́фия *f* roentgenography, radiography, skiagraphy
~, люминесце́нтная luminescent radiography
~, микрофо́кусная microfocal roentgenography
рентгенокимогра́фия *f* roentgenkymography
рентгенокинематогра́фия *f* radiocinematography
рентгеноконтра́стный radioopaque
рентгеноло́гия *f* radiology
рентгеноскопи́я *f* radioscopy, roentgenoscopy, fluoroscopy
рентгенотерапи́я *f* X-ray therapy, roentgenotherapy, skiatherapy
реоба́за *f* rheobase
реови́рус *m* reovirus
реокардиогра́фия *f* rheocardiography
реоксигена́ция *f* reoxygenation
репелле́нт *m* repellent
ре́плика *f* *ген.* copy
реплика́ция *f* replication

РЕФЛЕКС

~ вируса virus replication
репозиция *f* reposition
 ~, открытая open reduction, open reposition
репрезентативный representative
репродукция *f* reproduction
реснитчатый ciliary, ciliate(d)
ресница *f* lash, cilium
респиратор *m* respirator, gas mask
 ~, боксовый *мед. тех.* iron lung(s), Drinker respirator
респираторный respiratory
респондер *m* responder
рестеноз *m* restenosis
рестимуляция *f* restimulation
ретенция *f* retention
ретикулёз *m* reticulosis
 ~, злокачественный malignant reticulosis
 ~, тучноклеточный mass-cell reticulosis
ретикулин *m* reticulin(e)
ретикулогистиоцитоз *m* reticulohistiocytosis
ретикулосаркома *f* reticulosarcoma
ретикулоцит *m* reticulocyte
ретикулоэндотелиома *f* reticuloendothelioma
ретикулум *m* reticulum
ретинит *m* retinitis
ретинобластома *f* retinoblastoma
ретинол *m* retinol, vitamin A
ретинопатия *f* retinopathy
 ~, гипертоническая hypertensive retinopathy
 ~, диабетическая diabetic retinopathy
 ~, лучевая radiation retinopathy

ретинохориоидит *m* retinochorioiditis
ретракция *f* retraction
 ~ сгустка clot retraction
ретровезикальный retrovesical
ретровирус *m* retrovirus
ретропульсия *f* retropulsion
ретроспективный retrospective
ретрофлексия *f* матки uterine retroflexion
рефлекс *m* reflex; jerk
 ~, аккомодационный accommodation reflex
 ~, ахиллов Achilles [calcaneus tendon] reflex
 ~, безусловный unconditioned reflex
 ~, болевой pain reflex
 ~, брюшной abdominal reflex
 ~, висцеральный visceral reflex
 ~, врождённый inborn [inherited] reflex
 ~, глазосердечный oculocardiac [Aschner's] reflex
 ~, глоточный laryngeal [pharyngeal] reflex
 ~, депрессорный depressor reflex
 ~, запаздывающий delayed reflex
 ~, защитный defence reflex
 ~, зрачковый pupillary reflex
 ~ каротидного синуса carotid sinus reflex
 ~, коленный knee reflex
 ~, мигательный blink [ciliary, eye-closure] reflex
 ~, пателлярный patellar reflex

РЕФЛЕКС

~, подо́швенный plantar reflex

~, проприоцепти́вный proprioceptive reflex

~, рво́тный vomiting [gag] reflex

~, ровоги́чный corneal reflex

~, светово́й light reflex

~, синокароти́дный sinocarotid reflex

~, соса́тельный sucking reflex

~, сосудодви́гательный vasomotor reflex

~, сосудосу́живающий vasopressor reflex

~, сухожи́льный tendon reflex

~, усло́вный conditioned [behavior] reflex

рефле́ксия f псих. reflexion

рефлексотерапи́я f reflexotherapy

рефле́ктор m speculum, reflector

~, ло́бный frontal mirror

рефлю́кс m reflux, backward flow, regurgitation

рефлю́кс-эзофаги́т m reflux esophagitis

рефракте́рный refractory

рефра́кция f refraction

реце́пт m prescription

реце́птор m receptor

~ бо́ли nociceptor

~, вкусово́й gustatory receptor

~, инсули́новый insulin receptor

~ стеро́идных гормо́нов steroid receptor

~, теплово́й thermoreceptor

~, фагоцита́рный phagocytic ceptor

реце́пция f reception

рецесси́вный recessive

реце́ссия f recession

рециди́в m relapse, recurrence

~, по́здний late recurrence

рецидиви́рующий relapsing, recurrent

реципие́нт m recipient; host

~ кро́ви blood recipient

~ транспланта́та transplant recipient

реципро́кный reciprocal

речь f speech

~, сканди́рованная scanning speech

реша́ть solve, decide

реше́ние n decision

решётка f биох. lattice

решётчатый cribriform, cribrose, cancellated

рибонуклеа́за f ribonuclease

рибонуклеопроте́ин m ribonucleoprotein

рибосо́ма f ribosome

рибофлави́н m riboflavin, vitamin B_2

риги́дность f rigidity

~ заты́лка stiff neck, nuchal rigidity

~ зрачко́в pupillary rigidity

~, мы́шечная muscular rigidity

риги́дный stiff

риккетсио́з m rickettsiosis

~, клещево́й tick-borne rickettsiosis

рикке́тсия f rickettsia

рикоше́т m (возобновление симптомов после отмены лечения) rebound

рилизинг-фактор *m* releasing factor
ринит *m* rhinitis
~, аллергический allergic rhinitis
~, вазомоторный vasomotor rhinitis
~, сезонный аллергический seasonal allergic rhinitis
риновирус *m* rhinovirus
риносклерома *f* rhinoscleroma
риноскопия *f* rhinoscopy
риск *m* risk
~, операционный operative risk
~ смерти risk of death
ритм *m* rhythm(us)
~, биологический biologic rhythm
~ сердца cardiac rhythm
~ сердца, трёхчленный triple rhythm
~, синусовый sinus rhythm
~, суточный *см.* ритм, циркадный
~, узловой nodal rhythm
~, циркадный circadian [daily] rhythm
рог *m* horn, cornu
роговица *f* cornea
роговичный corneal
роговой keratic, cornual, horny
род *m* generation, genus
родинка *f* birthmark, mole
родитель *m* parent
родничок *m* fontanel(le)
родовспоможение *n* obstetric aid
родопсин *m* visual purple
родоразрешение *n* delivery
~ путём кесарева сечения abdominal [cesarian] delivery
родословная *f* pedigree
родственники *m pl* relations
~ I степени first-degree relations
родственный related, congenerous
родство *n* relationship
~, кровное consanguineous [blood] relation, kindred, (con)sanguinity
роды *pl* childbirth, parturition, labor, delivery, travail
~ без боли painless labor
~ двойней twin birth
~, запоздалые postmature [post-term, retarded] birth
~, многоплодные multiple birth
~, нормальные eutocia, normal labor
~, патологические pathologic parturition
~, преждевременные premature labor
~ при поперечном положении плода cross birth
~ при ягодичном предлежании плода breech delivery
~, самопроизвольные spontaneous delivery
~, срочные delivery at term, labor at full time
~, стимулированные induced delivery
~, стремительные accelerated [precipitated] labor
~, трудные dystocia
~, «щипцовые» forceps delivery
рожа *f* rose, erysipelas

~, послеоперациóнная surgical erysipelas
рожа́ть deliver, labor
рожде́ние n birth
~ живо́го ребёнка live birth
рождённый born
роже́ница f parturient
ро́жистый erysipelatous
розео́ла f roseola, rose spot
~, брюшнотифо́зная typhoid spots
розе́тка f rosette
розе́тки f pl, спонта́нные spontaneous rosettes
розеткообразова́ние n иммун. rosetting
рома́шка f, лека́рственная matricary, Matricaria chamomilla
рост m growth
~, ка́рликовый nanism, dwarfism, dwarfish stature
рот m mouth ◇ ~ в ~ mouth-to-mouth; че́рез ~ by mouth
рота́тор m rotator
рота́ция f rotation
ротово́й oral
ротогло́тка f oropharynx
роторасшири́тель m gag
ртуть f mercury, Hg
руба́шка f, смири́тельная camisole
рубе́ц m scar, seam, cicatrice
~, кело́идный keloid [cheloid] scar
рубромико́з m rubromycosis
~ ногте́й nail rubromycosis
рубцева́ние n scarring, cicatrization
рубцева́тый cicatrize, scar
рудимента́рный vestigial, rudimentary

рука́ f 1. (от кисти до плеча) arm 2. (кисть) hand
руково́дство n manual, guide
румя́нец m blush
ру́сло n bed
~, артериа́льное arterial bed
~, вено́зное venous bed
~, капилля́рное capillary bed
~, сосу́дистое vascular bed
рути́нный ordinary
ручно́й manual
ры́хлый loose, friable
рябо́й pocked, pitted, pockmarked
ряд m line; series
~, зубно́й row of teeth, denture

С

сагитта́льный sagittal
сакрализа́ция f sacralization
сакроилеи́т m sacroiliitis
салиуре́з m saluresis
салфе́тка f napkin
~, операцио́нная towel
сальмоне́лла f salmonella
сальмонеллёз m salmonellosis
са́льник m omentum, epiploon
~, большо́й gastrocolic [great(er)] omentum
~, ма́лый lesser omentum
са́льный sebaceous
сальпинги́т m salpingitis
~, гоноко́кковый gonococcal salpingitis

сальпингоофори́т *m* salpingo-oophoritis
самоана́лиз *m* self-analysis
самовнуше́ние *n* self-suggestion
самоизлече́ние *n* self-healing
самолёт *m*, санита́рный ambulance airplane
самолече́ние *n* autotherapy
самоперева́ривание *n* self-digestion
самопроизво́льный self-existing, spontaneous
саморегуля́ция *f* self-regulation, autoregulation
самоуби́йство *n* suicide
самочу́вствие *n*, хоро́шее sense of well-being
сана́ция *f* sanitation
санита́р *m* hospital attendant; (*в психиатрической больнице*) keeper
санитари́я *f*, пищева́я food sanitation
санита́рка *f* nursery-maid, nursing maid, aid-woman, junior nurse
~ в стациона́ре wardmaid
сап *m* malleus
сапрофи́т *m* saprophyte
саркоидо́з *m* sarcoidosis
сарколе́мма *f* sarcolemma
сарко́ма *f* sarcoma
~ грудно́й железы́ breast sarcoma
~, забрюши́нная retroperitoneal sarcoma
~ Ка́поши Kaposi's sarcoma, angiosarcomatosis
~, ретикулокле́точная reticulocytic sarcoma
~, фасциа́льная fascial sarcoma
~ Ю́инга Ewing's sarcoma

саркомато́з *m* sarcomatosis
сарци́на *f* sarcina
са́хар *m* sugar
~ кро́ви blood sugar
~, моло́чный lactose
сахаромице́ты *m pl* saccharomyc(et)es
сбор *m* tea, species
~, грудно́й breast tea
~ трав herb tea
сбо́ривание *n* *хир.* plication
све́жий 1. fresh 2. (*последний*) recent
сверле́ние *n* boring
свёртываться posset; coagulate
сверхто́нкий ultrathin
свет *m* light
~, ви́димый visible light
~, мерца́ющий flickering light
~, поляризо́ванный поляризованный polarized light
~, я́ркий bright light
свети́ть lighten
све́тлый light; clear
светобоя́знь *f* photophobia
светоощуще́ние *n* light sense
светофи́льтр *m* ray filter
светочувстви́тельность *f* light sensitivity
све́чи *f pl* suppositories
свиде́тельство *n* certificate
~ о рожде́нии certificate of birth, birth certificate
~ о сме́рти death certificate
свине́ц *m* lead, Pb
сви́нка *f* mumps
свищ *m* fistula
~, жёлчный biliary fistula
~, желу́дочный gastric fistula
~, мочево́й urinary fistula
свобо́дный free

СВОД

свод *m* vault, fornix
   ~ влага́лища vaginal fornix
   ~ стопы́ arch of foot
   ~ че́репа skullcap, vault of skull
сво́дчатый fornicate
сво́йства *n pl*:
   ~, жаропонижа́ющие antipyretic properties
   ~, обезбо́ливающие analgesic properties
   ~, пищевы́е nutritive properties
   ~, реологи́ческие rheologic properties
сво́йство *n* property; quality, attribute
свы́ше over
свя́занный 1. linked 2. related
свя́зка *f* ligament
   ~, голосова́я vocal cord
   ~, крестообра́зная crucial ligament
   ~, кру́глая round ligament
   ~, па́ховая inguinal ligament
   ~, пупа́ртова Poupart's ligament
   ~, серпови́дная falciform ligament
свя́зывание *n* binding
   ~, перекрёстное cross-linking
связь *f* linkage, connection
   ~, вре́менная temporary connection
   ~, ковале́нтная covalent bond
   ~, обра́тная feedback
   ~, обра́тная биологи́ческая biofeedback
   ~, обра́тная отрица́тельная negative feedback
   ~, пепти́дная peptide bond
сгиба́ние *n* flexion
сгу́сток *m* coagulum
   ~ кро́ви clot of blood
   ~ кро́ви, посме́ртный postmortem clot of blood
сгуще́ние *n (крови)* clotting
сда́вливание *n* squeezing
сдвиг *m* shift
   ~ вле́во shift to the left
   ~ впра́во shift to the right
сдво́енный bigeminal
себоре́я *f* seborrhea
   ~, суха́я dry seborrhea, dandruff
сегме́нт *m* segment
сегмента́ция *f* segmentation
сегменти́рованный segmented
сегментэктоми́я *f* segmentectomy
сегрега́ция *f* segregation
седа́лищный ischial
седати́вный sedative
седло́ *n*, туре́цкое Turkish saddle
секве́стор *m* sequestrum
секвестра́ция *f* sequestration
секвестротоми́я *f* sequestrotomy
секре́т *m (железы)* secretion, secretum
секре́тор *m* secretor
секре́ция *f* secretion
   ~, вне́шняя exocrine [external] secretion
   ~, вну́тренняя endocrine [internal] secretion
   ~, желу́дочная gastric secretion
   ~ инсули́на, повы́шенная hyperinsulinism
   ~ молока́, уси́ленная superlactation

~, повы́шенная hypersecretion
~, пони́женная hyposecretion
~, эндокри́нная *см.* секре́ция, вну́тренняя
сексопатоло́гия *f* sexual pathology
сексуа́льность *f* sexuality
секцио́нная *f* dissecting-room
селезёнка *f* spleen, lien
 ~, блужда́ющая floating [movable] spleen
 ~, «ветчи́нная» bacon spleen
 ~, доба́вочная accessory spleen
селе́кция *f* selection, breeding
семе́йный familial
семидне́вный septan
семино́ма *f* seminoma
семио́тика *f* semiotics
семья́ *f* family
сенсибилиза́ция *f* sensibilization
се́псис *m* sepsis
 ~, анаэро́бный anaerobic sepsis
 ~, грибко́вый mycotic sepsis
 ~, молниено́сный fulminant sepsis
 ~ новорождённых neonatal sepsis
 ~, одонтоге́нный odontogenic [oral] sepsis
 ~, послеродово́й puerperal [postpartum] fever
 ~, пупо́чный umbilical sepsis
 ~, ранево́й wound sepsis
 ~, уроге́нный urosepsis
септицеми́я *f* septicaemia
септи́ческий septic

се́ра *f* sulfur
 ~, ушна́я ear wax, cerumen
се́рдце *n* heart
 ~, бы́чье bovine heart
 ~, вися́чее hanging heart; vertical heart
 ~, горизонта́льное horizontal heart
 ~, «зо́бное» goiter heart
 ~, иску́сственное artificial heart
 ~, «ка́пельное» drop heart
 ~, лёгочное pulmonary heart
 ~, митра́льное mitral heart
 ~, пивно́е beerheart
 ~ спортсме́на athletic heart
 ~, тиреотокси́ческое thyroid heart
 ~, трёхка́мерное three-chambered heart
сердцебие́ние *n* heartbeating; palpitation
 ~, заме́дленное bradycardia
 ~, учащённое tachycardia
серде́чно-сосу́дистый cardiovascular
сердцеви́на *f* core
сери́н *m* serine
се́рия *f* наблюде́ний series of observations
сероводоро́д *m* hydrogen sulfide
серогру́ппа *f* serogroup
серози́т *m* serositis
серо́зный serous
сероло́гия *f* serology
серомуко́ид *m* seromucoid
серонегати́вный seronegative
серопозити́вный seropositive
серопрофила́ктика *f* seroprophylaxis, seroprevention, serological prevention

СЕРОТЕРАПИЯ

серотерапи́я *f* serum treatment, serotherapy
сероти́п *m* serotype
серотипи́рование *n* serologic typing
серотони́н *m* serotonin
серп *m анат.* falx
серпови́дный semilunar, falciform, sickle-shaped
сертифика́т *m* certificate
сестра́ *f* nurse, sister
~, медици́нская sister, nurse
~, медици́нская дипломи́рованная graduate [trained, registered] nurse
~, операцио́нная scrub nurse
~, пала́тная ward nurse
се́тка *f* net
сетча́тка *f* retina
сеть *f* net(ting)
~, эндоплазмати́ческая endoplasmic reticulum
сече́ние *n*, ке́сарево *см.* ке́сарево сече́ние
сжа́тие *n* squeeze; pressure, compression, tightness
сжима́ть squeeze; constrict; compress
сиаладени́т *m* sialadenitis
сиалогра́фия *f* sialography
сигна́л *m* signal
~, звуково́й audible signal
~ обра́тной свя́зи feedback signal
сигнализа́ция *f* signalization
сигнату́ра *f* signature
сиде́лка *f* practical nurse, (sick-)nurse
сиде́ние *n* seat
сико́з *m* sycosis
~, паразита́рный parasitic sycosis

си́ла *f* force, power; strength
◇ набира́ться сил (*после болезни*) to gain strength
~ движе́ний strength of movements
~ ли́нзы lens power
~, мы́шечная muscle strength
~ сцепле́ния adhesive force
silikoзsilicosis
силико́з *m* silicosis
силикотуберкулёз *m* silicotuberculosis
сильноде́йствующий potent
си́льный strong
симбио́з *m* symbiosis
симметри́чный symmetrical
симпати́ческий sympathetic
симпатомимети́ческий sympathomimetic
симпатэктоми́я *f* sympathectomy
симпто́м *m* symptom, sign
~, клини́ческий clinical symptom
~, обы́чный usual symptom
~, типи́чный typical symptom
~, трево́жный alarming symptom
симули́ровать malinger
симуля́нт *m* malingerer
симуля́ция *f* sham, simulation, malingering, feigning
симфи́з *m* symphysis
симфизиотоми́я *f* symphysiotomy
синдро́м *m* syndrome
~ гипервя́зкости hyperviscosity syndrome
~ иммунодефици́та immunodeficiency syndrome
~ карпа́льного кана́ла carpal tunnel syndrome
~ липо́идно-нефроти́че-

СКЛАД

ский lipoido-nephrotic syndrome
~, лучевой radiation syndrome
~, местный local syndrome
~ нарушения всасывания malabsorption syndrome
~, окклюзионный occlusion syndrome
~, паранеопластический paraneoplastic syndrome
~ приобретённого иммунодефицита acquired immunodeficiency syndrome, AIDS
~ приобретённого иммунодефицита, посттрансфузионный transfusion-associated AIDS
~ пролапса клапана floppy valve syndrome
~ раздражения irritation syndrome
~ раздражённой толстой кишки irritable colon syndrome
~ сдавления compression syndrome
~ сдавления нерва nerve compression syndrome
~ утренней рвоты morning vomiting syndrome
~, хиазмальный chiasmal syndrome
~ хронической усталости chronic fatigue syndrome
синдромы *m pl*, перекрёстные overlap syndromes
синий *m*:
~, метиленовый methylene blue
~, толуидиновый toluidine blue
синовит *m* synovitis

синус *m* sinus
~, коронарный coronary sinus
синусит *m* sinusitis
синюшность *f* bluishness
синюшный bluish
синяк *m* bruise, sore, ecchymosis
сироп *m* syrup
система *f* system
~, мочеполовая genitourinary apparatus
~, нервная nervous system
~, нервная вегетативная autonomic nervous system
~, нервная центральная central nervous system
~ свёртывания крови blood-clotting sequence
~ сердечно-сосудистая cardiovascular system
системный systemic
ситуация *f* situation
сифилис *m* lues
~, врождённый congenital [hereditary] lues
скальп *m* scalp
скальпель *m* scalpel, knife
~, анатомический dissecting knife
сканер *m* scanner
скарификатор *m* scarificator
скарификация *f* scarification
скарлатина *f* scarlatina, scarlet fever
скатол *m* scatol
скатома *f* scatoma
скелет *m* skeleton
~, осевой axial skeleton
скипидар *m* turpentine, camphene
скирр *m* scirrhus
склад *m* медико-санитарного имущества medical depot

СКЛАДКА

складка *f* fold, plica, ruga; wrinkle
~, голосовая vocal fold
~, кожная skin fold
~, паховая inguinal fold
складчатость *f* folding
склеивание *n* эритроцитов sludging of the red blood cells
склера *f* white of the eye
склерит *m* scleritis
склеродактилия *f* sclerodactyly
склеродермия *f* scleroderma
~, системная progressive scleroderma, progressive [diffuse] systemic sclerosis, systemic sclerosis
склероз *m* sclerosis
~, рассеянный multiple sclerosis
~, туберозный tuberous sclerosis
склеромаляция *f* scleromalacia
склеротерапия *f* sclerotherapy
склеротический sclerotic
склеротомия *f* sclerotomy
скоба *f* clip
~ для вытяжения stirrup
скованность *f*, мышечная muscular stiffness
сколекс *m* scolex
сколиоз *m* scoliosis
скопление *n* (напр. клеток) clump
скополамин *m* scopolamine
скорбут *m* scorbutus, scurvy
~, детский infantile scurvy, scurvy rickets, Barlow's disease
скорость *f* speed, rate, velocity
~ клубочковой фильтрации glomerular filtration rate
~ кровотока blood flow speed, blood velocity
~ обмена веществ metabolic rate
~ оседания эритроцитов erythrocyte sedimentation rate, ESR
~ реакции reaction velocity, reaction rate
скотома *f* scotoma
~, мерцательная scintillating scotoma
скотч *m* adhesive tape
скрепление *n* костных отломков knitting
скреплять knit, brace, fixate
скрещивание *n* mating
скрофулёз *m* scrofula, scrofulosis
скрытый occult, larvate, latent, hidden
скула *f* zygoma
скуловой jugal
слабеющий failing
слабительное *n* laxative, purgative, hydragogue
~, солевое saline laxative, saline purgative
слабость *f* weakness
~, мышечная muscular weakness
~ родовой деятельности weakness of pains
~, сердечная heart weakness
~ сфинктера sphincter weakness
слабоумие *n* anoia, hypophrenia, mental deficiency, dementia, imbecility

слабощелочной weakly alkaline
слабый tender, weak
след m trace, track
следить watch
следующий next, following
слеза f tear
слёзный lacrimal
слезоотделение n tearing, lacrimation
слёзы f pl eyewater
слепой blind
слепок m cast
~, зубной dental cast
слепота f blindness, cecity, amaurosis
~, диабетическая diabetic amaurosis
~, истерическая hysteric amaurosis
~, куриная night blindness
~, психогенная psychogenic blindness
~, цветовая color blindness
сливной confluent
слизисто-гнойный mucopurulent
слизистый mucous, slimy
слизь f mucus
слияние n confluence, fusion
слой m layer, stratum, sheet
~ внутренний internal layer
~, двойной bilayer
~, корковый cortical layer
~ кости, компактный compact bone layer
~, наружный outer layer
~, окружающий enveloping layer
~, пигментный pigment layer
~, поверхностный surface layer
~, пограничный boundary layer
~, продольный longitudinal layer
~, роговой horny layer
~, средний middle layer
~, тонкий thin layer
сломанный broken
служба f service
~ переливания крови blood transfusion service
~ скорой помощи accident [emergency] service
~, спасательная life saving service
слух m (sense of) hearing
случай m occasion; case
~, запущенный advanced case
~, клинический medical case
~, несчастный casualty, misadventure
~, смертельный fatal case
случайный occasional
случаться occur
слушать listen
слущивание n shedding
слюна f spittle, saliva
слюнный salivary
слюноотделение n salivation
слышать hear
слышимый audible
смазывание n smearing, lubrication
смазывать smear; lubricate
~ мазью unction, salve
~ маслом oil
смачивать wet
смегма f smegma
сменять ◇ ~ повязку to re-bandage
смертельный fatal

СМЕ́РТНОСТЬ

сме́ртность *f* death rate, mortality
~ в связи́ с опера́цией operative mortality
~, де́тская infant death rate
~, матери́нская maternal mortality
~ новорождённых neonatal mortality
смертоно́сный fatal, mortal
смерть *f* death, exitus
~, внеза́пная sudden death
~, внутриутро́бная fetal [intrauterine] death
~, клини́ческая apparent death
~, наси́льственная violent death
~ от несча́стного слу́чая accidental death
~ от облуче́ния radiation death
~ от утопле́ния death by drowning
~, скоропости́жная *см.* смерть, внеза́пная
смеси́тель *m* stirring machine; blender; mixer
смести́ть(ся) dislocate
смесь *f* cocktail, composition; mixture
~, лити́ческая lytic cocktail
~, пита́тельная nutritional cocktail
сме́шивание *n* blending, mixing
смеща́ть dislodge
смеще́ние *n* shift, dislocation, displacement
~ (о́ргана) кза́ди retroposition
~ (о́ргана) кпе́реди anteposition

~ средосте́ния mediastinal shift
смог *m* smog
смола́ *f* resin
~, ионообме́нная ion-exchange resin
смо́рщивание *n* shrinkage
~, рубцо́вое cicatrical shrinkage
смо́рщиваться shrivel
смотре́ть look
смыка́ть ◇ ~ зу́бы occlude
смягча́ть *(боль)* alleviate
снабжа́ть supply
снару́жи outside
сниже́ние decrease, decrement, lowering
сновиде́ние *n* dream
снотво́рный hypnotic
снохожде́ние *n* walking sleep
сня́тие *n* швов suture removal
со́бственность *f* property
со́бственный own, proper
сове́товать recommend
совмести́мость *f* compatibility
совмести́мый compatible
совоку́пность *f*, вы́борочная sample set
совпада́ющий concurrent; coincident
согрева́ние *n* warming
согрева́ть warm
содержа́ние *n* content
содержа́ть contain
содо́ку *n* sodoku
соедине́ние *n* 1. union; junction 2. connection 3. *хим.* compound
~, ме́ченое labeled compound
~, цикли́ческое ring compound

соединённый united; joined
соединять(ся) connect; join
сознание *n* consciousness ◇
  приводить в ~ to resuscitate
  ~, затуманенное clouded consciousness
созревание *n*, половое sexual maturation
созревать mature
сок *m* juice
  ~, дуоденальный duodenal juice
  ~, желудочный gastric juice
  ~, кишечный intestinal juice
  ~, ядерный karyolymph
сократимость *f* contractility
сокращаться contract
сокращение *n* contraction
  ~ сосуда vasoconstriction
  ~, тоническое tonic contraction
солёный salt
солитёр *m* tapeworm, taenia
  ~, бычий beef tapeworm
  ~, невооружённый hookless tapeworm
  ~, рыбий fish tapeworm
солнечный solar
соль *f* salt
солянокислый hydrochloride
соматический somatic
соматостатин *m* somatostatin
сомнамбулизм *m* walking sleep
сомнительный suspicious, doubtful, questionable
сон *m* sleep, dream
  ~, глубокий doep sleep
  ~, медикаментозный drug-induced sleep
  ~, медленный slow wave sleep
  ~, неглубокий slumber
  ~, поверхностный superficial sleep
сонливость *f* sleepiness
сонный somnolent
сонограмма *f* sonogram
сообщать report
сообщаться communicate
сообщение *n* notification, report; communication
  ~, предварительное preliminary report
соответственно respectively
соответствовать match
соответствующий appropriate, proper
соотношение *n* ratio
сопоставимый comparable
сопровождать follow
сопротивление *n* resistance
  ~, капиллярное capillary resistance
  ~, периферическое peripheral resistance
  ~, сосудистое vascular resistance
сопротивляемость *f*, иммунологическая immunologic tolerance
сопутствующий concomitant, associated
сорочка *f*, сердечная pericardium
сосание *n* sucking, suction
соска *f* nipple
соскабливание *n* brushing
соскоб *m* scrape
сосок *m* papilla
  ~ молочной железы mamilla, nipple
сосочек *m* papilla
  ~, вкусовой gustatory papilla

СОСОЧЕК

~, грибови́дный fungiform papilla
~ двенадцатипёрстной кишки́, большо́й Vater's papilla
~, нитеви́дный filiform papilla
~, сосцеви́дный nipple-shaped papilla
соста́в *m* composition; formula
~, аминокисло́тный amino acid composition
составля́ть compose
состоя́ние *n* state, status; condition
~, бессозна́тельное unconsciousness
~ в настоя́щее вре́мя present state
~, гипноти́ческое somnolism
~, крити́ческое critical condition
~, лихора́дочное febrile state, febrility
~, о́бщее general state
~ пита́ния nutritional status
~, психи́ческое mental status
~, санита́рное неудовлетвори́тельное poor sanitation
~, сопоро́зное sopor
~, су́меречное twilight state, absence
~, трево́жное qualm
~, тяжёлое grave state, grave condition
~, угнетённое sadness
~, удовлетвори́тельное satisfactory state
сосу́д *m* 1. vessel 2. glass ◇ перевя́зывать ~ to ligate

~ брыже́йки mesenteric vessel
~, вене́чный coronary vessel
~, градуи́рованный graduated vessel
~, коллатера́льный collateral vessel
~, корона́рный coronary vessel
~, ме́рный volumetric glass
сосу́дистый vascular
сосудодви́гательный vasomotor
сотру́дник *m* staff member; collaborator
сотрясе́ние *n* concussion
~ (головно́го) мо́зга concussion of the brain
сохране́ние *n* preservation
сохраня́ть save, preserve; retain
сочлене́ние *n* (co)articulation
~, крестцо́во-подвздо́шное sacroiliac articulation
~, ло́нное symphysis, pubic articulation
спа́вшийся collapsed
спазм *m* spasm
~, аккомода́ции spasm of accommodation
~ арте́рии arteriospasm
~ влага́лища vaginismus
~, вы́званный хо́лодом cryospasm
~ глазны́х сосу́дов ocular vasospasm
~ голосово́й щели glottic spasm
~ жева́тельных мышц masticatory spasm
~ кише́чника enterospasm
~ корона́рных сосу́дов coronary artery spasm

СПЛЕТЕНИЕ

~, мигательный nictitating spasm
~ мозговых сосудов cerebral vasospasm
~, писчий writer's cramp
~ сосудов vascular spasm, vasospasm
спазматический spasmodic, spastic
спазмолитический antispasmodic, spasmolytic
спазмофилия *f* spasmophilia
спайка *f* commissure
спаривание *n* mating
спасать save
спастический spastic, spasmodic
спектр *m* spectrum
~, антибактериальный antibacterial range
~, видимый visible (light) spectrum
~ действия антибиотика antibiotic spectrum
спектроскопия *f* spectroscopy
спектрофотометрия *f* spectrophotometry
сперма *f* sperm, semen
сперматозоид *m* spermatozoon, zoosperm, spermatozo(o)id
сперматорея *f* spermatorrhoea
сперматоцеле *n* spermatocele
сперматоцит *m* spermatocyte
сперматоцитома *f* seminoma
специализация *f* specialization
специализировать(ся) specialize
специалист *m* specialist
специфический specific
специфичность *f* specificity

~, антигенная antigenic specificity
~, низкая low specificity
~, широкая wide-range specificity
СПИД *см.* синдром приобретённого иммунодефицита
спина *f* back, dorsum
спинка *f* носа dorsum of nose
спинной spinal
спинномозговой cerebrospinal
спирограмма *f* spirogram
спирохета *f* spiroch(a)eta
спирт *m* spirit, alcohol ◇ обрабатывать ~ом to alcoholize
~, абсолютный absolute alcohol
~, нашатырный liquid ammonia
~, этиловый ethanol, ethyl alcohol
спиртометр *m* alcoholometer
список *m* schedule; list
спица *f*:
~, внутрикостная intramedullary pin
~ для костного вытяжения wire for skeletal traction
спланхникотомия *f* splanchnicotomy
спланхникэктомия *f* splanchnicectomy
спланхнология *f* splanchnology
спленомегалия *f* splenomegaly
спленэктомия *f* splenectomy
сплетение *n* plexus

СПЛЕТЕ́НИЕ

~, геморроида́льное hemorrhoidal plexus
~, не́рвное nerve plexus
~, поясни́чно-крестцо́вое lumbosacral plexus
~, со́лнечное solar plexus
~, та́зовое pelvic plexus
сплошно́й entire; solid
споко́йный quiet
спонгиобла́ст *m* spongioblast
спондилёз *m* spondylosis
спондили́т *m* spondylitis
~, анкилози́рующий ankylosing spondylitis
~, психориати́ческий psoriatic spondylitis
спондилоартри́т *m* spondylarthritis
~, анкилози́рующий ankylosing spondylarthritis
спондилоартропати́я *f* spondyloarthropathy
спондило́лиз *m* spondylolysis
спондилолисте́з *m* spondylolisthesis
спо́ра *f* spore
спорообразу́ющий sporogenous
споротрихо́з *m* sporotrichosis
спо́соб *m* method, technique
спосо́бности *f pl*, у́мственные mental capacity
спосо́бность *f* aptitude; capacity, ability
~, антигенсвя́зывающая antigen-binding capacity
~ переноси́ть физи́ческую нагру́зку exercise capacity
спосо́бствовать promote
спотыка́ться stumble (over)
спра́вка *f* certificate
~ о состоя́нии здоро́вья certificate of health

спра́вочник *m* handbook, book of reference
~, рецепту́рный drug handbook
спру *n* sprue
сраста́ться knit
сраще́ние *n*, непра́вильное malunion
среда́ *f* medium (*pl* media)
~, вну́тренняя internal medium
~, зали́вочная embedding medium
~, избира́тельная selective medium
~, инкубацио́нная incubation medium
~, окружа́ющая environment
~, пита́тельная nutrient medium
сре́днее арифмети́ческое *n* arithmetic mean
сре́дний *(напр. слой)* middle
средосте́ние *n* mediastinal space, mediastinum
сре́дство *n* agent, means
~, анестези́рующее anesthetic drug
~, антигистами́нное antihistaminic drug
~, антимикро́бное antimicrobial agent
~, бактерици́дное germicidal agent
~, болеутоля́ющее analgetic drug
~, вазоакти́вное vasoactive drug
~, вя́жущее astringent
~, гемостати́ческое hemostatic (drug), antihemorrhagic, styptic

~, гипотензивное hypotensive remedy
~, дезактивационное decontamination agent
~, дезинфицирующее desinfectant (agent)
~, дезодорирующее deodorant, deodorizer
~, жаропонижающее antipyretic remedy
~, желчегонное cholagogue (agent)
~, знахарское quack remedy
~, иммунодепрессивное immunosuppressive agent
~, контрастное contrast [opaque] medium
~, лекарственное medicament, medicine, remedy, drug
~, местнодействующее topical agent
~, мочегонное diuretic (agent)
~, наркотическое narcotic drug
~, отхаркивающее expectorant
~, понижающее кислотность antacid (drug)
~, послабляющее laxative medicine
~, потогонное diaphoretic drug
~, прижигающее cautery, caustic (agent)
~ против вшей lousicide
~, противовирусное antiviral agent
~, противоглистное vermicide, vermifuge
~, противозачаточное contraceptive agent
~, противочесоточное scabicide
~, рвотное emetic drug
~, сильнодействующее potent medicine
~, слабительное laxative, purgative
~, слюногонное salivator, sialagogue, ptyalagogue (agent)
~, снотворное somnifacient
~, сосудорасширяющее vasodila(ta)tor
~, сосудосуживающее vasoconstrictor, vasoconstricting agent
~, спазмолитическое spasmolysant
~, стимулирующее stimulant
~, укрепляющее roborant
~, успокаивающее sedative
срез *m* section; slice
~, поперечный cross section
~, серийный serial section
~, ультратонкий ultrathin section
сродство *n* affinity
~, химическое chemical affinity
срок *m* term
~ годности shelf-life
~ родов delivery time
срочный urgent; express
срыгивать eruct
ссадина *f* raw
ссылаться refer
стабильность *f* stability
стадия *f* stadium, stage
~, ранняя early stage
~, поздняя late stage
~, терминальная terminal [end] stage
стаз *m* stasis

~, кишечный enterostasis
стандарт *m* standard
стандартизация *f* standardization
старение *n* aging
старческий senile, gerontal
старший senior
статистика *f* statistics
  ~ временной нетрудоспособности sickness absence statistics
  ~ заболеваемости sickness statistics
  ~, медицинская medical statistics
  ~ народонаселения demography
статический static
статус *m* status, state
  ~, аллергический allergic state
  ~, иммунологический immune state
стафилодермия *f* staphyloderma
стафилококк *m* staphylococcus
  ~, белый staphylococcus albus
  ~, гноеродный staphylococcus pyogenes
  ~, золотистый staphylococcus aureus
  ~, лимонно-жёлтый staphylococcus citreus
стафилорафия *f* uranorrhaphy, staphylorrhaphy
стационар *m* inpatient facility, hospital
  ~, дневной day patient facility
ствол *m* :
  ~, главный main trunk
  ~ мозга brain stem
  ~ нерва nerve trunk
створка *f* клапана velum [leaflet] of a valve
стеатома *f* wen, steatoma
стеаторея *f* fatty diarrhea
стебелёк *m* pedicle, petiole
стебель *m анат.* stalk
стежок *m* stitch
стекло *n*:
  ~, очковое бифокальное bifocal lens
  ~, покровное cover glass
  ~, предметное ground slide
стеклограф *m* glass pencil
стеклянный vitreous, glass
стенка *f* wall
  ~ аорты aortic wall
  ~, брюшная abdominal wall
  ~, грудная chest wall
  ~ кишки bowel wall
  ~ желудка gastric wall
  ~, клеточная cell wall
  ~ (мочевого) пузыря bladder wall
  ~ сосуда vascular [vessel] wall
стеноз *m* stenosis
  ~ бронха bronchial stenosis
  ~ митральный mitral stenosis
  ~ привратника pyloric stenosis
стенокардия *f* stenocardia, angina pectoris
степень *f* degree, ratio
  ~ активности degree of activity
  ~ дисперсности degree of dispersion
  ~ наполнения degree of admission
  ~ окисления degree of oxidation

СТОМАТИ́Т

~ повреждéния damage degree
~ распáда degree of decay
~ ри́ска, высóкая high risk
стереотипи́я f stereotypy
стéржень m shaft; rod; pin
~ вóлоса hair shaft
стерилизáтор m sterilizer
~, пароэлектри́ческий steam-electric sterilizer
~, сухопáрный dry-heat sterilizer
стерилизáция f 1. sterilization 2. castration, sterilization
~, дрóбная fractional sterilization
~ жáром heat sterilization
~ кипячéнием boiling sterilization
~, лучевáя radiation sterilization
~ пáром steam sterilization
~ сухи́м жáром dry-heat sterilization
~ текýчим пáром sterilization by flowing steam
~ ультрафиолéтовым облучéнием ultraviolet sterilization
~, холóдная cold sterilization
стерилизовáть sterilize
стери́льность sterility
~, гибри́дная hybrid sterility
стернотоми́я f sternotomy
стерóиды m pl steroids
~, половы́е sex steroids
стетоскóп m stethoscope, auscultoscope
сти́гма f stigma
стилéт m stylet

стимули́ровать stimulate, induce
стимулятор m stimulator
~, биогéнный biogenic stimulator
~ рóста growth-promoting substance
стимуляция f promotion, stimulation
~, антигéнная antigenic stimulation
стипéндия f grant
стóимость f cost
стóйкий stable; proof
стóйкость f persistence
стол m table
~, гипсовáльный plaster table
~, крýглый round table
~, лаборатóрный laboratory bench
~, операциóнный operating table
~, перевязочный table for dressing
~, спрáвочный inquiry office
столбняк m tetanus
~, мéстный local tetanus
~, óбщий generalized tetanus
столбнячный tetanic
стóлик m:
~, надкровáтный overbed table
~, предмéтный (*микроскопа*) objective table
~, прикровáтный bedside table
стоматит m stomatitis
~, ангулярный angular cheilitis
~, афтóзный aphthous stomatitis

509

СТОМАТИ́Т

~, везикуля́рный vesicular stomatitis
~, гангрено́зный gangrenous stomatitis
~, герпети́ческий herpetic stomatitis
~, грибко́вый mycotic stomatitis
~, кандидо́зный soor
стоматологи́ческий stomatologic
стоматоло́гия f stomatology
стопа́ f foot (pl feet)
~, ма́ршевая march foot
~, пло́ская flat foot
~, транше́йная trench foot
стоя́ние n диафра́гмы, ни́зкое phrenoptosis
страда́ние n misery
страда́ть suffer
~ оды́шкой be short of breath
~ от бо́ли suffer from pain
~ рво́той vomit
странгуля́ция f strangulation
страх m anxiety, fear, terror, dread
стра́хи m pl, ночны́е night terror
страхова́ние n insurance
~ жи́зни life insurance
~ по нетрудоспосо́бности disability insurance
стреля́ющий fulgurant
стре́мя n stapes, stirrup
стрептобаци́лла f streptobacillus
стрептодерми́я f streptoderma
стрептокина́за f streptokinase
стрептоко́кк m streptococcus
~, гемолити́ческий hemolytic streptococcus

~ зеленя́щий streptococcus viridans
стрептоко́кковый streptococcal
стрептолизи́н m streptolysin
стресс m stress
стриктý́ра f stricture
строе́ние n, симметри́чное symmetrical structure
стро́ма f stroma
стронгилоидо́з m strongyloidiasis
стро́фулус m strophulus
стру́йка f кро́ви blood trickle
структу́ра f structure
~, антиге́нная antigenic structure
~ ко́сти body structure
~, ячеи́стая honeycomb [net] structure, meshwork
струп m crust, scab
струя́ f spurt, stream
студе́нт-ме́дик m мла́дших ку́рсов premed
стул m stool
~, дёгтеобра́зный tarry stool, melaena
~, жи́дкий loose stool
~, офо́рмленный formed stool
ступе́нчатый step-by-step
сту́пор m stupor
субарахноида́льный subarachnoid
субинволю́ция f subinvolution
субклини́ческий subclinical
субмикроскопи́ческий submicroscopic
субъекти́вный subjective
субинтернату́ра f sub-internship
субсе́псис m subsepsis
субстра́т m substrate

субтота́льный subtotal
субфебри́льный subfebrile
суде́бно-медици́нский medicolegal
су́дно *n*, подкладно́е bedpan
су́дорога *f* twitch, cramp, convulse
~ икроно́жной мы́шцы sural cramp, cramp in leg
~, клони́ческая clonic convulsion
~, пи́счая writer's spasm
~, тони́ческая tonic spasm
~, эпилептифо́рмная epileptiform convulsion
су́дорожный convulsive
суже́ние *n* constriction, stenosis
~ зрачка́ miosis
~ пищево́да esophagostenosis
суккоре́я *f* succorhoea
су́мка *f* 1. bag 2. bursa, sac
~, акуше́рская obstetrical bag
~, санита́рная medicine bag
сумма́ция *f* summation
сумми́ровать summarize
суперинфе́кция *f* superinfection
супру́жество *n* marriage
суста́в *m* articulation, joint
~, голеносто́пный ankle joint
~, коле́нный knee joint
~, локтево́й elbow joint
~, лучезапя́стный wrist (joint)
~ па́льца digital joint
~, плечево́й shoulder joint
~, тазобе́дренный hip, coxa, thigh joint
~, щёлкающий snapping joint

СЧИТА́ТЬ

суставно́й articular
су́точный diurnal
сухожи́лие *n* tendon
~, ахи́ллово heel tendon
~ сгиба́теля flexor tendon
сухожи́льный tendinous
сухо́й dry
су́хость *f* (*о ко́же и слизи́стых*) xerosis; dryness
~ гла́за xerophthalmia
~ ко́жи pachylosis
~ конъюнкти́вы conjunctival xerosis
сухо́тка *f* спинно́го мо́зга tabes dorsalis
суши́лка *f* drier
су́шка *f* drying
~, лиофи́льная freeze drying
~, сублимацио́нная sublimation drying
суще́ственный essential
сфери́ческий orbicular
сфероци́т *m* spherocyte
сфигмогра́мма *f* sphygmogram
сфигмома́нометр *m* sphygmomanometer
сфи́нктер *m* sphincter
схва́тки *f pl*:
~, ло́жные false pain
~, родовы́е birth [labor] pain
схе́ма *f* scheme
схо́дство *n* similarity
сцепле́ние *n* ге́нов genetic linkage
сцеплённый с X-хромосо́мой X-linked
сцинтиграфи́я *f* scintigraphy
сцинтилля́ция *f* scintillation
счёт *m* count
счётчик *m* counter
счита́ть 1. count 2. consider

СЧИ́ТЫВАНИЕ

счи́тывание *n* reading
сы́воротка *f* serum
~, антилимфоцита́рная antilymphocytic serum
~, антираби́ческая antirabies serum
~, антитокси́ческая antitoxic serum
~ больно́го patient's serum
~, гемолизи́рованная hemolyzed serum
~, до́норская donor serum
~, имму́нная antibody-containing [immune] serum
~ кро́ви blood serum
~, матери́нская maternal serum
~, преципити́рующая precipitating serum
~, противодифтери́йная antidiphtheric serum
~, противостолбня́чная antitetanus serum
~, противочу́мная antiplaque serum
~ реконвалесце́нта convalescent serum
~, станда́ртная test-serum
~, челове́ческая human serum
сыпь *f* rash, hives, eruption
~, геморраги́ческая hemorrhagic rash
~, лека́рственная [медикаменто́зная] drug rash, drug eruption
~ на ко́же skin rash
~, папулёзная papular eruption
~, продрома́льная prodromal rash
~, пузырько́вая vesicular rash
~, пятни́стая macular [maculated] rash
~, распространённая widespread rash
~, розеолёзная roseolous rash
~, скарлатино́зная scarlatinal eruption
~, угреви́дная acneiform eruption
~, уртика́рная nettle rash
сы́рость *f* damp, humidity

Т

табле́тка *f* tablet
~ под язы́к sublingual tablet
~ продлённого [пролонги́рованного] де́йствия prolonged-action [sustained-action, extended-release] tablet
~ с оболо́чкой coated tablet
~ с плёночным покры́тием film-coated tablet
~ с са́харным покры́тием sugar coated tablet
табли́ца *f* table, sheet
~, генеалоги́ческая generation table
~ дожи́тия life table
таз *m анат.* pelvis
~ косос́уженный [косо смещённый] coxalgic pelvis
~, пло́ский flat(tened) [platypellic] pelvis
~ общеравноме́рно су́женный reduced pelvis

ТЕМПЕРАТУ́РА

~, рахити́ческий пло́ский rachitic flat pelvis
~, у́зкий narrow pelvis
тазобе́дренный coxofemoral
та́ймер *m* timer
та́йна *f*, враче́бная medical secrecy
та́ксис *m* taxis
такти́льный tactile
тала́мус *m* thalamus
талассеми́я *f* thalassemia
талассотерапи́я *f* thalassotherapy
та́лия *f* се́рдца waist of the heart
тальк *m* talc, French chalk
~, перча́точный glove starch
тампо́н *m* plug, pack, swab, tampon
  ~, ма́рлевый gauze tampon
  ~, ушно́й earplug
тампона́да *f* tamponade, plugging
  ~ се́рдца heart tamponade
  ~, хирурги́ческая surgical pack
тахиаритми́я *f* tachyarrhythmia
тахикарди́я *f* tachycardia
~, желу́дочковая ventricular tachycardia
~, невроге́нная neurogenic tachycardia
~, ортостати́ческая orthostatic tachycardia
~, пароксизма́льная paroxysmal tachycardia
~, предсе́рдная atrial tachycardia
~, суправентрикуля́рная supraventricular tachycardia
тве́рдый solid; hard
тезауризмо́з *m* thesaurismosis
~, липи́дный lipid thesaurismosis
текстýр/а *f* texture
телеангиэктази́я *f* angiolectasia, angiotelectasis
теле́жка *f* для новорождённых trolley for newborn
телереце́птор *m* telereceptor
теле́сный corporal, bodily
те́ло *n* corpus, body
~, жёлтое yellow body
~, иноро́дное foreign body
~ кле́тки body of cell, cytosoma
~ ма́тки body of womb
~ позвонка́ vertebral body
~, стеклови́дное vitreous body
~, полоса́тое striate body
~, шишкови́дное pineal gland
телосложе́ние *n* habitus, constitution
~, астени́ческое asthenic constitution, habitus asthenicus
~, норма́льное normal constitution
тельца́ *n pl*:
~, амило́идные amyloid corpuscles
~, миели́новые myelin figures
~, моло́зивные colostrom corpuscles
~, пласти́нчатые *(нервные)* lamellated corpuscles
те́льце *n* corpuscle, body
~, база́льное basal corpuscle
~, кароти́дное carotid body
те́ма *f* subject
теменно́й parietal
температу́р/а *f* temperature
  ◇ измеря́ть ~у to take

ТЕМПЕРАТУ́РА

temperature; снижа́ть ~у to bring the temperature down
~ в помеще́нии room [indoor] temperature
~, высо́кая high temperature, fever
~, норма́льная normal temperature
~, перемежа́ющаяся alternating temperature
~, пони́женная subnormal temperature
~, ректа́льная rectal temperature
те́мя *n* vertex
те́нар *m* thenar, ball of thumb
тенде́нция *f* tendency, trend
тендини́т *m* tendinitis
тендовагини́т *m* tendovaginitis
~, крепити́рующий crepitant tendovaginitis
~, стенози́рующий stenosing tendovaginitis
тене́змы *m pl* tenesmus
тенопла́стика *f* tenoplasty
тень *f* shadow
~ се́рдца cardiac silhouette
теорети́ческий theoretical
тео́рия *f* theory
тепло́ *n* heat
теплови́дение *n* thermography; thermovision
теплови́зор *m* thermovision camera
теплокро́вный warm-blooded
теплоотда́ча *f* heat output
теплосто́йкий thermotolerant
тёплый warm
терапе́вт *m* internist
терапи́я *f* 1. therapeutics, therapy; treatment 2. internal medicine

~, антикоагуля́нтная anticoagulant therapy
~, вспомога́тельная supportive treatment
~, дви́гательная kinesiatrics, kinesi(o)therapy, kinetotherapy
~, замести́тельная replacement [substitution] therapy
~, инициа́льная initial therapy
~, интенси́вная intensive therapy, intensive care
~, инфузио́нная fluid management
~, комбини́рованная combination therapy
~, ла́зерная laser therapy
~, лека́рственная medication
~, лучева́я radiation therapy
~, лучева́я предопераци́онная preoperative radiotherapy
~, лучева́я фракциони́рованная fractionated radiotherapy
~, напра́вленная targeted treatment
~, неотло́жная emergent [urgent] therapy
~, подде́рживающая supporting therapy
~, причи́нная causal treatment
~, профилакти́ческая preventive treatment
~, систе́мная systemic therapy
~, спаси́тельная salvage therapy
~, тка́невая tissue therapy

ТЕХНИКА

~, тромболитическая thrombolytic treatment
~, этиотропная causal treatment
~, эффективная effective therapy
~, шоковая shock treatment
тератогенный *f* teratogenic
тератома *f* teratoid tumor, teratom(a)
~ яичника ovarian teratom(a)
тереть scrub
терминальный terminal
термоалгезия *f* therm(o)algesia
термоанестезия *f* thermoanesthesia
термолабильный thermolabile
термометр *m* thermometer
~, максимальный maximum thermometer
термометрия *f* thermometry, temperature measurement
~, кожная skin thermometry
~, оральная oral thermometry
~, ректальная rectal thermometry
терморадиотерапия *f* thermoradiotherapy
терморецептор *m* thermoreceptor
термостабильный heat-stable
термотерапия *f* thermotherapy
термоустойчивость *f* heat resistance
термоядерный thermonuclear
терпеть неудачу fail
тест *m* test, assay

~ бласттрансформации лимфоцитов lymphocyte transformation test
~, гистаминовый histamin test
~, двухступенчатый two-step [Master's] test
~ ингибиции гемагглютинации hemagglutination inhibition test
~ ингибиции миграции лейкоцитов leucocyte migration inhibition test
~ ингибиции миграции макрофагов macrophage migration inhibition test
~ лимфоцитотоксичности lymphocytotoxicity test
~, микроцитотоксический microcytotoxicity assay
~ на жизнеспособность viability check
~ на уровень интеллекта intelligence test
~ нейтрализации neutralization test
~, цветовой color test
тестообразный pasty
тест-сыворотка *f* test-serum
тест-частица *f* test particle
тетания *f* tetany
~ новорождённых neonatal tetany
~ при гипервентиляции hyperventilation tetany
тетанус *m* tetanus
тетравакцина *f* quadriple vaccine
тетрада *f* tetrad
тетраплегия *f* quadriplegia, tetraplegy
техника *f*:
~ безопасности accident prevention

~ заливки в парафин paraffin-embedding technique
течение *n* process, course
тиамин *m* thiamin, vitamin B$_1$, aneurin
тик *m* tic
~ лицевых мышц facial tic
тимоцит *m* thymocyte
тимус *m* thymus
тип *m* type
типирование *n* typing
~, серологическое serological typing
тиреоидит *m* thyroiditis
~, лимфоцитарный lymphocytic [Hashimoto's] thyroiditis
тиреотоксикоз *m* thyreotoxicosis
тиреотомия *f* thyrotomy
тиреотропин *m* thyroid-stimulating hormone
тирозин *m* tyrosine
тирозиноз *m* tyrosinosis
тироксин *m* thyroxin
титр *m* titer
титрование *n* titration, titrating
тиф *m* typhus
~, блошиный flea-borne typhus
~, брюшной (abdominal) typhoid, typhoid fever
~, возвратный recurrent typhus
~, возвратный клещевой tick-borne relapsing fever
~, клещевой tick typhus
~, мышиный murine typhus
~, сыпной typhus, exanthematic [exanthematous, louse-borne] typhus
~, эндемический endemic typhus
~, эпидемический epidemic typhus
тифлит *m* typhlitis
тифоид *m* typhoid
ткань *f* tissue
~, выстилающая lining tissue
~, гетерогенная heterogenous tissue
~, грануляционная granulation tissue
~, железистая glandular tissue
~, жировая fat [adipose] tissue
~, интерстициальная interstitial tissue
~, кроветворная hemopoietic tissue
~, межуточная interstitial tissue
~, мезенхимная mesenchymal tissue
~, мышечная muscular tissue
~, нервная nervous tissue
~, опорная supportive tissue
~, плотная compact tissue
~, подкожная subcutaneous tissue
~, подлежащая underlying tissue
~, ретикулярная reticular tissue
~, рубцовая scar tissue
~, соединительная connective tissue
~, фиброзная fibrous tissue
Т-лимфоцит *m* T-lymphocyte, thymus-derived lymphocyte
тогавирус *m* togavirus
ток *m* (*крови*) flow
~, обратный backflow

токография *f* tocography
токсемия *f* toxemia
токсигенный toxigenic
токсикодермия *f* toxicodermatosis, toxicodermia
токсикоз *m* toxicosis
~ беременности toxemia of pregnancy, gestational toxicosis, gestosis
токсикология *f* toxicology
токсин *m* toxin
~, бактериальный bacterial toxin
~, растительный plant toxin
~ утомления kinotoxin
~, ядерный nucleotoxin
токсичность *f* toxicity
токсичный toxic
токсоид *m* toxoid
токсокароз *m* toxocarosis
токсоплазмоз *m* toxoplasmosis
~, врождённый congenital toxoplasmosis
~, генерализованный disseminated toxoplasmosis
~ глаз ocular toxoplasmosis
толерантность *f* tolerance
~, иммунологическая immunotolerance
~ к глюкозе glucose tolerance
толчок *m* shock; impact, impulse
~, верхушечный apex beat
томография *f* tomography, stratigraphy
~, компьютерная computed tomography
~, позитронная эмиссионная positron emission tomography
~, эмиссионная emission tomography
тон *m* sound
~, пушечный cannon sound
~ сердца heart tone, heart sound
~, хлопающий flapping sound
тонзиллит *m* tonsillitis, amygdalitis
тонзиллэктомия *f* tonsillectomy
тонкий slight, thin, fine
тонковолокнистый fine-filamented
тонкостенный thin-walled
тонометр *m* tonometer
тонус *m* tonus
~, мышечный muscular [muscle] tonus
торакопластика *f* thoracoplasty
~, интраплевральная intrapleural thoracoplasty
торакоцентез *m* thoracocentesis
торпидный torpid
торулёз *m* torulosis
тофус *m* tophus, gouty node
~, подагрический gouty tophus
точка *f* point
~, ближняя near point
~, болевая tender [painful] point
~ иглоукалывания acupuncture locus
~, нулевая zero point
~ отсчёта neutral point
точка *f* зрения point of view
точно precisely
точность *f* precision
точный strict; precise
тошнота *f* nausea
тошнотворный nauseous, nauseant, nauseating

ТРАБЕКУЛА

трабе́кула *f* trabecula
трабекулотоми́я *f* trabeculotomy
трава́ *f* herb
тра́вма *f* trauma, injury
~, акусти́ческая acoustic trauma
~, закры́тая closed injury
~, непроника́ющая nonpenetrating trauma
~ ныря́льщиков diving trauma
~, огнестре́льная gunshot injury
~, о́страя acute trauma
~ от взры́ва blast injury
~, проника́ющая penetrating trauma
~, психи́ческая psychic trauma
~, родова́я birth trauma
~, све́жая recent trauma
травмати́зм *m* traumatism
~, произво́дственный occupational traumatism
травмати́ческий traumatic
травмато́лог *m* traumatologist
травми́ровать traumatize
тракт *m*:
~, желу́дочно-кише́чный gastrointestinal tract
~, мочеполово́й genitourinary tract
~, пищевари́тельный alimentary tube
тра́кция *f* traction
транквилиза́тор *m* tranquilizer
трансамина́за *f* transaminase
трансду́кция *f* transduction
транслока́ция *f* translocation
трансля́ция *f* ген. translation

транспланта́т *m* transplant, graft
~, аллоге́нный allogenic transplant
~, ко́жный skin graft
~, ко́стный bone graft
~, мостови́дный bridging graft
~, свобо́дный free transplant
~, сосу́дистый vascular graft
~, тру́пный cadaveric graft
~, чужеро́дный xenograft
~, эпидерма́льный epidermic graft
транспланта́ция *f* transplantation, grafting
транспози́ция *f* transposition
тра́нспорт *m* transport
транссуда́т *m* transsudat
трахеи́т *m* tracheitis
трахеобронхи́т *m* tracheobronchitis
трахеотоми́я *f* tracheotomy
трахе́я *f* trachea
трахо́ма *f* trachoma
трево́га *f* trouble, alarm
тре́мор *m* tremor
~, алкого́льный alcoholic tremor
~ коне́чностей limb tremor
~, ме́лкий fine tremor
~, ста́рческий senile tremor
тре́ние *n* rubbing, friction
трениро́вка *f* training
~, аутоге́нная autogenous training
трепа́н *m* crown saw, trepan
трепана́ция *f* trepanation
~ че́репа craniotomy, craniotripsis, cranial trepanation
трепета́ние *n* palpitation

трепонема *f* treponema
трепонематоз *m* treponematosis
треск *m* snap
треугольник *m* triangle
~ Эйнтховена Einthoven's triangle
трёхстворчатый tricuspid
трещина *f* scissure
трещины *f pl* кожи rhagades
триада *f* trias
тривакцина *f* triple vaccine
~ против кори, эпидемического паротита и краснухи measles-mumps-rubella vaccine
триггер-эффект *m* triggering effect
тригеминия *f* trigeminy, trigeminal pulse
тризм *m* trismus, masticatory spasm, stiffness of the jaw, lockjaw
трипаносома *f* trypanosome
трипаносомоз *m* trypanosomiasis
трипсин *m* trypsin
трисомия *f* trisomy
трихомониаз *m* trichomoniasis
трихофития *f*, глубокая kerion, tinea profunda
троакар *m* troc(h)ar
тройничный trigeminal
тромб *m* thrombus, clot of blood
~, белый white thrombus
~, красный red thrombus
~, организованный organized thrombus
~, пристеночный parietal thrombus
тромбангиит *m* thrombangiitis
~, облитерирующий obliterating thrombangiitis, Buerger's disease
тромб-наездник *m* saddle thrombus
тромбоз *m* thrombosis
~, артериальный arterial thrombosis
~ вены venous thrombosis
~ вены нижней конечности leg vein thrombosis
~ геморроидальных вен hemorrhoidal thrombosis
~ глубоких вен deep vein thrombosis
~ сосудов брыжейки mesenteric thrombosis
тромбопластин *m* плазмы Christmas factor, plasma thromboplastin, plasma thrombozyme
тромбофилия *f*, эссенциальная essential thrombophilia
тромбофлебит *m* thrombophlebitis
~, мигрирующий thrombophlebitis migrans
тромбоцит *m* thrombocyte
тромбоцитопения *f* thrombocytopenia, platelet deficiency
тромбоэмболия *f* thromboembolism
тропизм *m* tropism
~, избирательный selective tropism
~, специфический specific tropism
тропический tropical
трофический trophic
труба *f*:
~, евстахиева auditory [eustachian] tube
~, маточная fallopian tube, salpinx

ТРУБА́

~, слухова́я *см.* труба́, евста́хиева
~, фалло́пиева *см.* труба́, ма́точная
тру́бка *f* tube
~, газоотво́дная flatus [colonic] tube
~, рентге́новская X-ray tube
~, стекля́нная glass tube
~, трахеотоми́ческая tracheal tube
~, эндотрахеа́льная endotracheal [intubation] tube
трудотерапи́я *f* labor [occupational, work] therapy
труп *m* corpse, cadaver
тру́пный cadaveric
трясти́(сь) shake; shiver
туберку́л *m* tubercle
туберкулёз *m* tuberculosis
~ горта́ни laryngeal tuberculosis
~, диссемини́рованный disseminated tuberculosis
~ желёз glandular tuberculosis
~, каверно́зный tuberculosis cavernous
~ лёгких pulmonary tuberculosis
~, милиа́рный miliary tuberculosis
~, перви́чный primary tuberculosis
~ позвоно́чника spinal tuberculosis
~ по́чек renal tuberculosis
туберкули́н *m* tuberculin
тубусодержа́тель *m* cone holder
туго́й tense
тугоподви́жность *f* stiffness
~ суста́вов joint stiffness
тугоподви́жный stiff
ту́ловище *n* trunk
туляреми́я *f* tularemia, rabbit fever
тума́н *m*, загрязнённый smog
тупо́й dull; blunt
тупоконе́чный blunt-pointed
ту́пость *f*, абсолю́тная *(при перкуссии)* flatness
ту́ргор *m* ко́жи turgor of the skin
турнике́т *m* tourniquet
туру́нда *f* turunda
ту́чный stout; fat
ты́льный dorsal
тюба́ж *m* tubage
тяж *m* band, cord
~, эма́левый enamel cord
тяжелора́неный badly wounded
тяжёлый heavy; severe; hard
тя́жесть *f* боле́зни severity of disease
тяжи́ *m pl*, заро́дышевые germinal cords

У

увеличе́ние *n* augmentation, increase, magnification, enlargement
увели́чивать(ся) enlarge, increase
увеличи́тель *m* magnifier
увеопароти́т *m* uveoparotitis
увлажне́ние *n* humidification
увлажня́ть humidify, moisten
углево́ды *m pl* carbohydrates
углеро́д *m* carbon, C

ÚЗЕЛ

углеро́дистый carbonaceous
углово́й angular
углубле́ние *n* excavation; socket, vallecula, hole
угнета́ть depress
угнете́ние *n*:
~ дыха́ния respiratory depression
~ ро́ста inhibition of growth
у́гол *m* angle
у́голь *m* carbon
~, активи́рованный absorbent [activated] carbon
угри́ *m pl* acne, comedones, blackheads
~, кра́сные rosacea
~, са́льные acne sebacea, acne seborrhoica
~, чёрные black comedones
угри́ца *f*, кише́чная threadworm, strongyloides stercoralis
удале́ние *n* removal
~ до́ли lobectomy
~ зу́ба extraction of a tooth
~ зубно́го ка́мня scaling
~ косте́й предплю́сны tarsectomy
~ моло́чной железы́ mastectomy
~ рогови́цы гла́за keratectomy
~, ручно́е manual removal
~ сегме́нта segmentectomy
~, хирурги́ческое surgical removal
~ яи́чника oophorectomy
уда́р *m* shock, knock, stroke
~ пу́льса ictus, pulse beat
~, со́лнечный sunstroke, siriasis
~, теплово́й heat stroke
ударя́ть(ся) knock

удвое́ние *n* duplication
уде́рживать retain
удлине́ние *n* lengthening, elongation
удовлетвори́тельный satisfactory
удостове́рить(ся) verify
уду́шливый choky
уду́шье *n* choking, asphyxia
узде́чка *f анат.* frenulum
у́зел *m* node, knot ⟡ завя́зывать ~ to knot
~, варико́зный varicosity, varix
~, геморроида́льный pile, hemorrhood
~, гуммо́зный gummy node
~, лимфати́ческий lymphatic node
~, медиастина́льный лимфати́ческий mediastinal lymph node
~, мезентериа́льный лимфати́ческий mesenteric lymph node
~, периаорта́льный лимфати́ческий periaortic lymph node
~, па́ховый лимфати́ческий inguinal lymph node
~, подагри́ческий tophus, gouty node
~, подмы́шечный лимфати́ческий axillary lymph node
~, подчелюстно́й лимфати́ческий submandibular lymph node
~, региона́рный лимфати́ческий regional lymph node
~, си́нусовый sinus [Keith-Flack] node
~, тройно́й triple node

ÚЗЕЛ

~, хирургический surgeon node
узелки *m pl*, ревматоидные rheumatoid nodules
узелковый nodular
узелок *m* nodule
узкий narrow
узкогорлый narrow-mouth
узловатый knobby, nodose
узловой nodal
указатель *m* дозы dose finger
указывать indicate
укол *m* prick, stab
укорочение *n* shortening
укус *m* bite, puncture
~ змей snakebite
~ насекомого insect sting
улитка *f* анат. cochlea
улитковый cochlear
улучшать(ся) improve
улучшение *n* amelioration, improvement
ультразвук *m* ultrasound
ультразвуковой ultrasonic
ультракороткий ultrashort
ультрамикротом *m*, замораживающий freezing ultramicrotome
ультраструктура *f* ultrastructure
ультрафильтрация *f* ultrafiltration
ультрацентрифуга *f* ultracentrifuge, superspeed centrifuge
улыбка *f*, сардоническая sardonic smile
уменьшать(ся) diminish, decrease, reduce
уменьшение *n* decrease, decrement, diminution
умеренный moderate

умерщвление *n* нерва *(зуба)* killing the nerve
умирание *n* dying
умирать die
умирающий moribund, dying
умственный mental
уничтожать destroy
упадок *m* сил loss of strength, loss of power
уплотнение *n* induration
уплощать(ся) flatten
упражнение *n* exercise
упрощённый simplified
уравновешенный balanced
уратемия *f* uratemia
уратурия *f* uraturia
уреаплазма *f* ureaplasma
уремия *f* uremia
уретероцеле *n* ureterocele
урикемия *f* uricemia, uricacidemia
уробилин *m* urobilin
уробилиноген *m* urobilinogen
уровень *m* level
~ в сыворотке крови serum level
~ липидов в крови lipidemia
~, повышенный elevated level
~, токсический toxic level
урограмма *f* urogram
урография *f* urography
~, внутривенная intravenous urography
~, обзорная plan urography
~, экскреторная excretory [descending] urography
уродливый teratic
уродство *n* malformation, monstrosity
уролит *m* urolith
уролитиаз *m* urolithiasis

уроло́гия *f* urology
урча́ние *n* в животе́ abdominal murmur
усиле́ние *n* enhancement
уси́ливать intensify, enhance
уси́лие *n* strain
усло́вия *n pl* conditions
~, безмикро́бные pathogen-free conditions
~, неблагоприя́тные adverse conditions
~, необходи́мые required conditions
~ окружа́ющей среды́ environmental conditions
~ труда́ work environment
усло́вный 1. conditioned 2. relative
успока́ивающий obtundent, calmative
успоко́ить(ся) quiet, calm
уста́лость *f* tiredness
установле́ние *n* отцо́вства paternity proof
усто́йчивость *f* resistance, fastness, stability
~ к медикаме́нтам drug resistance
~, приобретённая acquired resistance
усто́йчивый 1. stable 2. resistant
устро́йство *n*, регистри́рующее recorder
у́стье *n* stoma, mouth, ostium
утеропекси́я *f* uteropexy
утолще́ние *n* thickening
утомле́ние *n* tiredness, weariness, fatigue
утомлённый tired
утомля́емость *f* fatigability
уточня́ть ◇ ~ местоположе́ние locate
утра́та *f* loss

~ профессиона́льной трудоспосо́бности occupational disability
уха́живать *(за кем-л.)* look after *smb*, nurse, tend, take care of *smb*
у́хо *n* ear
~, вну́треннее inner ear
~, нару́жное external ear
~, сре́днее middle ear
ухо́д *m* nursing; care
ухудша́ть(ся) impair; worsen
ухудше́ние *n* deterioration, impairment; aggravation
~, клини́ческое clinical deterioration
уча́сток *m* site
учёный scientist
учи́лище *n*, акуше́рское midwifery school
учрежде́ние *n* facility, institution
~, лече́бное medical institution
уши́б *m* contusion
~ мо́зга cerebral contusion
ушива́ние *n* желу́дка gastrorrhaphy
ушко́ *n* предсе́рдия auricle
ушно́й auricular
ущемле́ние *n* strangulation, entrance
~ не́рва nerve entrapment
ущемлённый strangulated
язви́мый vulnerable

фави́д *m* favid
фа́вус *m* favus

ФА́ВУС

~, волосяно́й favus pilaris
фаг *m* (bacterio)phage
~, зре́лый mature phage
~, непо́лный incomplete phage
~, сла́бый weak phage
фаголизосо́ма *f* phagocytic vacuole
фагорезисте́нтность *f* phage resistance
фагосо́ма *f* phagosoma
фаготипи́рование *n* phage typing
фагоци́т *m* phagocyte
фагоцити́ровать englobe, phagocytize
фагоцито́з *m* phagocytosis
~, заверше́нный complete phagocytosis
~, незаверше́нный frustrated phagocytosis
фа́за *f* phase, stadium, stage
~ заживле́ния healing phase
~ отторже́ния rejection phase
~ распознава́ния recognition phase
~ ро́ста growth phase
~ торможе́ния inhibitory phase
фа́ктор *m* factor, agent
~ агглютина́ции agglutinating factor
~ актива́ции макрофа́гов macrophage-activating factor
~ актива́ции тромбоци́тов platelet activating factor
~, антианеми́ческий antianemic factor
~, антинуклеа́рный antinuclear factor
~, антропоге́нный anthropogenic factor

~, блоки́рующий blocking factor
~, веду́щий major factor
~ вне́шней среды́ environmental factor
~, вну́тренний intrinsic factor
~, возрастно́й age factor
~, вре́дный hazard factor
~, вре́дный профессиона́льный occupational hazard
~, вызыва́ющий слия́ние (кле́ток) fusing agent
~, генети́ческий genetic factor
~ дифференциро́вки differentiation factor
~, дополни́тельный accessory factor
~, ингиби́рующий inhibiting factor
~ Ка́сла Castle's factor
~, климати́ческий climatic factor
~, мотивацио́нный motivational factor
~, насле́дственный hereditary factor
~, обусло́вливающий conditioning factor
~, определя́ющий determinal factor, determinant
~, патоге́нный pathogene, pathogenic factor
~ перено́са transfer factor
~, поврежда́ющий disturbing factor
~ подавле́ния розеткообразова́ния rosette-inhibiting factor
~ проница́емости permeability factor

~, ревматоидный rheumatoid factor
~ риска risk factor
~ роста growth factor
~ свёртывающей системы крови blood clotting [blood coagulation] factor
~, сенсибилизирующий priming agent
~, субъективный human factor
~, супрессорный suppressor factor
~, сывороточный serum factor
~, термостабильный heat-stable factor
~ торможения миграции migration inhibition factor
~, триггерный triggering agent
~, трофический trophic factor
~, хелперный helper factor
~, цитотоксический cytotoxic factor
~, экологический ecological factor
~, эндогенный internal cause
~, этиологический causative agent
факультет *m* faculty
~, лечебный medical faculty
~ медсестёр nursing faculty
~ повышения квалификации faculty for advanced training
~, санитарно-гигиенический sanitation and hygiene faculty
~, фармацевтический pharmaceutical faculty
фаланга *f* phalanx

фарингит *m* pharyngitis
фарингоскопия *f* pharyngoscopy
фармакогнозия *f* pharmacognosy
фармакодинамика *f* pharmacodynamics
фармакокинетика *f* pharmacokinetics
фармакология *f* pharmacology
фармакопейный officinal
фасциопластика *f* fascioplasty
фасциорафия *f* (*ушивание фасции*) fasciorrhaphy
фасциотомия *f* fasciotomy
фасциит *m* fasciitis
~, ладонный palmar fasciitis
~, эозинофильный eosinophilic fasciitis
фасция *f* fascia
фекальный fecal
фельдшер *m* doctor's [medical] attendant
фенестрация *f* fenestration
фенилкетонурия *f* phenylketonuria
феномен *m* phenomenon
фенотип *m* phenotype
фенотипический phenotypic
феохромоцитома *f* pheochromocytoma
фермент *m* ferment, enzyme
~, внеклеточный extracellular enzyme
~, внутриклеточный intracellular enzyme
~, гидролитический hydrolytic enzyme
~, коагулирующий clotting enzyme
~, липолитический lipolytic enzyme

ФЕРМЕ́НТ

~, отщепля́ющий cleaving enzyme
~, пищевари́тельный digestive enzyme
~, протеолити́ческий proteolytic enzyme
ферментати́вный enzymatic
фермента́ция *f* zymosis, fermentation
ферти́льность *f* fertility
феррити́н *m* ferritin
фета́льный fetal
фетометри́я *f* fetometry
фетоплацента́рный fetoplacental
фетопротеи́н *m* fetoprotein
фибри́лла *f* fibril
фибриллогене́з *m* fibrillogenesis
фибрилля́рный fibrillar(y)
фибрилля́ция *f* fibrillation
фибри́н *m* fibrin
фибринеми́я *f* fibrinemia
фибриноге́н *m* fibrinogen
фибрино́зный fibrinous
фибрино́лиз *m* fibrinolysis
фибринолити́ческий fibrinolytic
фиброла́ст *m* fibroblast
фибробласто́ма *f* fibroblastoma
фибро́з *m* fibrosis
~, кисто́зный cystic fibrosis
фибрози́т *m* fibrositis
~, узелко́вый nodular fibrositis
фибро́зный fibrotic
фибро́ма *f* fibroid, fibroma
фиброматоз *m* fibromatosis
фибромиози́т *m* fibromyositis
фибромио́ма *f* fibromyoma
фиброци́т *m* fibrocyte
фиброэндоскопи́я *f* fiber optic endoscopy

фигу́ра *f* митоти́ческого деле́ния mitotic figure
фи́зико-хими́ческий chemicophysical
физиоло́гия *f* physiology
физиотерапи́я *f* physical medicine, physical therapy
физкульту́ра *f*, лече́бная remedial gymnastics, exercise therapya
фикса́ция *f* fixation
~ комплеме́нта fixation of complement
~ ма́тки metropexy
фикси́рующий fixative
филаме́нт *m* filament
фильтр *m* screen, filter
~, бактериа́льный bacterial filter
~, возду́шный air filter
~, микропо́ристый millipore filter
~, скла́дчатый plaited [fold] filter
~, стекловолоко́нный fiberglass filter
~, сухо́й dry filter
фильтра́т *m* filtrate
фильтра́ция *f* filtration
~, клубо́чковая glomerular filtration
фильтр-воро́нка *m* filter-funnel
фильтру́ющий filterable
филяриато́з *m* filariasis
филя́рии *pl* Filaria
филярио́з *m см.* филяриато́з
фи́мбрия *f* fimbria
фимо́з *m* phimosis
фи́стула *f* fistula
фитоагглютини́н *m* phytagglutinin
флако́н *m* vial, bottle

~ с пло́ской сте́нкой flat-sided bottle
флеби́т *m* phlebitis
флебогра́фия *f* venography, phlebography
флеботоми́я *f* phlebotomy
флегмо́на *f* phlegmon
~, га́зовая gas phlegmon
флоккуля́ция *f* flocculation
флуоресце́нтный fluorescent
флуоресце́нция *f* fluorescence
флюорогра́фия *f* fluorography, photoradiography
флюоро́з *m* fluorosis
фо́бия *f* phobia
фолли́кул *m* follicle
~, волосяно́й hair follicle
~, граа́фов Graafian follicle
фолликули́т *m* folliculitis
фолликуля́рный follicular
фона́ция *f* phonation
фонендоско́п *m* binaural stethoscope
фонокардиогра́фия *f* phonocardiography
фо́рма *f* shape, form
~ волны́ waveform
~, дегенерати́вная involution form
~, нозологи́ческая clinical entity
~ се́рдца heart shape
фо́рмула *f* ко́стного мо́зга myelogram
формали́н *m* formalin
формальдеги́д *m* formic aldehyde
фосфата́за *f* phosphatase
~, ки́слая acid phosphatase
~, щелочна́я alkaline phosphatase
фосфолипи́д *m* phospholipid
фосфорили́рование *n* phosphorylation

~, окисли́тельное oxydative phosphorylation
фотоаллерги́я *f* photoallergy
фотокоагуля́ция *f* photocoagulation
фотометри́я *f* photometry
фотопси́я *f* photopsia, photopsy
фотореце́птор *m* photoreceptor
фотохимиотерапи́я *f* photochemotherapy
фрагме́нт *m* fragment
фрагмента́ция *f* fragmentation
фракциони́ровать fractionate
фра́кция *f* fraction
фрамбези́я *f* frambesia, yaws
френикотоми́я *f* phrenicotomy
фриги́дность *f* frigidity
фтор *m* fluorine, F
фто́ристый fluoric
фунгистати́ческий fungistatic
фунгици́д *m* fungicide
фундамента́льный fundamental
функциона́льный functional, functionary
фу́нкция *f* function
фуру́нкул *m* furuncle

Х

хала́т *m* overall
хара́ктер *m* nature, character
характери́стика *f* pattern, characteristic
хара́ктерный characteristic
хвост *m* tail

~ поджелу́дочной железы́ tail of the pancreas
хейли́т *m* cheilitis
~, актини́ческий actinic [solar] cheilitis
~, гно́йный impetiginous cheilitis
~, эксфолиати́вный cheilitis exfoliativa
хейлопла́стика *f* cheiloplasty
хе́лпер *m* *(клетка)* helper
хемоаттракта́нт *m* chemoattractant
хемолюминесце́нция *f* chemoluminescence
хемотакси́н *m* chemotaxin, chemotactic factor
хемота́ксис *m* chemotaxis
хилёзный chylous
хилури́я *f* chyluria
химиоиммунотерапи́я *f* chemoimmunotherapy
химиотерапи́я *f* chemotherapy
~, вспомога́тельная adjuvant chemotherapy
~, подде́рживающая maintenance chemotherapy
химотрипси́н *m* chymotrypsin
хиру́рг *m* surgeon
хирурги́я *f* surgery
~, вое́нно-полева́я military [war] surgery
~, ла́зерная laser surgery
~, микрососу́дистая microvascular surgery
~, серде́чно-сосу́дистая cardiovascular surgery
~, че́люстно-лицева́я maxillofacial surgery
хламидио́з *m* chlamydiosis
хлами́дия *f* chlamydia
хлоа́зма *f* бере́менных chloasma gravidarum, chloasma uterinum
хлопьеви́дный flaky
хлорами́н *m* chloramine
хлори́ровать chlorinate
хлоро́ма *f* chloroma
хоа́на *f* choana
ход *m* path (way)
~ бинта́ turn of bandage
~, носово́й nasal meatus
ходи́ть walk
ходя́чий walking
хозя́ин *m* host
~ оконча́тельный definitive host
~, промежу́точный intermediate host
холангиогра́фия *f* cholangiography
холедохогра́фия *f* choledochography
холедохотоми́я *f* choledochotomy
холелитотрипси́я *f* chole (cysto) lithotripsy
холе́ра *f* cholera
~ Эль-То́р El Tor cholera
холери́ческий choleric
холеста́з *m* cholestasia, cholestasis
холестати́ческий cholestatic
холестери́н *m* cholesterin, cholesterol
холестеринеми́я *f* cholesterolemia, cholesterinemia
холецисти́т *m* cholecystitis
~, калькулёзный calculous cholecystitis
холецистокини́н *m* cholecystokinin
холецистотоми́я *f* cholecystotomy
холецистэктоми́я *f* cholecystectomy

ХРОМАФФИННЫЙ

холин *m* choline
холинергический cholinergic
холинолитический cholinolytic
холиномиметический cholinomimetic
холинэстераза *f* cholinesterase
хондробласт *m* chondroblast
хондробластома *f* chondroblastoma
хондродисплазия *f* chondrodysplasia
~, наследственная деформирующая hereditary deforming chondrodysplasia
хондрокальциноз *m* chondrocalcinosis
хондроматоз *m* chondromatosis
хондромукопротеин *m* chondromucoprotein
хорда *f* chorda
хореоподобный choreiform, choreoid
хорея *f* chorea
~, большая chorea major
~, малая [Сиденгама] minor [Sydenham's] chorea
хориоаденома *f* chorioadenoma
хориоидит *m* choroiditis
хориоменингит *m* choriomeningitis
хорион *m* chorion
~, ворсинчатый shaggy chorion
~, гладкий smooth chorion
хорионэпителиома *f* choriocarcinoma
хориоретинит *m* chorioretinitis
храп *m* snore
хриплый hoarse

хрипы *m pl* rales, rhonchi
~, влажные moist rales
~, звонкие ringing rales
~, звучные sonorous rales
~, пузырчатые bubbly sounds
~, свистящие whistling rales
~, сухие dry rales
~, трескучие crackling rales
хрипящий stertorous
хром *m* chromium, Cr
хроматида *f* chromatid
хроматиды *f pl*, сестринские sister chromatids
хроматин *m* chromatin
~, половой sex chromatin
хроматография *f* chromatography
~, адсорбционная adsorption chromatography
~ в потоке stream chromatography
~ высокого разрежения, жидкостная high-performance liquid chromatography
~, газоадсорбционная gas-solid chromatography
~, газовая gas chromatography
~, газожидкостная gas-liquid chromatography
~, ионообменная ion-exchange chromatography
~, колоночная column chromatography
~, тонкослойная thin-layer chromatography
хроматофильный chromophilic
хроматофор *m* chromatophore
хромаффинный chromaffin

ХРОМОЙ

хромо́й lame
хромосо́ма *f* chromosome
  ~, ацентри́ческая acentric chromosome
  ~, доба́вочная accessory chromosome
  ~, метацентри́ческая metacentric chromosome
  ~, полова́я sex chromosome
хромота́ *f* limp, lameness, claudication
  ~, перемежа́ющаяся intermittent claudication
хромофи́льный chromophilic
хромоци́т *m* chromocyte
хрони́ческий chronic
хру́пкий delicate, fragile, brittle
хруст *m* crackle
хруста́лик *m*:
  ~ гла́за eye lens
  ~, иску́сственный artificial lens
хрящ *m* cartilage
  ~ ве́ка tarsus
  ~, волокни́стый fibrocartilage
  ~, перстневи́дный cricoid
  ~, рёберный costal cartilage
  ~, суставно́й articular cartilage
  ~, щитови́дный shield-like cartilage
хрящево́й cartilaginous, chondral

Ц

цара́пина *f* scratch
целе́бный remedial, curative
целесообра́зный reasonable
целлюли́т *m* cellulitis
целлюло́за *f* cellulose
цело́м *m* celom
це́лостность *f* integrity
це́лый whole; intact
цель *f* purpose
цеме́нт *m* cement
це́нность *f* value
  ~, биологи́ческая bioavailability
  ~, диагности́ческая diagnostic value
  ~, пита́тельная nutritive value
  ~, прогности́ческая prognostic value
це́нный valuable
центр *m* center
  ~ гемодиали́за dialysis center
  ~ ли́нзы, опти́ческий optic center of lens
  ~ окостене́ния center of ossification
центрифу́га *f* centrifuge
центрифуги́рование *n* centrifugation
  ~, высокоскоростно́е high-speed centrifugation
  ~, дифференциа́льное differential centrifugation
  ~, низкоскоростно́е low-speed centrifugation
центробе́жный centrifugal, cerebrifugal
центросо́ма *f* central body
центростреми́тельный центripetal, afferent
це́пень *m*, свино́й armed [pork] tapeworm
цепь *f* chain (*иммуноглобули́на*)
  ~, лёгкая light chain

~, тяжёлая heavy chain
цервикальный cervical
цервицит *m* cervicitis
церебральный cerebral
цереброваскулярный cerebrovascular
церебропатия *f* cerebropathy
церебросклероз *m* cerebrosclerosis
церулоплазмин *m* ceruloplasmin
цефалотомия *f* cephalotomy
цианоз *m* lividity, cyanosis
цианотичный cyanotic
цикл *m* cycle
~, жизненный life cycle, biocycle
~, менструальный menstrual cycle
~ развития development cycle
~, сердечный cardiac cycle
~, циркадный circadian cycle
циклический cyclic
цилиндр *m* 1. cylinder 2. cast
~, бактериальный bacterial cast
~, восковидный waxy cast
~, гиалиновый hyaline cast
~, зернистый granular cast
~, мерный graduated cylinder
~, фибринозный fibrinous cast
~, эпителиальный epithelial cast
цилиндрический columnar
цилиндрурия *f* cylindruria
цинга *f* scurvy, scorbutus
циркадный circadian
циркуляторный circulatory
цирроз *m* cirrhosis

~ печени cirrhosis of liver
~ печени, алкогольный alcoholic hepatic cirrhosis
~ печени, билиарный biliary hepatic cirrhosis
~ печени, застойный congestive hepatic cirrhosis
~ печени Лаэннека [печени, портальный] portal hepatic cirrhosis
~ печени, постгепатитный posthepatitic cirrhosis
~ печени, токсический toxic hepatic cirrhosis
цистин *m* cystine
цистит *m* cystitis
цистография *f* cystography
цистоскоп *m* cystoscope
цистоскопия *f* cystoscopy
цитогенетика *f* cytogenetics
цитодиагностика *f* cytodiagnosis
цитоз *m* cytosis
цитолитический cytolytic
цитология *f* cytology, cell biology
цитомегалия *f* cytomegaly
цитометрия *f* cytometry
цитопатогенный cytopathogenic
цитопения *f* cytopenia
цитостатический cytostatic
цитотоксический cytotoxic(al)
цитрат *m* citrate

Ч

чай *m* tea
~, зелёный green tea

ЧАЙ

~, мочегонный diuretic tea
~, слабительный laxative tea
чан *m* для выращивания бактерий seed tank
частица *f* particle
~, инородная foreign particle
~, нагруженная антигеном antigen-loaded particle
~ пыли dust particle
частичный partial
частный private
частота *f* rate; frequency
~ дыхания respiration rate
~ инфекционных заболеваний infection rate
~ колебаний vibration frequency
~ мутаций mutation rate
~ пульса pulse rate
~ рецидивов recurrence rate
~ сердечных сокращений heart rate
частый frequent
часть *f* part; portion
~, конечная terminal part
~, составная constituent
~, предлежащая presenting part
часы *m pl*:
~ посещения *(больного)* visiting hours
~, приёмные consulting hours
чахотка *f* phthysis
чаша *f* cup
чашечка *f*, надколенная kneecap, kneepan
чашка *f* Петри Petri dish
челюстной gnathic
челюсть *f* jaw, jowl
~, верхняя maxilla
~, нижняя mandible
червь *m* worm
~, круглый round worm
~, ленточный tapeworm
череп *m* skull, cranium
черепной cranial
черепно-лицевой craniofacial
чесотка *f* scabies, itch
«чётки» *pl*, рахитические rachitis rosary
чешуйка *f* squamule, scale
чешуйчатый furfuraceous
чешуя *f* squama
число *n* number
~, атомное atomic number
~ хромосом chromosome number
чистота *f* purity
чистый pure
чихание *n* sternutation sneeze, sneezing
чихать sneeze
член *m*:
~, половой penis, phallus
членик *m* солитёра segment of a tapeworm
чревный celiac
чревосечение *n* ventrotomy, abdominal section
чрезвлагалищный transvaginal
чрезмерный excessive
чрескожный transcutaneous, transdermic, percutaneous
чреспищеводный transesophageal
чувствительность *f* sensitiveness, sensitivity, sensibility, susceptibility; sensation, esthesia
~, глубокая deep sensation
~ к антибиотику antibiotic sensitivity
~ к боли sensitivity to pain

~, кожная cutaneous sensitivity
~, низкая low-grade sensitivity
~, повышенная hypersensitivity
~, пониженная hyposensitivity
чувствительный sensitive
чувство *n* sense, sensation
~ жжения burning sensation
~, мышечное muscle [muscular, deep] sense, kinesthesia
~, неприятное unpleasant sensation
~ покалывания pin sensation
~, пространственное stereognosis
чувствовать ◇ ~ себя хорошо to be well; ~ стеснение (*в груди*) to have a sense of tightness
чужеродный xenogenic
чума *f* pestilence, pestis, plague
~, бубонная bubonic [glandular] plague
~, лёгочная lung [pneumonic] plague, plague pneumonia
~, малая pestis minor
~, септическая septic plague

Ш

шанкр *m* chancre
~, мягкий soft ulcer, soft chancre
~, твёрдый hard chancre, hard [primary] sore, hard ulcer
шар *m* ball
шарик *m* sphere, globule
~, марлевый gauze swab
шевеление *n* (*плода*) quickening
шевелить(ся) move
шейка *f* neck, cervix (*pl* cervices)
~ бедра femoral neck
~ матки neck of the womb, uterine neck
шейкер *m* rocker, shaker
шейный cervical
шелушащийся desquamative
шелушение *n* shadding, scaling, desquamation, exfoliation, peeling
шелушиться scale, slough off, peel
шея *f* neck, cervix (*pl* cervices)
шигеллёз *m* shigellosis
шизофрения *f* schizophrenia
шина *f* splint
~, отводящая airplane splint
~, подвешивающая suspension splint
~, проволочная wire splint
~, съёмная removable splint
шинировать splint
шип *m* spine
ширма *f* screen
широкий wide, broad
шистосомы *pl* schistosoma
шистосоматоз *m* schistosomiasis
шкала *f* scale
~ термометра thermometer scale
шкаф *m*:

ШКАФ

~, вытяжно́й hood
~, суши́льный drying oven, drying chamber, desiccator
шко́ла *f* медсестёр school of nursing
шлиф *m* (*для микроскопического исследования*) slice
шов *m* stitch, suture, raphe
~, вене́чный coronal suture
~, кисе́тный tobacco-bag suture
~, лямбдови́дный lambdoidal suture
~, мы́шечный myorrhaphy
~, про́волочный wire suture
~, разгружа́ющий relaxing suture
~, сосу́дистый vessel-suture
~, сухожи́льный tenosuture
~, циркуля́рный circular suture
шок *m* shock
~, анафилакти́ческий anaphylactic shock
~, геморраги́ческий hemorrhagic shock
~, гипогликеми́ческий hypoglycemic shock
~, инсули́новый insulin shock
~, кардиоге́нный cardiogenic shock
~, ожо́говый burn shock
~, психоге́нный mental shock
~, токси́ческий toxic shock
~, травмати́ческий wound shock
шпа́тель *m* spatula
шпо́ра *f* spur
~, ко́стная spur
~, пя́точная calcaneal [heel] spur
шприц *m* squirt, syringe

шрам *m* scar
штамм *m* strain
~, антибиотикоусто́йчивый antibiotic-resistant strain
~, бактериа́льный strain of bacteria
~, вируле́нтный virulent strain
~, продуци́рующий токси́н toxin-producing strain
штат *m* больни́цы hospital staff
штати́в *m* stand; support, rack
~ для проби́рок test-tube holder, test-tube rack
~, насто́льный table stand
штифт *m* pin
шум *m* 1. murmur, bruit 2. noise
~, аневризмати́ческий aneurysmal bruit
~ волчка́ nun's murmur
~ в уша́х tinnitus
~, диастоли́ческий diastolic murmur
~, ду́ющий souffle, blowing murmur
~, дыха́тельный breath sound, respiratory murmur
~, коне́чно-диастоли́ческий late diastolic murmur
~ над со́нной арте́рией carotid bruit
~, нараста́ющий crescendo murmur
~ от сдавле́ния pressure murmur
~, плацента́рный placental bruit
~ плеска шaking [succussion, splashing] sound
~ «поезда в тонне́ле» machinery(-like) murmur

~, пресистолический presystolic murmur
~, сердечный cardiac [heart] murmur
~, систолический systolic murmur
~ трения friction rub, friction [rubbing] sound
~ трения плевры pleural rub
шунт *m* shunt, bypass
~, артериовенозный arteriovenous shunt
~, оптоцилиарный optociliary shunt
~ слева направо left-to-right shunt
~ справа налево right-to-left shunt
шунтирование *n* shunting

Щ

щека *f* cheek
щёлкающий snapping
щелочной alkaline
щёлочь *f* alkali
~, едкая caustic alkali
щелчок *m* click, flick, snap
~ открытия opening snap
~, систолический systolic click
щель *f* slit, scissure, cleft, gap, fissure
~, голосовая glottic slit
щётка *f* brush
~ для мытья рук hand brush
~ для ногтей nail brush
~, зубная teeth brush

щёчный buccal
щипцы *pl* tongs, forceps
~, акушерские midwifery forceps, abortzang, abortion forceps
~, биопсийные biopsy forceps
~, костные bone forceps
щит *m* shield
щуп *m* sound, searcher

Э

эвентрация *f* eventration
эволюция *f* evolution
эзофагит *m* esophagitis
эзофагография *f* esophagography
эзофагоскоп *m* esophagoscope
эзофагоскопия *f* esophagoscopy
эзофагостомия *f* esophagostomy
эзофаготомия *f* esophagotomy
эзофагэктазия *f* esophagectasia
эйфория *f* elation, euphoria
эквивалент *m* дозы dose equivalent
экзантема *f* exanthem(a)
экзема *f* eczema, tetter
~, влажная *см.* экзема, мокнущая
~, детская infantile eczema
~ «домашних хозяек» housewife's eczema
~, мокнущая humid [moist,

wet] tetter, moist [weeping] eczema
~, монетовидная nummular eczema
~, себорейная seborrheic eczema
~, сухая dry tetter
~, торпидная intractable eczema
~, эндогенная atopic eczema
экзематизация *f* eczematization
экзематозный eczematous
экзоантиген *m* exoantigen
экзокринный exocrine, eccrine
экзоплазма *f* exoplasm
экзопротеаза *f* exoprotease
экзостоз *m* exostosis
экзотоксин *m* exotoxin
экзофитный exophytic
экзофтальм *m* exophthalmos
эклампсия *f* eclampsia
экламптический eclamptic
экран *m* screen, shield
~, рентгеновский fluorescent [X-ray] screen
экранирование *n*, синхронное synchronous schielding
экранированный schielded
эксикатор *m* desiccator, exsiccator
экскориация *f* excoriation
экскременты *pl* excrement(s); feces
экскреторный excretory
экскреция *f* excretion
~ жёлчи biliary excretion
экскурсия *f* (*диафрагмы*) excursion
эксперимент *m* experiment
экспериментальный experimental
эксперт *m* expert

~, медицинский medical expert
экспертиза *f*:
~, медицинская medical evaluation
экспираторный expiratory
экспланта́т *m* explant
экспозиция *f* exposure
экспрессия *f* (*признака*) expression
~ идиотипа idiotypic expression
экспресс-лаборатория *f* express laboratory
экссудат *m* exudate, exudation
экссудативный exudative
экстензор *m* extensor
экстирпация *f* *хир.* extirpation
~ стекловидного тела vitrectomy
экстравазация *f* extravasation
экстрагенитальный extragenital
экстрагируемость *f* extractibility
экстрагируемый extractable
экстракорпоральный extracorpor(e)al
экстракт *m* extract
экстрактор *m* extractor
экстракция *f* extraction
экстрасистола *f* extrasystole, premature beat
эктобласт *m* ectoblast
эктодерма *f* ectoderm
эктодермальный ectodermal
эктопический ectopic
эктопия *f* ectory, ectopia, heterotopia
~ сердца ectocardia, ectopia cordis

ЭМБРИОГЕНЕ́З

эктопла́зма *f* ectoplasm
эктро́пион *m* ectropion
экхимо́з *m* ecchymosis
эласти́н *m* elastin
эласти́чность *f* spring, elasticity
эласто́з *n* elastosis
элева́тор *m* (*напр. зубной*) elevator
электи́вный elective
электробло́ттинг *m иммун.* electrophoretic blotting
электро́д *m* electrode
электродиа́лиз *m* electrodialysis
электроиммуноана́лиз *m* electroimmunoassay
электрокардиогра́мма *f* electrocardiogram
электрокардиогра́фия *f* electrocardiography
электрокардиостимуля́тор *m* electrocardiostimulator
электрока́утер *m* cautery knife
электрокоагуля́ция *f* electrocoagulation
электроли́т *m* electrolyte
электромасса́ж *m* electromassage
электромио́граф *m* electromyograph
электромиогра́мма *f* electromyogram
электромиогра́фия *f* electromyography
электроно́ж *m* electric knife, electrotome
электропункту́ра *f* electropuncture
электросо́н *m* electrosleep
электростимуля́ция *f* electrostimulation
электрофоре́з *m* electrophoresis
~, аффи́нный affinity electrophoresis
~, встре́чный counter electrophoresis
~ на бума́ге paper electrophoresis
~ на крахма́ле starch electrophoresis
~, непреры́вный continuous electrophoresis
~, перекрёстный иммуноаффи́нный counter immunoaffinoelectrophoresis
~, тонкосло́йный thin-layer electrophoresis
электрошо́к *m* electric shock
электроэнцефалогра́мма *f* electroencephalogram
электроэнцефало́граф *m* electroencephalograph
элеме́нт *m*:
~, радиоакти́вный radioelement
~, чувстви́тельный sensor
элемента́рный elementary
элеме́нты *m pl* кро́ви, фо́рменные formed elements of blood
элимини́ровать eliminate
элюи́рование *n* elution
эма́ль *f* enamel
эмана́ция *f* emanation
эмбо́л *m* embolus (*pl* emboli)
эмболи́ческий embolic
эмболи́я *f* embolism
~, возду́шная air embolism
~, жирова́я fat embolism
~ лёгочной арте́рии pulmonary embolism
эмбриобла́ст *m* embryoblast
эмбриогене́з *m* embryogenesis

ЭМБРИОЛОГ

эмбрио́лог *m* embryologist
эмбриоло́гия *f* embryology
эмбрио́н *m* embryo
эмбриона́льный embryonal
эмбриопа́тия *f* embryopathy
эмбриото́м *m* *мед. тех.* embryotome
эмбриотоми́я *f* embryotomy
эми́ссия *f* emission
эмоциона́льность *f* affectivity
эмо́ция *f* emotion
эмпие́ма *f* empyema
эмульга́тор *m* emulgent
эму́льсия *f* emulsion
эмфизе́ма *f* emphysema
~ лёгких pulmonary emphysema
~, подко́жная cutaneous emphysema
эмфизема́то́зный emphysematous
энанте́ма *f* enanthem(a)
~ при ко́ри Koplik's spots, measles enanthema
энде́ми́ческий endemic
энде́ми́я *f* endemy
эндоге́нный endogenic
эндокарди́т *m* endocarditis
~, бактериа́льный bacterial endocarditis
~, париета́льный [присте́ночный] mural endocarditis
эндокри́нный endocrine
эндокриноло́гия *f* endocrinology
эндоме́трий *m* endometrium
эндометрио́з *m* endometriosis
эндометри́т *m* endometritis
эндорфи́н *m* endorphine
эндоско́п *m* endoscope, celoscope
~, волоко́нный fiberscope
эндоскопи́я *f* celoscopy, endoscopy

эндоте́лий *m* endothelium
эндотели́н *m* endothelin
эндотокси́н *m* endotoxin
эндотрахеа́льный endotracheal
эндоцервици́т *m* endocervicitis
энзи́м *m* enzyme, ferment
энзимоиммуноана́лиз *m* enzymoimmunoassay
энзимоло́гия *f* enzymology
энофта́льм *m* enophthalmos
энтезопа́тия *f* insertion tendinitis
энтера́льный enteral, enteric
энтери́т *m* enteritis
~, регирона́рный regional enteritis
энтеробио́з *m* enterobiasis
энтерови́рус *m* enterovirus
энтероге́нный enterogenous
энтероко́кк *m* enterococcus
энтероколи́т *m* coloenteritis enterocolitis
~, псевдомембрано́зный pseudomembranous enterocolitis
энтероли́т *m* intestinal calculus
энтеропа́тия *f*:
~, глюте́новая gluten enteropathy
~ с поте́рей белка́ protein-losing enteropathy
энтеропто́з *m* enteroptosis
энтеротокси́н *m* enterotoxin
~, стафилоко́кковый staphylococcal enterotoxin
энтоде́рма *f* entoderm
энуклеи́ровать enucleate
энуре́з *m* bedwetting, enuresis
энхондра́льный enchondral
энцефали́т *m* (en)cephalitis

ЭТИОЛОГИ́ЧЕСКИЙ

~, клещево́й tick-born encephalitis
~, летарги́ческий Gambian trypanosomiasis, sleeping sickness
энцефалогра́фия *f* encephalography
~, ультразвукова́я sonoencephalography
энцефаломиели́т *m* encephalomyelitis
энцефалопати́я *f* encephalopathy
~, печёночная hepatic encephalopathy
эози́н *m* eosin
эозинопени́я *f* eosinopenia
эозинофи́л *m* acidophilic leukocyte, eosinophile, eosinophil granulocyte
эозинофили́я *f* eosinophilia
эпига́стрий *m* epigastrium
эпидемиоло́гия *f* epidemiology
эпиде́мия *f* pestilence, epidemy
эпиде́рмис *m* epidermis
эпиди́димис *m* epididymis
эпидура́льный epidural
эпика́рд *m* epicardium
эпикри́з *m* epicrisis
эпиле́псия *f* epilepsy
эпиля́ция *f* epilation
эписклери́т *m* episcleritis
эпите́лий *m* epithelium
~, желе́зистый glandular epithelium
~, мерца́тельный ciliated epithelium
~, многосло́йный stratified epithelium
~, однослойный simple epithelium
~, пло́ский pavement epithelium
~, цилиндри́ческий cylindrical epithelium
эпителио́ма *f* epithelioma
эпифи́з *m* epiphysis
эрго́метр *m* ergometer
эре́кция *f* erection
эрите́ма *f* erythema
~, узлова́тая nodal fever, erythema nodosum
эритемато́зный erythematous
эритра́зма *f* erythrasma
эритреми́я *f* erythremia
эритробла́ст *m* erythroblast
эритробласто́з *m* erythroblastosis
эритродерми́я *f* erythroderma
эритропоэ́з *m* erythrocytopoiesis
эритропоэти́н *m* erythropoietin
эритроци́т *m* erythrocyte, red blood cell
~, серпови́дный drepanocyte
~, шарови́дный spherocyte
эритроцито́з *m* erythrocytosis
эритроцитопени́я *f* erythro(cyto)penia
эро́зия *f* erosion
эстера́за *f* esterase
эстерифика́ция *f* esterification
эстрадио́л *m* estradiol
эстроге́н *m* estrogen
эстро́н *m* estrone
этано́л *m* ethanol
этерифика́ция *f* etherification
э́тика *f*, враче́бная medical ethics
этике́тка *f* label
~ «яд» poison label
этиологи́ческий etiologic(al)

ЭТИОЛОГИЯ

этиоло́гия *f* causation, etiology
этиотро́пный etiotropic
эутирео́з *m* euthyroidism
эухромати́н *m* euchromatin
эффе́кт *m* effect
~, дли́тельный long-term effect
~, кумуляти́вный cumulative effect
~, лече́бный curative effect
~, отдалённый late effect
~, побо́чный side effect
~, поро́говый threshold effect
эффекти́вность *f* potency, efficiency, efficacy
~ лека́рства efficacy of medicine
эффекти́вный effective
эфферéнтный centrifugal; efferent
эхинокóкк *m* Echinococcus
~, гидати́дный Echinococcus granulosus
~, многока́мерный Echinococcus alveolaris, Echinococcus multilocularis
~, однока́мерный *см.* эхинокóкк, гидати́дный
эхинококкóз *m* hydatidosis
эхогра́мма *f* sonogram
эхогра́фия *f* echography
~, скани́рующая scan echography
эхокардиогра́мма *f* echocardiogram, ultrasonic cardiogram
эхокардио́граф *m* echocardiograph
эхокардиогра́фия *f* echocardiography
эхолали́я *f* echolalia
эхопракси́я *f* echopraxia
эхотахокардиогра́фия *f* sonotachocardiography
эхоэнцефалогра́фия *f* echoencephalography
эякуля́т *m* ejaculate
эякуля́ция *f* ejaculation

Ю

ювени́льный, ю́ношеский juvenile

Я

я́блоко *n*, глазно́е eyeball, eyebulb
явле́ние *n* phenomenon (*pl* phenomena)
~, оста́точное sequela, sequence, residual effect
явле́ния *n pl*, побо́чные side effects
я́годицы *f pl* nates, buttocks, breech
ягоди́чный cluneal, gluteal
яд *m* poison, venom, toxin
~, змеи́ный snake venom
~, крыси́ный ratsbane
~, пчели́ный bee venom, apitoxin
~ скорпио́на scorpion venom
~, тру́пный ptomaine
я́дерный nuclear
ядови́тый venomous, toxic, poisonous

ядро́ *n* nucleus
~, кле́точное (cellular) nucleus, karyon
~, пикноти́ческое pyknotic nucleus
я́дрышко *n* nucleolus
я́зва *f* ulcer, ulcus
~, варико́зная varicose ulcer
~ всле́дствие стре́сса stress ulcer
~, вя́ло заживающая weak ulcer
~, глубо́кая hollow ulcus
~ го́лени leg ulcer
~ желу́дка ulcer of the stomach
~, заживающая healing ulcus
~, каллёзная callous ulcus
~, ко́жная cutaneous ulcer
~, кровоточа́щая bleeding ulcer
~, кру́глая round ulcus
~, лучева́я radiation ulcer
~, пенетри́рующая penetrating ulcus
~, пепти́ческая peptic ulcer
~ пищево́да esophageal ulcus
~, пове́рхностная shallow ulcus
~, «ползу́чая» serpiginous [creeping] ulcus
~, прободна́я perforating ulcus
~, ра́ковая cancerous ulcus
~ рогови́цы corneal ulcer
~, рубцу́ющаяся cicatrizing ulcer
~, сиби́рская anthrax, malignant carbuncle
~, трофи́ческая trophic ulcer
я́звенный ulcerous, helcoid

язы́к *m* tongue, lingua, glossa
~, вла́жный moist tongue
~, «волоса́тый» hair tongue
~, «лакиро́ванный» bald tongue
~, мали́новый raspberry tongue
~, обло́женный coated tongue
~, сухо́й dry tongue
язычо́к *m* lingula
~ мя́гкого нёба staphyle, palatine uvula
яи́чко *n* testicle, testis (*pl* testes)
~, неопусти́вшееся undescended testis
~, перекру́ченное inverted testis
яи́чник *m* ovary
яи́чниковый ovarian
я́йца *n pl* гельми́нтов eggs of worms
яйцево́д *m* oviduct
яйцекле́тка *f*:
~ в пери́од ро́ста oocyte
~, оплодотворённая zygote, fertilized egg
я́мка *f*:
~, бе́дренная femoral fossa
~, вене́чная coronoid fossa
~, гипофиза́рная hypophysial fossa
~, локтева́я cubital fossa
~, подвздо́шная iliac fossa
~, яре́мная jugular fossa
я́ркий bright
ятроге́нный iatrogenic
яче́истый cellular, alveolar
яче́йка *f* cell, alveolus
ячме́нь *m* sty, hordeolum
я́щур *m* foot and mouth disease, aphthous fever

Уважаемые дамы и господа,

Медицинский Женский Центр при Международном фонде охраны здоровья матери и ребенка — клиника нового поколения и продолжатель славных традиций роддома имени Грауэрмана.

Уютные светлые холлы и кабинеты, оснащенные самым современным медицинским оборудованием, приятная музыка, умиротворяющий вид из окна на храм, приглушенный перезвон колоколов, доброжелательность персонала создают атмосферу комфорта и доверия.

Высокий профессионализм врачей и организация медицинских услуг отвечают требованиям мировых стандартов.

<u>**Медицинский Женский Центр возьмет на себя Ваши проблемы, связанные со здоровьем и обеспечит:**</u>

- Прием высококвалифицированными специалистами: акушер-гинеколог, андролог, уролог, дерматолог-косметолог, педиатр, окулист-иридодиагност, психолог
- Планирование семьи: вопросы контрацепции, лечение бесплодия, проблемы гинекологической эндокринологии
- Лечение неспецифических заболеваний, передающихся половым путем
- Проведение мини-абортов в день обращения, под контролем УЗИ
- Индивидуальное ведение беременности: регулярные осмотры у гинеколога, лабораторные анализы, подготовка к родам, "Школа материнства", УЗИ плода, допплеровское исследование, УЗ видеосъемка Вашего будущего ребенка, профилактика варикозного расширения вен, снятие отеков и усталости ног, профилактика появления растяжек
- Послеродовое наблюдение женщин и детей: послеродовая контрацепция, наблюдение педиатра на дому, вакцинация взрослых и детей отечественными и импортными вакцинами
- Косметологические услуги: коррекция фигуры, лечение целлюлита, снижение веса, омоложение кожи лица и шеи, поднятие груди, удаление папиллом, родинок, бородавок радиоволновым методом, все виды массажа

Наш адрес и телефоны: 121019, Москва, Ул. Новый Арбат, 7
Тел./факс: (095) 203-60-50, 203-73-53, 203-68-06

Мы не позволим никому забыть о том, что
ВЫ ПРЕКРАСНЫ

- Если у Вас проблемы с талией или бедрами; если Вам не нравится обвисшая после кормления ребенка грудь; если Вам надоели целлюлит, двойной подбородок, морщинки, отеки и темные круги под глазами — Вам помогут в Медицинском Женском Центре.

- Если Вам 12-17 лет и Вашу прекрасную, беззаботную жизнь отравляют прыщи и другие «большие неприятности» с кожей — Вам помогут в Медицинском Женском Центре.

- Если во время беременности Вы не хотите обзавестись множеством противных растяжек на самых Ваших привлекательных местах — мы решим и эту проблему.

- Если вам надоела когда-то любимая родинка или несколько папилломок портят Вам жизнь — мы безболезненно лишим Вас этой «роскоши».

- Если туфли на каблуках — Ваша самая любимая обувь, а вечером ноги гудят и отекают — мы не позволим Вам перейти на ношение тапочек!

- Мужчины! Не забывайте, что не только Женщина должна быть ухоженной и прекрасной — с нами Вы обретете обаяние Вашей мужественности.

Восхитительное тело?   *ул. Новый Арбат, 7*
Здоровая кожа?   *(бывший роддом Грауэрмана)*
Прекрасное настроение?   *Тел: 203-60-50, 203-68-06, 203-73-53*
С нами — это возможно!   *с 9 до 19 часов, кроме воскресенья*

СПРАВОЧНОЕ ИЗДАНИЕ

**БОЛОТИНА
Александра
Юдимовна**

**ЯКУШЕВА
Елена
Олеговна**

**АНГЛО-РУССКИЙ
И РУССКО-
АНГЛИЙСКИЙ
МЕДИЦИНСКИЙ
СЛОВАРЬ**

Ответственный за выпуск
ЗАХАРОВА Г. В.

Ведущий редактор
МОКИНА Н. Р.

Редакторы
ЧИСТЮХИНА Н. В.
РОБОТЕНЬ Л. С.
КИСЛОВА Е. Е.

Лицензия ЛР № 090103
от 28.10.1994 г.

Подписано в печать 01.12.98. Формат $84 \times 108^{1}/_{32}$. Бумага офсетная № 1. Печать офсетная. Печ. л. 17. Тираж 3060 экз.

«РУССО», 117071, Москва, Ленинский пр-т 15, офис 323.
Телефон: 955-05-67, факс 237-25-02.
E-mail: russopub@aha.ru
Web-страница: http://www.aha.ru/~russopub/

Отпечатано с готовых диапозитивов в ГУП «Облиздат», г. Калуга, пл. Старый Торг, 5.
Зак. 210